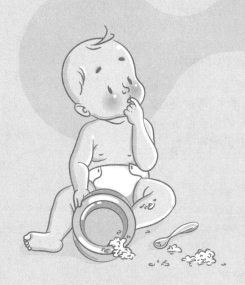

儿童摄食吞咽障碍评估与治疗

主　编　周惠嫦

副主编　张盘德　章成国　陈丽珊

编　者　（按姓氏笔画排序）

万桂芳　尹　恒　兰　月　关志勇　李咏雪　李盈盈　杨　峰

杨海芳　吴春林　邹华芳　张盘德　陈　臻　陈丽珊　陈建树

金炳旭　周惠嫦　宫本明　宫本陈敏　袁家健　黄楚莹　黄燕婷

章成国　梁　鹏　梁姗姗　蒋苏华　曾卓毅　黎艳紫　潘文松

绘图者　李元杰　温维阳

人民卫生出版社
·北京·

图书在版编目（CIP）数据

儿童摄食吞咽障碍评估与治疗 / 周惠嫦主编. — 北京：人民卫生出版社，2023.10
ISBN 978-7-117-35464-6

Ⅰ.①儿⋯ Ⅱ.①周⋯ Ⅲ.①小儿疾病－吞咽障碍－诊疗 Ⅳ.①R748

中国国家版本馆 CIP 数据核字（2023）第 195139 号

| 人卫智网 | www.ipmph.com | 医学教育、学术、考试、健康，购书智慧智能综合服务平台 |
| 人卫官网 | www.pmph.com | 人卫官方资讯发布平台 |

儿童摄食吞咽障碍评估与治疗
Ertong Sheshi Tunyan Zhang'ai Pinggu yu Zhiliao

主　　编：周惠嫦
出版发行：人民卫生出版社（中继线 010-59780011）
地　　址：北京市朝阳区潘家园南里 19 号
邮　　编：100021
E - mail：pmph @ pmph.com
购书热线：010-59787592　010-59787584　010-65264830
印　　刷：中煤（北京）印务有限公司
经　　销：新华书店
开　　本：787×1092　1/16　　印张：33　　插页：8
字　　数：824 千字
版　　次：2023 年 10 月第 1 版
印　　次：2023 年 11 月第 1 次印刷
标准书号：ISBN 978-7-117-35464-6
定　　价：159.00 元

打击盗版举报电话：010-59787491　E-mail：WQ @ pmph.com
质量问题联系电话：010-59787234　E-mail：zhiliang @ pmph.com
数字融合服务电话：4001118166　　E-mail：zengzhi @ pmph.com

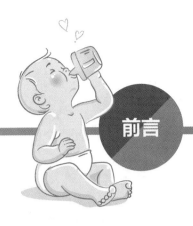

随着现代医疗技术的改善，新生儿的存活率在逐渐上升，进而导致儿童在发育过程中伴随一系列的并发症，使残障儿童的数量大大增加。这一部分的儿童常见的障碍有：摄食吞咽障碍、肢体运动障碍、听力言语障碍以及智力障碍等。其中摄食吞咽障碍不仅严重影响患儿体格生长发育及营养、健康状况，而且严重影响患儿语言、心理、智力的发育。因此，吞咽障碍的康复十分重要。随着康复治疗的介入，部分患儿的吞咽功能会有不同程度的恢复。《儿童摄食吞咽障碍评估与治疗》这本书对临床工作的吞咽治疗师、康复医师以及家属有着重要的指导性意义。

摄食吞咽障碍的评估与治疗一直是康复里面一个很重要的内容，同样也是许多言语治疗师的主要工作之一。但在我国，关于摄食吞咽障碍的书籍多数围绕的是成人方面，关注儿童的摄食吞咽障碍的书籍少之又少，因此许多医院都未曾涉及儿童摄食吞咽障碍的评估与治疗，很多吞咽障碍儿童难以得到很好的康复。这便是本书编写的由来！

《儿童摄食吞咽障碍评估与治疗》汇聚了国内外编者的先进理念，特别感激各位编者将这些年所得到的理念、思想、技术都融合在这本书，为全国的读者们带来宝贵的知识，也填补了国内儿童吞咽康复书籍的空白。在各位编者的努力下，《儿童摄食吞咽障碍评估与治疗》终于和大家见面了。

本书以清晰的章节分布、专业的康复知识、科学严谨的态度告诉读者：什么是儿童摄食吞咽障碍？儿童摄食吞咽障碍的临床表现有什么？如何进行评估与治疗？通过其专业性、实用性及可操作性，教你如何认真对待儿童摄食吞咽障碍，希望能帮助更多的吞咽障碍儿童得到恢复。

根据儿童摄食吞咽障碍的特征，我们将这本书分为25章，80余万字，详细地描述了儿童摄食吞咽障碍的评估与治疗。本书主要分为三部分，第一部分（第一、二章）——儿童摄食吞咽基础，从儿童生长发育、摄食吞咽发育来给予言语治疗师以及患儿家属入门认识；第二部分

（第三～六章）——儿童摄食吞咽障碍的评估与治疗策略，意在剖析其病因和症状表现，并详细讲解评估的方法与治疗策略，其中评估的这一章融合国内外的评估方法，让读者全面了解整个评估流程，是全书的亮点之一；第三部分（第七～二十五章）——不同疾患摄食吞咽障碍的治疗，大部分篇章使用病例分析的模式，根据我们所见所识，尽量详尽地去介绍各种疾患的摄食吞咽障碍的评估与治疗，如脑性瘫痪、唇腭裂、Pierre Robin 序列征等。

作为一名长期从事临床工作的康复治疗师，我专注于言语吞咽领域30 余年，获国家专利多项，其中首创的手持式电棒替代传统的电极片，为众多吞咽障碍的患儿带来益处，也为全国的治疗师提供新颖有效的治疗手段。

在我工作的这么多年来，我深深了解摄食吞咽障碍对于患儿来说会带来多大的痛苦，这种痛苦在成年人里也相当难受，更何况一个孩子呢！在这些年的工作里，我曾听到许多患儿家属向我倾诉，他们缺乏这方面的知识；同样，很多同行也向我倾诉他们想治疗儿童吞咽困难时的难题。因此，我清楚了解《儿童摄食吞咽障碍评估与治疗》这本书的意义，希望本书的出版最终能惠及广大摄食吞咽障碍患儿，并对提高我国吞咽障碍的临床诊疗水平略作贡献。

周惠嫦

2023 年 10 月

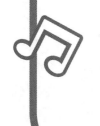

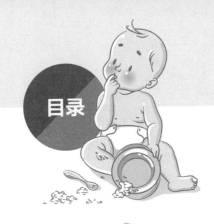

目录

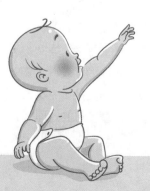

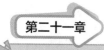

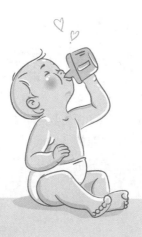

第一章
儿童生长发育

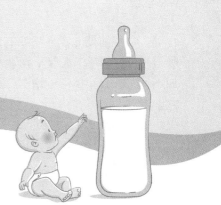

第一节　年龄分期

儿童的生长发育是一个连续渐进的动态过程，不应被人为地割裂认识。但是在这个过程中，随着年龄的增长，儿童的解剖、生理和心理等功能确实在不同的阶段表现出与年龄相关的规律性。常用的年龄阶段划分如下。

一、胎儿期

从受精卵形成到胎儿出生为止，共40周。胎儿的宫内生长按胎龄分为胚胎期（0—12周）和胎儿期（13—40周），相当于母亲妊娠早期和妊娠中、晚期，此期胎儿的组织及器官迅速生长和功能渐趋成熟。该期最易受基因变异和环境有害因素的影响，母亲妊娠期间，如受到外界不利因素影响，可能影响胎儿的正常生长发育，导致流产、畸形或宫内发育不良等，如胎内巨细胞包涵体病毒感染可致 Pierre Robin 序列征。此期需避免接触危险因素及规律产检，规律产检可降低唐氏综合征等先天性疾病患儿出生率。

二、新生儿期

从胎儿娩出结扎脐带时开始至生后28天。适应宫外新环境，经历解剖生理学巨大变化，全身各系统的功能从不成熟转到初建和巩固是此期特点。早产、低体重不合胎龄、先天畸形、产伤、围产期窒息及各种感染也常在此期表现。因此此期发病率、死亡率高，需要细致的护理工作。须完善成熟度、遗传代谢内分泌疾病、先天畸形、听力、神经系统等的筛查。

三、婴儿期

自生后满28天到1周岁。此期是儿童生长发育最快时期，须供给适量的营养要素，才能预防营养不良及消化不良，否则容易发生佝偻病、贫血、腹泻。各系统器官的发育虽持续进行，但不够成熟，尤其是消化系统常难以适应对大量食物的消化吸收，容易发生消化道功能紊乱。此期间，婴儿对多种传染病易感，必须进行预防，按时进行各种计划免疫以及二类疫苗的接种。此期需按月龄结合婴儿实际能力进行培训，促进感知觉和运动的发育，并培养良好的生活能力，如进食技能、控制情绪能力等。

四、幼儿期

自1周岁至满3周岁。此期体格生长发育速度较前稍减慢，而智能发育迅速，语言、思维、社交能力逐渐发育。此阶段消化系统功能仍不完善，营养的需求量仍相对较前高，并逐渐向成人食物转换。幼儿对危险的识别和自我保护能力不足，伤害发生率高，应注意防护。

五、学龄前期

自3周岁至6~7岁入学前。此期体格生长发育速度已经减慢，处于稳步增长状态。在这一时期，要培养儿童形成良好的基本素质，包括增强体质、生活习惯、思想品德、早期教育等。学龄前期儿童发病率有所下降，但对在这一阶段仍然经常发病未愈的患儿，如反复呼吸道感染、哮喘、疳证、厌食等，应抓紧调治，以免将这些疾病迁延至学龄期。智能发育更加迅速，社会集体活动增多，也易发生意外事故。

六、学龄期

自入小学（6～7岁）至青春期前。此期儿童生长发育速度相对缓慢，除生殖系统外，各系统器官外形均已接近成人。智能发育更加成熟，可以接受系统的科学文化教育，学习遵守纪律与规则。

七、青春期

青春期年龄范围为10～20岁，女孩的青春期开始年龄和结束年龄都比男孩早2年左右。此期儿童的体格生长发育再次加速，出现第二次高峰，同时生殖系统的发育也加速并渐趋成熟。青春期个体差异较大。此期显示智能跃进，开始锻炼独立生活，参与比较复杂的社会活动，这一时期情绪多变且不稳定，精神、行为和心理问题开始增加，需做好防治工作。

第二节　生长发育

生长与发育存在于受精卵到成人的整个成熟过程。生长是指随年龄的增加，各器官、系统细胞的增殖、分化致身体形态或重量的改变，可反映器官成熟状况，生长状况可用数值表示，是量的变化。发育是细胞、组织、器官功能上的分化和成熟，是质的变化，代表器官功能成熟过程，包括神经心理行为发育。发育水平可用生理成熟或心理成熟状况评估。体格生长和发育过程同时存在，共同反映身体的动态变化。

一、生长发育规律

生长发育，总的速度或各器官、系统的发育顺序，都遵循一定规律，具有可预测性，以指导临床工作。

（一）生长发育的连续性、非匀速性、阶段性

生长发育在儿童生长过程是连续不断进行的，但连续过程中生长速度并不完全相同，呈非匀速性生长，形成不同的生长阶段。

一般年龄越小生长越快，出生后以最初6个月最快，尤其是前3个月；后半年逐渐减慢，到青春期又猛然加快。

各年龄段按顺序衔接，前一年龄期的生长发育为后一年龄期发育奠定基础。任何一期的发育都不能跳跃，任何一期的发育异常，都会影响后一阶段的发育。

（二）生长发育的程序性

身体各部的生长发育有一定程序。就身体形态发育而言，遵循躯干先于四肢，下肢先于上肢，肢体近端先于远端的程序。

（三）生长发育的不均衡性

人体的生长发育快慢交替，呈波浪式的速度曲线。在生长全过程，神经系统发育最早，脑在生后2年内发育较快，6～7岁神经系统发育基本达到成人水平。淋巴系统在儿童期迅速生长，到青春期前到达高峰期，以后逐渐下降。生殖系统发育较晚。体格和体重存在两个生长高峰期，第一次是从胎儿中期（孕4—6月）到1岁；第二次是青春期。其他系统，心、肝、肾、肌肉的发育与体格生长相平行。各系统发育速度的不同与儿童不同的年龄阶段的生

理功能有关。

（四）生长发育的相对稳定性

生长发育具有轨迹现象，当无显著外环境条件改变时，每个儿童的生长发育的实际程度在各个时期都相对稳定于同一等级。

（五）生长发育的个体差异

儿童生长发育虽按一定的总规律发展，但因在一定范围内受遗传、环境的影响，存在相当大的个体差异。儿童的生长发育水平有一定的正常范围，所谓的正常值不是绝对的，评价时必须考虑个体的不同的影响因素，才能作出正确的判断。

（六）生长发育的一般规律

生长发育遵循由上到下、由近到远、由粗到细、由低级到高级、由简单到复杂的规律。出生后运动发育的规律是：先抬头，后抬胸，再会坐、立、行（由上到下）；从臂到手，从腿到脚的活动（由近到远）；从全掌抓握到手指拾取（从粗到细）；先画直线后画圈、图形（由简单到复杂），认识事物的过程是：先会听、感觉事物，逐渐发展到有记忆、思维、分析、判断（由低级到高级）。

二、体格生长常用指标

体格生长应选择易于测量、有较大人群代表性的指标来表示。常用的形态学指标有体重、身高（长）、坐高（顶臀长）、头围、胸围等。

（一）体重

体重为各个器官、系统、体液的总重量。其中骨骼、肌肉、内脏、体脂、体液为主要成分。体脂与体液变化较大，体重在体格生长指标中最易波动。体重是衡量儿童生长和营养状况最重要的指标。图 1-1 所示为电子婴儿秤和体重的测量。

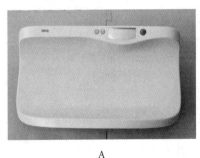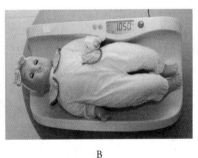

A   B

图 1-1　婴儿秤

A. 电子婴儿秤；B. 测量体重

新生儿出生体重与胎次、胎龄、性别及宫内营养状况有关。一般早产儿体重较足月儿轻，男童出生体重略重于女童。我国正常男婴平均出生体重为 3.30kg，女婴平均出生体重为 3.20kg。新生儿出生后数日内可因多睡少吃、吸乳不足、胎粪排出及水分丢失等所致的"生理性体重下降"。体重下降一般在出生后 3～4 天降至最低点，以后逐渐回升，多在 7～10 天内恢复出生时的体重。失去的体重一般不超过出生体重的 6%～9%，当体重丢失大于 10% 或恢复至出生时体重缓慢时（＞2 周）需仔细进行临床评估和喂养技术评估，分析体重不增加是否由于母乳不足、喂养不合理，或出于疾病等原因，并及时采取措施。给予母亲正确的喂养和护理指导，在正常育婴工作中起到重大作用。

体重的增加速度与年龄相关，呈非等速的增加。最初 3 个月内增长迅速，每月平均增加约 800 ~ 1 200g，在第二个 3 个月内，增长速度减慢一半，每月约增加 400 ~ 600g；生后 6 个月至 1 岁生长速度再减慢一半，每月约增加 250 ~ 300g。生后第一年总共增加 6.5kg，体重增加显著，是第一个生长高峰。1 岁以后体重增长变慢，1 ~ 2 岁内体重增长约 2.0 ~ 2.5kg，2 岁以后至青春前期儿童的体重稳步增长，年增长约 2.0kg。青春期体重增加较快，男孩体重每年增加约 5.0kg，女孩约 4.0kg，为体重增加的第二个高峰。总而言之，与出生时的体重相比，3 个月时约为 2 倍，1 周岁时约为 3 倍，2 周岁时约为 4 倍，4 周岁时约为 5 倍。

（二）身高

1. **身高（长）** 为头部、脊柱、下肢的总长度。< 3 岁的儿童测身长，仰卧位测量为身长。> 3 岁的儿童测身高，立位测量为身高。立位测量值比仰卧位少 1 ~ 2cm。

身高（长）存在婴儿期和青春期两个生长高峰。出生时平均为 50cm，生后第 1 年身体增长最快，前 3 个月身长增长约 11 ~ 13cm，后 9 个月身长增长也约 11 ~ 13cm，1 岁身长增长约 25cm，即 1 岁时身长约 75cm；第 2 年身长增长速度减慢，约 10 ~ 12cm，即 2 岁时的身长约 87cm；2 岁以后身高每年增长 6 ~ 7cm，如低于 5cm，为生长速度下降。

身高（长）的增长受遗传、内分泌、宫内生长水平的影响较明显，短期的疾病与营养波动不易影响身高（长）的生长。图 1-2 所示为身高的测量。

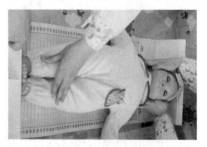

图 1-2　测量身高

2. **顶臀长（坐高）** 从头顶到坐骨结节的长度，反映头颅、脊柱的生长。与身长（高）测量体位一致，< 3 岁的儿童测顶臀长，> 3 岁的儿童测坐高。图 1-3 所示为顶臀长的测量。

3. **指距** 为双上肢与躯干纵轴垂直伸展时，中指间的距离，反映上肢的生长。正常儿童指距小于身长（高）1 ~ 2cm。

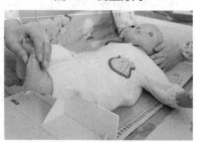

图 1-3　测量顶臀长

（三）头围

头围是指自眉弓上缘最突出处经枕后结节绕头一周的长度。头围表示头颅的大小和脑的发育程度。正常新生儿头围平均 34cm 左右，与体重、身长增长相似，第 1 年前 3 个月头围的增长值约等于后 9 个月头围的增长值（6cm），即 1 岁时头围约为 46cm；生后第 2 年增长缓慢，约为 2cm，2 岁时头围约 48cm；2 ~ 15 岁头围仅增加 6 ~ 7cm。头围的测量在 2 岁以内最有价值。婴幼儿期定期测量头围，可以及时发现头围过大或过小的异常现象。如果头围过大，要注意有无脑积水、佝偻病等疾病；头围过小常常伴有智力发育迟缓，如天使综合征等。图 1-4 为头围的测量。

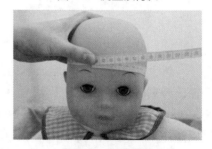

图 1-4　测量头围

（四）胸围

平乳头下缘经肩胛角下缘平绕胸一周为胸围。胸围代表肺和胸廓的生长。出生时的胸围为 32cm，略小于头围 1～2cm。1 岁左右胸围约等于头围。1 岁至青春前期胸围应大于头围（约为头围 + 年龄 −1cm）。1 岁左右头围与胸围的增长在生长曲线上形成头围、胸围的交叉，此交叉时间与儿童营养、胸廓的生长发育有关，生长较差者胸围、头围交叉时间延后。图 1-5 为胸围的测量。

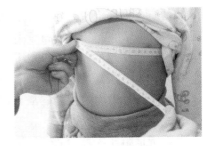

图 1-5　测量胸围

综合上述，儿童体格生长呈非等速增加，进行评价时应以个体儿童自己体格生长的变化为依据，不可以把"公式"计算的体格生长指标的数值或人群均数（所谓"正常值"）当作"标准"进行评价，应根据体格生长曲线图的走向了解儿童的生长趋势，评估儿童的体格生长。

三、口腔器官的发育

（一）舌发育

1. 舌功能　舌的主要功能是参与咀嚼食物、帮助形成食物团块吞咽；舌也是重要的感觉器官（味觉），同时也有清洁牙齿的功能。人类的舌也参与语音发音。

2. 舌发育　舌是口腔底部一骨骼肌肉性器官，有丰富的神经和血管。舌发育来源于第 1、2、3 鳃弓的原始口腔和咽侧形成的隆起，在胚胎第 4 周时，左右两侧第 1、2 鳃弓在中线处联合，下颌突的原始口腔侧，内部的间充质不断增生，形成 3 个隆起，头侧左右隆起较大，称侧舌隆起，尾侧中线隆起一个较小突起，称奇结节。约在胚胎的第 6 周，左右侧舌隆起生长迅速，很快越过奇结节，并在中线融合，形成舌体；奇结节由于被侧舌隆凸所覆盖，仅形成盲孔前方舌体的一部分，或退化消失，不形成任何结构（图 1-6）。

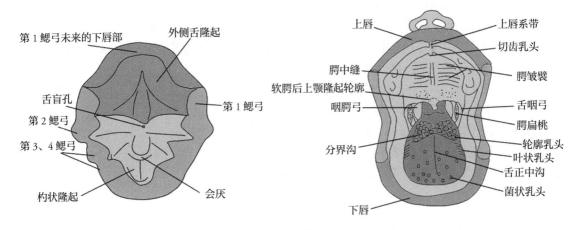

图 1-6　舌的发育

舌根来自第 2、3、4 对鳃弓形成的一个大的位于中线的突起，这个突起由一个来自第 2 鳃弓的联合突和一个较大第 3、4 鳃弓形成的鳃下隆起构成。随着舌的发育，鳃下隆起掩盖了联合突（最后消失），形成舌根。第 4 鳃弓后部发育为会厌。舌根与舌体的愈合线为一条"V"形界沟。界沟所在部位就是口咽膜所在的位置。

胚胎第 7 周中胚层头端体节的生肌节细胞迁移分化形成舌肌，舌肌的发育至出生前咀嚼肌完全发育。

胚胎第 11 周时，来源于外胚层的第一咽弓围绕口咽膜原口形成口腔上皮层、唾液腺、牙的釉质、舌体上皮细胞。胎儿第 7 周已有舌上皮细胞味蕾发育，第 12 周有成熟的受体。无数个乳头状突起味蕾分布于舌背侧上部表面复层鳞状上皮中；舌界沟前方有 8 ~ 12 个形状较大、顶端平坦的轮状乳头，形成倒 "V"。轮状乳头周围的黏膜凹陷形成环沟，沟两侧的上皮内有较多味蕾。固有层中有较多的浆液性味腺，导管开口于沟底，味腺分泌的稀薄液体不断冲洗味蕾表面的食物碎渣，以利味蕾不断接受物质刺激。胎儿 7 周可证实味蕾出现，12 周有成熟的受体。

系带是胎儿 3 月龄面部形成后残留的胚胎期组织。口腔有 7 个系带，即上颌中系带、下颌中系带、上下左右唇系带和下舌系带。舌系带是舌下延伸到口腔底的具有弹性的条索状的、被黏膜覆盖的小肌肉组织。舌系带基本功能是维持胎儿唇、舌与骨的协调生长。不影响呼吸、进食、从牙齿清理食物时，舌的运动为正常舌系带。儿童的舌系带长于 2cm 不会发生语言与进食技能问题。舌系带过短使舌的活动受限，包括舌系带的结构异常，使口腔肌肉运动不协调，致进食或说话困难。

（二）腭发育

1. **腭功能** 与舌抵抗、咀嚼、食物团块形成、吞咽、说话有关。

2. **腭发育** 胚胎早期原始鼻腔和口腔彼此相通，腭的发育使得口腔与鼻腔分开。腭的发育来自原发腭（又称前腭突）和继发腭（又称侧腭突）。腭的发育过程分为三个阶段：①胎儿 5 ~ 6 周来自鼻突的球状突形成两个前腭突；②胎儿第 9 周前舌窄位高，充满口 - 鼻腔；前腭突向下与上颌突形成左右两个侧腭突会合，两个侧腭突与前腭突从舌的两边自向外、向内、向后方以倒 "△" 方式发育逐渐致两侧的腭融合，并与向下生长的鼻中隔融合；③12 周腭的口腔顶部发育完成，形成前硬腭（骨性部分）与后软腭（肌肉部分），被黏膜组织覆盖，使口、鼻腔隔开，上颌牙弓增大。三叉神经分支分布于腭。鼻中隔支持鼻腔的顶部，不影响硬腭发育。但鼻中隔长度发育在一定程度有助于上腭穹窿拉平。因上颌骨生长发育（上牙弓）与骨、鼻中隔软骨与硬腭的同时发育，可影响硬腭发育。一侧侧腭突和对侧侧腭突及鼻中隔未融合或部分融合可导致腭裂，常伴有唇裂或颌裂。

腭的发育为倒 "△" 的发育方式，故不同年龄阶段儿童硬腭发育水平不同，年龄越小腭弓越高。如新生儿腭高可达 7.45mm，腭宽 30.99mm；9 月龄时腭高增加，维持至 12 月龄；32 月龄后腭宽增加至 38.44mm，腭高降低。婴儿期腭的最大宽度和腭长度的生长速度相同，即随年龄增长宽度 / 长度指数不变。婴儿腭的发育存在个体差异，约 7% 的婴儿有腭宽、长差别，10% ~ 12% 的儿童有腭高差别（文末彩图 1-7）。

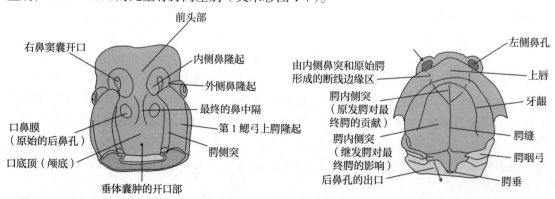

图 1-7 腭发育示意图

（三）牙齿

1. **牙齿的功能**　人类有乳牙和恒牙两副牙齿，共同的功能是咀嚼食物、参与发音与颅面发育。牙齿正常发育有助语言发育，缺失切牙影响发音。上下颌排列整齐牙齿使口唇、颊面部丰满。牙齿排列不整齐、反咬合、缺齿使面部变形，影响美观。

（1）乳牙功能：乳牙是婴幼儿时期的咀嚼器官，颌骨发育成熟前，婴幼儿口腔小，20枚乳牙可完成半固体食物的咀嚼，正常的咀嚼对咀嚼肌、颌骨、牙弓的发育起着生理刺激作用，同时咀嚼食物促进乳牙牙根的生长发育以及自然吸收、脱落，2～5岁儿童食物质地太软，咀嚼不足可导致换牙期出现双排牙（恒牙萌出、乳牙滞留）；学龄前期颅面骨、颌骨发育成熟，乳牙逐渐过渡为恒牙。乳牙对恒牙的萌出位置有向导作用，继承恒牙循着乳牙原来的位置生长、萌出，最后代替乳牙。乳牙发生龋齿或感染可导致恒牙以后黑斑。乳牙也是辅助语言的重要器官，能使语言清晰。

（2）恒牙功能：最早萌出的第1恒磨牙（6龄磨牙）对儿童颌面部的生长有定位、定高的作用，同时亦影响其他恒牙的萌出和排列。不同形态的恒牙处理食物的功能不同，共同完成咀嚼功能，适应固体食物消化。如切牙的功能是切断食物，尖牙的功能是撕裂食物，前磨牙的功能是撕裂和嚼碎食物，磨牙的功能是将各类食物磨碎、磨细，有助于营养吸收。

2. **牙齿的发育**　牙齿解剖学上分为牙冠、牙颈、牙根，漏出在口腔的部分为牙冠，包埋在牙槽骨内的部分为牙根，牙冠和牙根交界处为牙颈部。牙齿组织结构包括：牙釉质、牙本质、牙骨质、牙髓四部分。牙齿的排列上、下、左、右对称，乳牙依次排列为乳中切牙、乳侧切牙、乳尖牙、第一乳磨牙、第二乳磨牙，共20个。恒牙依次排列为中切牙、侧切牙、尖牙、第一前磨牙、第二前磨牙、第一磨牙、第二磨牙，有的人还有第三磨牙，共28～32个。牙齿的发育包括牙齿矿化、萌出和脱落。每个牙齿的发育时间不同，总的规律是牙齿发育有一定的时间、一定的顺序和左右对称性发育，同名牙下颌先于上颌、由前向后进行。

骨骼（中胚层）与牙齿的胚胎（外、中胚层）来源发育不完全相同，成分亦不完全相同。骨骼和牙齿中的主要矿物质均为羟磷灰石，但骨骼含50%的羟磷灰石，牙齿牙釉质含96%羟磷灰石，为牙和全身最坚硬部分，其余4%是水和有机物；牙本质含70%的羟磷灰石，20%有机物（主要为蛋白质），10%水；牙骨质含45%的矿物质（主要为羟磷灰石），33%的蛋白质（主要胶原蛋白），22%的水；牙髓是由结缔组织、血管、神经、淋巴和牙髓细胞所组成。

（1）乳牙发育：始于胎儿期，经历4个阶段。

1）乳牙胚形成：胚胎6周时口腔黏膜细胞迅速增生，形成上下两个弧形的牙板；上下颌牙板中部神经嵴间充质和外胚层之间开始增厚，逐渐向后形成乳牙的原基，8周时形成上下各10枚牙苞；牙苞外部的外胚层部分形成牙釉质，内部的神经外胚层形成牙髓腔；因牙釉质外部发育快于中间部分，形成帽形牙苞、钟形牙苞。

2）矿化：胎儿14周左右乳牙胚从中切牙开始至18—20周第2乳磨牙逐渐矿化；生后1.5～11月龄牙冠逐渐矿化，出生后牙根开始发育，1.5～3.5岁矿化完全。

3）萌发：出生时有20枚乳牙胚，隐藏在颌骨中，被牙龈所覆盖；乳牙从婴儿期6个月左右开始萌出，萌牙顺序为下颌先于上颌、由前向后进行，3岁内20枚乳牙完全萌出，乳牙萌出时间、萌出顺序和出齐时间个体差异很大，13个月龄后仍未萌牙称为萌牙延迟。萌牙延迟的主要原因可能是特发性的，也可能是遗传、某些全身疾病（严重营养不良、先天性甲状腺功能减退症、21-三体综合征等）、局部牙龈黏膜肥厚及食物性状有关。

4）乳牙脱落：6岁左右随着恒牙胚的移动，乳牙牙根开始生理性吸收，随之乳牙根牙骨质和周围牙槽骨吸收，牙周膜和牙髓组织也被吸收，乳牙松动、脱落，12岁左右全部被恒牙替换。图1-8为乳牙发育示意图。

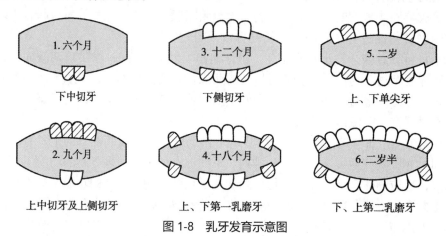

图1-8　乳牙发育示意图

（2）恒牙发育：每枚恒牙的发育经历8～14年。乳牙胚形成后，在乳牙胚腭侧，从牙板的游离缘下端形成新的牙胚，形成相应的20枚恒牙胚，其发育过程同乳牙胚。恒磨牙牙胚的发生自胚胎20周一直持续到出生后第4年，第一磨牙的牙胚在胚胎第4个月时形成，第二恒磨牙的牙胚在出生1年后形成；第三恒磨牙牙胚在4～5岁形成。

恒牙的矿化从胎儿后期开始，出生时第1恒磨牙已矿化，其他恒牙矿化从3～4月龄始至2.5岁，顺序与换牙顺序相同；2.5～3岁第2恒磨牙、7～9岁第3恒磨牙开始矿化。恒牙牙冠的矿化从2.5～3岁至12～16岁；恒牙牙冠的矿化从9岁至25岁。

6岁左右在第2乳磨牙之后萌出第1恒磨牙，下颌多于上颌；7～8岁时乳牙一般开始脱落而代之以恒牙，换牙顺序与乳牙萌出顺序相同；12岁左右第2恒磨牙萌出；17～18岁以后萌出第3磨牙（智齿），一般于20～30岁时32枚恒牙出齐，也有终生不出第3恒磨牙齿者。

3. 影响牙齿发育的因素　萌牙为生理现象，可伴有低热、流涎、拒食、烦躁及睡眠不安等症状，牙齿萌出后可自行缓解。健康的牙齿生长与蛋白质、钙、磷、氟、维生素C、维生素D等营养素和甲状腺素有关。某些药物，如四环素可影响胎儿牙齿发育。咀嚼运动有利于牙齿的生长。牙齿发育异常时应该考虑外胚层发育不良、钙或氟缺乏、甲状腺功能减退症等。牙齿发育异常包括萌芽延迟、排列紊乱、缺牙和牙釉质异常。

第三节　骨骼系统的发育

一、头颅骨

头颅由额骨、顶骨、颞骨和枕骨构成，骨与骨之间由具有弹性的纤维组织连接。颅骨间小的缝隙称为骨缝，包括额缝、冠状缝、矢状缝和人字缝。颅骨间较大的缝隙称为囟门，位于两块额骨与两块顶骨间形成的菱形间隙为前囟，而后囟由两块顶骨和枕骨形成的三角形的间隙。可根据头围、颅骨缝闭合、前囟大小及前后囟闭合时间来评价颅骨的生长及发育情况。婴儿娩出时经过产道，故出生时颅骨骨缝稍有重叠，不久重叠现象消失。出生时后囟已闭合或很小，约为0.5cm，最迟约6~8周龄闭合。前囟出生时约1~2cm，以后随颅骨生长而增大，6月龄左右逐渐骨化而变小，最迟于2岁闭合。前囟大小以两个对边中点连线的长短表示。如脑发育不良时头围小、前囟小或关闭早，甲状腺功能减退时前囟闭合延迟，颅内压增高时前囟饱满，脱水时前囟凹陷。

二、脊柱

脊柱的增长反映脊椎骨的生长。生后第1年脊柱生长快于四肢，以后四肢生长快于脊柱。出生时脊柱无弯曲，仅呈轻微后凸。3个月左右抬头动作的出现使颈椎前凸；6个月后能坐，出现胸椎后凸；1岁左右开始行走，出现腰椎前凸，脊柱形成类似"S"形的弯曲。脊柱生理性弯曲帮助脊柱吸收、缓冲运动过程中产生的压力，有利于身体保持柔韧性和平衡。儿童6~7岁时，脊柱生理性弯曲被韧带固定。儿童时期不正确的站、立、行、走姿势和骨骼疾病均可影响脊柱的正常形态。

三、长骨

长骨的生长从胚胎早期间充质向骨原基分化起始，到成人期骨发育成熟即干骺端骨性融合为止。长骨的生长主要由长骨干骺端的软骨内成骨使长骨增长，骨膜下成骨使长骨增粗，当骨骺与骨干融合时，标志着长骨停止生长。

随年龄的增加，长骨干骺端的软骨次级骨化中心按一定顺序及骨解剖部位有规律地出现。骨化中心的出现可反映长骨的生长成熟程度。用X线检查测定不同年龄儿童长骨干骺端骨软化中心的出现时间、数目、形态的变化，并将其标准化，即为骨龄。出生时腕部尚无骨化中心，股骨远端及胫骨近端已出现骨化中心。因此判断长骨的生长，婴儿早期应摄膝部X线骨片，年长儿摄左手及腕部X线骨片，以了解其腕部、掌骨、指骨的发育。腕部与出生时无骨化中心，其出生后的出现次序：头状骨、钩骨（3个月左右）、下桡骨骺（约1岁）、三角骨（2~2.5岁）、月骨（3岁左右）、大小多角骨（3.5~5岁）、舟骨（5~6岁）、下尺骨骺（6~7岁）、豌豆骨（9~10岁）。10岁时出全，共10个，故1~9岁腕部骨化中心的数目大约为其岁数加1。骨生长与生长激素、甲状腺素、性激素有关。

第四节　神经心理发育

一、神经系统的发育

神经系统的发育是儿童神经心理发育的生理基础，是结构和功能逐渐成熟的过程，尤其是脑的发育。新生儿脑重约为390g，占出生体重的8%；而成人脑重约1400g，占体重的占体重2%~3%。9个月脑重660g，2岁脑重900~1000g，至7岁脑重已基本接近成人脑的重量1350~1400g。脑在生命最初2年内发育是最快的。随着神经细胞的分化和体积增大、突触的数量和长度的增加、神经纤维的髓鞘化及神经通路的构建，脑的功能不断成熟，儿童的心理与行为也随之变得越来越成熟，表现在儿童运动精确性及协调性的发展、语言表达内涵的日益丰富、控制能力及综合分析能力的加强、情绪的逐渐稳定、个性特征的形成和社会适应能力的发展等。

（一）大脑的发育

在解剖学上，出生时儿童已具备了成人脑所具备的沟和回，但比成人的浅。在组织学上已具备了大脑皮质的六层基本结构，但轴突和树突形成不足，尚未形成大脑各个区间复杂的交织，出生后在各种先天和后天因素影响下，无论在解剖上还是在功能上都会得到迅速发展。大脑皮层各部分具有独特的功能。额叶功能与小儿的躯体运动、语言、执行功能及高级思维活动有关。颞叶功能与听觉、语言、记忆有关。枕叶功能与视觉、眼和头等部位运动有关。顶叶功能与躯体感觉、肢体精细运动、语言、计算功能有关。

大脑在组织成分上分为灰质和白质，灰质构成了大脑的皮质，是神经细胞最密集的部位。神经细胞作为大脑处理信息的基本功能单位具有特别的结构，因此又称为神经元。一个神经元由神经细胞的胞体和树突轴突组成。大脑的发育主要表现在神经元的分化、神经元之间突触的形成和突触的修剪（synaptic pruning），而来自周围环境的刺激是不断建立新突触的关键。

大脑分为两个半球。两个大脑半球在活动协调、适应环境的感觉和运动功能方面是对称的。然而，两个大脑半球尚存在分解 - 合成或时间 - 图形的许多高级功能分离或不对称，及大脑半球一侧优势。左半球对语言语法技巧、运算、逻辑推理功能具有优势；右半球对形象思维、旋律、三维物体的感知占优势。大脑半球一侧优势是相对的，左半球也有一定的非词语性认知功能，右半球也有一定的简单的语言功能。大脑优势不仅与遗传有关，还与后天的训练相关。脑的不同功能向一侧半球集中是儿童脑结构和认知发育的主要特征。

（二）大脑的可塑性

生命早期的大脑很不成熟，但可塑性最大，代偿能力最强。早期大脑的可塑性是指大脑可被环境或经验所修饰，具有在外界环境或经验的作用下不断塑造其结构和功能的能力。表现在脑发育的可变性和代偿性上，如大脑能以新生的细胞重建神经系统受损害部分或替代已经死亡的细胞，使脑在损伤的部位周围有效地实施改组或重组，使脑功能得到良好的代偿，但脑组织一旦发育成熟，就不可能实现结构上的重组了，这一点对儿童早期干预和康复具有重要的意义。但大脑也不是完全可塑的，可塑的大小受年龄、大脑功能区域和受损程度等因素的影响。

（三）神经纤维髓鞘化

神经纤维髓鞘化是指绝缘的脂肪鞘（称为髓鞘）包裹神经纤维的过程，髓鞘化保证神经纤维在传导过程时彼此的绝缘，加快了神经纤维传导速度，提高了信息传导效率，是传导功能成熟的一个重要的标志。髓鞘化进程对发展粗大运动和精细运动以及抑制原始神经反射具有重要作用。神经系统各部分神经纤维的髓鞘化完成的时间不同，大脑最早完成髓鞘化的是感觉神经（传入），之后是运动神经（传出），1.5 岁时脑神经基本完成髓鞘化，2 岁时脑白质神经纤维基本髓鞘化，4 岁时脊神经完全髓鞘化，6 岁末所有皮质传导通路纤维均已髓鞘化，但与高级智力活动有关的前额叶神经纤维髓鞘化过程可持续至 20 岁。婴儿时期，神经纤维髓鞘形成不全，致传导速度慢，使兴奋传导波及邻近神经而出现泛化现象，不易形成兴奋灶，易于疲劳而进入睡眠状态。

（四）神经反射

儿童的神经反射包括终身存在的反射（如浅反射、腱反射），以及"原始反射"（是出生时脊髓的固有反射，属于暂时性反射）。

1. **小儿时期原始反射**　原始反射是早期正常婴儿中枢神经系统对特殊刺激的反应，当大脑额叶发育后原始反射消退。生后最初数月婴儿存在许多原始反射，随年龄的增长，各自一定年龄期消失（表 1-1），当它们在应出现的时间内不出现或该消失的时间不消失，或两侧持续不对称都是神经系统异常。

表 1-1　新生儿和婴儿神经反射出现和消退的年龄

反射	正常出现年龄	消退年龄
拥抱反射	初生	3 ~ 6 个月
吸吮和觅食反射	初生	4 ~ 7 个月
掌握持反射	初生	3 ~ 4 个月
颈肢反射	2 个月	6 个月
交叉伸展反射	初生	2 个月
安放反射	初生	6 周
颈拨正反射	初生	6 个月
侧弯反射	初生	3 个月
抬躯反射	6 ~ 10 个月	30 个月
降落伞反射	10 个月	持续
平衡反射	10 ~ 12 个月	持续

2. **浅反射和腱反射**　肌腱反射较弱，腹壁反射和提睾反射不易引出，到 1 岁后稳定。3 ~ 4 个月前的婴儿肌张力较高。

3. **病理反射**　2 岁以下儿童双侧巴宾斯基征（Babinski）阳性可为生理现象，若该反射恒定不对称或 2 岁以后阳性时，提示锥体束损害。

二、感知觉的发育

感觉是对事物个别属性的反映，依赖个别感觉器官的活动，主要包括视觉、听觉、嗅觉、味觉和触觉。知觉是在感觉的基础上发生的，是对事物整体属性的综合反映，依赖多种感觉器官，如视知觉、听知觉、触知觉等通道上的知觉。感觉发育具有年龄发育的标志，称之为"里程碑"，可监测和评估儿童的发育水平。婴儿出生时 5 个主要感觉已有不同程度的发育，但都未达到成人水平。听觉发育是出生后首先发育的感觉，胎儿在宫内已熟悉自己母亲的声音。嗅觉、味觉、皮肤感觉也是发育较早和较为敏感的感觉。而视觉因胎儿在宫内得到的刺激较少，相对其他感觉发育较慢。

（一）视觉发育

视觉的适宜刺激是光线。光线经过角膜、房水、晶状体和玻璃体折射后到达视网膜，经过视神经将信息传入大脑，经大脑对信息的综合分析处理后，形成对外界事物的视感知。视觉除了视力外，还包括色觉、双眼运动、双眼同时视、融合功能、立体视觉即双眼视功能的发育。婴儿不是出生时就具有生活需要的所有视觉能力，需要一段时间用眼学习关注、准确看，并学习双眼协调。同时，婴儿还要学习将视觉信息传入大脑，理解周围世界，与环境交流。婴儿学习用眼的技能包括视觉以及大脑利用视觉信息。除双眼视功能的发育持续 3 ~ 8 年甚至更长时间，其他视觉系统功能在生后 3 年内发育成熟。

1. **双眼视觉功能发育**　新生儿出生已有视觉，但视觉不敏感，对光刺激有反应，出生时屈光状态为远视，属于生理性远视，随着发育远视程度减轻，逐渐正视化。大脑高级中枢将来自双眼的视觉信号分析、综合形成一个完整的、具有立体感知影像的过程为双眼视觉。临床上，双眼视觉分为同时视、融合功能、立体视三级。

（1）同时视：又称同时知觉，是指双眼对物象有同时接受能力，但不必二者完全重合。同时视是形成双眼视觉最基本的条件。

（2）融合功能：属Ⅱ级双眼视功能，是大脑综合来自两眼的相同物像，并在知觉水平上形成一个完整印象的能力融合功能，使双眼视觉建立的关键环节。融合范围的大小即为单眼感觉区的范围，临床上被列为双眼视觉正常与否的判断标准之一。

（3）立体视：又称深度觉，是判断物体近、远的能力，属三维空间知觉；即双眼的视觉信息能准确融合，并具有良好的层次和深度。立体视属双眼单视的高级功能，是在同时视和融合功能的基础上发展的一种双眼视觉功能。

双眼视觉功能随着儿童年龄的增长和视力的提高而逐渐形成和完善（表1-2）。视觉发育的关键期10～12岁前视觉神经系统仍具有很大的可塑性。

表1-2　双眼视觉功能的发育过程

年龄	双眼视觉功能
新生儿	无
2～4周龄	少量辐辏,单眼注视的眼球运动
6～8周龄	两眼注视,出现共同运动
3月龄	有意识地注视,眼可追随运动物体,头也随之转动
3～5月龄	出现较协调的共同运动辐辏,融像调节开始发育
6～8月龄	有稳定的辐辏,较完善的中心型注视,立体视觉开始发育
1岁	良好的融像运动
2岁	有很强辐辏,但能很快完全丧失
3～6岁	双眼视觉反射巩固,辨色力、对比敏感度等逐渐成熟,接近成人水平
6～8岁	立体视觉发育接近成人

2. 视力发育　视力代表视觉的灵敏度及清晰度，与眼视网膜中心对视觉图像的敏锐程度和脑视觉中枢对图像的解析能力。视力发育涉及复杂的逐渐成熟过程。出生时视觉系统发育不成熟，视力大约为0.05。大脑接受来自双眼的同等清晰、聚焦的图像需要视觉通路发育良好。因此，正常的视觉发育环境和适宜的视觉刺激是正常视力发育的关键。儿童出生时的屈光为生理性远视状态。随着视觉发育远视程度逐渐减轻，逐渐正视化，视力也逐渐发育（表1-3）。3～5岁儿童视力的正常值下限为0.5，＞6岁儿童视力等正常值下限为0.7。＞7岁儿童的视力尚处于发育阶段，应监测儿童视力发育的进程。

表1-3　儿童视力发育参考值

年龄	视力
5月龄	4.0(0.1)
6月龄	4.3(0.2)
1岁	4.5(0.3)

年龄	视力
2 岁	4.6 ~ 4.7(0.4 ~ 0.5)
3 岁	4.7 ~ 4.8 岁(0.5 ~ 0.6)
4 ~ 5 岁	4.8 ~ 5.0(0.6 ~ 1.0)
6 岁	5.0

（二）视觉发育里程碑

婴儿学习看的过程关键是健康的眼睛和良好的视力，如婴儿有眼和视力问题可导致发育迟缓。儿童的视觉发育过程表现有年龄特征的行为表现，如里程碑指示儿童视觉发育达到应有的年龄水平。但并不是每个儿童的视觉发展里程碑都相同。婴儿视觉发育有 5 个主要的里程碑（表 1-4）。

表 1-4　婴儿视觉发育 5 个主要的里程碑

行为表现	发育年龄	视觉发育	提示临床问题
1. 目光接触：始用眼与家长交流，学习家长的表情	< 6 ~ 8 周	注视	屈光不正
2. 喜欢目光和声音交流	12 周		
3. 胸前看和玩自己的双手	3 ~ 4 月	深度觉始	
4. 眼手协调：有目的地用手抓物——"手成为婴儿第二个眼睛"	5 ~ 6 月	深度觉发育较好开始理解三维物体	
5. 观察能力：可区别生熟人	7 ~ 10 月	视觉记忆	认识功能落后对比灵敏度差无视觉记忆

（三）听觉发育

听觉的适宜刺激是声波，声波引起外耳鼓膜震动，震动刺激传至内耳的耳蜗，再通过听神经将刺激传入大脑产生听觉。婴幼儿的听觉器官在出生时已基本发育成熟，但它与大脑皮质的纤维联系还很少，需要很长的时间发育才能达到成年人的听觉能力。

新生儿娩出时因外耳道残留羊水，听觉不灵敏，大约 1 周羊水完全排出后，听觉就有了明显的改善。在适宜的环境刺激下，儿童的听觉能力随年龄的增长而提高，能辨别声音来源和逐渐区分语音，表现出各种年龄特征的听觉行为，通过观察行为表现也可以来判断其听觉发育（表 1-5）。听感知发育和儿童的语言发育直接相关，儿童语言发育情况可帮助判断听觉发育水平。听力障碍如果不能在语言发育的关键期内（6 个月内）或之前得到诊断和干预，则可因聋致哑。

表 1-5　儿童听觉发育里程碑

年龄	听觉发育里程碑
0 月龄	听到响声出现惊跳反射(Moro 反射)、眼睑反射或觉醒反射
1 月龄	睡觉时突然有声响会觉醒或哭泣 哭泣或活动时，一打招呼就会停止哭泣或活动
2 月龄	打招呼时会高兴地发出"啊"或"哦"声

续表

年龄	听觉发育里程碑
3～4月龄	将脸转向声源,对不同的声音表示不安或喜悦或厌恶
5～6月龄	对各种新奇的声音都很好奇,会定位声源,会和外来的声音互动
7～8月龄	倾听自己发出的声音和别人发出的声音,能把声音和声音的内容建立联系,模仿发音
9月龄	对细小的声音敏感,对重的语气也有反应,会表演一些幼儿游戏,若有人弄响隔壁房间的物品或在远处叫他,会爬过去
10～11月龄	模仿别人说"妈妈""奶奶"等
12月龄	听懂几个简单指令,并作出表示;表达单词
15月龄	听从简单指令,指认五官
18月龄	用单词或短语表达自己的需要
2岁	理解指令更好,会说一些简单句
3岁	此阶段语言发育飞速,词汇丰富起来,能够学会一些复合句;能够唱儿歌,叙述简单的事情
4～5岁	能辨别语音的微小差别
6岁	熟练辨别母语所包含的各种语音

（四）嗅觉发育

1. **嗅觉形成**　嗅觉的适宜刺激是气味,鼻腔上部黏膜中的嗅细胞遇到挥发性有气味的气体产生神经冲动,沿嗅神经传到海马回、沟回产生嗅觉。

2. **嗅觉发育**

（1）胎儿：胎儿期嗅觉已发育,胎儿8周龄时形成初级嗅觉受体,24周龄已具有功能。

（2）新生儿：出生时嗅觉发育已比较成熟,对气味的特殊表现与母亲相关,能闻出母亲乳汁的气味寻找乳房。婴儿已有嗅觉记忆,提示婴儿嗅觉的喜爱和厌恶受到经验的影响,发育中可辨别喜欢与不喜欢的气味。对刺激性小的气味没有反应或反应弱,但对强烈的气味则表现出不愉快的情绪。如3～4月龄的婴儿已能区别愉快和不愉快的气味,母亲吃挥发性的食物如大蒜,这种气味可通过母乳转移,婴儿闻到后可以影响其饮食的行为。

（3）婴儿：7～8月龄嗅觉开始逐渐灵敏,能分辨出芳香的气味。

（4）幼儿：2岁左右已能很好地辨别各种气味。

（五）味觉的发育

1. **味觉形成**　味觉是食物刺激舌、腭、咽、会厌和食管的味觉受体产生的信号发送给大脑产生的感觉。主要由咸、甜、苦、酸、鲜组成。味觉的感受器官是位于舌面上的味蕾,不同部位的味蕾感觉不同的味觉,舌尖对甜的敏感,舌两侧前半部对咸味敏感,后半部对酸味敏感,近舌根部对苦味敏感。

2. **味觉发育**　羊水和乳汁对胎儿、婴儿的味觉有引导作用。胎儿在宫内和婴儿哺乳期接触羊水和乳汁,将母亲食物的味道传输到婴儿的感受器,对以后接受食物有特殊作用,可能让婴儿更易接受新的味道。

（1）胎儿：胎儿在宫内吞咽羊水,受羊水中各种物质的刺激,羊水是胎儿的第一个味觉体验,孕期羊水是将孕母的饮食味道传递给胎儿的载体,母亲孕期的饮食通过影响羊水的味道来影响婴儿的味觉发育。7～8周龄胎儿形成味觉细胞,13～15周龄味觉受体成熟,17周龄后具有功能。胎儿 6 月龄时已将感觉信息传到中枢神经系统，可对不同的味道的物质刺激产生反应。

（2）新生儿、婴儿：新生儿的味觉已发育成熟，对不同的味道产生不同反应，出生后的不同饮食情况亦会使母乳具有不同的味道，婴儿的这些早期味觉经历（如羊水、母乳）让婴儿在断奶期更容易接受新的味道。因此母乳喂养的婴幼儿更容易接受新的食物。

3. 味觉发育里程碑

（1）味觉敏感期：婴儿早期容易接受味道特殊的蛋白质水解配方，而 4~7 月龄左右婴儿接受蛋白质水解配方的能力很快下降，提示存在味觉敏感期，但若婴儿生后即一直用蛋白质水解配方喂养，不发生接受能力下降，提示婴儿有一种早期的味觉适应行为。逐渐增加新食物的量亦逐渐改变婴儿早期的味觉习惯。2~7 月龄为婴幼儿味觉敏感时期，此期婴儿对食物味道的任何变化都会出现非常敏锐的反应。决定早期接触味觉的范围是主要的，敏感发育期接触味觉范围与建立持久的偏爱有关。

（2）味觉发育里程碑：出生时婴儿不喜欢苦味或酸味的反应是基本的、与生俱来的、不可改变的反应。对咸味的偏爱有年龄的差别，4~5 月龄左右婴儿表现对纯盐水的偏爱，18月龄时表现明显拒绝纯盐水而偏爱有咸味的汤。不同月龄对咸味的不同偏爱，与婴儿期的味觉神经的成熟度有关。婴儿 4 月龄左右表现对咸味的喜爱多数不经学习的，1 岁以后对咸味则有明显的差别。

4. 味觉发育的生理意义

味觉与进食营养食物有关，婴儿接受的食物味道与营养物并存，摄入食物有味觉学习过程，并可调节食物的选择或摄入的量。人们选择能量密度高和刺激性强的味道，在食物偏爱的发育中起着重要的作用。人的味觉在进食高脂肪和高碳酸水化合物食物中得到满足，感到愉快。如人的味觉能量暗示关闭则判断摄入能力产生困难，可能导致肥胖发生的原因之一。

味觉损害包括无味觉、味觉下降和味觉破坏。味觉和嗅觉改变可由营养不良、疾病、药物、手术干扰、环境接触、年龄增长等所致。

5. 嗅觉与味觉的关系

嗅觉与味觉相互协调，因嗅觉与味觉的信号在额眶部皮质邻近部分交流，使得嗅觉与味觉信号汇聚，产生嗅觉和味觉混淆。嗅觉包括许多不同特点的感觉，位于鼻腔嗅觉系统的受体不仅接受鼻吸入的刺激，还可以接受婴儿吸吮时或儿童成人吞咽时食物和饮料中化学成分经咽部从鼻后进入刺激鼻的嗅觉受体，产生主要味觉的感受。嗅觉的正常发展有助于儿童形成良好的饮食习惯，摄取均衡营养。

（六）触觉的发育

1. 触觉形成　触觉具有识别和防御两种功能。人体所有的感觉反应包括至少 11 种不同的感觉，如冷、热、光滑、粗糙、压力、挠痒、瘙痒、痛、震动、触摸等。其中最主要的是4 个受体机械性敏感受体、温度受体、疼痛受体、本体受体。感受器位于皮下毛囊神经末梢和触觉小体，形成人体分布最广、最复杂的庞大的躯体感觉系统。于皮肤与黏膜交界处触觉器官分布最丰富，触压觉感受器在鼻、口唇、指尖分布密度最高。

2. 触觉发育　胎儿期触觉已开始发育，14 周龄时全身都已有触觉，26 周龄疼痛的神经通路完全发育，对疼痛触觉有反应；新生儿全身皮肤的神经细胞能接收触觉信息，触觉高度敏感，尤其是眼、前额、口周、手掌、足底等部位，大腿、前臂、躯干等皮肤较差。婴儿早期，口周的神经末梢多于指尖，口腔最敏感的器官——舌，探测物品的灵敏度最高，所以 6 个月之内的婴儿会更多地利用嘴来感觉周围环境，之后随着手部精细动作的发展，用嘴来感觉周围环境的频率逐渐降低。

（七）知觉的发育

知觉的发育与视、听、触等感觉的发育密切相关。随着儿童的动作和活动特别是随意行走的发展，各种复杂的知觉也初步发展起来，主要有空间知觉和时间知觉。

1. 空间知觉 指人对物体距离、形状、大小、方位等空间特性的认识，包括形状知觉、大小知觉、深度知觉、距离知觉和空间定向。儿童在 2～3 岁时已出现最初的空间知觉。如能辨别两个物体之间的远近关系。空间知觉对阅读和书写有重要的作用，初入学的儿童经常会有"b"和"d"、"p"和"q"、"6"和"9"不分的情况，正常儿童 9 岁后就不会再常有这些错误。

（1）形状知觉：在幼儿期发展很快，一般 3 岁已能辨别圆形、方形和三角形，4～5 岁时能辨别椭圆形、菱形、五角形等。

（2）方位知觉：3 岁开始已能辨别上、下，4 岁儿童能辨别前、后，5～7 岁儿童可以辨别以自身为中心的左、右，7～9 岁儿童能初步掌握左、右方位的相对性，能辨别他人的左、右，但在辨别两个物体的左右关系时还常有错误，9～11 岁儿童能较灵活地、概括地掌握左右概念。

2. 时间知觉 指的是对事物在时间属性上的知觉，是对客观事件的延续性和顺序性的反映，表示时间的词往往具有相对性。时间知觉发展较空间知觉要晚，2～3 岁虽知道"现在"和"等一会儿""马上"和"很久"等的区别，但这种时间知觉还是很不准确的，表现在乱用"今天""明天""后天"，分明是很久以前的事也会说成"明天"和"刚才"。4～5 岁时开始有时间概念，能辨别今天、明天、昨天、早上、晚上。5～6 岁时可辨别前天、后天、大后天，开始掌握一周内的时间顺序、一年内的四个季节、相对时间的观念。7 岁儿童开始学习利用时间标尺（如钟），能区分时间和空间的关系，并掌握了相对性的时间概念，如明天早晨、昨天晚上。8 岁儿童已能主动使用时间标尺，时间知觉的准确性和稳定性逐渐接近成人。

3. 观察 一种有目的、有计划的比较持久的知觉过程，是知觉的高级形态。观察力的发展无目的观察转为有目的观察，观察的时间逐渐延长。先观察事物表面的、明显的、大的部分，然后才观察到隐蔽的、细微的部分，逐渐能从整体观察事物内在的联系。从小逐渐培养儿童的观察能力，对儿童认识客观世界有重要意义。

第五节 运动发育

运动发育是指身体肌肉控制动作、姿势和运动的能力的发展，包括大运动技能和精细运动技能，以及全身所有活动、控制头的能力。运动发育与脑的形态和功能的发育密切相关，还与脊髓及肌肉的功能有关。大运动技能使儿童在周围环境进行日常活动、运动与游戏，如跑、爬树等；精细运动为个体主要凭借手部位的小肌肉或小肌肉群的运动，在感知、注意等多方面心理活动配合下完成特定任务的能力，包括腕部、手掌、手指、足、趾较小动作的活动，如拇示指拾物、伸手够物等。特别精细动作需要眼、手与大运动协调。婴儿通过精细运动获得经验。

一、运动发育规律

运动发育与脑的形态、功能发育部位、神经纤维髓鞘化的时间与程度有关。婴儿抬头、翻身、爬行、走等运动发育与自上而下、由近至远的脊髓髓鞘化有关。

（一）整体到分化动作

最初的动作发育是全身性的、笼统的、散漫的，以后逐渐分化为局部的、准确的、专门化的动作。

（二）上部到下部动作

早期动作发展是从身体上部始（抬头），其次是躯干动作（翻身、坐），最后是下肢的动作（站、走），沿抬头—翻身—坐—爬—站—行走的方向发育成熟。

（三）大肌肉到小肌肉动作

躯干大肌肉动作首先发展，如双臂和足部动作，手部小肌肉灵巧动作发育需要准确的视觉。

（四）中央部分到边缘部分动作

最早获得的是中央部分动作（头、躯干），然后是近中央部分（双臂、腿部）有规律的动作，最后是边缘部分动作发育（手的精细动作）。

（五）无意到有意动作

婴儿动作发展与其心理发展规律吻合，即从无意向有意发展，越来越多受意识支配。

二、精细运动发育

精细运动发展具有过程性，与上肢正中神经、尺神经、桡神经自上而下的髓鞘化进程关系密切，从上臂粗大活动逐渐向下发展至手部的精细运动功能。精细运动的发育需视觉参与，使眼 - 手协调。相比大动作发育更易受环境的刺激（表1-6）。精细动作的发育也有一定的规律。①先是手掌尺侧握物，然后用桡侧，再用手指；②先用中指对掌心一把抓，后用拇指对示指钳捏；③先能握物，后能主动放松。

表 1-6　婴幼儿精细运动发展

年龄	原始反射	视觉功能	精细运动
新生儿	握持反射		手握拳紧
3月龄	非对称性紧张性颈反射、握持反射消退	注视发育	注视双手,可胸前玩手,手抓拔物品
4月龄		视觉引导	欲伸手够物,当够到物品时,出现抓握动作,但仅手掌碰触与抓握,动作不超过肢体中线;全手抓握动作逐渐精细化和准确化
5月龄			大拇指参与握物,抓物入口探索
6月龄			开始单手活动,伸手活动范围可越过身体中线;开始在水平和垂直方向塑造自己的双手
7月龄			拇指协同其他手指倾斜地捋起小物品,已可不放在手掌;换手与捏、敲等探索性动作出现
9月龄			拇示指可垂直于物体表面摘起小物品

续表

年龄	原始反射	视觉功能	精细运动
12 月龄			伸手接触物品前,能将手定位在合适方向;手运动精细化,手腕参与旋转;搭积木游戏,逐渐使用工具,如匙和铅笔
18 月龄			叠 2 ~ 3 块积木,拉脱手套或袜子
2 岁			叠 6 ~ 7 块积木,一页一页翻书,拿住杯子喝水,模仿画垂线和圆
3 ~ 4 岁			使用"工具性"玩具,如拧瓶盖、玩泥胶
4 ~ 5 岁			基本能自己穿衣服,并能系鞋带、剪纸
5 ~ 6 岁			能用笔写字,折纸,剪复杂图形
6 ~ 7 岁			精细动作的反应更快、精确性更高。手部的小肌肉的协调发展使其能进行更为复杂的手工操作和工艺性活动,例如绘画、书法、弹奏乐器等

三、大动作发育

大动作是儿童适应周围环境进行的日常活动、运动和游戏的全身活动能力。大动作发育颈屈、胸屈、腰屈、骶屈的逐渐形成,以及相关肌群的发育密切相关。婴儿由卧位到直立位、用四肢围绕肢体中线运动。大运动发展过程中需要肌群协调、原始反射消退以及反射平衡建立（如表 1-7）。

表 1-7 运动发育里程碑

年龄	抬头	翻身	坐	匍匐、爬行	立、走、跳跃
新生儿	俯卧抬头"1 ~ 2 秒"	伸展脊柱从侧卧位到仰卧位	腰肌无力	俯卧位有反射性的匍匐动作	直立时,可负重;出现踏步反射和立足反射
2 月龄				俯卧交替踢脚,是匍匐的开始	
3 月龄	抬头 45°,较稳,能自由转动		扶坐腰背呈弧形	用手撑上身数分钟	
4 月龄		较有意地以身体为一体从侧卧位到仰卧位,但无身体转动	扶坐时能竖颈		
5 月龄					扶站时,双下肢可负重,并可上下跳
6 月龄	俯卧抬头 90°	从仰卧位翻至侧卧位,或从俯卧位至仰卧位	靠双手支撑,坐稳片刻		
7 月龄		有意伸展上肢(或下肢),继而躯干、下肢(或上肢),分段转动,连续从仰卧位至俯卧位,再翻至仰卧位	坐稳,双手可玩玩具,但活动范围较大时身体向侧面倾斜失去身体平衡,发展前向保护反射	俯卧时可后退或原地转	
8 月龄			坐稳,背部竖直,左右转动,当活动范围较大时,双手伸出维持身体倾斜时的平衡	匍匐运动	扶站片刻
9 月龄				跪爬,伸出一侧手向前取物	

年龄	抬头	翻身	坐	匍匐、爬行	立、走、跳跃
10月龄				熟练爬行	独站片刻,扶走
12月龄			发展后向保护反射;自己爬上凳子,转身坐下		独站片刻,扶走
18月龄			独坐凳子,弯腰拾物		跑和倒退走
2岁					跑和倒退走
30月龄					单足站立"1～2秒",原地并足跳
3岁					上下楼梯、并足跳远、单足跳
4岁					沿直线走
5～6岁					脚尖对脚后跟走、跳绳、溜冰

（一）伸肌和屈肌张力的互相协调

婴儿肌张力发展经历新生儿的屈肌张力占优势进而逐渐发展为伸肌和屈肌张力互相协调。如出生至6月龄婴儿的身体从新生儿屈曲状逐渐能够伸出手足,将手足放入口中探索。

（二）原始反射消退

拥抱反射、非对称性紧张性颈反射等原始反射的消退和整合,有助于婴儿动作灵活和精确。如非对称性紧张性颈反射在头旋转时使手臂伸展、眼睛随手动,帮助延伸婴儿的聚焦距离,从近距离延伸到手臂的长度。当手触觉物品,婴儿可感知物品与自己的距离,即手的运动、视觉、触觉开始组合,出现手眼协调。非对称性紧张性颈反射的消退使婴儿的头、眼睛、手臂活动自由,婴儿开始可将双手放到身体的中位线,视觉可不依赖环境或运动的影响,使视网膜视觉图像更稳定。

（三）保护性反射与平衡反射发展

婴儿坐立、行走运动需建立身体的平衡和保护性反射,帮助躯体和四肢根据环境自动变化体位,即保持身体平衡。

四、运动技能发展

婴幼儿运动技能发展即是指婴幼儿在日常生活中各种运动相关的行为操作技能的发展过程,与神经、肌肉、视觉发育水平有关。婴儿常常先学习维持姿态,再学习自主地从其他姿态转入该姿态,时间约持续数周或数月。如婴儿6月龄可无支撑独自坐立片刻,但到8月龄时婴儿才学会从另外的体位（如俯卧）自主转换到坐立体位。如动作发育涉及协调技能,则该动作发育成熟需要较长时间。如多数儿童从站立到独立行走常需4～5个月甚至更长时间（如表1-8）。

表1-8 技能发育年龄

月龄	技能
4～5	当球消失,注视片刻
3～6	用全手抓握

月龄	技能
3 ~ 6	玩玩具时,可独坐
7 ~ 9	用部分拇指手掌抓握小丸
6 ~ 8	支持体重片刻
8 ~ 12	握住铅笔末端
10 ~ 16	独走,协调性好
14 ~ 25	跑
29 ~ 42	投环时运用手眼协调

正常运动发育有个体差异,大运动发育进程除与神经系统成熟(如肌张力协调和发展)有关外,尚与儿童器质等其他因素有关,对运动发育进行评价和指导时,不宜仅就运动发育里程碑的时间点孤立评价,应全面了解婴儿运动发育的进程。观察婴儿动作发育进程,常可见某一动作(如抓、握)从出现到熟练运用需经历较长时间。时间窗的长短与婴儿运动学习能力有关,也与养育环境反复强化和训练机会有关。

由于营养和训练等种种条件的不同,婴儿在动作发展的快慢上有着很大的个体差异。训练对儿童的动作发展有很大的促进作用,这种也有局限性,而不是无限的。教育和训练儿童必须要适合于儿童发展的规律。

第六节 语言发育

语言是以声音、姿势、动作、表情、文字、图画等符号作为代码的用于交流的系统,分为口头语言、书面语言、肢体语言。言语是以语音为代码产生语音的行为,是人类主要的交流方式。

语言是人类在充分的语言环境刺激作用下特有的一种高级的神经功能,是表达思想、观念的心理过程。儿童语言发育标志儿童的全面发育。儿童语言掌握的过程也是儿童意识发生发展的过程,即随语言发展,儿童心理发展水平逐步提高。同时儿童对语言的掌握程度又依赖心理发展水平。因此儿童语言发展水平与儿童心理发展水平一致。

语言的信号通过视、听感受器接收,传入中枢分析器(语言感受中枢、言语感受中枢、阅读中枢、书写中枢),语言运动表达中枢产生语言。因此语言的发育必须要求听觉、发音器官、大脑功能正常,三者中任何一个出现异常,都会影响语言的发育。

一、婴儿语言发展

婴儿出生至产生第一个有真正意义的词语需要较长的语言准备阶段称为"前语言阶段",是婴儿学会发音和获得最初的语言和词汇的阶段。不同种族的婴儿前语言阶段规律相同,即与母语无关。多数婴儿在 10 ~ 14 月龄说出第一个词语。语言发展包括语音、语法、语义、词汇、句子等方面。

从最初的哭声分化出单音节音,然后是双音节音和多音节音,最后是有意义的语言(即词语)。将婴儿语言发生分三个阶段:

1. 单音节阶段(0 ~ 4 月龄) 2 月龄婴儿是单音节发音,为元音或双元音;3 ~ 4 月龄婴儿始发辅音，能元音和辅音结合发音，如"ha""kou"等，还可有个别双音节。4月龄婴儿可以区分语音和咿呀发音，5月龄左右的婴儿已可用不同的声音表达自己的情绪。

2. **多音节阶段（4～10月龄）** 语音进一步发展，增加大量双音节和多音节，其中有些类似成人语音中的音节。婴儿逐渐发出双音节复合音，如"mama""dada"，但无明确含义。

3. **学会萌语阶段（11～13月龄）** 能正确模仿成人的语言，模仿音色、音调与成人相近，并能与某些特定事物联系，产生最初的真正词语。

语义和最初词汇掌握与母语有关。语音与词义的联系储存于记忆，当听觉中枢与发音运动中枢间建立起联系通路婴儿可有意发音，即出现最初的具有特殊意义的口头语言。如7～8月龄婴儿多次感知某种物体或动作的经历，并同时听到成人说出相关名词和动词，逐渐把事物或动作与发音建立联系，以后听到相关词的发音引起反应。如听到"灯"，就可抬头看灯，听到说"再见"就挥手，即词的发音逐渐成为代表物体或动作的信号。10～11月龄的婴儿语言的发展逐步过渡到对词内容产生反应。婴儿不再对相似的音调发生反应，开始对词的意义发生反应，逐渐"懂得"词的含义，即词开始成为语言信号。

二、幼儿语言发展

语言发展是先理解后表达，先名词、动词、后代名词、形容词、介词、助词。

1. **语言理解阶段（1～1.5岁）** 幼儿以发展语言理解能力为主，即学习语句的特点是对句子的理解先于句子的产生，主动用语言交流能力发展不足。1岁儿童可理解约20个词汇，并用手势和声音回应成人语言。如多数1岁儿童能听懂简单指令，如"再见""不"等。10～14月龄婴儿说第一个词，是语言表达和交流的开始。婴幼儿开始用象征性手势，如摇头表示"不"。最早1岁左右儿童发生无真正意义的词语或语句"乱语"。约1.5岁后幼儿词汇量增加，说话积极性提高。

2. **主动语言发展阶段（1.5～3岁）** 儿童词汇量增长迅速，主动言语表达能力发展快，语言结构日趋复杂。儿童发育里程碑详见表1-9。

（1）单词句：1.5岁前主要用一两个词表达意思。特点：单音重复，如"妈妈""球球""灯灯"等；一词多义，如"车车"可表示"车来了"，或表示"我要车子"，或者"车子掉了"等；以音代物，如叫小狗为"汪汪"；词的内容限于日常生活有关的事物，且多为名词。

（2）多词句：1.5岁后儿童词汇量显著增加，范围逐渐扩大，开始出现多词句。2～3岁儿童表达词汇呈指数增加，3岁时平均掌握1 000个词汇。

（3）简单句和复合句：2.5～3岁儿童已用各种基本类型的句子，包括简单句和某些复合句。2岁儿童开始构造两个词的"电报语"，通常只涉及自己需求或表达当时发生的事件。2岁以后可以表达不同时间范畴的事情。2.5～3岁，复合句明显增加，基本能够表达日常生活中所经历的所有事情。3岁儿童基本掌握简单语法，以句子的方式进行表达，经历从简单句向复杂句的发展过程。会话性言语始发展，开始与人聊天，但主要是对话言语，回答简单的提问较多，也有时自己提问。

（4）概括性语言：2.5～3岁儿童词汇的概括性增加，不仅代表个别具体事物，还可代表一类事物。语言对行为的调节作用也发展起来，儿童能够按照成人指令调节自己的行为。

表 1-9　儿童语言发育里程碑

年龄	理解	表达	疑发育迟缓	迟缓
1～2 月龄	反应性笑			
6 月龄	咿呀学语			
7 月龄	"不" 对成人手势反应			
10 月龄	对成人指令反应 指物	单音重复		
1 岁	20 个字 家庭成员名字	1～2 个叠词，"乱语"；姿势表示，一词多义，以音代物		不懂,不会姿势表示
1.5 岁		15～20 个字	不说	
2 岁	400 个字	2～4 个字短语，"电报语"	< 30 个字	不说
3 岁	1 000 个字	复合句 正确用单复数、发音、介词	< 50 个字 或构音问题	
4 岁	1 600～1 800 个字			
5 岁	2 500 个字			
6 岁	3 500 个字			

第七节　呼吸系统发育

　　小儿呼吸系统的解剖、生理、免疫特点与小儿时期易患呼吸道疾病密切相关。呼吸系统以环状软骨下缘为界，分为上呼吸道、下呼吸道，上呼吸道包括鼻、鼻窦、咽、咽鼓管、会厌及喉；下呼吸道包括气管、支气管、毛细支气管、呼吸性细支气管、肺泡管及肺泡。

一、解剖特点

（一）上呼吸道

　　1. **鼻和鼻窦**　婴幼儿没有鼻毛，鼻黏膜柔弱而富于血管，故易受感染，感染时由于鼻黏膜的充血肿胀，常使狭窄的鼻腔更加狭窄，甚至闭塞，发生呼吸困难，拒绝吃奶以及烦躁不安。此外，婴儿期鼻黏膜下层缺乏海绵组织，此后逐渐发育，到了性成熟期最为发达，所以婴幼儿很少发生鼻出血，而接近性成熟期时鼻出血才多见。

　　鼻对吸入的有害物质有清除作用，对吸入的气体有嗅觉识别作用，对吸入气体有调节温度、湿度作用，鼻黏膜还有免疫作用。气管插管或气管切开的患儿，由于丧失正常的生理功能，需要对患儿吸入的气体以加温湿化器进行加温增湿，才能保证吸入气体符合生理需要。

　　鼻窦在新生儿时期只有始基，或未发育，新生儿上颌窦和筛窦极小，2 岁以后迅速增大，至 12 岁才充分发育。额窦和蝶窦分别在 2 岁及 4 岁时才开始。由于幼儿鼻窦发育较差，上呼吸道感染时极少引起鼻窦炎。但上颌窦相对较大，鼻腔感染时可发生上颌窦炎。由于鼻窦黏膜与鼻腔黏膜相延续，鼻窦口相对较大，故急性鼻炎常累及鼻窦，学龄前期儿童鼻窦炎并不少见。

　　2. **鼻泪管和咽鼓管**　婴儿鼻泪管短，开口接近于内眦部，且瓣膜发育不全，故上呼吸道感染常侵入眼结膜引起炎症。婴儿咽鼓管较宽，且直而短，呈水平位，故鼻咽炎时易并发中耳炎。

3. 咽部　咽为肌性管道，上宽下窄，形似漏斗，分为鼻咽、口咽、喉咽三部分。儿童的咽部较狭窄且垂直。咽部淋巴组织丰富，有的聚集成团，有的分散成小簇，在咽部黏膜下有淋巴管相互联系，形成咽淋巴环，是咽部感染的防御屏障。

（1）腭扁桃体：即扁桃体，是咽部最大的淋巴组织，位于两个腭弓之间，新生儿时期不发达，到1岁末才逐渐增大，4～10岁时发育达最高峰，14～15岁时逐渐退化，故扁桃体炎常见于年长儿，1岁以下婴儿则少见。扁桃体具有一定的防御功能，但当细菌隐藏于腺窝深处时，却又成为慢性感染的病灶。

（2）咽扁桃体：即腺样体，位于鼻咽顶与后壁交界处，约在6～12月龄时开始发育，6～7岁时最显著。一般10岁以后逐渐退化萎缩。肥大的腺样体可堵塞后鼻孔，影响呼吸，严重肥大是小儿阻塞性睡眠呼吸暂停的重要原因。

4. 喉　新生儿喉头位置较高，声门相当于颈椎3～4的水平（成人相当于颈椎5～6的水平），并向前倾斜。气管插管时需将喉头向后压以利于暴露声门。6岁时声门降至第5颈椎水平，但仍较成人高。小儿喉腔呈漏斗形，分为声门上区、声门区、声门下区。声门区包括室带（假声带）和声带，声带的前3/5为发音部分，后2/5位于杓状软骨之间的为呼吸部分。声门以下至环状软骨以上为声门下区，是小儿呼吸道最狭窄处，与成人最狭窄部位声门不同，选择气管插管时应予注意。儿童的喉部呈漏斗形，喉腔较窄，声门狭小，软骨柔软，黏膜柔嫩而富有血管及淋巴组织，故轻微炎症即可引起声音嘶哑和吸气性呼吸困难。

（二）下呼吸道

气管、支气管及以下呼吸道共有23级，根据功能的不同，分为传导区、移行区和呼吸区。

1. 传导区　由气管分支的前16级组成，包括气管、支气管与细支气管，专司气体传导，并对吸入的气体进一步增温、增湿。

婴幼儿的气管、支气管较成人短且较狭窄，黏膜柔嫩，血管丰富，软骨柔软，因缺乏弹性组织而支撑作用差，因黏液腺分泌不足导致气道干燥，因纤毛运动较差而清除能力差。故婴幼儿容易发生呼吸道感染，一旦感染容易发生充血、水肿，导致呼吸道不畅，引起呼吸困难。

气管分叉在新生儿位于3～4胸椎，而成人在第5胸椎下缘。主支气管左右各一，左主支气管细长，由气管向侧方伸出；右主支气管短而宽，为气管直接延伸，较直，与轴线偏斜较小，约30°～36°，气管插管易滑入右侧，支气管异物亦以右侧多见。支气管的结构在11级以后有重要的改变，直径小于1mm的细支气管，由于管壁软骨的消失，不再是维持气道通畅的主要因素。由细支气管（12～16级）向下，分支数目明显增多，总截面积增大，直径小于2mm的小气道阻力，仅占呼吸道阻力的1/10，但以明显憋喘为特点的婴幼儿毛细支气管炎，小气道阻塞是呼吸道阻力增加的主要原因。

2. 移行区包括呼吸性细支气管（17～19级）　是细支气管向肺泡过渡阶段，估计总共数万终末细支气管可分出约数十万最后一级呼吸性细支气管。

支气管（包括呼吸性细支气管）生后即有平滑肌，从出生到8个月逐渐增加，但近端气道平滑肌的增长是从8个月到成年。婴儿支气管壁缺乏弹力组织，软骨柔弱，细支气管无软骨，呼气时易被压，造成气体滞留，影响气体的交换。由于胎儿时期气道的发育先于肺泡的发育，新生儿的肺传导部分多，呼吸部分少，故无效腔/潮气量比例大（成人 0.3，新生儿 0.4，早产儿 0.5），其结果呼吸效率低。

3. **呼吸区** 由肺泡管（20～22 级）和肺泡囊（23 级）组成，一个终末呼吸细支气管至少有 40 个肺泡管和肺泡囊。肺泡总数约一半来自肺泡管。肺泡囊是呼吸道分支的最后一级，为盲端。

（三）肺

1. **产前肺的发育** 要为出生后的能完成生理需要的呼吸功能作准备，形态学的发育包括：气道分叉，形成传导气道与呼吸气道，气道分离形成肺泡和肺血管。可分为胚胎期和胎儿期。

（1）胚胎期（4～7 周）：呼吸系统的发育始于内胚层和间胚层，于妊娠 26～28 天开始，在前原肠的内胚层出现原始气道，并很快分为左、右总支气管，为"肺芽"，肺段支气管在妊娠 5～6 周建立。

（2）胎儿期：

1）假性腺期（7～17 周）：由于本期的肺组织切片与腺泡相似而得名。气管分子的总数 45%～75% 在妊娠第 10～14 周已确定。到第 16 周呼吸道的所有传导区均已出现，此后的发育只有长度和管径的增长，而无数目的增加。移行区呼吸性细支气管的发育于 14～16 周开始。到本期末，原始气道开始形成管腔。此期气管与前原肠分离，分离不全则形成食管气管瘘，是重要的先天畸形。

2）成管期（17～27 周）：此期支气管分支继续延长，形成呼吸管道，细胞变为立方或扁平，开始出现有肺泡 II 型细胞特点的细胞，并开始有了肺腺泡为特点的基本结构。毛细血管和肺的呼吸部分的生长为本期的特点。

3）成囊期（27～34 周）：末端呼吸道在此期加宽并形成柱状结构，是为肺泡小囊。此期明显变化是间质量少，小囊壁变薄，在 29～32 周开始形成肺泡，由于肺泡的发育，到足月儿肺内面积从 1～2m^2 增加到 3～4m^2。

4）肺泡期（34 周～）：本期出现完整的毛细血管结构的肺泡，肺泡表面扩大，这是肺泡能进行气体交换的形态学基础。肺能在子宫外完成气体交换尚需有肺表面活性物质的参与。只有进入妊娠 34 周后，胎儿呼吸道内的液体中才出现由肺泡 II 型上皮细胞分泌的肺泡表面活性物质。肺泡成熟的时间和程度受内分泌控制，甲状腺素有促进肺泡分隔的作用。肺泡的形成也受到物理因素的影响，胎儿肺液对肺的伸张和胎儿呼吸对肺周期性的扩张都是肺泡腺泡发育所必需的。膈疝、羊水过少或胎儿呼吸停止（脊髓病变）都会造成肺发育不全。

2. **生后肺的发育** 早产儿肺泡直径仅 75μm，新生儿为 100μm，成人为 250～350μm。新生儿肺容量约为 150ml。生后肺发育分为 2 期：第一期为从出生到生后 18 个月，此期肺气体交换部分的面积和容积呈不成比例的快速增长，毛细血管容积的增长快于肺容积，不但有新的肺泡间隔的出现，更伴有肺泡结构的完善化，其结果肺泡的发育可在 2 岁以前完成。第二期肺脏所有组分均匀生长，虽然还有新的肺泡生出，但主要是肺泡的面积增加，8 岁时为 32m^2，到成人期为 75m^2。

在成人肺泡间有 Kohn 孔（肺泡孔），在气道阻塞时起侧支作用，在婴幼儿要到 2 岁以后才有 Kohn 孔，故新生儿无侧支通气。

婴儿肺泡面积按千克体重及与成人相似，但婴儿代谢需要按千克体重计，远较成人为高，因此婴儿应付额外的代谢需要时，呼吸储备能力较小。

肺的血管发育，在胎儿期腺泡前肺动脉即从主肺动脉分支，腺泡内血管的发育与肺泡发育同行，气体交换区微血管的发育在婴儿期，直到约3岁。

肺泡壁结构中，肺泡壁包括两层肺泡上皮（两侧各一层）和间质，间质包括胶原纤维、结缔组织、毛细血管，肺泡上皮和毛细血管紧密相连，厚度不及0.5μm，是进行气体交换的部位。肺泡壁的Ⅰ型上皮细胞，为直径50～60μm的扁平细胞，覆盖大于96%的肺泡表面，是气体交换的主要界面。肺泡壁的Ⅱ型上皮细胞，直径10μm，形体小，只占肺泡壁的小部分，但占肺泡细胞总数的60%，合成和分泌肺泡表面活性物质。

儿童的肺泡数量少且面积小，弹性组织发育较差，血管丰富，间质发育旺盛，肺内含血量多而含气量少，易于感染。感染时易导致黏液阻塞，引起间质炎症、肺不张、肺气肿等。

（四）胸壁和横膈

胸壁的肋间肌和横膈在呼吸时的活动使胸廓体积改变，气体得以吸入和呼出。完成吸气运动的主要呼吸肌是横膈的膈肌，其作用占潮气量的大部分，胸壁的肋间外肌也起着重要的作用，第一、二肋的斜角肌和胸锁乳突肌为吸气辅助肌，它们的活动使胸廓的容积扩大，气体得以进入肺内。平静呼气为被动运动，主要靠肺和胸廓的弹性回缩完成。

新生儿肋骨主要为软骨，与脊柱呈直角，吸气时不能通过抬高肋骨增加潮气量；肋骨围成的胸廓截面为圆形，肋骨活动引起肺内容积改变小，呼吸频率低。由于婴儿胸壁柔软，用力吸气产生较大负压时，在肋间，胸骨上、下和肋下缘均可引起内陷，限制了肺的扩张。年龄增长，直立的位置和重力的作用的结果，改变了肋骨的方向，导致截面为椭圆形。胸廓的前后径与横径的比值在生后前3年明显减小，同时肋骨逐渐骨化，肋骨围成胸廓的力度加强，呼吸作用增加。

在新生儿，对呼吸负担而言，横膈也处于不利位置。婴儿的横膈呈横位，斜度较小，收缩时易将肋骨拉向内，胸廓内陷，呼吸效率降低。由于平位的横膈收缩时向下活动较小，胸廓的增加也较小。

呼吸肌的肌纤维有不同类型，其中耐疲劳的肌纤维在膈肌和肋间肌于早产儿不到10%，足月儿占30%，1岁达到成人水平，约占50%～60%。由于解剖、形态、呼吸肌收缩性能和能量需要的特点，小婴儿在呼吸负担增加时易发生呼吸肌疲劳，导致呼吸衰竭。

由于婴儿胸壁柔软，胸壁的顺应性明显增加，结果导致低功能残气量。到2岁时胸壁顺应性与肺顺应性相似，和成人一致。

总而言之，婴幼儿胸廓较短，前后径相对较长，呈桶状；肋骨呈水平位，膈肌位置较高，胸腔小而肺脏相对较大；呼吸肌发育较差，易于疲劳。因此在呼吸时，肺的扩张受到限制，尤以脊柱两旁和肺的后下部受限更甚，不能充分换气，故肺部病变时，容易出现呼吸困难。小儿纵隔体积相对较大，周围组织松软，在胸腔积液或气胸时易致纵隔移位。

二、小儿呼吸系统生理特点

呼吸的目的是吸入新鲜空气，排出二氧化碳，通过气体交换维持气体正常代谢。

1. 呼吸频率与节律　小儿呼吸频率快，年龄越小，频率越快（表1-10）。新生儿及出生后数月的婴儿呼吸极不稳定，可出现深、浅呼吸交替，或呼吸节律不整、间歇、暂停等现象。

表 1-10　小儿呼吸频率平均值

年龄	呼吸频率
新生儿	40 ~ 44 次 /min
出生 ~ 1 岁	30 次 /min
1 ~ 3 岁	24 次 /min
3 ~ 7 岁	22 次 /min
7 ~ 14 岁	20 次 /min
14 ~ 18 岁	16 ~ 18 次 /min

2. **呼吸类型**　小儿膈肌较肋间肌相对发达，且肋骨呈水平位，肋间隙小，故婴幼儿为腹式呼吸。随年龄增长，膈肌和腹腔脏器下降，肋骨由水平位变为斜位，肋骨骨化，肋间肌逐渐发育成熟，肋骨围成胸廓的力度加强，逐渐转化为胸腹式呼吸。7 岁以后逐渐接近成人。

3. **呼吸功能特点**

（1）肺活量：小儿肺活量约为 50 ~ 70ml/kg。在安静情况下，年长儿仅用肺活量的12.5% 来呼吸，而婴幼儿则需用 30% 左右，说明婴幼儿呼吸储备量较小。小儿发生呼吸障碍时其代偿呼吸量最大不超过正常的 2.5 倍，而成人可达 10 倍，因此易发生呼吸衰竭。

（2）潮气量：小儿潮气量约为 6 ~ 10ml/kg，年龄越小，潮气量越小；无效腔 / 潮气量比值大于成人。

（3）每分钟通气量和气体弥散量：前者按体表面积计算与成人相近；后者按单位肺容积计算与成人相近。

（4）气道阻力：由于气道管径细小，小儿气道阻力大于成人，因此小儿发生喘息的机会比较多。随年龄增大气道管径逐渐增大，从而阻力递减。

4. **肺循环**　肺循环分两部分，右心室—肺动脉—肺静脉—左心房，是肺循环的主要部分，执行气体交换功能；支气管动脉是支气管、肺的营养血管。

（1）肺循环特点：为适应肺循环气体交换的主要功能，肺循环的血管具有管壁薄，长度短，口径粗的特点。肺泡的毛细血管网是全身最密的，且多吻合支与动静脉短路。由于肺泡面积（成人）有 70m^2，毛细血管内膜是极薄的，非常有利于气体交换。

肺循环和体循环最显著的差异之一是对氧的不同反应。缺氧时脑、心、肾部位血管扩张，在肺循环缺氧时引起血管收缩，这可减少肺通气障碍区域的血流量，改变通气血流比例，改善缺氧状态。

（2）肺循环的压力：正常成人肺动脉舒张压 8mmHg（1mmHg = 133.322Pa），收缩压25mmHg，平均压 15mmHg。肺循环的低压是由其功能决定的。从为减轻右心负担角度而言，肺动脉只要将血液推向肺脏不同部位，即可满足气体交换。肺换气面积减少，肺循环阻力加大（如肺血管栓塞），肺血流量增加（如先天性心脏病），呼吸性酸中毒和缺氧等均可导致肺动脉高压，严重的肺动脉高压可导致心力衰竭。

5. **肺表面活性物质**

（1）肺表面活性物质（pulmonary surfactant，PS）的主要作用是降低肺泡表面张力，减少回缩力，可使肺泡表面张力系数下降，显著降低血浆的表面张力。PS 作用的生理意义主要表现为：

1）降低吸气阻力，减少吸气做功。

2）维持肺泡稳定性：肺泡表面活性物质在肺泡内液 - 气界面的密度可随肺泡半径的变化而变化。在肺泡缩小（呼气）时，肺泡表面活性物质的密度增大，降低肺泡表面张力的作用增强，肺泡表面张力减小，因而防止肺泡萎陷；而肺泡扩大（吸气）时，肺泡表面活性物质密度减小，肺泡表面张力增大，因而防止肺泡过度膨胀。

3）防止肺水肿：由于肺泡表面张力的合力指向肺泡腔内，根据组织液生成原理，肺泡表面张力对肺毛细血管血浆和肺组织间液可产生"抽吸"作用，使肺组织液生成增加，因而可能导致肺水肿。

4）防御功能：PS 可通过不同机制启动巨噬细胞等对微生物的杀伤作用，它本身对微生物也有不同的直接影响。

（2）病理变化：早产儿因 PS 不足引起肺不张导致呼吸窘迫综合征（respiratory distress syndrome，RDS）和呼吸衰竭。

6. **免疫特点**　小儿呼吸道的非特异性和特异性免疫功能均较差。如咳嗽反射及纤毛运动功能差，难以有效清除吸入的尘埃和异物颗粒。肺泡吞噬细胞功能不足，婴幼儿辅助性 T 细胞功能暂时低下，分泌型 IgA、IgG，尤其是 IgG 亚型含量低微。此外，乳铁蛋白、溶菌酶、干扰素及补体等的数量和活性不足，故易患呼吸道感染。

第八节　影响生长发育的因素

一、遗传因素

细胞染色体所载基因是决定遗传的物质基础。父母双方的遗传因素决定小儿生长发育的"轨道"或特征、潜力、趋向。种族、家族的遗传信息影响深远，如肤色、面型特征、身材高矮、对营养素的需求量、对疾病的易感性等。在异常情况下，严重影响生长的遗传代谢性疾病、内分泌障碍、染色体畸形等，更与遗传直接有关。性染色体遗传性疾病与性别有关。

二、其他因素

（一）营养

儿童的生长发育，包括宫内胎儿生长发育，需充足的营养素供给。营养素供给充足且比例恰当，加上适宜的生活环境，可使生长潜力得到充分发挥。宫内营养不良不仅使胎儿体格生长落后，严重时还影响脑的发育；生后营养不良，特别是第 1~2 年的严重营养不良，可影响体重、身高及智能的发育。

（二）疾病

疾病对生长发育的阻扰作用非常明显。急性感染常使体重减轻；长期慢性疾病则影响体重和身高的增长；内分泌疾病常引起骨骼生长和神经系统发育迟缓；先天疾病，如先天性心脏病，可造成生长迟缓。

（三）母亲情况

胎儿在宫内的生长发育受母亲生活环境、营养、情绪、疾病等各种因素的影响。母亲妊娠早期的病毒性感染可导致胎儿先天性畸形；妊娠期严重的营养不良导致流产、早产和胎儿的体格生长以及脑的发育迟缓；妊娠早期某些药物、X 线照射、环境中的毒物和精神创伤均可影响胎儿的发育。

（四）家庭和社会环境

良好的居住环境，如阳光充足、空气新鲜、水源清洁、无噪声、无噪光、居住条件舒适，配合良好的生活习惯、科学护理、良好教养、体育锻炼、完善的医疗保健服务等，是促进儿童生长发育达到最佳状态的重要因素。

综合所述，遗传决定了生长发育的潜力，这种潜力从受精卵开始就受到环境因素的作用和调节，表现出个人的生长发育模式。因此，生长发育水平是遗传与环境共同作用的结果。

（蒋苏华　张盘德）

参考文献

[1] 陈荣华，赵正言，刘湘云. 儿童保健学 [M]. 5 版. 江苏：凤凰科技出版社，2017.

[2] 黎海芪. 实用儿童保健学 [M]. 北京：人民卫生出版社，2016.

[3] 江载芳，申昆玲，沈颖. 诸福棠实用儿科学 [M]. 8 版. 北京：人民卫生出版社，2015.

[4] 桂永浩，薛辛东. 儿科学 [M]. 3 版. 北京：人民卫生出版社，2015.

[5] 王卫平. 儿科学 [M]. 8 版. 北京：人民卫生出版社，2013.

[6] 金星明，静进. 发育与行为儿科学 [M]. 北京：人民卫生出版社，2014.

[7] 于世凤. 口腔组织病理学 [M]. 7 版. 北京：人民卫生出版社，2016.

[8] 葛立宏. 儿童口腔学 [M]. 4 版. 北京：人民卫生出版社，2015.

第二章
儿童摄食吞咽发育

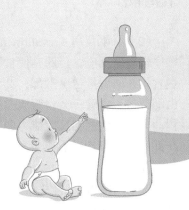

　　儿童在生理解剖上的最大特点是不断的生长和发育，吞咽器官结构的相对位置和功能也在不断变化，有很多不同于成人的特点，绝不仅仅是成人的缩影。因此，儿童吞咽障碍的表现及其治疗方法与成人有所不同。

第一节 摄食吞咽功能的发育

　　3 岁左右的婴幼儿已习得与成人基本一致的摄食吞咽技能。学龄期时，随着恒齿的生长，摄食吞咽能力也趋于成熟。就解剖学观点而言，在摄食吞咽功能的发育及成熟过程中，口腔形态随着生长发育而大幅变化。因此，在临床上如有摄食吞咽功能发育迟缓或功能不全的情况，必须配合口腔形态的发育程度与功能的发育程度进行综合评估。

一、婴幼儿期摄食吞咽功能的发展

（一）摄取乳汁（经口摄取准备）的时期

　　1. 与摄取乳汁相关的原始反射　胎儿在母亲妊娠后期至出生后的一段时间内出现一些脊髓、脑干、中脑以及大脑水平的发育性反射。原始反射（primitive reflex）是指人类出生就有的先天反射，不受意识控制，属于脊髓水平和脑干水平的反射。其中，与摄取乳汁相关的原始反射包括寻乳反射、吸吮反射、抓握反射、吞咽反射等。随着婴儿月龄的增长，中枢神经系统逐渐成熟，原始反射能够被抑制，大部分原始反射在出生后 4~6 个月内逐渐消失，而出现自主控制的随意动作。如出生 8 周后婴儿能对口腔周围的刺激产生反应，在出生 11~11.5 周左右出现探索动作，吸吮动作则在出生 29 周前出现。

　　（1）探索反射：又称寻觅反射、搜索反射。出现时间在 0~3 个月，特征是婴儿转头至受刺激侧，并张口寻找乳头。维持婴儿头部正中位，治疗师将手放在婴儿前胸，以示指轻压触及口角及上下唇的中央位置，婴儿会张口并转头至刺激侧，上唇受刺激时头部会后仰，刺激下唇时下颌往下。探索反射是婴儿出生后为获得食物、能量、营养而必然出现的求生反应。当婴儿 3~4 个月后，能认知到饥饿状态，常以哭闹来表达进食需求，逐渐长大后，多以行为表现来表达需求，因此探索反射也将慢慢消失。

　　（2）吸吮反射：出现时间为 0~3 个月，能用舌头将吸入口腔内的乳头压在硬腭中央的吸吮窝中，以类似波浪的方式从舌尖往舌根方向进行吸吮动作。婴儿的咀嚼功能尚未完全发育，只能通过吸吮动作摄取母乳或配方奶，将如棉花棒或手指头等物体放进婴儿嘴里时，婴儿便会自然地出现吸吮动作。婴儿 6 周之后呼吸、吸吮与吞咽反射三者相互协调，喂食将变得更有效率。

（3）吞咽反射（swallowing reflex）：食物进入口中，引起的一系列有关肌肉的反射性、顺序性收缩反应，目的是使食物由口腔进入胃内。吞咽过程大致包括三步：①舌上抬翻卷包裹食物并向后推送至咽部；②食物刺激咽部感受器，引起一系列肌肉的反射性收缩，将食物由咽部挤入食管；③食管肌肉的顺序性收缩，使食物沿食管下行至胃，从而完成整个吞咽过程。婴儿早期吞咽反射能力弱，此时给婴儿喂养非液体食物有一定困难，婴儿的流涎现象也与此有关。早产儿吞咽反射较差，3～4个月的婴儿仍不能运用舌的运动将食物运送至口腔后部及咽部。

2. **原始反射的消失** 婴儿出生后2～3个月左右会不断吸吮手指和手部，一开始是摄取乳汁的反射动作的延续，随着不断将自己的手或手指拿到嘴中舔吮，手和嘴的动作变得更加协调。大约出生后4个月开始将玩具和身边其他物品拿到嘴里吸吮。

婴儿将不同形状和硬度的物品拿到口中吸吮，通过舌头和下颌的运动，使得摄取乳汁相关的原始反射（探索反射、吸吮反射）慢慢减少，而使用嘴唇、下颌、舌头等随意（自主）运动逐渐增加，5个月后探索反射和张力性咬合反射消失。

3. **口腔内的特征**

（1）积极摄取乳汁阶段婴幼儿口腔形态特征：离乳前的婴幼儿，其营养大部分来自乳汁摄取，因此口腔具有最适合从乳头摄取乳汁的形状，乳头被吸入口腔内的上腭处，其硬腭中央呈现椭圆形的凹陷形状，包围凹陷处的硬腭的牙龈较低，脸颊内侧的黏膜有脂肪垫隆起，可以让婴儿更有效率地利用舌头从乳头摄取乳汁。

（2）婴儿期口腔形态的发育变化：婴儿出生后半年内，下颌牙龈前庭的发育明显，特别是齿槽弓前庭的容积会增加。进入离乳期阶段之后，婴儿在安静时会将舌头收回口腔内，这样可以方便处理口中的离乳食物。

下颌前庭的牙龈在出生后到4～5个月会大幅向前方发育，而上颌相同部位的牙龈大约在4～5个月才会大幅向前方发育。婴儿在摄取离乳食物之前，舌头活动空间的口腔前庭会大幅发育。婴儿舌头因具有可活动的空间，相对容易感受舌头前方的食物特性，根据不同的食物特性选择不同的处理方式，将食物移动到口腔内牙龈上的处理部位。

（二）摄食吞咽功能的发展（离乳）

1. **食物摄取能力的发展过程** 婴儿在出生4个月后的颈部稳定阶段，摄取乳汁的相关原始反射逐渐消失，由于口腔开始不受反射影响，婴儿可进行随意运动，5～6个月左右开始离乳。

婴儿口腔区域的摄食吞咽能力按照一定顺序进行发展（表2-1）。

表2-1 摄食吞咽功能的发展阶段（8阶段）

阶段	动作
（1）经口摄食准备期	觅食反射、吸吮手指、舔吮玩具、吐舌（安静时）等
（2）吞咽能力获得期	下唇内收、舌尖固定（闭口时）、舌蠕动推送食团（姿势辅助）等
（3）捕食能力获得期	利用嘴唇取食，以随意运动方式张合上下颌、嘴唇，用上唇抿（用摩擦方式获得）等
（4）压碎能力获得期	嘴角水平运动（左右对称）、扁平的嘴唇（上下唇）、以舌尖挤压硬腭碾压食物等
（5）磨碎进食准备期	颊部和嘴唇的协调运动、抽拉嘴角（左右不对称）、上下颌的偏移等
（6）自主进食准备期	以玩耍的方式抓/咬物品等
（7）抓食能力获得期	转动颈部的动作消失，以切牙咬断食物、从嘴唇中央摄食等

阶段	动作
（8）摄食能力获得期 （使用餐具，如勺子、叉子、筷子等）	转动颈部的动作消失、将餐具放至嘴唇中央、以嘴唇摄食、左右手的动作协调等

2. **吞咽能力的发展**　婴幼儿为了将口中食物送进狭窄的咽腔内进行吞咽，必须先利用舌头将食物处理变成食团。舌头动作从 7～9 个月变灵活，活动范围明显增大，活动模式增多，会上下、前后方向运动，9 个月左右开始发展为压碎食物同时混合唾液变成食团的咀嚼能力。

婴幼儿的吞咽是在吸吮中进行，张口含住乳头，以嘴唇压住乳房进行重复吸吮、吞咽的动作，每一次吸出的奶会被堆积到咽弓前或会厌谷内，当奶量容积适当时，吞咽即被启动。相对于婴儿在口腔内吸住乳头进行吸吮后吞咽，成人在吞咽食物时一般必须闭唇后吞咽。成人吞咽时牙齿（牙龈）咬合后，闭合嘴唇，舌向上运动与硬腭接触，将食团挤压向后送至咽，软腭抬升封闭鼻咽腔，停止呼吸并快速吞咽。成人进行吞咽动作时，需要利用吞咽反射时的喉上抬动作并封闭呼吸道，开放食管入口。

3. **捕食能力的发展**　学会获得食物的吞咽能力后，婴幼儿可以学会运动下颌，张开嘴，从勺子等进食工具中摄取食物，即可用上下嘴唇夹住勺子，并利用上唇力量来摄取食物。下颌闭合后，婴幼儿用舌尖把食物挤压到硬腭皱褶处，是感受食物大小、硬度、黏稠度等特性的第一步。

4. **压碎与制作食团能力的发展**

（1）利用舌头压碎的能力：婴儿可以顺利吞咽和摄食糊状食物之后，在 7 个月左右学会压碎固体食物的进食动作。该动作是在口腔内将放在舌背前方的食物，挤压到硬腭前方的皱褶处，然后压碎半固体食物，并通过感受到口中食物特性（大小、硬度等）和各种感觉来触发咀嚼运动。舌头的压碎能力掌控整个摄食吞咽的协调性，在吞咽能力发展中占据相当重要的地位。出生 6～7 个月后，下腭长出中切牙，口腔前庭的垂直、水平空间（容积）增加，更利于舌头压碎动作的发展。

（2）制作食团的能力：婴儿将舌背上的固体食物挤压到硬腭并压碎之后，需要将压碎在舌背上的食物集聚在一起以便吞咽，将舌头边缘左右对称地从硬腭旁边依次往正中央推挤，再把舌背上的压碎食物集中到舌背正中央，形成食团。出生 7～8 个月左右，为方便吸吮乳汁，上腭的吸吮窝随着牙龈的成长而变成巨蛋形态，便于舌头活动和制作食团。

5. **磨碎（咀嚼）能力的发展**　咀嚼运动是将放入口中的食物混合唾液进行磨碎的活动。磨碎方式包括：根据食物的硬度和大小，以磨牙、牙龈压碎；配合下颌的单侧运动进行磨碎（研磨运动）。外部观察可发现，将口中食物移动到内侧牙龈，负责咀嚼的一侧嘴角缩起，没有食物的一侧嘴角舒张，以左右不对称的嘴角形态持续进行咀嚼运动。下颌单侧咀嚼运动会将食物保持在外侧的颊部和内侧的舌头之间，让咀嚼的食物不会从牙龈（磨牙）上掉落，便于持续进行咀嚼运动。

6. **水分摄取能力的发展**　在吞咽功能的发展过程中，上唇可辅助摄食，可利用上唇从杯子中吸取水分。在 8 个月左右，随意运动发育成熟，在协助婴儿从汤匙或杯子中摄取液态食物（牛奶、水、茶）时，可发现婴儿先以上唇接触液态食物，再将饮料饮用至口腔内。在 1 岁之前，婴儿可以学会拿容器，调整分量并控制饮用速度。

（三）摄食能力与手指功能的协调发展（自主饮食）

1. **1～2 岁的摄食能力发展特征** 1 岁左右开始使用牙齿，手指功能与口腔动作得到发育后，开始学会抓食动作，学习使用勺子等餐具，逐渐发展成自主进食。

2. **抓食能力的发展** 在 10 个月至 1 岁半之前的幼儿，需学会抓食能力，用自己的手抓取食物拿到嘴边，放进嘴里。幼儿以触觉敏感的手指直接抓取食物，感受食物的硬度和温度，通过咬取食物的经验和进食体验，学会用切牙咬取符合一口量的食物。抓食的动作让手和口腔的运动变得越来越协调，颈部不需转动，食物也难以从口中掉出。

3. **使用餐具能力的发展** 使用勺子、叉子等餐具的上肢、手指，配合口腔的摄食作出协调动作，是根据摄食过程中手和口的协调动作所发展出来的。

（四）学会以乳磨牙咀嚼

1. **长出乳磨牙与功能发展（1 岁半至 3 岁）** 切牙咬取符合口腔容积的适量食物后，从 1 岁半开始，幼儿依序长出的乳磨牙相互咬合，使稍硬的食物变得容易吞咽。另外，在长出乳磨牙后，口腔容积变大，使舌头容易将食物移动到两侧的乳磨牙上。而且，舌背上的味蕾受到刺激而充分获得味觉，此阶段可学会在品尝味道的同时进食。

2. **使用乳牙的进食方式逐渐成熟** 乳牙齿列在 3 岁发育完全，20 颗乳牙呈现咬合状态。幼儿能根据口腔内食物硬度、大小采用不同的进食处理方式。在此阶段，幼儿能紧闭嘴唇，以鼻子呼吸，通过咀嚼和研磨食物使食物和唾液混合形成食团，充分品尝味道后才吞咽。此时，从乳牙齿列发育完全到开始长出恒牙之前，可以让幼儿开始进食和成人相同的食物，但幼儿咀嚼力量弱，须让其多次咀嚼，一口量也要适当减少。随着进食的食物种类增多，进食技能也逐步完善和提高。

二、学龄期摄食吞咽功能的发展

（一）切牙换牙期的摄食能力的成熟

切牙换牙期的摄食能力发展在于当乳牙切牙换牙长出恒切牙时，此阶段因为缺乏切牙，所以舌头常因咀嚼和吞咽动作而出现显著的前伸情况，特别是在吞咽时，舌头很容易跟着突出，甚至变成一种习惯。长出恒切牙后，幼儿能以唇部包裹食物，以及切牙咬断食物，并充分咀嚼，摄食能力可逐渐发育成熟。

（二）磨牙换牙期的摄食能力的成熟

在乳磨牙换牙长出第一恒磨牙的阶段，因存在咬合空隙而使咀嚼的效率变差，咀嚼能力会暂时减弱，幼儿很容易养成未经咀嚼即吞咽的进食习惯。磨牙数量少，咀嚼质地较硬、形状较大的食物，耗时较长。对较硬的小碎片食物也难以充分咀嚼。

（三）恒齿列发育完成期

长出第二恒磨牙，恒齿列发育完全，可以咬合完全，摄食吞咽能力达到完全成熟阶段。可与成人一样咀嚼较硬、较大的食物。

（周惠嫦　张盘德　关志勇）

第二节　正常的摄食吞咽

一、概念

摄食是指将食物摄取进入体内的行为，是为了补充营养以维持生命活动的本能行为之一。人类出现摄食行为，除了受到吞咽中枢影响外，也和位于大脑边缘系统（杏仁核、海马回、扣带回等）的记忆及根据记忆来组织行动的前额叶联合区等部位有关。因此，人类的摄食行为并非单纯为了补充营养，还包括品尝食物的味道和享受沟通的乐趣等重要目的，摄食行为与口腔、咽喉的感觉信息以及饮食相关经验等个人记忆有深厚的关联。

摄食包括食欲本能、情绪、认知活动以及随之进行的饮食准备活动，将食物送进口腔，咀嚼形成食团，经过咽喉部进入食管至胃的一连串吞咽过程。摄食和吞咽两者关系密不可分，当以"吞咽功能""吞咽障碍"来表示时，则是将焦点放在吞咽相关的器官（口腔、咽腔、喉腔、食管）功能障碍上。

二、吞咽的过程与分期

吞咽不是一个随意活动，而是一种反射，必须有特定的刺激才能引起。正常进食时的吞咽是舌上抬并把食物向后卷送至咽部后，咽与鼻腔、喉腔的通道关闭，食物经咽进入食管。吞咽时食团刺激咽部感受器，反射性地使软腭上抬，咽后壁向前突出，从而封闭了鼻咽通道，防止食物进入鼻腔；同时声带内收，喉头升高，并向前紧贴会厌软骨，封住咽喉通道，使呼吸暂停，防止食物进入气管。当喉头前移时，食管上端张开，食物被挤入食管，继而引起食管蠕动，即食团前端的食管壁肌肉舒张，食团后端管壁肌肉收缩。这种肌肉的顺序收缩，将食团向前推进。当食团到达食管下端时，贲门舒张，食团便进入胃中。

根据食物位置，吞咽可分为先行期、口腔准备期、口腔期、咽期、食管期5个阶段，表2-2列举了吞咽各期涉及的解剖结构及其作用。出生后4个月左右的健康婴儿仍未具有像成人和大龄儿童的完整摄食吞咽过程功能。婴儿探索反射相当于成人的先行期，婴儿的吸吮相当于成人的准备期和口腔期，见表2-3。

表2-2　正常吞咽过程的解剖学及其作用

时期	相关解剖	作用
准备期 口腔期	唇、牙齿、硬腭及软腭、颊、口底、舌、腭舌弓、腭咽弓	取食物并将其放入口中，咀嚼食物，混合食团与唾液，将食团放于舌上准备进行吞咽，将食团推挤后送至硬腭，当食团通过腭咽弓后触发咽期
咽期	咽部肌肉、软腭、会厌、会厌谷、梨状隐窝、舌骨、喉、环咽肌	软腭上抬，喉头向上、向前，然后向后移动、闭合以保护气道，咽缩肌将食物向下推挤食物使其通过咽，环咽肌松弛使食团进入食管
食管期	环咽肌（部分食管上括约肌）、食管、食管下段	喉头降低，食管蠕动使食物通过食管下段括约肌进入胃，环咽肌收缩防止食物反流

表2-3　吞咽功能与吸吮功能的区别

成人 & 儿童 （吞咽功能）		婴儿(0～6个月) 吸吮功能	
①先行期 ——— 随意运动		探索反射 ——— 不随意运动	
②准备期 （捕食、咀嚼）——— 随意运动		吸吮 （反射性吸吮）	不随意运动
③口腔期 ——— 随意运动			
④咽期 ——— 不随意运动		同左	
⑤食管期 ——— 不随意运动		同左	

（一）先行期

是指食物进入口腔之前的阶段，即在进食前认识所摄取食物的硬度、性状、一口量、温度、味道、气味，决定进食速度与食量，同时预测口腔内处理方法，直至入口前的阶段。

食物的信息通过视觉、听觉、嗅觉等感觉器官被送往大脑皮层，如确认为食物，唾液、胃液的分泌等都会变得旺盛，做好进食的准备。

这一阶段包括对食物的认知、摄食方法或方式、纳食的动作等，是进行下一阶段的必要前提。另外，此阶段在心理上会对摄食动作产生影响，如喜欢的食物会增进食欲，相反，看到讨厌的食物或闻到讨厌的味道的瞬间可能引起呕吐，食欲也会下降。

（二）口腔准备期

从口唇摄入食物到完成咀嚼将食物制作成食团的过程。在这一阶段，食物被放置于舌上，舌的活动和咀嚼肌配合，通过咀嚼改变食物性状，同时刺激唾液分泌，然后将加工后的食团推入咽部。

口轮匝肌是维持口腔功能的第一道括约肌，唇维持闭合状态以防止食物由口漏出；颊肌收缩避免食物滞留于齿龈与面颊之间，起到了保持食团在舌面上和牙齿之间以便咀嚼的作用。其他肌肉如颞肌、咬肌、翼内肌、翼外肌负责下颌、唇及面颊的运动。食物的转运与搅拌通过舌肌的运动控制。腭舌肌收缩使舌根部抬升接触软腭，使口腔后部关闭，以免食团提前漏入咽部。

不同性状的食物需要作不同的处理。①液体不需要在口腔进一步处理加工，直接经舌背进入食团形成阶段；②蜂蜜等高黏稠度食物和粥粉等半固体食物通过舌和腭来挤压推送；③固体食物通过咀嚼运动、舌协调运动、脸颊运动引起的搅拌、粉碎、研磨、唾液混合等处理成可吞咽的食团。

（三）口腔期

指咀嚼形成食团后运送至咽的阶段。舌尖被放置于上颌中切牙后的牙槽嵴处，开始向舌上方运动，舌与硬腭的接触面扩大至后方，将食团挤压向后，同时，软腭抬升，舌后部下降，舌根稍前移，食团被挤压流入咽部，软腭上抬与咽后壁相接，形成鼻咽腔闭锁。

正常口腔期需满足以下要求：①需要完好的双唇肌肉力量，确保适当的密闭，阻止食物从口腔流出；②需要很好的舌运动，将食团往后推送；③需要完好的两侧颊肌运动，以控制食物不残留于两侧颊沟；④需要正常的腭肌确保顺畅地呼吸。如果上述某一项出现问题，均会产生不同程度的口腔期吞咽障碍。

（四）咽期

即食团通过反射运动由咽部向食管移送的阶段。咽期是吞咽的最关键时期，必须闭合呼吸道以防止食团进入下呼吸道。此期运动是不受随意控制的非自主性运动，最容易发生误吸。咽期吞咽始于吞咽的启动，吞咽启动将带动一系列的生理活动，包括：

1. 软腭上抬与后缩而完全闭锁腭咽，防止食物进入鼻腔。

2. 舌骨和喉部上抬以及前移。

3. 喉部闭合。

4. 舌根下降和后缩，与前突的咽后壁接触，闭锁上咽腔，增加咽推动食团的动力，防止食物重新进入口中。

5. 咽缩肌规律地由上到下收缩，控制食团向下运动。

6. 会厌反转，覆盖喉前庭。

7. 环咽肌开放，使食团进入食管。

8. 食团被送入食管后，各器官位置复原，呼吸道重新开放。

（五）食管期

食物通过食管进入胃的过程，由食管肌肉的顺序收缩实现。

（周惠嫦　张盘德　关志勇）

第三节　儿童吞咽器官的解剖

吞咽涉及口腔、咽、喉和食管等器官，需要面部多达 26 对肌肉的协调运动、至少 6 对脑神经的调控，同时由于语言和呼吸系统的参与而更加复杂化。

一、儿童吞咽器官与成人的吞咽器官解剖生理学的比较

婴幼儿的吞咽器官与成人有所不同，主要体现在：舌较大、下颌前移、唇和颊增大、脂肪垫（紧密包埋于咬肌内的脂肪块）隆起于颊部。婴儿的舌体相对较大，紧靠口腔前方，且发育中的下颌较小，因此口腔相对较小。喉在颈部的位置较成人高，而舌、软腭、咽与喉紧密靠近，在经乳头吮吸喂乳时有利于经鼻呼吸，咽期吞咽时呼吸停止。婴儿口咽部解剖结构大小的比例和相对位置与成人不同。婴幼儿与成人间吞咽器官的解剖功能差异详见表 2-4、图 2-1。

婴儿的呼吸快而浅，但由于呼吸和吮吸行为是同时进行的，因此，如果呼吸急而深，则可能会意外误吸，并且可能会造成窒息。

表 2-4　婴幼儿与成人间吞咽器官的解剖功能差异

解剖部位		婴幼儿	成人
口腔		舌占据整个口腔,口腔空间小而舌相对较大	口腔空间增大,舌静止时位于口底部
		无牙、乳牙	恒牙
		舌休息位时向上顶着上腭,舌尖置于上下唇之间	舌休息位时离开上腭,舌尖位于牙后方
		颊部有脂肪垫(颊肌间的脂肪组织),参与吸吮活动	无脂肪垫,颊肌参与咀嚼活动
		下颌骨相对较小并向后缩	上下颌骨间的大小比例接近成人,下颌向前生长
		沟槽在吸吮中有重要作用	沟槽无特殊功能
咽		鼻咽及喉咽连成一体,缺乏真正的口咽结构	咽延长,口咽结构明显可见(人类的言语器官)
		鼻咽形状圆钝	鼻咽与颅底成 90°
喉		喉大小为成人的 1/3	喉大小为成人
		真声带的 1/2 由软骨折叠形成	真声带的 1/3 由软骨折叠形成

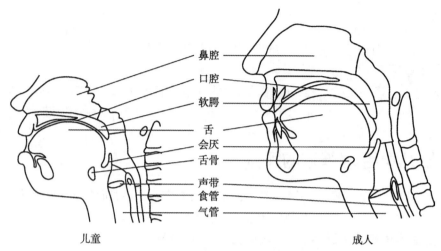

图2-1　婴幼儿与成人吞咽器官解剖的对比

注：头颈部矢状切面图

在婴儿中，口腔小，舌和软腭较扁平，会厌几乎附着在软腭上。

在成年人中，喉部位置较低，食管和气道在咽部交叉

二、口颜面的发育

　　婴儿的颅骨形态与成人相比，鼻子以下的颌骨形态差异较大（图2-2）。因此，婴儿的下颌较短，口腔空间较小。脑颅骨在幼儿期的成长相对较快，而面颅骨与其他器官一样，在幼儿期和青春期成长快。婴儿的脸颊较厚，厚度是来自于皮下脂肪组织、咬肌和颊肌之间的颊脂肪体（图2-3、图2-4）。这些皮下脂肪和颊脂肪体被认为能给新生儿的口腔运动带来稳定性。脸颊脂肪体随着乳牙的长出而消失。

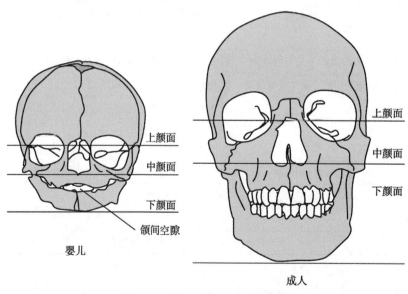

图2-2　婴儿与成人的口颜面区别

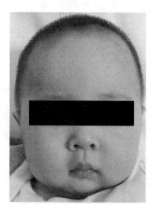

图2-3　婴儿脸颊（外观）

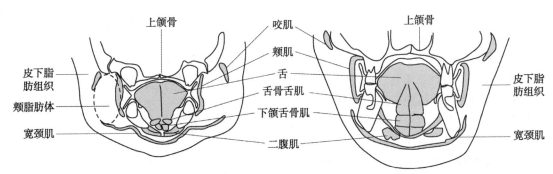

婴儿（上颌第2乳白齿的位置的冠状面）　　成人（上颌第2大白齿的位置中的冠状面）

图2-4　婴儿与成人的口腔结构

三、口腔

口腔（oral cavity）是吞咽器官的起始部分，由唇、上颌、下颌、牙、舌、口底、颊、硬腭、软腭、悬雍垂、腭舌弓、腭咽弓等组成。

口腔是消化管的起始部。口腔的前壁和侧壁由口唇和颊组成，借口唇围成口裂与外界交通。口腔借牙弓分隔为口腔前庭和固有口腔。口腔前庭位于唇、颊和牙弓之间。固有口腔是指牙弓以内的部分。口腔顶由硬腭及软腭组成。口腔底由舌及其软组织组成。口腔向后借咽峡与咽交通。

口腔的这些结构与相邻部位借助肌肉、黏膜形成袋或侧沟，如牙槽和上、下颌与唇部肌肉组织所形成的前沟，牙槽和上、下颌与颊部肌肉组织所形成的侧沟。这些沟对吞咽来说很重要，口颜面瘫痪时，食物容易滞留在侧沟中。

婴儿从出生到6个月左右牙齿尚未萌出。齿槽堤呈U字形，即使上下颌牙槽堤与磨牙部位接触，前齿部位也不会与磨牙部位接触，从前面看，会产生桥圆形空隙，称为颌间空隙（图2-2）。顶盖中央有一个凹陷，在哺乳时将乳头固定在此，容易吸吮（文末彩图2-5）。下颌内侧的空间（固有口腔）高度低，但是随着颌骨的成长和牙齿的萌出，高度和宽度同样会增加，舌头自然就有自由运动的空间。对婴儿而言，舌占满了整个口腔，两颊内部的脂肪垫使口腔两侧变窄。舌与喉部较成人的位置高，以提供呼吸道较自然的保护。舌头前部、中央部的形状的成长，大体上与固有口腔成比例，而幼儿的舌后1/3，随着舌骨向下移动显著地成长，会成为前咽壁的一部分。乳牙从出生6个月左右开始萌出，牙的咬合建立在2岁半左右。此时，大多数儿童已经断奶，主要摄取固体食物。硬腭通常垂得很低，而悬雍垂一般靠在会厌软骨内部，在会厌谷形成一个口袋。随着舌重复地抽吸动作，食团通常会被堆积在口腔后方往前突起的硬腭前，或是在会厌谷。2岁前面部会持续成长，下颌会往下、前生长，带动舌向下，并扩大舌和腭之间的空间，逐渐发育成一个口腔空间。

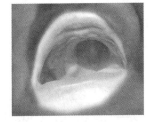

图2-5　婴儿期的吸吮窝

（一）软组织

1. 唇　由皮肤、皮下组织、口轮匝肌和黏膜组成。口唇分为上唇和下唇，上下唇结合处称为口角。唇是口腔的入口，功能是作为口腔的瓣膜，防止食物和唾液流出，并且参与面部表情的形成和构音运动。唇由上、下唇组成，并共同围成口裂，内含环行的口轮匝肌及其他辐射方向排列的肌纤维，可使口唇作出各方向的运动。口唇的游离缘为皮肤与口腔前庭黏膜之间的移行部，因颜色红润，称唇红缘，口腔内面上下各有一条垂直的黏膜襞，连于牙龈前面，称为上、下唇系带。口唇内面黏膜下层有许多小黏液腺，即唇腺。

当人类直接摄取食物时，嘴唇先碰触、感觉食物，然后进行摄食。嘴唇及口周肌肉由面神经控制，可做出收缩嘴唇、拉动嘴角、咬住食物和吸啜饮料等各种随意运动。在咀嚼时，控制唇部张合的口轮匝肌让下颌运动变协调，且不断收缩和放松。嘴唇和嘴唇周围分布着三叉神经的分支，即上颌神经和下颌神经，用以辨识食团的大小和硬度。

儿童的口唇有如下的特征。

（1）双重唇：新生儿的唇红缘与成年人不同。其上下唇红缘，有较外的外带和较内的内带之别。两带之间有明显的境界。外带基本上成为后来整个唇红缘。内带较隆起，被称为唇隆起，有唇绒毛，具有黏膜的性质。上唇内带中央有宽×高约6mm×4mm的隆起，称唇结节。内外两带宽度的比例为3∶2。因此新生儿的唇是双重唇，唇结节在一周时消失，唇隆起在儿童时期消失，在成年人极少见到。

（2）唇的腺：黏膜下层的小黏液腺，在儿童时期最发达，以后随着年龄增加而减少。1～5岁儿童的唇红缘没有皮脂腺，在6～15岁期间有少数人存在，在成年人常有发育不全的皮脂腺。

（3）系带：新生儿的上、下唇系带相当发达，特别是上唇系带常可到达牙根缘，在发育过程中，其独立缘逐渐离开牙龈的唇面，固定于最后位置。在尖牙基处，有的新生儿有一条较小的外侧系带，在成年人下侧约6%存在，上侧极少。

2. 颊（cheek） 由皮肤、皮下组织、颊肌和黏膜组成。在上颌第二磨牙牙冠相对的颊黏膜上有腮腺管乳头（papilla of parotid duct），是腮腺管的开口。颊是口腔的侧壁，构成颜面的一部分，外面被有皮肤，内面被有口腔黏膜。颊肌的外面覆盖有颊咽筋膜，在筋膜的外侧面与下颌支和咬肌内侧面之间裹着结缔组织包膜的脂肪块填充，称为颊脂垫。颊脂垫外面还有颧肌和笑肌等。黏膜下面有小型混合腺、小唾液腺和皮脂腺。在正对上颌第二磨牙的颊黏膜处有腮腺管开口的黏膜乳头。颊部和嘴唇由面神经控制运动，由三叉神经控制感觉，代表性的动作包括利用颊肌收缩夹紧颊部。咀嚼时，颊部会在张嘴时一并缩起，将掉出齿列外的食物碎片推回齿列内，具有帮助食团成形的作用。

儿童颊有如下的特征：

（1）颊黏膜：新生儿的颊黏膜，牙槽弓的黏膜缘未能接触，因此颊黏膜以尖瓣的形式突入于上、下颌与舌侧缘之间，形成黏膜尖瓣（皱襞）。此处颊黏膜绒毛丛生，对吸吮具有特别意义。颊黏膜尖瓣随着牙的萌出而发生变化，约在2岁时消失。在颊黏膜上可看见腮腺导管开口的乳头。

（2）皮脂腺：颊黏膜中发育不全皮脂腺，在新生儿缺乏，在儿童很少见（约8%）；在成年人则较多见（30%）。

（3）绒毛：新生儿上、下唇红缘的绒毛，往后覆盖颊黏膜，形成颊的绒毛垫。绒毛为突起的乳头所形成，长约0.5～1.0mm，颊部的较短，而明显高于黏膜面。一般认为新生儿的唇肌为纯粹的吸吮肌，使口唇突出稳定，肌纤维收缩时可使绒毛运动，以助吸吮。绒毛一般在出生后3周起到6个月期间，逐渐减为极小的突起，以至消失。

（4）颊脂垫：在新生儿和乳儿很发达，一般认为它与吸吮有关。它是颊肌的支持者，吸吮时使颊保持接触稳定；并对二牙槽缘后部的裂洞，起到瓣状的覆盖作用。

3. **口底** 其边界为下牙槽骨的内界和舌腹，后面为扁桃体前柱。口底肌肉包括下颌舌骨肌、颏舌骨肌和颏舌肌。上方有舌下腺、舌下腺导管和小涎腺。舌神经和舌下神经穿行于口底。

4. **磨牙后区** 中后界为扁桃体前柱，外侧为颊黏膜，上界为上颌结节。

5. **腭（palate）** 是口腔的上壁，分隔鼻腔与口腔，由硬腭（hard palate）和软腭（soft palate）组成。硬腭位于腭的前 2/3，软腭位于腭的后 2/3。

（1）硬腭：由骨腭表面覆以黏膜构成，黏膜厚而致密，与骨膜紧密相贴。

（2）软腭：基础为腭部诸肌，表面和硬腭一样覆以黏膜。软腭的前部呈水平位，后部斜向后下方称腭帆（velum palatinum）。腭帆后缘游离，其中部向下方的突起称腭垂（uvula）或悬雍垂。自腭帆两侧各向下方延续于舌根外侧及咽侧壁分别形成了两条黏膜皱襞，前方的一对称腭舌弓（palatoglossal arch），后方的一对称腭咽弓（palatopharyngeal arch）。两弓间的三角形凹陷区称扁桃体窝，容纳腭扁桃体。腭垂、腭帆游离缘、两侧的腭舌弓及舌根共同围成咽峡（isthmus of fauces）。

软腭在静止状态时垂向下方，但正常的说话、吞咽、吸吮和用力吹气等动作时，均需用软腭封闭鼻咽，即软腭上提与咽后壁相贴，可短暂地将鼻腔和口咽隔开，一过性地阻断气道，防止部分食物颗粒误入鼻咽和鼻腔。若儿童有唇腭裂时，将会妨碍正常的发声，吞咽也会发生困难，并且在饮水和进食时，液体和食物可能从鼻腔反流出来。

6. **扁桃体区** 位于口咽侧壁的后方，包括腭舌肌与腭咽肌，向上汇聚于软腭，隐窝下方为舌腭沟。

7. **舌根** 轮廓乳头到会厌谷之间的组织称为舌根，包括咽会厌皱襞与舌会厌皱襞，其在侧方延伸至舌腭沟。支配神经包括舌下神经、迷走神经和舌咽神经。

（二）骨

由上颌骨、腭骨及下颌骨围成。顶为骨腭，前壁及外侧壁由上、下颌骨的牙槽突及牙齿围成。

1. **上颌骨** 上颌骨（maxilla）位于颜面的中央部，构成鼻腔的侧壁、口腔的顶以及眶下壁的大部。

上颌骨为膜内成骨。由 2 对骨化中心进行骨化（因骨化中心出现较早，又迅速愈合，故有的说法是 4 对或 6 对）。在尖牙胚上方有一个骨化中心，于胎龄 2～3 月时出现，骨化成上颌骨。在切牙牙胚上方也有一个骨化中心，胎龄 2 个月时出现，化成切牙骨。切牙骨与上颌骨多数在胎龄 2 月末至 4 月时即愈合，但也有终生不愈合者。

出生时，牙槽突还不明显，上颌结节要待第 1 恒磨牙的牙槽形成后才开始突显。上颌窦出现于胎龄 4～5 个月，出生时在下鼻甲上方可看到豌豆大的小囊；随着年龄的增加、牙的发育，凹窝成腔，腔逐渐扩大，腔壁逐渐变薄，到 16 岁时可达到应有的容积。

2. **下颌骨** 分为一体二支，其水平部为下颌体，垂直部为下颌支。下颌骨（mandible）上缘构成牙槽弓，容纳有下颌牙的牙槽。体外面的正中有凸向前的颏隆凸，为人类所特有；靠外侧约正对第 2 前磨牙根的下方有颏孔。下颌支的上端有两个向上突起，前方的称冠突，后方的称髁状突。髁状突上端膨大为下颌头，与颞骨下颌窝组成颞下颌关节（temporomandibular joint，TMJ），当此关节受累时，张口困难，影响正常进食。

下颌骨为膜内成骨。骨化过程中，由一对对称的结构合成。每侧下颌骨于胚胎 6～7 周时在颏孔附近出现 1 个骨化中心，骨化成下颌体和下颌（有的说法是 2 个骨化中心分别骨化），构成下颌骨左右各半的主体。

出生时，下颌骨分成左右对称的两半，中线借结缔组织和软骨组织相连。喙突较大，并高于关节突的平面。出生后 4～5 个月起，下颌骨左右两半在中线自上而下开始愈合，到第一次出牙时，完成骨性联结，成为下颌支。随着年龄的增加，由于牙的显露和咀嚼运动出现，下颌骨迅速地发育，而显示与功能相适应的形态结构改变。下颌体的宽度和长度相对增加；下颌角逐渐变小；下颌管大致与下颌舌骨线平行；颏孔的位置逐渐后移，并位于下颌体的上下缘之间。下颌骨示意图见图 2-6、图 2-7。下颌骨利用三叉神经控制的张口肌和闭口肌进行开合运动和前后左右运动。口腔底是当舌上抬时出现在其下的软组织，周围被下颌骨包围，黏膜下的舌下腺和颌下腺会分泌出唾液，透过舌下腺管和颌下腺管，从分布在舌下两侧到舌系带外侧的开口处排出。

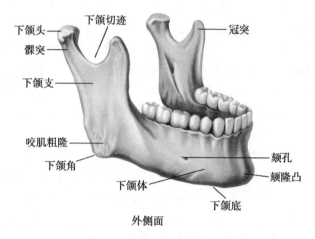

图 2-6　下颌骨示意图（一）

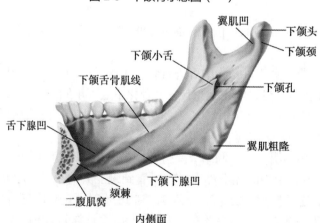

图 2-7　下颌骨示意图（二）

引自：丁文龙，刘学政 . 系统解剖学 .9 版 . 北京：人民卫生出版社，2018.

3. 腭骨（palatine bone）　位于上颌骨的后方，呈 "L" 形，构成骨腭和鼻腔外侧壁的后部。口腔以上、下牙列和牙龈为界，分为前外侧的口腔前庭和后内侧的固有口腔两部。口腔前庭是唇、颊与上、下牙弓和牙龈之间狭窄的间隙；固有口腔为上、下颌牙及牙龈的后内侧部的空间。当上、下颌牙列咬合时，口腔前庭可借最后一个磨牙后方的间隙与固有口腔相通。因此，当牙关紧闭不能进食时，可经此间隙插入胃管，注入营养物质等。

腭骨为膜内成骨。有骨化中心 1 个（或 3～4 个），胎龄 2～3 月时在垂直部开始出现，并向各方延伸。新生儿的腭骨，垂直部与水平部的长度大致相等，以后垂直部随着鼻腔上下扩展而发展，其长度可达水平部的一倍。

（三）颞下颌关节

颞下颌关节是人体所有关节中结构最复杂、生理功能最多的双侧联动关节，位于颅骨和下颌骨之间，分左右两侧。由颞骨的关节窝和关节结节、下颌骨髁突，以及关节盘、关节囊、关节韧带等组织构成。附着于下颌骨上的咀嚼肌与颞下颌关节结构紧密相连并行使功能。颞下颌关节在语言、咀嚼、感情的表达中起着重要作用。

新生儿的下颌关节很明显同成人不同，颏部相对于上颌的位置明显靠后，作吸吮运动时，口腔完全闭合，在乳儿期下颌关节作矢状方向滑动起着特别重要的作用。因之与此相适应的结构是，颞骨关节窝及其前侧的关节结节均很低浅、不明显，关节小头比成人时位置更偏后，有时有一矢状方向的浅沟，关节盘可在其中活动。随着牙齿的生长，关节结节才逐渐出现，从此下颌关节的形态结构与其咀嚼运动的发展相适应，直到成人状态。

1. **颞下颌关节的硬组织** ①关节窝：呈横的卵圆形，骨质较薄，窝中央与颅中窝仅隔薄层骨板，后方与外耳道和中耳紧密相邻。②关节结节：位于颧弓根部，侧面观为一斜向前下的突起，分为前斜面和后斜面，其中后斜面偏大，是关节的功能面。③髁突：位于下颌支末端，呈椭圆形突起，从侧面观，髁突顶上有一横嵴将髁突分为较小的前斜面和较大的后斜面。

2. **颞下颌关节的软组织** ①关节盘：位于关节窝、关节结节和髁突之间，呈双凹卵圆形，分为前带、中间带和后带。②关节囊：由纤维结缔组织组成，外层为松而薄的结缔组织纤维层，内层为含丰富血管的滑膜层。关节囊上起关节结节和关节窝周缘，向下附着于髁突颈部，包绕整个颞下颌关节。③韧带：主要作用是悬吊下颌骨和限制下颌运动的范围，包括颞下颌韧带、蝶下颌韧带、翼下颌韧带、茎突下颌韧带以及盘锤韧带。④颞下颌关节的血管和神经分布：动脉来自颈外动脉分支，其中最主要是来自颞浅动脉和上颌动脉的分支。神经支配主要是三叉神经下颌支的分支。

3. **颞下颌关节的运动**

（1）开闭口运动：转动和滑动相结合的运动。开口初期，舌骨上肌群中的二腹肌前腹、下颌舌骨肌和颏舌骨肌收缩，髁突和关节盘在关节窝内转动；当开口度达到 2cm 左右时，升颌肌群与翼外肌下头收缩，髁突和关节盘沿关节结节向后斜面滑动，同时两侧髁突沿横轴转动到关节结节下方；张口最大时，髁突在关节结节前斜面下方转动，如在此阶段双侧翼外肌下头收缩过度使髁突超过关节结节，则造成颞下颌关节脱位。闭口时，髁突返回关节窝。

（2）前后运动：主要依靠滑动运动。前伸运动主要在关节上腔，由双侧翼外肌下头同时收缩，髁突和关节盘沿关节结节后斜面向前下滑动；后退运动主要由双侧颞肌后束和二腹肌前腹同时收缩，髁突和关节盘沿关节结节后斜面向后上滑动，最后髁突返回关节窝。

（3）侧向运动：是一种不对称的下颌运动。由翼内肌和颞肌交替收缩完成，一侧的髁突和关节盘沿关节结节向对侧前下内方向转动，对侧髁突以其纵轴转动，两侧髁突有轻微的滑动。

颞下颌关节紊乱、脱位、强直等均可导致相应运动受限，出现张口不能、咀嚼不协调等口腔期吞咽功能障碍。同时因咀嚼肌、舌骨上肌群等附着于上颌骨，下颌关节的功能紊乱势必对整个吞咽过程产生影响。

（四）牙

牙是人体最坚硬的器官，具有咀嚼食物和辅助发音等作用。牙位于口腔前庭和固有口腔之间，嵌于上、下颌骨的牙槽内，分别排列成上牙弓和下牙弓。

1. 牙的种类和功能　人的一生中，先后有两组牙发生，第一组称为乳牙（deciduous teeth），第二组称为恒牙（permanent teeth）。乳牙约在6~7岁萌出第一磨牙，从12~14岁，其他恒牙逐渐萌出替换全部乳牙，仅第三磨牙要迟至18~28岁或更晚才萌出，故又称迟牙或智牙（wisdom tooth），也有终生不萌出此牙者。恒牙全部出齐共32个，上、下颌各16个。根据其形状可分为切牙、尖牙、磨牙三种，其中切牙和尖牙分别用以咬切食物和撕扯食物，磨牙则有研磨和粉碎食物的作用。

2. 牙的形态　牙的形状和大小各不相同，但其基本形态是相同的。均可分为牙冠、牙根和牙颈三部分。牙冠暴露于口腔，包括5个不同的面即唇面、颊面、舌面、接触面、嚼面；牙根是嵌入牙槽内的部分；牙颈是上述两者中间的部分，被牙龈所包绕。

3. 牙组织　牙由牙质、釉质、牙骨质和牙髓组成。牙质构成牙的大部分，硬度仅次于釉质，却大于牙骨质。牙冠部的牙质外面覆有釉质，牙根及牙颈的牙质外面覆有牙骨质，牙髓位于牙腔内，由结缔组织、神经和血管组成。

4. 牙周组织　包括牙周膜、牙槽骨和牙龈。对牙起保护、固定和支持作用。牙周膜（peridental membrane）是介于牙槽骨和牙根之间的致密结缔组织膜，具有固定牙根和缓解咀嚼时所产生压力的作用。牙龈是口腔黏膜的一部分。

（五）肌肉

食团在舌面上和牙齿间咀嚼时，面部肌肉也起着重要作用。与吞咽有关的面部及口腔内肌肉有颞肌、颊肌、咬肌、口轮匝肌、翼内外肌、腭肌、舌肌、舌骨肌等（文末彩图2-8），食团在舌面上和牙齿间咀嚼时，面部肌肉也起着重要作用。部分肌肉的作用及神经支配见表2-5。

表2-5　部分肌肉的作用及神经支配

肌肉	起点	止点	功能	神经支配
咬肌	颧弓	下颌骨外侧面	抬高下颌骨而发挥闭颌作用	三叉神经
颞肌	颞窝及筋膜	冠状突及下颌骨支前缘	抬高下颌骨而发挥闭颌作用	
翼外肌	蝶骨及翼突外侧板外面	颌骨髁状突、TMJ关节盘前缘	辅助开口；向前牵拉髁状突及关节盘（研磨动作）	
口轮匝肌	无骨附着；环状肌	口角	闭唇及缩拢唇	面神经
颧肌	颧骨	口角	使嘴角上下运动，例如笑	
颊肌	上颌骨及下颌骨的牙槽突	口角	与面颊共同保存食物，由唇间排出空气，例如吹喇叭可锻炼颊肌	
颏肌	下颌骨	颏部皮肤	抬高或皱起颏部皮肤，降低和伸下唇	
唇下方肌	下颌骨斜线	下唇皮肤	向下及向侧方降下唇，如表达讥讽的表情	
口三角肌	下颌骨斜线	口角	降口角（颧肌拮抗肌）	

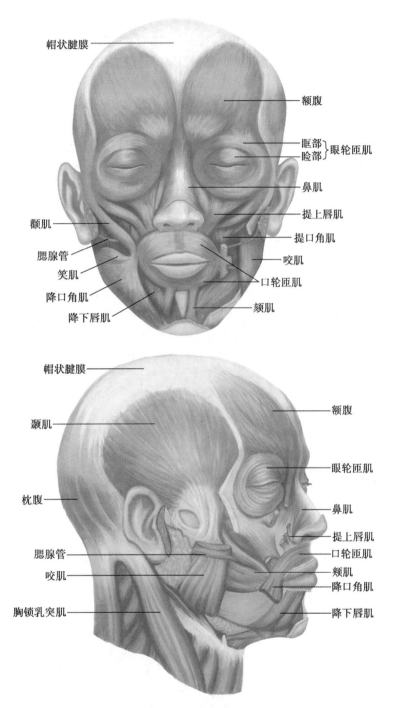

帽状腱膜

额腹

眶部
睑部 } 眼轮匝肌

鼻肌

提上唇肌

颧肌

腮腺管

笑肌

降口角肌

降下唇肌

提口角肌

咬肌

口轮匝肌

颏肌

帽状腱膜

颞肌

枕腹

腮腺管

咬肌

胸锁乳突肌

额腹

眼轮匝肌

鼻肌

提上唇肌

口轮匝肌

颊肌

降口角肌

降下唇肌

图 2-8　相关肌肉示意图

引自：丁文龙、刘学政. 系统解剖学 .9 版 . 北京：人民卫生出版社，2018.

1. 咀嚼肌　吞咽功能首先需要口唇肌（口轮匝肌）的关闭、颊肌的张力与舌肌运动使食物移送至腭咽弓。食团的咀嚼涉及咀嚼肌，包括咬肌（masseter）、颞肌（temporalis）、翼内肌（medial pterygoid）、翼外肌（lateral pterygoid），由三叉神经（Ⅴ）发出运动纤维支配这些肌肉。此外，由面神经支配的颊肌（buccinator）虽属表情肌，但其功能主要为咀嚼。颊肌收缩可防止食团在齿龈颊槽沟内集中，并送至磨牙下咀嚼。口轮匝肌（orbicularis oris）和唇周的环形肌保持口腔开闭功能，被认为是吞咽系统的第一处括约肌。此外，维持食团在舌面上和牙齿间咀嚼时，面部肌肉起重要作用。如果口腔的解剖结构受到破坏，口腔吞咽功能障碍就必然影响到吞咽的进行。

新生儿的咀嚼肌纤维较长，腱成分相对较短。肌的大小和位置与吸吮运动相一致。咀嚼肌的发育与下颌关节的功能发展相适应。下颌关节在成年后作下颌骨上提、下降、前后运动和侧向运动的咀嚼运动；在乳儿期则作下颌闭合、前后移动的吸吮运动。由于咀嚼肌各肌的大小及其肌束的排列方向与下颌关节运动的方向互相适应，因此从出生到成年，咀嚼肌的发育过程是经历着从执行吸吮功能发展到咀嚼功能的过程不断地发生形态上的改变。

在婴儿的吸吮反射中，将乳头用力固定在上腭前齿部的齿槽中，需要咀嚼肌的作用使下颌向上拉。

2. **腭肌** 口腔的顶部由硬腭、软腭及悬雍垂构成。腭舌肌位于腭舌弓内，起自舌侧缘，肌纤维与舌横肌相混，向上止于腭腱膜，收缩时下拉软腭，缩小咽峡，可以阻挡正在咀嚼的食物掉入咽部。位于腭咽弓内的腭咽肌，起自喉咽部后壁的咽纤维膜和甲状软骨板后缘、向内上止于腭腱膜，腭咽肌的作用是紧张腭咽弓，使其向中线靠拢，缩小咽峡。两侧同时收缩，可向后下方牵引软腭，迫使软腭后缘接触咽后壁。腭帆提肌及腭帆张肌，收缩时上提腭帆及使腭帆紧张，牵引咽鼓管向外下方，从而扩大咽鼓管。吞咽系统中，腭肌是第二处括约肌，如图 2-9、图 2-10。

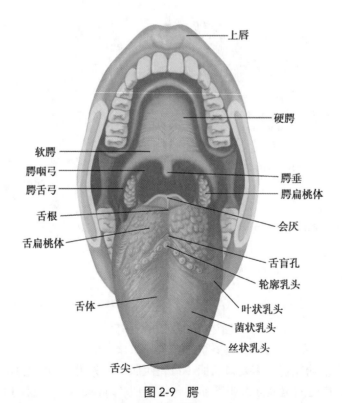

图 2-9 腭

引自：丁文龙，刘学政 . 系统解剖学 .9 版 . 北京：人民卫生出版社，2018.

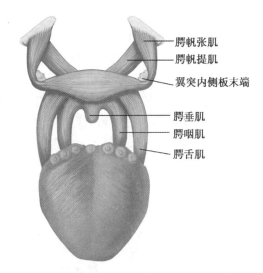

图 2-10　腭肌示意图

引自：丁文龙，刘学政 . 系统解剖学 .9 版 . 北京：人民卫生出版社，2018.

3. 舌骨上肌群和舌骨下肌群　舌骨上肌群（下颌舌骨肌、二腹肌、茎突舌骨肌、颏舌肌）和舌骨下肌群（胸骨舌骨肌、胸骨甲状肌、肩胛舌骨肌、甲状舌骨肌），均附着在舌骨上，分别在舌骨上方和下方行走。舌骨上肌群的作用是上提舌骨，在吞咽中发挥重要的作用。二腹肌、下颌舌骨肌和颏舌肌可拉下颌骨向下，与咀嚼肌的作用相对抗。在婴儿的吸吮反射中，舌骨上肌群起着活动舌的作用。舌骨下肌群作用为下降舌骨及喉，如图 2-11。

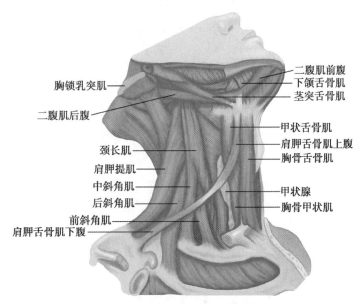

图 2-11　舌骨上肌群、舌骨下肌群示意图

引自：丁文龙，刘学政 . 系统解剖学 .9 版 . 北京：人民卫生出版社，2018.

（六）舌

舌（tongue）分为上、下两面。舌的上面又称舌背，借 "V" 形的界沟可将舌分为前 2/3 的舌尖、舌体和后 1/3 的舌根。界沟的尖端有一小凹，称舌盲孔，为胚胎时期甲状舌管的遗迹。舌体的前端为舌尖。舌下面正中线上有一条纵行的黏膜皱襞，连于口腔底的前部，称舌系带。舌系带根部的两侧各有一个小的圆形隆起，称舌下阜，其上有小孔，为下颌下腺及舌下腺大管的开口。在舌下阜的两侧有向外侧延续的舌下襞，舌下腺小管散在地开口于此。舌背面观如图 2-12。

　　舌位于下颌的中央部，具有高度的活动性，负责咀嚼、吞咽、构音等各种功能，是口腔中最重要的器官。舌因肌肉各个方向走向可以进行复杂运动。舌肌由从舌头内部开始形成舌头形状的舌内肌（舌上纵肌、舌下纵肌、横肌、垂直肌）和从舌外部开始改变舌的位置的舌外肌（颏舌肌、舌骨舌肌、茎突舌肌、腭舌肌）构成，运动受舌下神经控制，舌内肌见文末彩图 2-13。

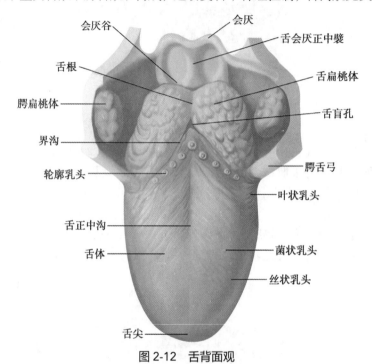

图 2-12　舌背面观

引自：丁文龙，刘学政 . 系统解剖学 . 9 版 . 北京：人民卫生出版社，2018.

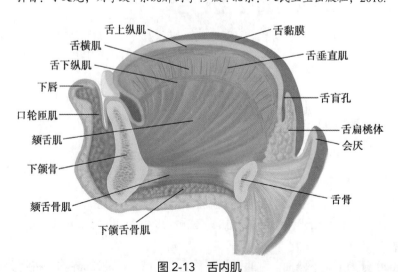

图 2-13　舌内肌

引自：丁文龙，刘学政 . 系统解剖学 . 9 版 . 北京：人民卫生出版社，2018.

主要功能是将食物搅拌形成食团，并由舌前部输送到舌根部，同时具有协助咀嚼和吞咽食物、感觉味觉和辅助发音等功能。在咀嚼食物时，舌能使落入固有口腔的食物再次返回齿列上，可有效地提高咀嚼效率，另外，食物被咀嚼并与唾液混合，最初是通过舌内肌的作用使舌头抬起，通过将硬腭从前方向后方加压而被送到舌后部，然后通过舌外肌的作用使舌根部下降，在舌头压力下进入咽腔。在婴儿获得的吸吮行为中，舌在原始反射（例如探索反射、吸吮反射等）中起着重要的作用。在吸吮反射中，舌头会向后方作蠕动运动，该功能是在初期的摄食吞咽功能中，将食物运送至咽喉部的动作基础。

按吞咽功能状况，以轮状乳头为界，舌可分为口腔部分与咽腔两部分，在口腔期较为活跃。舌的后 1/3 为咽腔部，也就是舌根，在咽期较为活跃。舌下神经负责全部舌内肌和大部分舌外肌的运动。新生儿和儿童的舌较扁平，矮（低）而宽。舌根在口腔底，发达。舌尖往往越过牙槽弓将牙龈节推向外。伞襞发达，有很多绒毛。舌下襞，很窄，锐缘。

在幼儿哺乳行为中，探索反射、吸吮反射、挺舌反射、咬合反射等原始反射起着重要的作用。特别是吸吮反射，当用乳头或手指碰新生儿的口唇时，会相应出现口唇及舌的吸吮蠕动，产生有节奏的吞咽。同时，颊肌也参与其中，此运动是咀嚼运动的基础。另外，在吸吮反射中，舌头向后方运动，是初期摄食吞咽功能中将食物送入咽部的动作的基础。

舌头上分布着众多的感觉器，具有触觉、压觉、痛觉、温度觉，还有特殊内脏感觉——味觉，尤其以触觉和压觉最为敏锐，可以传递口中食物特性的相关信息。而味蕾感受酸、甜、苦、咸及鲜的味道，带来美味的快感。在咀嚼中感受到的味觉，会触发唾液的分泌、消化道的蠕动以及消化酶和胰岛素的分泌。舌的感觉神经分布为：①舌神经，为三叉神经的第三分支下颌神经的分支，负责舌前 2/3 的一般感觉；②面神经的鼓索支，负责舌前 2/3 的味觉；③舌咽神经负责舌后 1/3 的味觉和一般感觉。

（七）唾液与腺体

吞咽活动的准备期除食团的咀嚼外，尚包括食物与唾液的混合。食物食团由口腔进入食管前需要与唾液的充分混合，唾液润滑和稀释食团以利于吞咽，这些唾液来自口腔的腺体。口腔的腺体主要由腮腺（parotid gland）、下颌下腺（submandibular gland）、舌下腺（sublingual gland）3 大唾液腺组成，它们分别位于脸颊沟及唇沟中（文末彩图 2-14）。除此之外，有许多小腺体在舌、唇、脸颊及口腔顶部的黏膜中。来自脑干内上、下泌涎核的副交感神经纤维调控唾液腺的分泌。

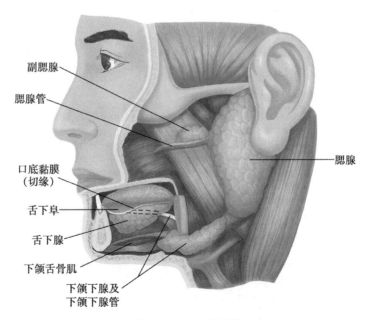

副腮腺

腮腺管

口底黏膜
（切缘）

舌下阜

舌下腺

下颌舌骨肌

下颌下腺及
下颌下腺管

腮腺

图 2-14　三大唾液腺

引自：丁文龙、刘学政 . 系统解剖学 .9 版 . 北京：人民卫生出版社，2018.

大小唾液腺大约在胎龄 2 个月开始由口腔上皮向其深部的间充质内增生分化而成。胎 10 周时已可解剖出腮腺和下颌下腺。出生时唾液腺发育不良、功能低，认为不仅由于细胞成分发育很弱，在很大程度上也与大脑皮质尚未发育完全、腺体的神经支配不足相关。唾液腺的发育及作用与食物和口腔的发育相适应。

唾液 24 小时分泌总量约 1 ~ 2L，发挥消化、保护以及其他一些功能。消化功能包括食物的机械处理，如咀嚼、食团形成以及吞咽。食物的化学降解通过淀粉酶和脂肪酶完成，这些酶在胃中也可继续发挥作用。唾液的保护功能包括黏蛋白对口腔结构的润滑作用、对冷热食物和辛辣食物的稀释作用，这些作用通过碳酸氢钠、磷酸盐和蛋白质完成，从而将唾液 pH 值保持在 7 左右。同时唾液内成分还具有牙釉质利用钙的再矿化作用，以及通过免疫球蛋白 A、α- 防御素、β- 防御素的抗菌防御作用、通过生长刺激因子如表皮生长激素、富酪蛋白、组胺的伤口愈合作用。另外，唾液对于有声语言、排泄、社交（如接吻）都是必需物质。此外，唾液还有营养的作用，同时能维持味蕾的数量。目前，越来越多的证据表明胎儿时期的唾液分泌对口腔结构的发展非常重要，同时也有研究猜测唾液腺可能具有内分泌功能。

1. **腮腺** 腮腺重约 15 ~ 30g，磁共振成像显示，腮腺的体积是下颌下腺的 2.5 倍，是舌下腺的 8 倍。其分泌占总唾液的 30%，主要与水和酶分泌相关。腮腺导管（也叫 Stensen 导管，长约 7cm）开口于第二磨牙水平，大约 20% 的人腮腺导管周围包绕小的附属腺体。腮腺在刺激分泌中占主导地位，应对柠檬酸等强刺激时其分泌量与下颌下腺相当，然而应对咀嚼时，其分泌量是下颌下腺的 2 倍。

2. **下颌下腺** 下颌下腺重约 6 ~ 12g。其分泌占总唾液的 60%，是浆液黏液混合性腺体，其中浆液性（水和酶分泌）90%，黏液性（黏蛋白分泌）10%。下颌下腺导管（也叫 Wharton 导管，长约 5cm）开口于舌乳头处。

3. **舌下腺** 舌下腺重约 1.88 ~ 3.75g，其分泌占总唾液的 5%，主要与黏蛋白分泌相关，通过主舌下腺导管（Bartholin 导管）流入下颌下腺管，或者通过一些开口在舌下腺折叠处的小外泌管直接进入口腔。

4. **微小唾液腺** 颊、腭（仅位于软腭）、唇、舌、磨牙腺分泌占总唾液的 5%，主要与黏蛋白分泌相关，通过小的穿越上皮的独立管直接进入口腔。微小腺体可以自发分泌唾液，神经活动可能会增加其分泌。

5. **唾液分泌的传入刺激** 吃饭对唾液分泌是一种强烈的刺激。食物摄入时一系列的感觉受体即被激活，包括味觉感受器、压力感受器、伤害性感受器和嗅觉感受器。酸、盐、甜、苦四种味道均可以诱发唾液分泌（味觉唾液反射），其中酸是最有效的刺激，其次为盐。味蕾位于舌乳头，盐的感受在舌尖尤其丰富，苦味感受在舌背，甜和酸的感受在两侧，另外，除了舌头以外的区域，软腭以及会厌、食管、鼻咽、颊壁也存在味蕾分布。咀嚼使牙齿侧向移动，从而刺激牙周韧带机械性受体（咀嚼唾液反射），另外，牙龈黏膜组织机械性受体在咀嚼过程也被激活。嗅觉受体位于筛板，即鼻腔顶面，负责对鼻及鼻后部流动空气（来自口腔或咽部）挥发性分子作出反应。下颌下腺可以被"嗅觉唾液反射"调节，而腮腺不能。伤害性感受器可能被辛辣食物如辣椒、胡椒等激活。

6. **唾液分泌的传出刺激** 腺体的分泌部位（腺泡、导管、肌上皮细胞）是固定的，主要由副交感神经支配。但是交感神经支配因腺体不同而强度不同。相对于下颌下腺而言，腮腺的分泌成分被认为更少受交感神经支配，而唇腺被认为没有交感神经支配。副交感神经负责唾液的大量分泌，然而在交感神经支配分泌的事件中，副交感神经诱发唾液分泌极其少见。无论是副交感神经还是交感神经都可以导致蛋白分泌。味觉反射可同时激活两种自主神经，而咀嚼反射则首先激活副交感神经。虽然刺激副交感神经所产生的唾液分泌远远大于刺激交感神经，但唾液蛋白浓度却是交感神经刺激者高一些。对于双重神经支配的分泌细胞，副交感神经和交感神经对反应产生协同作用。唾液分泌需要由体循环提供大量的水，唾液腺有相当密集的毛细血管网与心脏相连，副交感神经激活可引起血管舒张，使腺体的血流量增加20倍。

7. 唾液分泌的神经支配　副交感神经的唾液中枢位于延髓，分为上、下泌涎核及中间带。上泌涎核连接（面神经）下颌下腺和舌下腺，而下泌涎核连接（舌咽神经）腮腺。中间带与下颌下腺和腮腺均有连接。下颌下腺和舌下腺的副交感节前神经纤维离开面神经，通过鼓索神经接入舌神经，形成索舌神经到达颌下神经节。下颌下腺节后神经纤维支配下颌下腺和舌下腺组织。腮腺的副交感节前神经纤维经过舌咽神经鼓室支（Jacobson 神经）、鼓室神经丛、较小的岩浅神经，在耳神经节中转后的节后神经纤维通常被认为通过耳颞神经到达腺体。微小腺体的副交感神经通路通过下颌神经颊支作用于磨牙、颊和唇腺（节后神经起源于耳神经节），通过舌神经作用于舌腺（Remak 节，位于舌内），通过腭神经作用于腭腺（蝶腭神经节）。交感神经唾液中心位于脊髓的上胸段。交感神经节前神经纤维在椎旁交感干上升，与其颈上神经节的节后神经纤维形成突触，通过动脉到达腺体。

四、咽

咽腔是连接鼻腔、口腔、喉腔的管腔构造空间，兼具消化器官和呼吸器官的两种功能，分为上咽腔（鼻咽部）、中咽腔（口咽部）和下咽腔（喉咽部）。幼儿咽部的长度，从软腭到喉头的距离比成人短（图 2-1）。相对而言，舌骨到下颌骨的距离较短，幼儿的软腭下端、下颌角、会厌上端也在相同的高度，成人的软腭下端、下颌角、会厌上端的位置较高。颅骨和下颌骨的成长和喉部的下降使咽部纵向变长。咽壁肌肉由环绕咽腔的咽缩肌和纵向的咽缩肌构成，咽缩肌前方附着于口颜面骨和舌骨，一部分与面颊肌和口轮匝肌相连。在婴儿期，这些收缩肌在咽后方与咽壁难以区别，新生儿的软腭离喉头口近，咽腔狭窄，但随着成长喉部和舌骨同时往下降，可拉长与扩展咽。在青春期，咽的拉长与喉部的下移程度是最大的，咽腔伸展使咽缩肌变得清晰。咽缩肌的主要功能是咽腔收缩。另外，咽壁上还包括咽鼓管咽肌、腭咽肌、茎突咽肌。咽鼓管咽肌和腭咽肌随着年龄的增加，咽逐渐伸展，在哭闹或吞咽时，能将喉头往上抬。咽外侧的支撑组织有舌骨上肌群和舌骨下肌群，舌骨上肌群与下颌骨连接，形成口腔底部。舌骨上肌群在闭口肌群不运动时会降低下颌，下颌稳定时，帮助舌头和喉头的抬起。舌骨下肌群连接舌骨和胸骨、锁骨、肩胛骨、肋骨、甲状软骨，支撑咽部，使舌骨和喉下降。幼儿的舌骨比成人的位置高，呈水平位置。舌骨是有关咽、舌、喉肌的主要骨性附着部。舌骨上肌群和舌骨下肌群，不仅与下颌、舌头、茎突突起、喉头、肩胛骨、上胸廓附着，还与头部、脸部、肩胛带、胸廓的相互位置关系有关，不仅对吞咽功能有影响，对气道的支持也有帮助。

（一）咽的分布和结构

咽是肌性管道，上宽下窄，前后壁紧邻，略呈扁的漏斗形。但其前壁敞开，自上而下向前通于鼻腔、口腔、喉腔，向下连于食管。所以，咽实际上几乎没有前壁，只有在喉口以下的喉后壁，可视为咽的前壁。咽的上端与枕骨的下表面相接，下端大概在第 4 颈椎前与食管相连，咽长约 12cm。

咽后壁有软腭部鼻咽延伸至会厌下方水平，包括了口咽的侧后壁。咽缩肌群构成咽壁，包括黏膜层、黏膜下层、咽上缩肌下的咽颅底筋膜以及颊咽黏膜。咽侧壁与咽会厌皱襞延续并向内延续于梨状隐窝侧壁，由舌咽神经和迷走神经支配。

咽可分为鼻咽、口咽、喉咽三部，与吞咽关系密切的是口咽和喉咽两个部分。见图2-15。

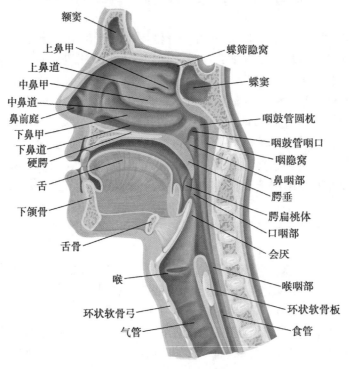

图 2-15　咽

引自：丁文龙、刘学政 . 系统解剖学 .9 版 . 北京：人民卫生出版社，2018.

1. **鼻咽**　鼻咽（nasopharynx）介于颅底与腭帆（第 2 颈椎体下缘高度）之间。腭帆后缘与咽后壁之间的通道称鼻咽峡，是鼻咽与口咽的分界，鼻咽向前经鼻后孔与鼻腔相通。鼻咽相当于下鼻甲后方约 1cm 处，咽壁内两侧壁上，有咽鼓管咽口（pharyngeal opening of auditory tube）。咽腔经此通过咽鼓管与中耳的鼓室相通。咽鼓管咽口的前、上、后方的弧形隆起称咽鼓管圆枕（tubal torus），是寻找咽鼓管咽口的标志。咽鼓管圆枕后方与咽后壁之间的纵行深窝称咽隐窝（pharyngeal recess），位于咽鼓管咽口附近鞘膜内的淋巴组织称咽鼓管扁桃体（tubal tonsil）。鼻咽部上壁后部黏膜内的淋巴组织称咽扁桃体（pharyngeal tonsil），幼儿时期较发达，6 ~ 7 岁时开始萎缩。

2. **口咽**　口咽（oropharynx）介于腭帆与会厌之间，相当于第 3 ~ 4 颈椎高度。向前经咽峡通口腔，向前下通喉腔，向下通喉咽，向上经鼻咽峡通鼻咽。舌根的舌扁桃体面向口咽，可视为口咽腔的前壁；咽峡两侧的腭舌弓、腭咽弓以及两弓之间的腭扁桃体，可视为侧壁，腭舌弓为侧壁的前缘。舌扁桃体和腭扁桃体都是淋巴组织，是经口入咽的第一道免疫防御结构。位于舌根与会厌之间的黏膜，形成三条矢状位的皱襞，分别是舌会厌正中襞和两侧的舌会厌外侧襞。三襞之间的凹陷称会厌谷（epiglottic vallecula）。通常会厌谷的容积约

8～10ml，在正常吞咽过程中，食物与水也可滞留于此。

3. 喉咽 喉咽（laryngopharynx）位于喉的背侧，介于会厌软骨上缘与环状软骨下缘之间。相当第 4～6 颈椎高度，上宽下窄，其下段是咽腔最窄处，宽约 1.5cm。喉口由杓状会厌襞围成，前高后低，将喉咽上段分隔为左右两侧，喉口与咽侧壁间呈凹窝状下陷，称梨状隐窝（piriform recess），也称梨状窦（piriform sinuses），在吞咽时食物可滞留于此凹陷中。在梨状隐窝底，可见一横向的黏膜襞，称喉神经襞，是喉上神经的内侧支自外上向内下入喉的途径，临床可用此处进行神经阻滞麻醉。在喉口前缘，会厌软骨上缘两侧，还有一横向皱襞，自会厌呈弧形绕至咽侧壁，称咽会厌皱襞由茎突咽肌的部分纤维经过黏膜之深面构成，可视为口咽与喉咽的分界。

新生儿的咽如成人，可分为鼻咽部、口咽部和喉咽部。在横切面呈菱形。其鼻咽部在软腭处与鼻腔的延长部分接近水平。咽顶位于蝶骨体与枕骨之间的软骨缝下方。在枕骨的前缘部分咽顶作膝状弯曲移行至咽后壁。此处有在其深部附着的咽囊，后来发育成枕骨的咽结节。往下结缔组织疏松，易移动。

（二）咽肌

咽是肌性器官，由斜行的咽缩肌和纵行的咽提肌构成。

1. 咽缩肌群 由上、中、下三层咽缩肌组成，自下而上覆盖，呈叠瓦状。

（1）咽上缩肌：咽上缩肌（superior constrictor of pharynx）肌纤维略呈水平，起点有四，自上而下依次为蝶骨翼突内板（后缘下 1/3）、翼突下颌缝（位于翼突与下颌小舌间的纤维索，也是向前行的颊肌的起点）、下颌舌骨线（后段）和舌根侧缘（可视为舌横肌的延续），肌纤维经两侧向后，会于咽缝。

（2）咽中缩肌：咽中缩肌（middle constrictor of pharynx）起自舌骨小角、大角和茎突舌骨韧带下部。肌纤维呈辐射状，两侧肌会合于咽缝，全肌呈菱形。其上部肌纤维覆盖咽上缩肌。

（3）咽下缩肌：咽下缩肌（inferior constrictor of pharynx）起自甲状软骨的斜线和环状软骨外侧面，肌纤维由两侧绕向背侧，会合于咽缝。其上部肌纤维斜向内上，覆盖咽中缩肌的下部。在咽与食管交界处，有横行肌纤维，两端向前附着于环状软骨，称环咽肌。咽下缩肌纤维向前连接甲状软骨的两侧，这些纤维与两侧的甲状软骨之间形成间隙，这些间隙就是梨状隐窝，其末端止于咽最下方的环咽肌下方，这是咽最下方的结构。吞咽时，食物由此通过。

传统上认为环咽肌是食管上括约肌主要肌肉成分，环咽肌分别插入左、右环状软骨板下侧缘。因此，括约肌和喉部必须运动一致。此轴向活动由与脂肪组织平行的后部组织裂隙辅助进行，受同侧咽丛及喉返神经支配，有学者把环咽肌纤维视为咽下缩肌的一部分。

环咽肌起括约肌作用，此肌肉在食管上方充当双向阀门作用，使食团进入食管，也可以使呕吐物和气体由食管进入咽。此肌纤维在休息状态下呈收缩状态，维持一定的紧张性收缩，以避免呼吸时空气进入食管。环咽肌纤维和环状软骨板共同构成食管上括约肌，其为长 3～5cm 的环状高压带，能抵挡食管内 11cmH_2O 的压力，在造影时可清楚地显示，与腔内测压术的颈段食管高压区相对应，也是咽与食管的"枢纽"。环咽肌在吞咽前瞬间与吸气时的压力最大。吸气时，压力的增加是为了确保空气不能吸进食管。在吞咽适当时刻，环咽括约肌打开，持续约 2 秒，让食团通过食管后，继之以强力收缩，即刻关闭，防止食管内食物反流到咽。

2. 咽提肌群　为纵行肌束，贴近纤维膜，共计 3 束。

（1）茎突咽肌：茎突咽肌（stylopharyngeus）起自茎突根部，肌束扁而细长，下行于上、咽中缩肌之间，末梢分散于咽壁中，部分肌纤维与腭咽肌混合，止于甲状软骨板后缘。收缩时，提咽向上，缩短咽腔，同时将咽腔向外上提而使咽腔扩展。

（2）腭咽肌：腭咽肌（palatopharyngeus）肌长而扁阔，位于腭舌弓内。起自甲状软骨板后缘及咽纤维膜，肌纤维向内上行，止于腭腱膜上、下面。此肌收缩，可缩小咽峡，同时牵拉软腭向后，分隔鼻咽和口咽，即所谓"腭咽闭合"（velopharyngeal closure），这对吞咽和发音都至关重要。

（3）咽鼓管咽肌：咽鼓管咽肌（salpingopharyngeus）可视为腭咽肌的一部分，介于咽鼓管软骨部与甲状软骨上角之间。收缩时，牵喉向上。

在婴儿后期，咽部开始变长后，咽鼓管咽肌和腭咽肌开始与腭帆提肌有序地收缩。这些肌肉对哭和吞咽很重要，收缩可使软腭下直的部分变短，有助于咽壁的移位，使得婴幼儿的咽部可以被明显地扩大，在哭闹时用力吸气即可发生。

综观咽肌在吞咽时，咽缩肌自上而下依次收缩，迫使食团向下运行。咽提肌收缩，上提咽、喉，在喉肌配合下，关闭喉口；腭帆后移，封闭鼻咽峡。从而使食团自舌根与会厌之间，分别流经喉口两侧进入梨状隐窝，而后汇合经喉咽进入食管。

五、喉

喉位于颈前正中线，相当于第 3～6 颈椎高度。在舌骨下方，上通喉咽，下接气管，它是一个开放的腔道。喉不仅是呼吸通道，而且是发音器官。它以软骨为支架，并通过关节、韧带、纤维膜、肌群以及黏膜，构成一个比较复杂而精巧的空气通道器官。喉的解剖与生理功能都与吞咽的关系非常密切，因此在此一并阐述。

喉的上界为会厌软骨上缘，相当于第 3 颈椎体上缘水平，下界为环状软骨下缘。会厌软骨是会厌的基础，借舌骨会厌韧带与舌骨连接，会厌软骨基部由韧带与甲状切迹连接；会厌与舌根之间形成楔形间隙为会厌谷。会厌谷和梨状隐窝合称为咽隐窝，食物在咽期吞咽起始前或之后可进入或停留在此处。进入喉部的入口为喉前庭。此部位由会厌软骨、杓状会厌襞与杓状软骨围成，其下端是假声带的上方。吞咽食物时，喉随咽上提且稍向前移，舌根向后方压迫会厌向下封闭喉口，使食团进入咽，避免食物在吞咽时入呼吸道。

在婴儿期，喉头的位置比成人高，软腭的下端靠近喉口，限制了口咽部的大小。而幼儿舌骨和喉软骨是紧密连接在一起的。另外，杓状软骨和楔状软骨的体积较大，喉口的内腔变窄。喉头的迅速成长发生在幼儿期和青春期。与颈椎比较，新生儿甲状软骨的上端相当于第 4 颈椎（C_4）的高度，喉头的前端相当于 C_1 的位置。成人的会厌高度下降到 C_3～C_4 的位置，喉头下降到相当于 C_5～C_7 的位置。由于咽、喉下降，呼吸道和食管交叉的部分延长，对于误吸在形态上风险增大。吞咽时，喉外肌群和舌骨上肌群的收缩让喉腔可以随着舌骨往前上方移动。喉腔的感觉由舌咽神经传递，声门附近有咳嗽反射感受器，有异物进入时会触发咳嗽反射保护呼吸道。

（一）喉软骨

喉软骨（laryngeal cartilage）构成喉的支架，主要有 9 块，如图 2-16。其中 3 块较大，不成对，即甲状软骨、环状软骨和会厌软骨。其余 6 块成对，即杓状软骨、小角软骨和楔状软骨。这6块成对的软骨，特别是杓状软骨，在吞咽时为防止误吸发挥了重要作用。

杓状软骨（arytenoid cartilage）口外侧角呈钝圆突出，称肌突（muscular process），有环杓侧肌、环杓后肌以及杓斜肌、杓横肌、甲杓肌的外侧部等附着；其前角向前尖锐突出，称声带突（vocal process），有声韧带和声带肌附着。杓状软骨尖弯向后内，顶端有小角软骨相接。

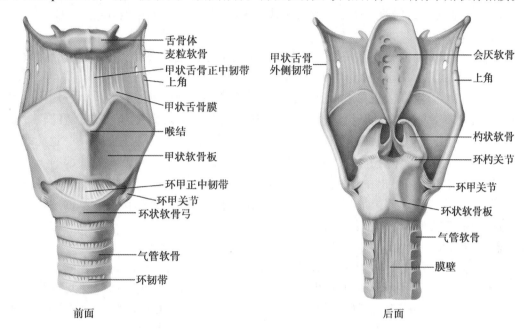

前面 后面

A

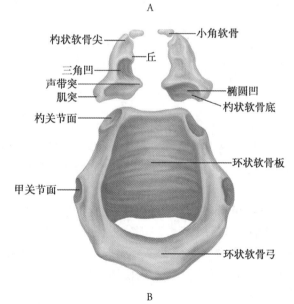

B

图2-16 喉软骨

A.喉软骨连接；B.环状软骨和杓状软骨

引自：丁文龙、刘学政.系统解剖学.9版.北京：人民卫生出版社，2018.

杓状软骨左右各一个，位于环状软骨板上方中线两侧。由会厌压肌、四方肌与楔形软骨共同构成杓状会厌襞，此部位与会厌软骨边缘接触，由侧方、后方及下方包围杓状软骨，杓状会厌襞形成喉前庭的侧壁。两个杓状软骨位于环状软骨后方边缘上。肌肉收缩拉动杓状软骨，控制声带的运动。环杓后肌位于后环状软骨板的表面，连接杓状软骨的肌突，可控制杓状软骨与真声带的外展运动，协调呼吸。连接环状软骨的上缘以及同侧杓状软骨的环杓侧肌和连接两个杓状软骨间的杓内肌控制杓状软骨的闭合运动，以关闭横跨于呼吸道上方的声带。由于甲杓肌肌肉纤维收缩拉动，使杓状软骨在吞咽时向前倾斜以致呼吸道关闭。

（二）声带

1. **假声带** 即前庭襞或称室襞，位于真声带的上方，与真声带平行，杓状会厌襞终止于假声带。

2. **真声带** 是由声带肌和甲杓肌构成真声带连接杓状软骨的声带突、侧方连接甲状软骨板的内表面，并往前连接甲状切迹，当真声带闭合时，将两个突出于呼吸道的软骨板收回，以有效闭合喉部。因此，当食物进入气管前，真声带是保护呼吸道的最后一道防线。会厌软骨和杓状会厌襞、杓状软骨、会厌软骨基部和假声带，与真声带形成喉部的三层括约肌，使喉部完全关闭，防止吞咽时食团或液体呛入气管。

3. **喉室** 真声带和假声带都是由软组织形成的隔板，由前往后凸出于喉的两侧；两侧真声带和假声带之间所形成的空间为喉室。

（三）喉关节

喉软骨主要有两对关节，即环杓关节（一对）和环甲关节（一对）。

1. **环甲关节** 由甲状软骨下角内侧面的关节面与环状软骨相连接处外侧的关节面构成，是车轴关节，能够产生旋转运动。环甲肌收缩时，环状软骨的前部拉向上方与甲状软骨靠近，环状软骨的后部则带动杓状软骨一起向下移动，从而使声带张力增加，配合声门闭合。

2. **环杓关节** 由环状软骨板上部的关节面与杓状软骨底部的关节面构成，是鞍形关节，能够进行摇摆运动和轻微的滑动运动。关节外展时，杓状软骨的运动使声突向外上方翻转，内收时，使声突向内下方翻转，关闭声门。

（四）喉肌

喉肌可以分为两组，一组是喉与周围结构相连的肌，如舌骨上、下肌群及咽下缩肌、茎突咽肌等，见前述；另一组是喉的固有肌群，起止于喉软骨之间，用以调控喉的发音。固有肌群以甲状软骨板为界，又可分为喉外肌和喉内肌两组，喉外肌只有一对，即环甲肌，其余都属于喉内肌。

1. **环甲肌** 环甲肌（cricothyroid）位于环状软骨弓与甲状软骨板的表面，呈三角形。肌纤维起自环状软骨弓的前外面，向后上行，一部分止于甲状软骨板下缘的后部，称直部；其余的部分止于甲状软骨下角的前缘，称斜部。环甲肌多与咽下缩肌相连（75.8%）。此肌收缩，使甲状软骨前倾前移；若甲状软骨固定，则使环状软骨及其上方的杓状软骨后倾。两种情况都是拉长声带，使之紧张。

2. **环杓侧肌** 环杓侧肌（lateral cricoarytenoid）呈不等边三角形，肌纤维起自环状软骨弓上缘，斜向后上，止于杓状软骨肌突的前部。此肌收缩时，使杓状软骨内旋，两侧声带靠拢且稍松弛。

3. **环杓后肌** 环杓后肌（posterior cricoarytenoid）呈三角形，起自环状软骨板背侧的板凹，肌纤维斜向外上，止于杓状软骨肌突的后部。此肌收缩时，使杓状软骨外旋，从而声门开大，声带紧张。

4. 杓横肌　杓横肌（transverse arytenoid）肌纤维横行，位于两侧杓状软骨背侧面，附着于杓状软骨的外侧缘和肌突。此肌收缩，使杓状软骨向中线靠拢，声门裂软骨间部（呼吸部）变窄，声带稍紧张。

5. 杓斜肌与杓会厌肌　杓斜肌（oblique arytenoid）是一对肌束，位于杓横肌的浅层，相互交叉呈 X 形，起于一侧软骨的肌突，止于对侧软骨尖。此肌延续入杓状会厌襞内，则称杓会厌肌（aryepiglotticus）。两肌收缩，不仅协助杓横肌使声门变窄，更主要的是使喉口缩小，甚至关闭。

6. 甲杓肌　甲杓肌（thyroarytenoid）是介于甲状软骨前角与杓状软骨之间的矢状位肌纤维的总称，较厚，可分内侧、外侧两部。内侧部有少数肌纤维位于前庭襞内，称前庭肌（vestibularis）或室肌（ventricularis）。收缩时，使两襞缩短并靠近。另一部分肌束附着于声韧带的外侧，向后止于声带突及其附近，称声带肌（vocalis）。此肌后部较厚，收缩时，牵拉杓状软骨向前，声带变松；外侧部的肌纤维主要止于杓状软骨的椭圆凹，并有纤维与杓横肌相续，收缩时，可使声带松弛。声门裂软骨间部靠拢，乃至关闭。另有部分肌纤维自甲状软骨背侧斜向后上，止于会厌软骨侧缘和前面，称甲状会厌肌（thyioepiglotticus），收缩时，牵拉会厌软骨向前下，使喉口及喉前庭扩大。

纵观喉肌，其主要作用是使声带运动，在吞咽时，协助声带关闭，避免食物误吸入肺。

六、食管

食管是胃肠道上部一个富有伸缩性近乎塌陷的肌性管道，长 23~25cm。食管分为颈段、胸段和腹段。在颈段，食管位于气管的后方，与气管的膜性腔壁有疏松结缔组织相连。因此，气管的后壁也是食管的前壁。当食管异物较大时，推移气管膜性腔壁可压迫气管，引起呼吸困难；气管外伤时也常伴有食管损伤，可引起吞咽困难。

新生儿食管起端的位置，以喉的位置为准，其入口通常平 C₃、C₄ 之间的椎间隙处，比成年人高 3 个椎体。在儿童时期，食管随喉部下降，直到 12~13 岁才停止。新生儿的食管下端与胃的贲门相接处，平第 10~11 胸椎（成年人平第 11 胸椎），可见在发育过程中，此处与脊柱之间的关系，并无较大的位移。食管是一个管腔构造的器官，上方起于环状软骨，下方与下咽腔的食管入口部位相连，垂直于胸腔内，并在食管的杓状部进入腹腔，通过贲门与胃相连。食管的肌肉通过由上而下的收缩蠕动动作，将从咽腔进入食管的食团送到胃部。这些动作受自主神经的内脏反射控制，无法自主控制。食管在上中下的位置，共有 3 个防止反流的狭窄部位。

（一）食管的生理性狭窄

食管在其上中下的位置，各有一个防止反流的狭窄部位，即食管的三个生理性狭窄，如图 2-17。第一狭窄是食管入口部，在环状软骨下缘，因环咽肌强有力地收缩将环状软骨拉向颈椎，使其成为食管最狭窄处；第二狭窄相当于第 4 胸椎平面，是主动脉弓和左主支气管横过食管前壁之处；第三狭窄相当于第 10 胸椎平面，是穿过横膈食管裂孔，为膈脚压迫处。这三个狭窄的部位是食管最易受伤和异物最易停留的部位，尤其以第一狭窄处更为突出。

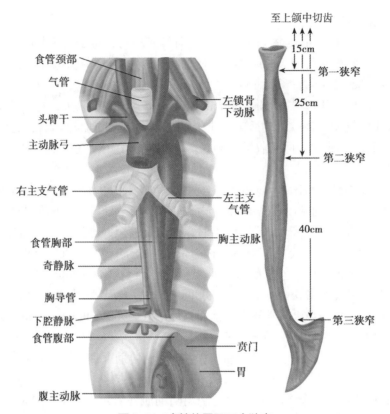

图 2-17　食管位置及三个狭窄

引自：丁文龙，刘学政 . 系统解剖学 .9 版 . 北京：人民卫生出版社，2018.

（二）食管的肌层和括约肌

食管由两层肌肉组成，内层为环状，外层为纵向。每层上 1/3 为横纹肌，下 1/3 为平滑肌，中段为横纹肌和平滑肌，通过节律性蠕动，推挤食物入胃内。

食管上、下两端各有一个括约肌，上端为食管上括约肌（upper esophageal sphincter，UES），与咽相连；下端为食管下括约肌（lower esophageal sphincter，LES），连接于胃，可防止胃内容物反流。

1. **食管上括约肌**　至少由 3 组横纹肌组成：咽下缩肌远侧部、环咽肌、食管近端肌肉；UES 能使咽与食管分隔，在呼吸时防止气体进入消化道，防止物质由食管反流进入咽，保护气道。

食管上括约肌也称为周围食管段（peripheral esophagus segment，PES），是涉及口咽期的第三处（也是最后一处）括约肌所在位置。喉的升高（使环状软骨板离开咽后壁）和环咽肌松弛对正常的咽食管段的开放是必要的，有利于食团通过。压力研究显示成功的吞咽依赖于舌的驱动力和在食管入口处产生的负压，而不是括约肌蠕动样的压力。

2. **食管下括约肌**　在食管和胃之间，虽然在解剖上并不存在括约肌，但用测压法可观察到，在食管至胃贲门连接处以上，有一段长 1～3cm 的高压区，其内压力一般比胃高 0.67～1.33kPa（5～10mmHg），因此是正常情况下阻止胃内容物逆流入食管的屏障，起到了类似生理性括约肌的作用。正常人静息时 LES 压为 10～30mmHg，比胃内压高 5～10mmHg，可阻止胃内容物反流入食管。当食物经过食管时，刺激食管壁上的机械感受器，可反射性地引起 LES 舒张，食物便能进入胃内；当食物进入胃后，LES 收缩，恢复其静息时的张力，防止胃内容物反流入食管。食物入胃后引起的胃泌素释放，则可加强该括约肌的收缩，这对于防止胃内容物反流入食管可能具有一定作用。

（杨　峰　关志勇）

第四节　儿童摄食吞咽的神经支配

人的吞咽中枢位于脑干（brainstem），由延髓（medulla oblongata）、脑桥（pons）和中脑（midbrain）三部分组成，位于颅后窝，延髓和脑桥的背面与小脑相连，与吞咽有关的神经结构比较复杂，而主要与延髓有关。

一、延髓

（一）外观

延髓形似倒置的圆锥体，长约 3cm。下端平枕骨大孔处与脊髓相连，上端借延髓脑桥沟与脑桥分界。在腹侧面，前正中裂两侧的纵向隆起为锥体（pyramid），由大脑皮质发出的锥体束所构成。锥体外侧有一对卵圆形的隆起，称橄榄，内含下橄榄核。橄榄与锥体之间的沟内有舌下神经根出脑。橄榄背侧的沟内，从上向下依次有舌咽神经、迷走神经和副神经的根丝出入。在背侧面，上部因中央管敞开，构成第四脑室底；下部形似脊髓，在后正中沟的两侧有两对突起，内侧者称薄束结节，外侧者称楔束结节，其深面分别有薄束核和楔束核。楔束结节外上方的隆起称小脑下脚，为小脑与脊髓、延髓间联系的纤维构成。

（二）内部结构

延髓下部的结构与脊髓相似，向上则逐渐复杂。其重要结构分述如下：

1. **锥体束和锥体交叉**　延髓的锥体内有锥体束（pyramidal tract），它是大脑皮质的神经元发出管理骨骼肌随意运动的下行纤维束，在延髓腹侧的中线两侧聚集成锥体。锥体束在下行过程中一部分纤维终止于脑神经躯体运动核和特殊内脏运动核，称为皮质核束（corticonuclear tract）。另一部分纤维下行到脊髓，终止于前角运动细胞，称为皮质脊髓束（corticospinal tract）。皮质脊髓束下行至锥体下端，其大部分纤维（约 3/4）在中央管前方越过中线至对侧，形成锥体交叉（decussation of pyramid）。交叉后的纤维下行于脊髓的外侧索，称为皮质脊髓侧束。其余 1/4 未交叉的纤维在同侧脊髓前索下行，称为皮质脊髓前束。由于皮质脊髓束的大部分纤维经锥体交叉到达对侧，故在锥体交叉以上损伤锥体束时，会造成对侧肢体的骨骼肌瘫痪。

2. **薄束核、楔束核和内侧丘系交叉**　薄束核（gracile nucleus）和楔束核（cuneate nucleus）分别位于延髓背侧的薄束结节和楔束结节的深面，接受脊髓传导本体感觉和精细触觉的薄束和楔束的上行纤维。此二核发出的纤维呈弓形绕过中央灰质的外缘走向中央管的腹侧，在中线上左右交叉，称为内侧丘系交叉（decussation of medial lemniscus）。交叉后的纤维在锥体后方和中线两侧折向上行，称为内侧丘系（medial lemniscus），它经脑桥、中脑，止于丘脑。在一侧内侧丘系损伤后，对侧躯干和四肢出现本体感觉和皮肤精细触觉障碍。楔束核的背外侧有楔束副核（accessory cuneate nucleus），埋于楔束内，与脊髓的胸核相当，由大型细胞组成。它从楔束接受颈部与上胸部脊神经后根的传入纤维；发出纤维组成楔小脑束，经同侧小脑下脚止于小脑皮质。向小脑传递同侧躯干上部和上肢的本体感觉冲动。

3. 下橄榄核和小脑下脚下橄榄核 下橄榄核（inferior olivary nucleus）和小脑下脚下橄榄核位于延髓橄榄的深方，在切面上呈袋口向内的多皱褶的囊形灰质团块。此核在人类特别发达，它接受大脑皮质、中脑红核和脊髓等处的纤维，发出橄榄小脑束越边至对侧，经小脑下脚折向背侧进入小脑。可能与人的直立行走和手的技巧性活动有关。小脑下脚（inferior cerebellar peduncle）是延髓连到小脑的一个复合纤维束，主要由橄榄小脑束、脊髓小脑后束、楔小脑束以及发自延髓一些核团的纤维组成。

4. 三叉神经脊束和脊束核 三叉神经脊束（spinal tract of trigeminal nerve）在延髓关闭部位置表浅，位于楔束和楔束核的外侧，相当于脊髓背外侧束的部位；开敞部位于小脑下脚的腹内侧。它是由三叉神经进入脑桥后，下行的降支纤维构成，传导三叉神经分布区域的痛、温觉冲动，止于其内侧的三叉神经脊束核。三叉神经脊束核（spinal nucleus of trigeminal nerve）为一纵长核柱，属一般躯体感觉核。上起自三叉神经脑桥核下端，向下纵贯脑桥下段和延髓全长，与脊髓后角胶状质相接。由于在位置上三叉神经脊束与脊束核靠近脊髓丘脑束，故延髓背外侧区的损伤，可出现同侧面部和对侧肢体皮肤痛、温觉丧失的交叉性感觉异常。

5. 延髓的脑神经核 延髓内有与IXX、XI、XII对脑神经联系的核团，这些核团与吞咽功能密切相关。

（1）舌下神经核：舌下神经核（nucleus of hypoglossal nerve）属一般躯体运动核。位于中线两侧，舌下神经三角深部，由大型运动神经元组成。此核细胞发出纤维向前经锥体束和下橄榄核之间出脑，支配同侧舌肌的运动。由于舌下神经根靠近锥体束，因此，当延髓一侧锥体病变时，常累及舌下神经根，出现交叉性瘫痪，即病灶侧舌肌瘫痪，病灶对侧肢体也瘫痪。

（2）下泌涎核：下泌涎核（inferior salivatory nucleus）为位于迷走神经背核头端的独立细胞群，属一般内脏运动核。在橄榄上部平面，弥散分布于网状结构内，此核发出副交感节前纤维加入舌咽神经，支配腮腺的分泌。

（3）疑核：疑核（nucleus ambiguus）属于特殊内脏运动核，位于网状结构内，居三叉神经脊束核与下橄榄核之间，由典型的多极运动神经元组成。疑核传入纤维来自三叉神经感觉核和孤束核，参与由咽喉肌及其他肌肉完成的吞咽及咳嗽、呕吐等反射活动。它发出的运动纤维加入舌咽神经、迷走神经和副神经颅根，支配软腭、咽、喉和食管上部的骨骼肌。

（4）副神经核：副神经核（accessory nucleus）属特殊内脏运动核。上端达锥体交叉中部，与疑核相续；下段伸入上部颈髓，位于前角的背外侧部。该核发出的纤维走向后外侧，在脊神经前、后根之间出脊髓，组成副神经脊髓根。支配胸锁乳突肌和斜方肌。

（5）孤束核：孤束核（nucleus of solitary tract）属内脏感觉核，位于迷走神经背核的外侧，围绕在孤束的周围。孤束（solitary tract）是由面神经、舌咽神经和迷走神经的一般和特殊内脏传入纤维的长降支组成，终止于其周围的孤束核。孤束核发出的纤维上行至高级中枢的路径尚不清楚，多认为它主要是混入内侧丘系上行达背侧丘脑。另外，孤束核也发纤维直接或间接至脑干和脊髓的核团，完成心血管、呼吸及泌涎等反射。

（6）延髓的纤维束：分布于延髓背外侧的周边部和中缝两侧，在延髓关闭部的周边。自背侧向腹侧依次为薄束、楔束、三叉神经脊束、脊髓小脑后束和脊髓小脑前束，后者内侧有脊髓丘脑束（又称脊髓丘系）。在开敞部的周边，小脑下脚的腹侧依次列有三叉神经脊束、脊髓小脑前束，以及后者内侧的脊髓丘脑束。在延髓中缝两侧，由腹侧向背侧依次排列着锥体束、内侧丘系、顶盖脊髓束和内侧纵束。

（7）延髓的网状结构：在脑干背盖内，各核团及纤维束之间有纵横交织成网的神经纤维和位于纤维网内大小不等的神经细胞，这些结构总称为网状结构（reticular formation）。在低等脊椎动物的中枢神经，大部分由网状结构组成；高等脊椎动物虽已出现了大量边界明显的灰质和白质，但网状结构仍然是脑内的一个重要组成部分。网状结构从脊髓上胸段向上延伸至间脑，其中脑干的网状结构最为发达。

在网状结构内的神经细胞虽然比较分散，大小及形态不一，纤维多方向行走，联系复杂，但在一定程度上也聚集成团，形成神经核。根据这些核团的分布与功能，把脑干网状结构分为纵长的 3 个区，即正中区、内侧区和外侧区。

网状结构内有许多调节内脏活动的神经元。这些神经元胞体所在部位，常被称为中枢。如吞咽中枢位于延髓迷走神经背核附近的网状结构中，延髓外侧网状结构中有心血管运动中枢；在延髓闩附近的网状结构中有呼吸运动中枢；此外，在延髓的背外侧网状结构中有呕吐中枢等。网状结构是通过网状脊髓束实现其对内脏活动的下行性调节。

二、脑神经

脑神经的控制，在整个吞咽过程中也是至关重要的，有了神经的调控，才能使整个吞咽过程进行得自然顺畅。在吞咽活动中，实际上 12 对脑神经均参与吞咽反射活动，其中三叉神经、面神经、舌咽神经、迷走神经、副神经、舌下神经 6 对脑神经为主要参与神经。

新生儿的脑神经在出生时，脑神经的髓鞘化程度是和脊神经不相同的，变化的过程也很大，在同一年龄也各不相同。但总的来说，大致如下：

1. 前庭窝（位听）神经　一般出生时，几乎所有纤维均含髓鞘。

2. 视神经　在新生儿，在眼眶一段只有少些髓鞘。

3. 其余脑神经　运动神经，一般含髓鞘相当多；而感觉神经，髓鞘化则没有那么早。其原因，认为与功能有关。胎儿在子宫时已可运动，而感觉的触觉则没那么活跃。因此，动眼神经、滑车神经和展神经，在新生儿比三叉神经、面神经、副神经和舌下神经含有更多的髓鞘。

儿童的脑神经在出生后，在子宫外生活对脑神经的继续形成具有重要作用。当出生后 1 天，视神经髓鞘化即可看出其增加，据认为功能活动可以刺激其迅速发育；但也有其他的学说。

出生后在发育过程中，各脑神经的发育比脊神经明显领先，它们之间的发育情况，在对比之下有惊人的不同。视神经在眼眶一段，到第 3 周时完全髓鞘化。

（一）嗅神经

嗅神经（olfactory nerve，CN-Ⅰ）为特殊内脏感觉性脑神经，传导气味刺激所产生的嗅觉冲动。起于鼻腔嗅部黏膜内的嗅细胞中枢突集合形成约 20 条嗅丝（嗅神经），穿过筛板终止于嗅球。嗅球神经元发出的纤维在经嗅束 - 外侧嗅纹止于嗅中枢。嗅觉系统是唯一不在丘脑换元，而将神经冲动直接传到皮质的感觉神经。

嗅神经损伤可以导致一侧或两侧嗅觉减退或缺失，嗅中枢的刺激性病变可以引起嗅幻觉。

（二）视神经

视神经（optic nerve，CN-Ⅱ）为特殊躯体感觉性脑神经，是由视网膜神经节细胞的轴突聚集而成，主要传导视觉冲动。视网膜的神经节细胞发出的轴突在视乳头形成视神经，经视神经孔入颅中窝，在蝶鞍上方形成视交叉，来自视网膜鼻侧的纤维交叉至对侧，来自颞侧的纤维不交叉，形成视束终止于外侧膝状体。外侧膝状体换元后经内囊后肢后部形成视放射，终止于枕叶视皮质中枢。视神经损伤可以导致视力障碍或视野缺损。

（三）动眼神经、滑车神经、展神经

动眼神经，滑车神经和展神经共同管理眼球运动，合称为眼球运动神经。

动眼神经（oculomotor nerve，CN-Ⅲ）为支配眼肌的主要运动神经，包括运动纤维和副交感纤维两种成分。动眼神经发自中脑上丘水平的动眼神经核。可分为三部分。①外侧核：为运动核，位于中脑四叠体上丘水平的导水管周围腹侧灰质中，左右各一。发出的运动纤维穿过红核组成动眼神经，由中脑脚间窝出脑，穿过海绵窦之侧壁经眶上裂入眶，支配上睑提肌、上直肌、内直肌、下斜肌、下直肌。②正中核：位于中线上，不成对，发出的副交感纤维到达两眼内直肌，主管两眼的辐辏运动。③内侧核：位于正中核的背外侧，发出的副交感神经节前纤维入动眼神经，至睫状神经节换元，其节后纤维支配瞳孔括约肌和睫状肌，司瞳孔缩小及晶状体变厚而利于视近物，参与瞳孔和调节反射。

滑车神经（trochlear nerve，CN-Ⅳ）发自中脑动眼神经核下端的滑车神经核，其纤维走向背侧顶盖，经下丘下方出脑，穿过海绵窦外侧部与动眼神经伴行，经眶上裂入眶后，支配上斜肌，使眼球向外下方向转动。

展神经（abducent nerve，CN-Ⅵ）发自脑桥中部被盖中线两侧的展神经核，其纤维从桥延沟内侧部出脑，通过硬膜下间隙进入海绵窦，由眶上裂入眶，支配外直肌，使眼球向外侧运动。

眼球活动是一种精细而协调的运动，在眼外肌中只有外直肌和内直肌呈单一的水平运动，其他肌肉都有向几个方向运动的功能，既可以相互抵消，又可以相互协同，以完成眼球向某一方向的运动。眼球运动障碍根据损害部位不同，可以分为周围性、核性、核间性及核上性四种类型。眼球运动神经损伤可以导致复视、眼震、凝视、瞳孔异常等，无法感知事物或出现感知异常。

（四）三叉神经

三叉神经（trigeminal nerve，CN-Ⅴ）为混合性神经，是第 5 对脑神经，也是面部最粗大的神经，含有一般躯体感觉和特殊内脏运动两种纤维。其运动神经核位于脑桥，主要控制咀嚼肌群，包括颞肌、咬肌、内外翼肌，以及下颌舌骨肌（mylohyoid）与腭帆张肌（tensorveli palatini，LVP）。支配脸部、口腔、鼻腔的感觉和咀嚼肌的运动，并将头部的感觉信息传送至大脑。三叉神经由眼支（第一支）、上颌支（第二支）和下颌支（第三支）汇合而成，分别支配眼裂以上、眼裂和口裂之间、口裂以下的感觉和咀嚼肌收缩。

1. **特殊内脏运动纤维**　始于三叉神经运动核，其轴突组成细小的三叉神经运动根，由脑桥基底部与小脑中脚交界处出脑，加入下颌神经，经卵圆孔出颅，分布于咀嚼肌等。运动根内含有由三叉神经中脑核发出的纤维，传导咀嚼肌的本体感觉。

2. **一般躯体感觉纤维**　组成粗大的感觉根，位于运动根的外侧，连接三叉神经节（又称半月神经节）。该节位于颞骨岩部尖端三叉神经节压迹处、由硬脑膜形成的三叉神经腔内，蛛网膜和蛛网膜下腔也延入腔中，包绕三叉神经根和三叉神经节后部。

一侧三叉神经周围性完全损伤时出现的感觉障碍，主要为同侧面部皮肤及口、鼻腔和舌

前 2/3 黏膜的感觉丧失；角膜反射可因角膜感觉丧失而消失。运动障碍为同侧咀嚼肌瘫痪和萎缩，张口时下颌偏向患侧，沿下颌骨的下颌支与颧弓以上出现一个深凹。

（五）面神经

1. 面神经纤维成分 面神经（facial nerve，CN- Ⅶ）为混合性脑神经，含有 4 种纤维成分。

（1）特殊内脏运动纤维：起于脑桥被盖部的面神经核，主要支配面肌的运动。

（2）一般内脏运动纤维：起于脑桥的上泌涎核，属副交感神经节前纤维，在有关副交感神经节换元后的节后纤维分布于泪腺、下颌下腺、舌下腺及鼻、腭的黏膜腺，控制上述腺体的分泌。

（3）特殊内脏感觉纤维（味觉纤维）：其胞体位于颞骨岩部内，面神经管弯曲处的膝神经节，周围突分布于舌前 2/3 黏膜的味蕾，中枢突终止于脑干内的孤束核。

（4）一般躯体感觉纤维：传导耳部皮肤的躯体感觉和表情肌的本体感觉。

2. 面神经根 由两个根组成，一个是较大的运动根，自脑桥小脑角区，脑桥延髓沟外侧部出脑；另一个是较小的混合根，称中间神经，自运动根的外侧出脑，两根进入内耳门合成一干，穿内耳道底进入与中耳鼓室相邻的面神经管，先水平走行，后垂直下行由茎乳孔出颅，向前穿过腮腺到达面部，在面神经管内有膨大的膝神经节。

3. 面神经分支 面神经穿面神经管及最后穿出腮腺时都发出许多分支。

（1）面神经管内的分支：

1）鼓索：面神经的重要分支，在面神经出茎乳孔前发出，由面神经管进入鼓室后，沿鼓膜内面前行，之后出鼓室，至颞下窝，加入舌神经，其中的特殊内脏感觉纤维随舌神经分布于舌前 2/3 黏膜的味蕾，感觉味觉。鼓索内还含有副交感节前神经纤维，在下颌下神经节换元后，自节发出副交感节后纤维，分布于舌下腺和下颌下腺，管理两腺的分泌。

2）岩大神经：含有副交感节前神经纤维，自膝神经节分出，至翼腭神经节，在节内换神经元后，发出副交感节后神经纤维分布于泪腺和鼻、腭部黏膜腺，支配腺体分泌。

3）镫骨肌神经：支配鼓室内的镫骨肌。

（2）颅外分支：面神经出茎乳孔后即发出 3 小支，支配枕肌、耳周围肌、二腹肌后腹和茎突舌骨肌。面神经主干前行进入腮腺实质，在腺内分支组成腮腺内丛发分支至腮腺前缘，分布于面部诸表情肌。

1）颞支：经腮腺上缘，斜跨颧弓，支配额肌和眼轮匝肌上部。

2）颧支：3～4 支，由腮腺前端穿出，支配眼轮匝肌下部及颧肌。

3）颊支：3～4 支，出腮腺前缘，支配颊肌、口轮匝肌及其他口周围肌。

4）下颌缘支：从腮腺下端穿出后，行于颈阔肌深面，越过面动、静脉的浅面，沿下颌骨下缘前行，分布于下唇诸肌及颏肌。

5）颈支：由腮腺下端穿出，在下颌角附近至颈部，行于颈阔肌深面，支配颈阔肌。

4. 面神经核 面神经的运动神经核位于脑桥盖膜（pontine tegmentum），由感觉、运动和副交感神经纤维组成，分别管理舌的味觉、面部表情肌运动及支配舌下腺、下颌下腺和泪腺的分泌，五对分支主要控制脸部表情及下脸部肌肉运动能力，包括闭唇、张口、噘唇、圆唇等动作。分为上下两部分，上部分受双侧大脑皮质运动区的支配，并发出运动纤维支配同侧颜面上半部的肌肉，核的下半部分仅受对侧大脑皮质的支配，并发出运动纤维支配同侧颜面下半部的肌肉。因此面神经损伤症状分为中枢型和周围型两种：

（1）中枢型：为核上组织（包括皮质、皮质脑干纤维、内囊、脑桥等）受损时引起，出现病灶对侧颜面下部肌肉麻痹。从上到下表现为鼻唇沟变浅，露齿时口角下垂（或称口角歪向病灶侧，即瘫痪面肌对侧），不能吹口哨和鼓腮等，对吞咽、咀嚼有一定的影响。多见于脑血管病变、脑肿瘤和脑炎等。

（2）周围型：为面神经核或面神经受损时引起，出现病灶同侧全部面肌瘫痪，从上到下表现为不能皱额、皱眉、闭目、角膜反射消失，鼻唇沟变浅，不能露齿、鼓腮、吹口哨，口角下垂（或称口角歪向病灶对侧，即瘫痪面肌对侧）。多见于受寒、耳部或脑膜感染、神经纤维瘤引起的周围型面神经麻痹。此外还可出现舌前 2/3 味觉障碍。

（六）前庭蜗（位听）神经

前庭蜗神经（vestibulocochlear nerve，CN-Ⅷ）又称为听神经，是特殊感觉性脑神经，由功能不同的蜗神经和前庭神经组成。

蜗神经起自内耳螺旋神经节的双极神经元，其中枢突进入内听道组成蜗神经，终止于脑桥尾端的蜗神经前后核，发出的纤维一部分经斜方体至对侧，另一部分在同侧上行，形成外侧丘系，终止于四叠体的下丘及内侧膝状体，内侧膝状体发出纤维经内囊后肢形成听辐射，终止于颞横回皮质听觉中枢。蜗神经的功能主要是传导听觉。

前庭神经是内耳前庭神经节的双极神经元，其周围突分布于三个半规管的壶腹、椭圆囊和球囊，感受身体和头部的空间移动。中枢突组成前庭神经，和蜗神经一起入颅，终止于脑桥和延髓的前庭神经核群。发出的纤维一小部分经过小脑下脚终止于小脑的绒球及小结；一部分构成前庭脊髓束终止于同侧脊髓前角细胞，调节躯体平衡；其余的纤维加入内侧纵束，与眼球运动神经和上部颈髓建立联系，调节眼球及颈肌反射性活动。前庭神经的功能是反射性调节机体的平衡，并调节机体对各种加速度的反应。

蜗神经损害主要表现为听力障碍和耳鸣，前庭神经损害主要表现为眩晕、眼球震颤及平衡障碍，其中平衡障碍表现为步态摇晃不稳、指鼻试验不稳，手脚协调性差。

（七）舌咽神经

舌咽神经（glossopharyngeal nerve，CN-Ⅸ）为混合性神经，含 5 种纤维成分。

1. **特殊内脏运动纤维**　起于疑核，支配茎突咽肌和咽缩肌。

2. **一般内脏运动（副交感）纤维**　起于下泌涎核，在耳神经节交换神经元后到腮腺，支配腮腺分泌。

3. **特殊内脏感觉纤维**　胞体位于颈静脉孔处的下神经节，中枢突终于脑干孤束核，周围突分布于舌后 1/3 的味蕾。

4. **一般内脏感觉纤维**　胞体也位于下神经节，中枢突终于孤束核，周围突分布于咽、舌后 1/3 等处黏膜以及颈动脉窦和颈动脉小球。

5. **一般躯体感觉纤维**　胞体位于上神经节内，分布于耳后皮肤。

舌咽神经的根丝，自延髓后外侧沟出脑后与迷走神经和副神经同出颈静脉孔。在孔内神经干上有膨大的上神经节（superior ganglion）。出孔后，在孔的下方又形成一稍大的下神经节（inferior ganglion）。舌咽神经出颅后先在颈内动、静脉间下降，然后呈弓形向前，经舌骨舌肌深面达舌根。

（1）鼓室神经：至鼓室、乳突小房和咽鼓管的黏膜，司黏膜感觉。鼓室神经的终支为岩小神经（lesser petrosal nerve）。内含管理腮腺的副交感节前纤维，经鼓室上壁出鼓室，再经卵圆孔到颞下窝，入耳神经节交换神经元后，分布于腮腺。

（2）咽支：有3~4支，在咽后壁上与迷走神经和交感神经的咽支共同构成咽丛。分支至咽壁的肌肉和黏膜，支配部分咽缩肌运动和黏膜的一般内脏感觉。

（3）颈动脉窦支：分布于颈动脉窦和颈动脉小球，分别感受动脉内的压力和血液内的二氧化碳浓度的变化，反射性地调节血压和呼吸。

（4）舌支：为舌咽神经的终支，经舌骨舌肌的深面，分布于舌后1/3黏膜和味蕾。司一般内脏感觉和味觉。

此外，舌咽神经还发出咽支、扁桃体支和茎突咽肌支等。

一侧舌咽神经损伤后表现为：①咽与舌后1/3的感觉障碍；②咽反射减退或消失；③舌后1/3味觉丧失；④某些咽肌肌力减弱，悬雍垂偏向健侧；⑤腮腺分泌减少等。然而舌咽神经损伤不易检查，而且单独舌咽神经损伤也甚罕见，常伴有迷走神经或其他一些核的损伤。

（八）迷走神经

迷走神经（vagus nerve，CN-Ⅹ）为混合性神经，是行程最长、分布范围最广的一对脑神经。含有四种纤维成分。

1. **一般内脏运动（副交感）纤维** 起于迷走神经背核，主要分布到颈、胸和腹部的脏器，管理平滑肌、心肌和腺体活动。

2. **特殊内脏运动纤维** 起于疑核，支配咽、喉肌。

3. **一般内脏感觉纤维** 其胞体位于颈静脉孔下方的下神经节内，其中枢突终于孤束核，周围突分布于颈、胸和腹部的脏器。

4. **一般躯体感觉纤维** 其胞体位于上神经节内，其中枢突止于三叉神经脊束核，周围突主要分布于耳郭、外耳道的皮肤和硬脑膜。

迷走神经由延髓后外侧沟出脑，经颈静脉孔出颅。迷走神经干位于颈动脉鞘内，沿颈总动脉和颈内静脉之间的后面下降。到颈根部，左右迷走神经行程不同：右迷走神经经右锁骨下动、静脉间进入胸腔，沿气管右侧下行，经右肺根后方至食管后面分散成食管后丛。此丛向下聚合成迷走神经后干（posterior vagal trunk），经膈肌的食管裂孔进入腹腔；左迷走神经由左颈总动脉和左锁骨下动脉间下降到胸腔，越主动脉弓左前方，再经左肺根的后方至食管前面分散成食管前丛，此丛向下聚合成迷走神经前干（anterior vagal trunk），亦经膈肌的食管裂孔进入腹腔。迷走神经在颈部、胸部与腹部都有分支。其中颈部、胸部分支与吞咽关系密切，详述如下：

（1）耳支：管理外耳道和耳郭后面的皮肤。

（2）咽支：有数条，经颈内、外动脉之间前行。至咽侧壁，与舌咽神经和交感神经的咽支共同构成咽丛，支配咽缩肌和软腭肌肉（腭帆张肌除外）的运动及咽黏膜的感觉。

（3）喉上神经：经颈内动脉内侧行向前下至舌骨大角处分为内、外两支：内支是感觉纤维，较粗，与喉上动脉同穿甲状舌骨膜入喉，管理声门裂以上的喉黏膜以及会厌、舌根等的感觉；外支是运动纤维，细小，支配环甲肌，并分出细支至甲状腺。

（4）喉返神经：发自迷走神经的胸段，但立即向上返至颈部，左右两侧的返回部位有所不同。在颈部，喉返神经于气管与食管之间的沟内上行，经环甲关节的后方入喉，支配除环甲肌以外的全部喉肌并分布于声门裂以下的喉黏膜。喉返神经的末支称喉下神经。喉返神含特殊内脏运动纤维和一般内脏感觉纤维，是喉肌的重要运动神经，在其入喉前与甲状腺下动脉的终支互相交错，在甲状腺手术时容易损伤此神经。

一侧迷走神经主干损伤表现为病侧软腭瘫痪、发音困难、声音嘶哑、心动过速、喝水时易发呛咳等症状。两侧迷走神经损伤可引起失音、喉部肌肉瘫痪、呼吸困难、心律不齐甚至导致死亡。单独迷走神经损伤少见，多伴舌咽神经、副神经和舌下神经受累，而引起相应的系列症状。当与舌咽神经合并损伤时，会发生吞咽困难、腭垂歪向健侧等。

（九）副神经

副神经（accessory nerve，CN-XI）由颅根和脊髓根组成。颅根（延髓部）含特殊内脏运动纤维，起自疑核，出脑后与脊髓根合成副神经。经颈静脉孔出颅后，颅根又分开加入迷走神经支配咽喉肌。脊髓根（脊髓部）的纤维为躯体运动纤维，起自脊髓颈段和延髓下端的副神经核，由脊神经前、后根之间出脊髓，在椎管内上行，经枕骨大孔入颅腔，与颅根汇合成副神经。出颅后脊髓根与颅根分开，单独成为颈部所见的副神经，绕颈内静脉行向外下，经胸锁乳突肌深面继续向外下斜行进入斜方肌深面，分支支配此二肌。

副神经的脑根单独损伤少见，常与迷走神经一同损伤，引起喉及咽肌瘫痪而出现发音和吞咽障碍；一侧副神经脊髓根受损时，引起胸锁乳突肌、斜方肌瘫痪，出现头部向健侧转动无力，患侧肩部稍下垂、耸肩无力等症状。在清除颈后三角淋巴结的手术时，亦可损伤副神经而出现斜方肌瘫痪。

（十）舌下神经

舌下神经（hypoglossal nerve，CN-XII）由躯体运动纤维组成，由舌下神经核发出，自延髓的前外侧沟出脑，经舌下神经管出颅。出颅后，经颈内动、静脉之间下行，然后在枕动脉下方绕颈外动脉向前达舌骨舌肌浅面，在舌神经和下颌下腺导管的下方进入舌内，支配全部舌内、外肌。舌下神经只受对侧皮质脑干束支配，控制舌头肌肉活动，进行舌头前伸、后缩、放平、拉宽、内缩、翘舌、后收等动作。

一侧舌下神经受损，患侧舌半舌肌瘫痪，继而舌肌萎缩，伸舌时由于健侧颏舌肌牵拉力量强于患侧，故舌尖偏向患侧；缩舌时，健侧茎突舌肌过度牵拉，舌侧偏向健侧。多见于脑血管意外。

（杨　峰　周惠嫦）

第五节　儿童的营养管理

儿童正处于生长发育的关键时期，营养除了满足基础代谢和活动所需外，还需要促进机体生长发育。一些疾病导致的营养摄入不足和 / 或能量消耗增加，可能造成儿童营养不良。婴幼儿期的营养不良可能导致儿童不可逆转地生长和认知发育迟缓，影响智力潜能的发挥，降低学习能力和成年后的劳动生产能力，甚至可导致成年后患肥胖、高血压、冠心病和糖尿病等诸多慢性疾病的风险增加。因此重视儿童的营养问题，加强营养管理，纠正不良的饮食习惯，防止营养不良，对儿童的健康成长至关重要。

根据中国疾病预防控制中心妇幼保健中心的指导意见，儿童的营养管理包括管理指标、管理目标及管理方法三个方面，营养管理的目标包括健康层面、疾病预防层面和疾病治疗层面，而管理的指标则包括体格生长的管理指标（如身高、体重等）和微量营养的管理指标。

对有吞咽障碍、喂养困难的患儿进行营养风险筛查非常重要。营养风险筛查是营养管理的第一步，为判断个体是否已有营养不良或存在营养不良的风险，以决定是否进行详细的营养评估。

在疾病预防层面一般采取疾病营养评分量表（disease nutritional risk score）来评价患者是否存在营养不良指征。

营养管理的方法包括健康人的正常营养需求和病患者的营养支持治疗。本节重点介绍不同月龄正常儿童的营养需求和喂养方法。摄食吞咽障碍患者的营养支持治疗见第五章第四节。

一、儿童营养需求

母乳或配方奶是6个月前婴儿的唯一食物，也是1岁前婴儿获得营养能量的重要来源，若要婴儿健康发育就需要获得充足的奶量。4～24月龄婴幼儿应逐步地科学地添加辅食，完成从以乳类食物为主到以健康膳食模式和食物多样化的转换，并养成良好的饮食习惯。2岁时，随着儿童消化功能的不断完善，饮食的种类和制作方法逐渐向成人过渡，以粮食、蔬菜和肉类为主的食物开始成为幼儿的主食，不过还是需要注意营养平衡和易于消化，不能完全吃成人的食物。学龄前儿童应该有一个健康的饮食态度，家长应科学合理搭配营养餐，纠正偏食、挑食的不良习惯。

（一）0～6月龄婴儿的奶类供给

1. 母乳喂养

母乳是最适宜婴儿的食物，含有婴儿生长发育所需的各种营养物质。因此，0～6月龄婴儿的营养供给，建议实行纯母乳喂养。

（1）母乳是婴儿最理想的食物

1）母乳的营养成分比较齐全，能全面满足婴儿生长发育的需要。①人乳中乳清蛋白占总蛋白的70%，与酪蛋白的比例约为2：1，而牛乳的比例为1：4.5。乳清蛋白在胃中遇酸后形成的凝块小，利于婴儿消化，并可促进糖的合成。氨基酸构成比例适宜，还含有较多的婴儿必需氨基酸（胱氨酸和牛磺酸）。②含有大量利于婴儿大脑发育的多不饱和脂肪酸（如：亚油酸、亚麻酸、花生四烯酸和DHA）。含有小体积的脂肪球和相应的乳脂酶，利于脂肪消化，尤对胰脂酶活力较低的新生儿及早产儿更加适宜。③以乙型乳糖为主的高含量乳糖，利于肠道乳酸杆菌生长，有利于婴儿建立良好的肠道微生态环境和肠道功能成熟，降低感染性疾病和过敏发生的风险；同时也利于脂类氧化和肝脏储存。④钙磷比例（2：1）适宜，利于钙的吸收。⑤含有丰富的微量元素如锌、铜等，尤以初乳含锌量最多，可促进生长发育。所含的铁质量虽少，但吸收率高，可预防缺铁性贫血。⑥维生素。

2）母乳富含各种可增进婴儿抗感染能力的免疫物质，如较多的特异性免疫细胞和抗体有助于清除病原微生物；SIgA能保护肠黏膜免受微生物入侵；活性溶菌酶等非特异性免疫物质可杀灭病原体，增强免疫功能；乳铁蛋白可通过竞争铁质，以抑制细菌繁殖；低聚糖可促进肠道益生菌生长繁殖，抑制致病菌。

3）母乳是婴儿天然的食物，相比其他哺乳类乳汁，人乳蛋白质不是异种蛋白质，不会导致婴儿过敏，而且经济，喂哺方便，温度适宜，不需消毒。

4）相较于配方乳，母乳喂养能显著降低肥胖发生率。

5）母乳喂养可促进产后母体恢复和避孕，增加母子之间的亲密接触，增进双方感情，降低母亲日后患乳腺癌、卵巢癌和2型糖尿病的风险。

（2）判断母乳量是否充足

影响婴儿营养的关键是喂养是否充足。新生儿刚出生时胃容量仅为十几毫升，随生长发育而逐月增加，至一岁时可达到 200 毫升，婴儿需求的不断增加导致母亲也常担心自己的乳汁量是否不够，是否会影响其生长发育。可通过以下方法来判断母乳量是否充足：

1）通过喂养情况来判断：可以满足婴儿每天 8～12 次的足量喂养；哺喂时，婴儿有节律地吸吮，并可听见明显的吞咽声。

2）通过观察排尿排便情况判断：出生后最初 2 天，婴儿每天至少排尿 1～2 次；如果有粉红色尿酸盐结晶的尿，应在生后第 3 天消失；从出生后第 3 天开始，每 24 小时排尿应达到 6～8 次。出生后每 24 小时至少排便 3～4 次，每次大便应多于 1 大汤匙；出生第 3 天后，每天可排软、黄便 4～10 次。

（3）母乳喂养具体方法

1）尽早开奶：分娩后给新生儿第一次哺喂人乳称为"开奶"。研究发现，开奶越早越好，健康的母亲在产后半小时即可开奶。正常新生儿生后已具备吸吮能力，早期乳汁分泌量虽然很少，但新生儿的吸吮可促进人乳的分泌，因此开奶后不宜给新生儿添加牛乳或其他代乳品。

2）喂哺方法：哺乳前先用温开水浸湿软布洗净乳头，产后最初几天母亲可取半卧位哺喂，以后应采用坐位。哺乳一侧的脚稍放高，抱婴儿于斜坐位，其脸面向母亲，头、肩枕于哺乳侧的上臂肘弯处，用另一手的手掌托住乳房，拇指、示指轻夹乳晕两旁，将乳头整个送入婴儿口中，使婴儿含住整个乳头和大部分乳晕，便于吸吮，又不堵住鼻孔呼吸。吸吮有力的婴儿常在 3～5 分钟内即可将一半乳汁吸入，每次喂哺时间一般不超过 20 分钟，以婴儿吃饱为度。哺喂完毕后，应将婴儿竖起直抱，头依母肩，用手轻拍婴儿背部，将哺喂吸入的空气排出，可防止溢乳。哺喂后宜将婴儿保持右侧卧位，有助乳汁进入十二指肠。

3）哺乳次数：应根据婴儿饥饿及母亲乳房胀满情况按需哺乳，不应规定次数和间隔时间，因此产后最好母婴同室。90% 以上的健康婴儿生后数周即可建立自己的进食规律。一般开始时 1～2 小时哺乳一次，以后 2～3 小时一次，逐渐延长至 3～4 小时一次；3 个月后夜间睡眠延长，每天喂乳 6 次左右；6 个月以后随着辅助食品的添加，哺乳次数相应减少至每天 3～4 次。哺乳的间隔时间、一天次数和哺乳时间长短，应视婴儿体质强弱和吸吮能力而定。

2. 人工喂养

因各种原因不能实施母乳喂养时，则需要人工喂养，即采用牛、羊等动物乳或以牛乳、大豆为基质制备的其他配方奶喂养婴儿的喂养方式。在母乳不足或不能按时喂养的情况下，在继续坚持用母乳喂养的同时，用配方奶喂养以补充母乳不足的喂养方式称为部分母乳喂养或混合喂养。

随着经济发展和社会进步，配方奶喂养逐步取代了用牛、羊等哺乳动物乳汁直接喂养婴儿，成为人工喂养的最佳选择。配方奶喂养虽不如母乳喂养好，但如能选择优质的乳品，调配合适，注意消毒，也能满足婴儿生长发育所需。如果选用配方奶营养价值差，配制不当，清洁消毒欠佳，易引起婴儿营养不良和消化功能紊乱。所以在配方奶的选择上，应从多方面去考虑。

绝大多数的配方奶以牛奶蛋白质为基质，微调牛奶中的营养成分，使其更接近于人乳，如模拟母乳蛋白质含量和构成进行酪蛋白和乳清蛋白的比例调配，即降低酪蛋白含量，增加乳清蛋白的含量，使其在胃中形成较小的、易消化的凝块；使用多种植物油代替牛乳脂肪，模拟母乳脂肪酸构成，添加母乳水平的必需脂肪酸及条件必需脂肪酸；模拟母乳添加足量的乳糖和婴儿必需的微量营养素（维生素和矿物质）；严格降低原料牛奶中矿物质的含量，以降低其在肠道的渗透压和肾溶质负荷。此外，部分婴儿配方奶还以母乳中的营养成分为金标准，添加牛磺酸、核苷酸、β-胡萝卜素、乳铁蛋白等。尽管如此，配方奶仍不可能达到人乳的水平，如人乳中特有的免疫物质、生长因子等是配方奶无法具备的。近几年的研究还发现，某些配方奶中所含的高蛋白质可能与婴幼儿过快的生长速率有关。

配方奶喂养是在无法进行母乳喂养的前提下，才会去选择的。与牛奶比较，配方奶更符合婴儿的生理条件和胃肠道的消化能力，也能更好地满足其生长需要。因此，在缺乏母乳的情况下应首选配方奶。对牛奶蛋白过敏的婴儿，可选用深度水解蛋白配方奶或氨基酸配方奶，短期内也可选用以大豆蛋白为基质的配方奶喂养。而对乳糖不耐受或继发性乳糖不耐受婴儿，最好选择无乳糖配方奶，短期内也可选用以大豆蛋白为基质的配方奶。

配方奶喂养与母乳喂养一样，喂哺时母婴均应处于舒适的位置，在婴儿饥饿、清醒状态，将婴儿抱在胸前，取半坐位，竖起奶瓶使奶嘴充满乳汁以防婴儿吞入空气引起溢乳。研究已证明与室温相同或较凉的乳汁对婴儿无有害影响。乳汁加热后，可将乳汁滴在母亲腕部内侧的皮肤上以测试温度，以不烫手为准。橡皮奶嘴孔的大小应适中，使乳汁能缓慢连续滴出为宜。每次喂哺时间为10~20分钟，按婴儿的年龄和强壮程度而定。值得注意的是，配方奶应该按照配方奶罐指引进行冲调，不宜冲调过浓，过浓的奶含有较多的矿物质（特别是钠），婴儿喝后因口渴而哭闹，易导致婴儿饥饿的错觉，从而过度喂养。此外，母亲或看护人应该观察和了解婴儿的食量，不能机械地按照婴儿配方奶罐指引所推荐的量来强行规定婴儿的摄入量，因为婴儿的个体差异比较大，易导致过度喂养，如发现婴儿食量比较小，切忌让婴儿继续喝完剩下的奶。

（二）7~24月龄婴幼儿的奶类供给

为了保证能量及蛋白质、钙等重要营养素的供给，7~9月龄婴儿每天的母乳量应不低于600ml，每天应保证母乳喂养不少于4次；10~12月龄婴儿每天母乳量约600ml，每天应母乳喂养4次。对于母乳不足或不能母乳喂养的婴幼儿，满6月龄后需要继续以配方奶作为母乳的补充。

对于普通成人食用的普通鲜奶、酸奶、奶酪等市面常见乳制品，因其蛋白质和矿物质的含量远高于母乳，婴幼儿食用后会加重其肾脏排泄负担，故不宜喂给7~12月龄婴儿，对于13~24月龄幼儿可以将其作为食物多样化的一部分而逐渐尝试，但建议少量进食为宜，不能以此完全替代母乳或配方奶。普通豆奶粉、蛋白粉的营养成分不同于配方奶，也与鲜奶等奶制品有较大差异，不建议作为婴幼儿食品。无乳糖大豆配方奶可作为婴幼儿慢性迁延性腹泻时的治疗饮食，但应在医师指导下应用。

（三）2~6岁儿童的奶类供给

摄入充足的钙质，能使儿童增加骨量积累、促进其骨骼生长发育，预防成年后骨质疏松。目前我国儿童的钙质摄入量普遍偏低，为了适应儿童快速生长发育的生理需要，应多喝奶，约每天300~400ml的奶量或相当量的奶制品。儿童新陈代谢比较旺盛，活动多，水分需要补充足够，每天总水量大约1 300~1 600ml，除了奶类和其他食物中摄入的水以外，建议学龄前儿童每天喝水 600～800ml，以开水为主，少量多次饮用。

二、辅食添加

（一）及时合理添加辅食的意义

辅食是指除母乳或配方奶以外的其他各种性状的食物，包括各种天然的固体、液体食物，以及商品化食物。辅食也曾被称为过渡期食品，其目的是强调从依赖奶为获得营养的唯一途径，到依赖多样化食物为营养来源的过渡。为提倡母乳喂养，减少大众对婴儿配方奶的误解，配方奶只是作为母乳的替代品，而不应视为辅食。如母乳充足，婴儿满 6 月龄后不应该添加配方奶，而是引入其他各种有营养的食物作为辅食，帮助婴儿逐渐过渡到较大儿童的膳食模式。从婴儿生长发育的角度来看，辅食添加不仅补充生长发育所需的各种营养素，对婴儿口腔运动功能和认知能力发育以及建立多样化的膳食结构也非常重要。

1. 补充母乳或配方奶营养素的不足

目前国内专家共识认为，如果母乳充足，6 个月龄以内的新生儿和婴儿是不需要补充微量营养素的。但因为母乳和配方奶中，含铁、维生素 D、维生素 B_1、维生素 B_2、维生素 C 等较少，尤对部分母乳喂养、人工喂养的婴儿，出生后 2 周即需要添加维生素 D 滴剂，6 月龄后需添加富含铁的食物及水果泥，以预防佝偻病、缺铁性贫血等疾病的发生。

2. 增加营养素可以满足快速生长发育的需要

随着婴儿逐渐长大，其所需的营养素量也必然根据其生长发育的速度有所增加，比如 6kg 重的小儿每日所需的各种营养素总量必定比 3kg 重的新生儿要多，但母乳的分泌量和某些营养素成分不会随着婴儿生长发育而无限增加，可能满足不了其生长发育的需要。因此，建议婴儿在 6 月龄后除继续喂哺母乳外，必须添加一定量的辅食，特别是那些母乳分泌量较少的母亲喂哺的婴儿，否则出现营养不良的风险会增加。

3. 促进口腔运动功能发育和消化道功能发育

口腔运动功能，包括对摄入口中的食物进行有节奏的咬运动、滚动和研磨等，需要一系列的肌肉关节来协调运动。这个功能的发育需要神经发育逐渐成熟和外界条件刺激的共同作用。口腔运动功能中的咀嚼动作是婴儿食物转换所必需的技能。5 月龄左右的婴儿出现上下咬的动作，表明婴儿咀嚼食物动作开始发育；6～7 月龄婴儿可接受切细的软食；9～12 月龄婴儿学习咀嚼各种煮软的蔬菜、切碎的肉类；1 岁左右婴儿可磨咬纤维性食物。这一系列口腔运动功能的发育有赖于许多因素，其中"学习和体验"是重要成分之一。出生后第 6—8 月是训练婴儿"学习"咀嚼、吞咽的关键期。如果错过了学习咀嚼、吞咽的关键期，儿童将表现为不成熟的咀嚼和吞咽行为，如进食固体食物时常出现呛、吐出或含在口中不吞。6 月龄后让婴儿逐渐尝试不同质地的食物，有利于促进婴儿的口腔肌肉协调与咀嚼功能发育。此外，6 月龄后添加的各种辅食中的营养成分应与肠道相应酶的分泌及活性增加相一致，如第一个添加的食物是谷类，谷类的添加可刺激和促进肠道淀粉酶分泌及活性的成熟。

4. 促进心理和认知的发育

除奶类外，不同质地、不同种类的食物的添加，应顺应婴儿消化系统发育的成熟、感知觉和心理发育的需要，让其逐步建立起对不同食物的体验和认知，可进一步促进其心理和认知的发育。

5. 为断乳做准备

6 月龄以内婴儿的食物是奶类，随着月龄逐渐长大、乳牙逐渐萌出以及胃肠的消化吸收功能逐渐成熟，婴儿饮食就要从流质过渡到半流质、半固体及固体食物，最后逐渐接近成人饮食。所以，在断乳前必须为婴儿准备好适合不同年龄、不同质地的辅助食品，否则婴儿就不能适应从简单流质（奶类）到成人饮食的较大的膳食改变，从而引起营养不良、消化功能紊乱等问题。

（二）辅食添加原则和顺序

7～9月龄属于辅食添加开始阶段，主要是让婴儿适应新的食物并逐渐增加进食量；在7～24月龄婴幼儿中，其所需的能量约1/3～1/2可来自辅食。添加辅食可遵循以下原则和顺序：

1. 从稀到稠、从细到粗、从少到多，循序渐进，如先吃米糊、稀粥、稠粥到软饭，先吃菜泥再吃菜末到碎菜。一般来说，婴幼儿来自辅食的铁可高达99%。因而婴儿最先添加的辅食应该是富铁的高能量食物，如强化铁的婴儿米粉、肉泥等。任何新食物宜从小量（每次1～2茶匙，每日1次）开始增加，如蛋黄从1/4个渐增至1个。

2. 从一种富铁泥糊状食物开始逐渐过渡到半固体或固体食物，逐渐增加食物种类，如烂面、肉末、碎菜、水果粒等，逐步添加达到食物多样化。

3. 新食物应逐个添加，待习惯一种后再添加另一种，至少需习惯4～5日后才可添加另一种新食物，密切观察是否出现呕吐、腹泻、皮疹等不良反应，以识别过敏或不耐受的新食物。

4. 当在添加新食物时，婴儿可能出现用舌头吐出食物，甚至出现恶心的现象，这是婴儿的保护性反射，其生理意义是防止异物呛入气管而引发窒息，也可能是婴儿还不能有效地吞咽半固体食物，不要因此误以为是婴儿不愿接受或不喜欢而停止喂食，应坚持喂食，一般经过10～15次后，新食物就会被婴儿接受。

5. 健康时添加。引入新食物时，应在婴儿健康、心情愉快、有饥饿感时添加。

（三）辅食添加注意事项

1. 满7月龄时，多数婴儿的辅食可以作为单独一餐去喂养，随后过渡到辅食喂养与哺乳间隔的模式。每天母乳喂养4～6次，辅食喂养2～3次。不能母乳喂养或母乳不足时应选择合适的配方奶作为补充。合理安排婴儿的作息时间，包括睡眠、进食和活动时间等，尽量将辅食喂养安排在与家人进食时间相近或相同时，以便以后婴儿能与家人共同进餐。

2. 刚开始添加辅食时，可选择强化铁的婴儿米粉，用母乳、配方奶或水冲调成稀泥糊状。刚开始用小勺喂养婴儿时，婴儿只会舔、吸吮动作，有时候也会将食物吐出，那是因为婴儿尚未适应，这时候不要过早地将小勺直接塞进婴儿嘴里，否则会让婴儿产生窒息感，而影响进食的体验，可以将少量米糊置于婴儿一侧嘴角，让其舔食。第一次可以尝试1小勺，初期可以尝试1～2次，接下来几天，可视婴儿的进食情况，逐渐增加进食量或进食次数，如婴儿适应良好就可再添加另一种新的食物。

3. 当婴儿能接受多种食物的时候，可以考虑不同食物一起搭配的混合喂养。在给婴儿添加新食物时，还要注意观察是否出现食物过敏的现象，如在添加某种新食物的1～2天内，出现呕吐、腹泻、湿疹等不良反应，应该及时停止喂养，等症状消失后再从小量开始尝试，如仍出现同样的不良反应，应尽快就诊，以明确是否食物过敏。对于婴儿偶尔出现的呕吐、腹泻、湿疹等不良反应，如果无法确定与新食物有关，则不能单纯认定婴儿不适应此种食物而不再添加。当婴儿出现身体不适时，应该避免尝试添加新食物。

4. 一般建议顺应喂养，鼓励但不强迫婴儿进食。随着婴幼儿生长发育，家长应根据其营养需求的变化、感知觉、认知、行为和运动能力的发展，顺应婴幼儿的需要进行喂养，帮助婴幼儿逐步达到与家人一致的规律进餐模式，并学会自主进食，遵守必要的进餐礼仪。父母及喂养者有责任为婴幼儿提供多样化、且与其发育水平相适应的食物，在喂养过程中应及时感知婴幼儿所发出的饥饿或饱足的信号，并作出恰当的回应。在进餐的时候，应鼓励婴幼儿手抓食物自喂，或学习使用餐具，以增加对食物和进食行为的兴趣。进餐时禁止看电视、玩玩具等，否则会因为分散注意力，影响进食的效果。

5. 在辅食添加过程中，有时候婴幼儿会出现不适反应，比如恶心、哽噎、呕吐，甚至拒绝进食等，不能因此而降低辅食的要求，甚至放弃添加辅食。辅食需要咀嚼、吞咽，而不只是吸吮；辅食也有不同于母乳的口味，这些都需要婴幼儿慢慢熟悉和练习。因此，家长在添加辅食时需要耐心，积极鼓励，并反复尝试。

6. 辅食不建议添加调味品，不加盐、糖以及刺激性调味品，尽量减少糖和盐的摄入，保持淡口味。

淡口味食物可以让婴幼儿更容易接受不同口味的天然食物，降低偏食挑食的发生率，同时也可减少婴幼儿盐和糖的摄入量，降低罹患肥胖、糖尿病、高血压、心血管疾病等风险。家长在烹制婴幼儿辅食时，建议不要额外添加盐、糖及刺激性调味品，这样做，既能保持食物天然口味，也能满足婴幼儿需要，保证饮食健康。在1岁以后，可逐渐尝试淡口味的家庭膳食。

7. 选用适合婴儿嘴大小的匙喂食，可训练其口腔运动功能。

此外，婴幼儿应少喝果汁。鲜榨果汁中的果糖、蔗糖等糖分含量过高，纤维素含量少，其营养价值不如整个水果。为减少婴幼儿糖的摄入量，目前建议6月龄前婴儿不额外添加纯果汁或稀释果汁；7～12月龄的婴儿最好食用果泥和小果粒，可少量饮用纯果汁但应稀释；13～24月龄幼儿每天纯果汁的饮用量不超过120ml，并且最好限制在进餐时或点心时食用。

三、婴幼儿喂养参考方案

（一）5～6个月婴儿喂养建议

5个月以后，婴儿开始对乳汁以外的食物感兴趣，即使是5个月以前完全采用母乳喂养的婴儿，也会开始想吃母乳以外的食物。比如看到成人吃饭时会伸手去抓或嘴唇动、流口水等，这时可以考虑给婴儿添加一些辅食，为将来的断奶做准备。

根据每周或10天之内体重增重情况，决定母乳或牛奶总量。如果婴儿对吃辅食很感兴趣，可以酌情减少一次奶量。

早晨6点：母乳（或牛奶）

上午9点：蒸鸡蛋羹

中午12点：母乳（或牛奶）

下午3点：水果泥

下午5点：粥（加碎菜、鱼泥或肝泥、肉末）

晚上8点：母乳（或牛奶）

晚上11点：母乳（或牛奶）

（二）6～7个月婴儿喂养建议

6～7个月的婴儿可以添加代乳食物，食物依然以奶类为主，一日奶量大约为700ml。代乳食品只能作为一种试喂品练习吃。

早晨6点半：母乳或牛奶180ml

上午9点：蒸鸡蛋1个

中午12点：米糊、粥或面条小半碗，菜、肉或鱼占粥量的1/3

下午4点：母乳或牛奶180ml

晚上7点：少量副食，牛奶150ml

晚上11点：母乳或牛奶180ml

此外，可将香蕉、水蜜桃、草莓等类的水果压成果泥给婴儿吃，苹果和梨用匙刮碎吃。

（三）7~8个月婴儿喂养建议

7~8个月的婴儿已开始萌出乳牙，有了咀嚼能力，同时舌头也有了搅拌食物的功能，对饮食也越来越多地显出了个人的爱好，喂养上也随之有了一定的要求。此时可开始增加半固体性的辅食。在每日奶量不低于500ml的前提下，减少两次奶量，用两次辅食来代替。

早晨7点：牛奶200ml

上午9—10点：牛奶200ml，蒸鸡蛋1个，饼干2块

中午12点：肝末（或鱼末）粥一小碗

下午4点：牛奶150ml，馒头1片

晚上8点：面条（加碎菜、动物血少许）

晚上10点：牛奶150ml

（四）8~9个月婴儿喂养建议

8~9个月的婴儿继续增加代乳食品，此时可以尝试的辅食种类已经很多了，但是每天奶量仍要保持500~600ml。继续增加辅食，可食用碎菜、鸡蛋、粥、面条、鱼、肉末等。辅食的性质还应以柔嫩、半固体为好，少数婴儿此时不喜欢吃粥，而对成人吃的米饭感兴趣，也可以让婴儿尝试吃一些，如未发生消化不良等现象，以后也可以喂一些软烂的米饭。蔬菜品种应多样，对经常便秘的婴儿可选菠菜、卷心菜、萝卜、葱头等含纤维多的食物。可以把苹果、梨、水蜜桃等水果切成薄片，让婴儿拿着吃。

早晨7点：牛奶200ml

中午11点：粥一小碗，菜末30g，鸡蛋1/2个

下午3点：牛奶200ml

晚上6点：粥多半碗，鱼30g或肉末30g、豆腐30g

晚上9—10点：牛奶200ml

（五）9~10个月婴儿喂养建议

婴儿长到9个月以后，乳牙萌生，消化能力增强，辅食的添加量也要有所增加，人工喂养的婴儿此时配方奶仍应保证每天500ml左右。母乳充足时，除了早晨和晚上睡觉前喂点母乳外，白天应该逐渐停止喂母乳。适当增加辅食，可以是软饭、肉（以瘦肉为主），也可在稀饭或面条中加肉末、鱼、蛋、碎菜、土豆、胡萝卜等，量应比上个月增加。此月龄的婴儿，自己已经能将整个水果拿在手里吃了。但要注意在吃水果前，一定要将婴儿的手洗干净，将水果洗干净，削完皮后让婴儿拿在手里吃。

早晨7点：粥1/2小碗，肉松适量，鸡蛋一个

上午9点：牛奶100ml，饼干1~2块

中午 12 点：面条半小碗，加蔬菜、肉、鱼

下午 3 点：牛奶 200ml，小点心一个

晚上 6 点：粥一小碗，碎菜、肝末

晚上 8 到 8 点半：临睡前加一次牛奶，约 150ml

（六）10～12 月龄婴儿喂养建议

膳食内容：建议每天喝奶 600ml，鸡蛋 1 个，肉类（或禽类、鱼类）50g；适量的强化铁婴儿米粉、稠粥、软饭、馒头等谷物类；按照婴儿需要可以尝试增加碎菜或香蕉、煮熟的土豆和胡萝卜等。每天添加 2～3 次辅食，母乳喂养 3～4 次。停止夜间喂养，一日三餐时间与家人大致相同，并在早餐至午餐、午餐至晚餐、临睡前各安排 1 次点心。

10～12 月龄婴儿营养膳食餐次安排：

7 点早餐：母乳或配方奶，加婴儿米粉或其他辅食。以喂奶为主，需要时再加辅食。

10 点加餐：母乳或配方奶。

12 点午餐：各种厚糊状或小颗粒状辅食，可以尝试软饭、肉末、碎菜等。

15 点加餐：母乳或配方奶，加水果泥或其他辅食。以喂奶为主，需要时再加辅食。

18 点晚餐：各种厚糊状或小颗粒状辅食。

21 点加餐：母乳或配方奶。

（七）13～24 月龄幼儿喂养建议

膳食内容：建议每天喝奶 500ml，鸡蛋 1 个，肉类（或禽类、鱼类）50～75g；软饭、馒头、面条、强化铁的幼儿米粉等谷类食物约 50～100g；适当增加蔬果的摄入，尝试水果块/片、煮熟的蔬菜。尽可能保持与家人一起进食，每日三餐，并在早餐和午餐、午餐和晚餐之间，以及临睡前各安排一次点心。

13～24 月龄幼儿营养膳食餐次安排：

7 点早餐：母乳或配方奶，加幼儿米粉或其他辅食，尝试家庭早餐。

10 点加餐：母乳或配方奶，加水果或其他点心。

12 点午餐：各种辅食，鼓励幼儿尝试成人的饭菜，鼓励幼儿自己进食。

15 点加餐：母乳或配方奶，加水果或其他点心。

18 点晚餐：各种辅食，鼓励幼儿尝试成人的饭菜，鼓励幼儿自己进食。

21 点加餐：母乳或配方奶。

（八）2～3 岁幼儿喂养建议

2 岁后应选择易消化的家常食物，注重进食行为训练，养成良好的进餐习惯，避免进食时看电视或玩玩具等，更不可追喂，避免偏食、挑食行为。学习抓用勺子，逐步学习自己进食。餐次为 3 顿主餐加 2～3 次营养丰富的辅餐。进餐时间应在 20～25min/ 次，定时就餐，食量可波动，不强求定量。

食物种类：每天摄入配方奶 600ml，谷类（米、面等粮食）125～150g，蔬菜类 150～200g，水果类 150～200g，蛋、鱼、虾、瘦畜禽肉类 100g。

食物质地：不同质地食物可训练吞咽、咀嚼能力。避免进食坚果或颗粒状、易发生误吸的食物，如花生、玉米、葡萄、果冻等。

维生素和矿物质补充：建议维生素 D 每天摄入量为 400～600IU。注意保证富含铁和锌的食物。若饮食均衡，一般不需要再额外添加其他维生素和矿物质。

2~3岁幼儿一日食谱举例：

配方奶640ml

猪肝25g，鸡蛋50g，带鱼25g，瘦猪肉25g

小麦粉75g，大米50g，

油菜心50g，胡萝卜50g，生菜50g，水发木耳25g

草莓100g，蜜橘50g，香蕉50g，

花生油15g，芝麻油10g。

四、学龄前儿童营养摄入

（一）学龄前儿童生理和营养特点

3周岁以后至6~7周岁入小学前的儿童，称为学龄前儿童。学龄前儿童生长发育速度较婴幼儿略有减慢，但仍处于较旺盛的状态，这个阶段的生长发育状况会直接关系到青少年和成人期发生肥胖的风险。经历过7~24月龄期间膳食模式的转变和过渡，学龄前儿童摄入的食物种类和膳食结构已接近成人，是养成良好饮食习惯的关键时期。相比于成人，学龄前儿童对各种营养素的需求量较高，但由于消化系统尚未完全发育成熟，咀嚼能力仍未完善，因此其食物的加工烹调与成人也仍有一定的不同。同时，学龄前儿童生活自理能力较以往有所提高，自主性、好奇心、学习能力和模仿能力等都有所增强，但也容易出现注意力不集中、进食行为不够专注的现象，如进食时玩玩具、看电视、做游戏等，这个时期需注意避免此类不良饮食习惯的出现，否则会降低其对食物的关注度，影响进食和营养摄入。

在儿童喂养的过程中，挑食偏食是较为常见的不良饮食习惯，若能培养儿童进食多样化食物的良好饮食习惯，将有利于纠正挑食、偏食等不良饮食行为。学龄前儿童正处于培养良好饮食行为的关键阶段，由于儿童自我独立的意识逐渐萌发，对不同的食物可能产生出不同的喜好感觉，会出现暂时性的偏食和挑食，这时候需要家长及时正确地给予引导和纠正，以免形成永久性的偏食和挑食的不良习惯。家长本身的良好饮食行为，对儿童具有积极的重要影响，家长应该以身作则、言传身教、与儿童一起进食，树立好榜样，帮助孩子从小远离偏食挑食的坏习惯。对于儿童不喜欢吃的食物，可以通过变换烹调方法或烹饪方式，也可采用反复小分量的供应，鼓励尝试并及时给予表扬加以改善，但不能强迫喂食，同时也要避免以食物作为奖励或惩罚的做法。通过增加儿童身体活动量，比如选择儿童喜欢的运动或游戏项目，使其全身得到充分锻炼，增加能量消耗，也可以刺激食欲，改善进食能力。

（二）学龄前儿童的膳食原则及餐次安排注意事项

1. 学龄前儿童的营养结构，应由多种食物通过平衡膳食来构成，规律就餐能保证其获得全面、足量的食物摄入和良好的消化吸收，同时，鼓励儿童自主进食而不挑食，培养良好的饮食习惯。

2. 儿童进餐原则

（1）尽可能为儿童提供固定的座位就餐，按定时定量的原则进食。

（2）避免边吃边玩、边吃边看电视、"追着喂"等行为。

（3）吃饭要细嚼慢咽，但不拖延，最好在半小时内完成进食。

（4）让儿童自己使用餐具进食，养成独立自主的就餐习惯，不但可以增加儿童进食的兴趣，还可以培养其独立能力和生活自信心。

3. 餐次安排

学龄前儿童应保证每天至少三次正餐和两次加餐，即早、中、晚三次正餐，在此基础上还有两次加餐。一般分别在上、下午各安排一次加餐，若晚餐时间比较早，可在睡前 2 小时再安排一次加餐。两正餐之间应间隔 4～5 小时，加餐与正餐之间应间隔 1.5～2 小时；加餐分量不宜过多，以免影响正餐的食量；不随意改变进餐的时间、环境和食量。加餐以奶类、水果为主，也可配以少量易消化的面点。晚间加餐不宜安排甜食，以防止龋齿。为了让儿童易于坚持，可根据季节和饮食习惯，更换和搭配不同的食谱。

4. 膳食内容

在与成人相似的主食基础上，选择合适的奶或奶制品，摄入充足的水分，避免饮用含糖饮料。

3 岁儿童推荐每天摄入钙 600mg，4～5 岁儿童是 800mg。奶及奶制品中的钙含量丰富且容易吸收，是儿童补充钙质的最佳来源。每天喝奶 300～400ml 或摄入相当量的奶制品，可保证学龄前儿童获取适宜的钙摄入量。家长应以身作则常喝奶，鼓励孩子养成每天喝奶的习惯，还可选择儿童喜爱和合适的奶制品。

学龄前儿童每天应摄入 600～800ml 水，以白开水为主，避免饮用含糖饮料。儿童的胃容量小，每天应少量多次饮水，晚饭后根据情况而定。另外，在进餐前避免大量喝水，以免胃体过于充盈，稀释胃酸，影响食欲和消化功能。在媒体发达的今天，市面上存在大量的广告误导，加上含糖饮料对儿童味觉的诱惑，为避免儿童对含糖饮料产生不良的偏好，家长应对儿童给予正确引导。最好的方法是家长以身作则，少喝含糖饮料，引导孩子养成良好的饮食习惯。家里常备饮用水，督促儿童定时饮用，也可适当选择自制的豆浆、果汁等天然饮品，但饮用后应及时做好口腔清洁，保持口腔卫生。

如果喝奶后出现胃肠不适，比如腹胀、腹泻、腹痛等，可能与身体不耐受乳糖有关，可采取以下措施解决：

（1）少量多次喝奶或改吃酸奶。

（2）避免空腹喝奶，喝奶前进食一定量的主食。

（3）改吃无乳糖奶或喝奶时补充乳糖酶。

（4）保障每天充足水分摄入。

（三）学龄前儿童的零食选择

零食是学龄前儿童全天膳食营养的补充，也是儿童饮食中的重要组成部分，零食应尽可能与加餐相结合，以不影响正餐为前提。选择零食应注意以下几个原则：

1. 应选择天然、新鲜、容易消化的营养密度高的食物，如乳制品、蔬菜水果等。

2. 避免选择油炸、膨化等能量密度高的加工食品。

3. 零食最好安排在两次正餐之间，进食量要适宜，不能影响正餐，睡觉前半小时不吃零食。

4. 保证零食的食用安全，如进食豆类、坚果类等颗粒状食物，要警惕整粒食物呛入气管的意外可能，也可将这类食物打磨成粉或制作成糊食用。

五、儿童主要营养素每日推荐摄入量

婴幼儿（0～3 岁）主要营养素每日推荐摄入量，如表 2-6。学龄前儿童（3～7 岁）主要营养素每日推荐摄入量，如表 2-7。

表 2-6 婴幼儿（0～3岁）主要营养素每日推荐摄入量

年龄/岁	0～6月		7～12月		1～2岁		2～3岁	
性别	男	女	男	女	男	女	男	女
能量	90kcal/（kg·d）		80kcal/（kg·d）		900/kcal	800/kcal	1 050/kcal	1 000/kcal
蛋白质/g	9	9	20	25	25	20	25	25
钙/mg	200	200	250	250	600	600	600	600
磷/mg	100	100	180	180	300	300	300	300
镁/mg	20	20	65	65	140	140	140	140
钾/mg	350	350	550	550	900	900	900	900
钠/mg	170	170	350	350	700	700	700	700
铁/mg	0.3	0.3	10	10	9	9	9	9
碘/μg	85	85	115	115	90	90	90	90
锌/mg	2	2	3.5	3.5	4	4	4	4
硒/μg	15	15	20	20	25	25	25	25
铜/mg	0.3	0.3	0.3	0.3	0.3	0.3	0.3	0.3
维生素 A/μgVAE	300	300	350	350	350	350	350	350
维生素 D/μg	10	10	10	10	10	10	10	10
维生素 E/mg α-TE	3	3	4	4	6	6	6	6
维生素 C/mg	40	40	40	40	40	40	40	40

1kcal = 4.186 8kJ

表 2-7 学龄前儿童（3～7岁）主要营养素每日推荐摄入量

年龄/岁	3～4岁		4～5岁		5～6岁		6～7岁	
性别	男	女	男	女	男	女	男	女
能量/kcal	1 250	1 150	1 350	1 250	1 400	1 300	1 600	1 450
蛋白质/g	30	30	30	30	30	30	35	35
钙/mg	600	600	800	800	800	800	800	800
磷/mg	300	300	350	350	350	350	350	350
镁/mg	140	140	160	160	160	160	160	160
钾/mg	900	900	1 200	1 200	1 200	1 200	1 200	1 200
钠/mg	700	700	900	900	900	900	900	900
铁/mg	9	9	10	10	10	10	10	10
碘/μg	90	90	90	90	90	90	90	90
锌/mg	4	4	5.5	5.5	5.5	5.5	5.5	5.5
硒/μg	25	25	30	30	30	30	30	30

续表

年龄/岁	3～4岁		4～5岁		5～6岁		6～7岁	
铜/mg	0.3	0.3	0.4	0.4	0.4	0.4	0.4	0.4
维生素 A/μgRAE	350	350	360	360	360	360	360	360
维生素 D/μg	10	10	10	10	10	10	10	10
维生素 E/mg α-TE	6	6	7	7	7	7	7	7
维生素 C/mg	40	40	50	50	50	50	50	50

注：维生素 A（μgVAE）：维生素 A 活性当量

1μgVAE = 1μg 全反式维生素 A = 2μg 来自补充剂的全反式 β- 胡萝卜素 = 12μg 膳食全反式 β- 胡萝卜素 = 24μg 其他膳食维生素 A 原类胡萝卜素

1μg 维生素 A 活性当量 = 3.3IU 全反式维生素 A

1μg 维生素 D_3 = 40IU 维生素 D_3

α-TE：α 生育酚当量，1mgα-TE = 1mgRRR-α- 生育酚的活性

（潘文松　张盘德）

参考文献

[1] Cumhur E,Ibrahim A.Neurophysiology of swallowing[J].Clinical Neurophysiology, 2003,114(12):2226-2244.

[2] Lefton-Greif,Maureen A.Pediatric dysphagia[J].PhysicalMedicine& Rehabilitation Clinics of North America,2008,19(4):837-851.

[3] Shaw SM,Martino R.The normal swallow: muscular and neurophysiological control[J].Otolaryngologic Clinics of North America,2013,46(6):937-956.

[4] 程英升，尚克中. 儿童的喂食和吞咽障碍问题. 世界华人消化杂志 [J]，2002，10（11）：1314-1318.

[5] M.E.Groher,Michael AC.DYSPHAGIA Clinical Management in Adults and Children[J].Amsterdam: Elsevier Inc,2015.

[6] 廖亚平 . 儿童解剖学 [M]. 上海：上海科学技术出版社，1987.

[7] 顾晓松，胡兴宁 . 系统解剖学 [M]. 北京：科学出版社，2008.

[8] 汪华侨 . 功能解剖学 [M]. 北京：人民卫生出版社，2008.

[9] Matsuo K,Palmer JB.Anatomy and Physiology of Feeding and Swallowing: Normal and Abnormal[J]. Phys Med Rehabil Clin N Am, 2008,19(4):691-707.

[10] 苏宜香 . 儿童营养及相关疾病 [M]. 北京：人民卫生出版社，2016.

[11] Mahan LK,Escott-Stump S,Raymond J..Krause 营养诊疗学：第 13 版 .[M]. 杜寿玢，陈伟，译 . 北京：人民卫生出版社，2016.

[12] 中国营养学会 . 中国居民膳食营养素参考摄入量 [M]. 北京：中国标准出版社，2014.

[13] 中国营养学会膳食指南修订专家委员会妇幼人群指南修订 .6 月龄内婴儿母乳喂养指南 [J]. 临床儿科杂志，2016，34(4)：287-291.

[14] 中国营养学会膳食指南修订专家委员会妇幼人群指南修订专家工作组 . 7～24 月龄婴幼儿喂养指南 [J]. 临床儿科杂志，2016,34（5）：381-387.

[15] 中国营养学会膳食指南修订专家委员会妇幼人群指南修订专家工作组 . 中国学龄前儿童膳食指南 (2016).

中国儿童保健杂志 [J],2017,25(4):217-219.

[16] 中国营养学会 . 中国居民膳食指南（2016）[M]. 北京：人民卫生出版社，2016.

[17] 翟风英 . 中国儿童青少年零食消费指南 [M]. 北京：科学出版社，2008.

[18] Netter FH. 奈特人体解剖彩色图谱：第 3 版 [M]. 王怀经，译 . 北京：人民卫生出版社，2005.

[19] 田角胜，向井美惠 . 小児の摂食嚥下リハビリテーション [M]. 東京：医歯出版株式会社，2014.

[20] 北住映二，尾本和彦，藤岛一郎 . 子どもの摂食・嚥下障害—その理解と援助の実際 [M]. 東京：永井
书店，2013.

第三章
儿童摄食吞咽障碍的病因和症状

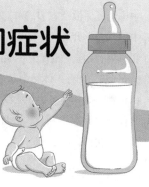

　　吞咽障碍是下颌、双唇、舌、软腭、咽喉、食管括约肌或食管功能受损，不能安全有效地把食物由口运送到胃内取得足够营养和水分的进食困难。摄食吞咽障碍还包括食物入口之前的发生的问题，如认知食物、选择和操作食具方式等方面的功能障碍。一般来说，按照吞咽动作发生的次序，可以将摄食吞咽过程分为5个阶段：①先行期；②准备期；③口腔期；④咽期；⑤食管期。任何一个或多个阶段出现问题，都属于摄食吞咽障碍。

第一节　流行病学、病因

一、流行病学

　　儿童吞咽障碍的高危人群包括早产、低出生体重、先天性异常、围产期窒息等患儿。一项关于早产儿吞咽功能障碍的研究显示，孕37周前出生的婴儿吞咽障碍的发生率约为10.5%，极低出生体重儿（体重＜1 500g）的早产儿，吞咽障碍的发生率高达24.5%。

　　另一项研究显示，约有26%的早产儿有吞咽异常和误吸表现，其中20%～80%在婴儿期有喂养困难；存在喂养困难的早产儿约31%持续到1岁。

　　吞咽障碍在脑瘫等脑损伤患儿中尤为常见。其中在偏瘫患儿中发生率为25%～30%，在四肢松软和锥体外系活动障碍的患儿中发生率高达60%～90%。而Calis等人发现重度脑瘫患儿合并吞咽障碍的发生率高达99%。

二、病因

　　儿童吞咽障碍与先天性疾病、神经系统、呼吸、心脏或胃肠疾病有关。引起吞咽功能障碍的常见疾病包括早产、唇腭裂、脑瘫、唐氏综合征、脑外伤、脑炎等。从机制上，吞咽功能障碍的发生原因大致分为以下7类（见表3-1）：①发育不成熟；②解剖结构异常；③中枢神经和周围神经与肌肉疾病；④咽部和食管功能障碍；⑤全身状态；⑥精神和心理问题；⑦其他问题。患儿可能同时存在上述两类或更多的病因，因此在诊断和治疗时均要综合考虑多方面的因素。以下是各类病因的简要概述。

表3-1　新生儿期、婴儿期、幼儿期的吞咽障碍的病因分类

1. 发育不成熟	
低出生体重儿,早产儿	
2. 解剖结构异常(先天性,后天性)	
A. 口腔	唇裂、腭裂

B. 舌	巨舌(先天性淋巴管瘤、唐氏综合征)、无舌、小舌症
C. 鼻腔	先天性后鼻孔闭锁、鼻炎、鼻窦炎
D. 下颌	Pierre-Robin 序列征(皮埃尔·罗班序列征)、Treacher-Collins 综合征(特雷彻·柯林斯综合征),颞下颌关节强直
E. 咽喉	囊肿、脓肿、肿瘤、扁桃体肥大、喉麻痹、喉软化症、会厌炎
F. 食管	食管闭锁/狭窄(先天性,食管裂孔疝),气管食管瘘,血管环,纵隔肿瘤

3. 中枢神经、末梢神经、肌肉障碍

A. 大脑、小脑	1. 脑瘫(原因包括以下疾病)
	2. 产前原因:脑发育不全,染色体异常,畸形综合征,缺氧缺血性疾病,宫内感染
	3. 围产期原因:缺氧缺血性脑病,核黄疸,低血糖,中枢神经系统感染,颅内出血,创伤,中毒
	4. 其他:传染病/传染后疾病(亚急性硬化性全脑炎,获得性免疫缺陷综合征),Lesch-Nyhan 综合征(莱施-奈恩综合征),Wilson 病(肝豆状核变性),线粒体脑病,多发性硬化,Pelizaeus-Merzbacher 病(佩-梅病);药物特性(精神药物,催眠药,抗痉挛药等)
B. 脑干	Arnold-Chiari 畸形(阿诺德-基亚里畸形),脊髓空洞症,脑核缺乏症(Mobius 综合征等),骨发育不全(大孔狭窄,骨硬化病,肿瘤(脑干,颅后窝),创伤,脑血管疾病,脑动静脉畸形,脑炎,多发性硬化症
C. 脑神经(Ⅴ,Ⅶ,Ⅸ,Ⅹ,Ⅻ)	Werdnig-Hoffmann 病(韦德尼希-霍夫曼病),肿瘤(神经纤维瘤病),创伤性(分娩麻痹,脑底部骨折)周围神经感染性疾病,感染后(白喉后麻痹;蜱瘫痪,小儿麻痹症,吉兰-巴雷综合征,破伤风),血管性,脱髓鞘,进行性延髓麻痹
D. 肌肉、神经-肌肉连接	进行性肌营养不良,强直性肌营养不良,先天性肌营养不良,Prader-Willi 综合征(普拉德-威利综合征),线粒体脑肌病,内分泌和代谢(甲状腺功能减退,先天性代谢紊乱),多发性肌炎,重症肌无力,药物中毒(肉毒杆菌,有机磷酸盐中毒)

4. 咽、食管功能障碍

短暂性咽功能障碍,环咽肌功能不全,食管松弛,食管炎,药物引起(β-肾上腺素,抗胆碱能,肌肉松弛药)

5. 全身状态

传染病,中枢神经系统疾病,心脏病,呼吸系统疾病

6. 精神心理问题

婴幼儿进食障碍,厌食,进食恐惧症,经管营养依赖,医源性营养过剩,挑食等

7. 其他问题

口腔干燥(Sjögren 综合征,药剂性),口腔炎等
药物中毒

(一)发育不成熟

早产儿在出生时容易出现缺氧或窒息,可能产生短暂性或永久性的脑损伤,导致摄食吞咽障碍。胎龄越低(24～26 周),脑损伤的发生率越高,功能障碍也越严重。患儿存在吸吮-吞咽-呼吸协调性差、头部控制不良、舌运动不协调、软腭功能受损、咽反射减弱或消失等障碍,增加了口咽期吞咽困难和误吸的风险。

此外，胎龄越小，吞咽模式越不成熟，会导致早产儿吸吮费力、易疲劳、容易误吸和缺氧。因此，如患儿胎龄小于 32 周、出生体重不足 2 000g，应考虑到哺乳量不足和误咽的危险性，建议采用管饲营养。

（二）唇裂、腭裂

由胎儿期嘴唇和腭部的发育异常引起，异常程度不同，摄食吞咽功能也不同。如唇腭裂，口腔内负压无法形成，患儿吸吮困难，并容易发生鼻咽腔反流。在基础疾病伴有唇裂、腭裂的情况下，治疗时必须综合考虑多方面因素。

（三）脑性瘫痪

儿童最常见的中枢神经系统疾病是脑性瘫痪，肌张力增高、吞咽—呼吸协调差会导致摄食吞咽障碍，通常发生在新生儿期和婴儿期。其状况会随着年龄的变化而变化，且可能在青春期后恶化。

（四）遗传性因素

由染色体异常导致的遗传性或先天性疾病的患儿，可出现摄食吞咽障碍。先天性解剖结构异常、神经肌肉问题等造成吞咽障碍，如唐氏综合征伴有巨舌的形态性和功能性问题；Pierre-Robin 序列征伴有腭裂、小下颌症和下颌后缩；Prader-Willi 综合征伴有肌张力低下；阿姆斯特丹型侏儒征（Cornelia de Lange syndrome）伴有厌食和胃食管反流等。

（五）肌张力障碍

神经肌肉疾病、染色体异常、畸形综合征、代谢性疾病等可导致患儿全身肌张力低下，临床上多表现为头部控制不稳、吸吮及咀嚼无力、舌前伸、鼻咽反流、食物外流等。

（六）肌肉疾病

肌肉为吞咽提供动力，肌肉本身发生病变可导致摄食吞咽功能障碍，如先天性肌营养不良、新生儿重症肌无力等，此类患儿通常从新生儿期开始就存在喂养障碍。Werdnig-Hoffmann 疾病通常伴有严重的呼吸窘迫。迪谢内肌营养不良是一种进行性疾病，婴儿期没有吞咽困难的症状，但是随着病程的进展，吞咽困难会发生。

（七）全身状态

由全身感染性疾病、心脏病、呼吸系统疾病等导致的摄食吞咽障碍。在婴儿期早期，即使是感冒引起的鼻塞也会造成呼吸障碍和哺乳障碍。对于已存在摄食吞咽障碍的患儿，身体状况稍微变差就有可能导致摄食吞咽功能的下降。为了最大限度地发挥患儿的摄食吞咽功能，全身状态的管理与维持是非常重要的。

（八）精神心理问题

部分精神心理障碍患儿可见摄食障碍、厌食 / 进食恐惧症、产生对管饲的依赖、神经性贪食、医源性营养过剩等问题，需要针对食欲和心理问题进行特殊考虑，但同时也要综合考虑摄食吞咽障碍的因素。

（邹华芳　周惠嫦　张盘德　梁　鹏　刘景辉）

第二节　临床表现

摄食吞咽障碍不仅可表现为明显的进食问题，也可表现为一些非特异性的症状和体征。

一、摄食吞咽各期障碍的临床表现

按照吞咽动作发生次序，可将吞咽功能分为 5 个阶段，任一阶段出现障碍都可导致摄食吞咽障碍。

（一）先行期

这一阶段是利用视、听、嗅觉等感觉来认识眼前的事物，经过大脑的分析处理确认食物，分泌唾液、胃液等，为进食做好准备。此阶段包括对食物的认知、摄食程序及纳食动作，是下一阶段（口腔准备期）的基础和前提，但往往容易被忽略或者不够重视。预备期摄食障碍多表现为摄食行为上的异常，如拒食、目光回避食物、进食时不张口等，详见表3-2。

表 3-2　不同月龄儿童摄食障碍先行期的表现

月龄	表现
出生至 2 ~ 3 个月	喂养时很容易入睡，或哭闹不止；拒食、易激惹；不愿意吸吮
3 ~ 6 个月	喂食时焦虑、忧伤、易激惹，身体僵硬或呈弓背体位；目光回避食物，不愿用手伸向食物
6 ~ 36 个月	进食时不张口，躲避食物，或把口中的食物吐出；进食时脾气暴躁、情绪不稳定；进食量少

（二）口腔准备 / 口腔推送期

食物进入口腔后，由于唇颊肌无力、嘴唇闭合不全，口腔内食物 / 唾液从口角流出。此外，由于下颌、舌的功能障碍，口腔控制及加工食团的能力下降，会出现以下问题：①口腔转运期，食团不能向舌背侧移动；②在触发吞咽反射之前，不能控制食团在咽峡处，提前渗漏到咽部；③吞咽延迟使得食团提前渗漏进入咽部，此时会厌尚未能翻转关闭喉前庭，从而导致误吸的发生。口腔期吞咽障碍特定的表现为：流涎（图 3-1、视频 3-1）、舌的功能障碍（图 3-2、视频 3-2）、口腔残留、吞咽前呛咳、咀嚼不充分或不咀嚼就吞下（图 3-3、视频 3-3）等。

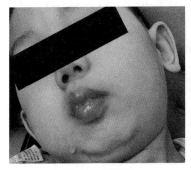 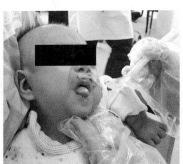 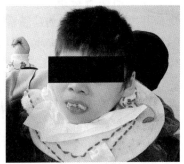

图 3-1　流涎　　　　　　　图 3-2　舌的功能障碍　　　　　图 3-3　咀嚼不充分

视频 3-1
流涎

视频 3-2
舌的功能障碍

视频3-3
咀嚼不充分

（三）咽期

咽期是吞咽的最关键时期，吞咽障碍最常发生于这一期。常见原因是腭咽闭锁不全、声带闭合不全、咽缩肌无力：①腭咽闭合不全会导致食物从口腔、咽腔反流至鼻腔；②声带闭合不全会导致吞咽期间发生误吸；③咽缩肌无力会导致食物通过效率降低、咽部食物残留等。咽期吞咽障碍特定的表现为：鼻腔反流、咽部食物残留、吞咽时呛咳、窒息等。口、咽期吞咽障碍常见临床表现见表3-3。

（四）食管期

儿童食管期吞咽障碍多表现为胃食管反流病的症状，如溢乳、喘鸣、反酸、胸骨后疼痛等，部分患儿呈轻度呕吐或喷射性呕吐，常在进食后和夜间发生，少数患儿可因食管炎出血而有呕血、黑便。此外，食管憩室也可能导致未消化的食物反流。

表3-3　口-咽期吞咽障碍的常见表现

	常见表现
口腔阶段	原始反射异常；吸吮无力、不协调；上下牙不能咬合，咀嚼不充分；舌推送无力、协调能力不足，无法控制食团
咽阶段	吸吮-吞咽-呼吸不协调；吞咽延迟；渗漏；误吸；咽部残留；鼻咽反流

二、脑功能受损的摄食吞咽障碍临床表现

大脑功能受损是引起儿童吞咽障碍的最常见病因，如脑瘫、脑外伤、脑炎、窒息、缺血缺氧等都可导致吞咽障碍。临床表现常见有：流涎、肌张力异常、口颜面运动不协调、吞咽延迟、误吸等。与吞咽相关的反射，如咽反射、吞咽反射等出生时已存在且保持终生，如果这些反射减弱或消失，则提示神经系统有病理改变。吞咽障碍是否由脑部受损引起，应考虑两个问题：①脑损伤的定位；②损伤引起的功能性后果。这些考虑并不相互排斥，损伤定位对了解感觉运动功能损害具有重要意义。

（一）皮质

吞咽活动需要多个皮质区参与，两侧半球的吞咽运动皮质中枢形成一个广泛的神经网络，并发出下行纤维到延髓吞咽中枢，激活延髓的吞咽运动神经元，起到启动吞咽并控制口咽功能的作用，不同皮质区损伤引起的吞咽障碍表现不一。

1. 初级运动皮质

（1）生理功能：执行功能，整合各个皮质传入的冲动，通过平衡脑干的兴奋和抑制效应来调控吞咽活动。初级运动皮质有吞咽相关肌群的运动代表区，直接支配吞咽肌群的活动，可能是随意吞咽的启动部位。

（2）损伤表现：吞咽启动不能或延迟。唇颊肌、咀嚼肌、舌肌协调性受损。

2. 初级感觉皮质

（1）生理功能：接收来自外周的传入信息，负责记录最基本的感觉信息，再传入联合皮层后综合成一个整体，形成知觉。

（2）损伤表现：患儿可能出现口腔感知觉障碍。

3. 运动前区

（1）生理功能：与吞咽动作的进一步调节和控制有关。

（2）损伤表现：吞咽启动困难，常见患儿口含食物，有吞咽的意愿但无法启动吞咽动作。

4. 岛叶

（1）生理功能：对运动、语言、认知调控、感觉、多模态感觉整合、痛觉、情感、特殊

内脏感觉（味觉、嗅觉等）、内脏运动和自主神经，以及心血管功能等方面都发挥着重要的作用。

（2）损伤表现：可致单侧腭肌、咽肌麻痹，吞咽启动延迟等，还可能引起患儿内脏功能紊乱，出现恶心、呃逆、肠胃蠕动增加或异常饱腹感，影响进食。

5. 扣带回

（1）生理功能：扣带回是位于大脑半球内侧面的扣带沟与胼胝体沟之间的脑回，吞咽时先于其他脑区激活，可能参与了吞咽的感觉控制，与感觉整合有关。

（2）损伤表现：睁眼凝视，表情淡漠，有视、听、嗅、味及触觉识别不能，因此对小儿尤为重要。

6. 额颞叶

（1）生理功能：额叶与随意运动及高级精神活动相关，是出生后发育较晚的皮层区域，而颞叶对人的听觉及语言有着重要的作用。

（2）损伤表现：额颞叶损伤可出现随意运动障碍、部分性癫痫发作以及精神、智能障碍等方面的情感障碍，在吞咽障碍中主要影响口腔先行期和准备期，对患儿的进食注意力及兴趣产生严重影响。

（二）皮质下

新生儿皮质下中枢如丘脑、苍白球在功能上已较成熟，故出生时的活动主要由皮质下中枢调节。两侧大脑多个部位皮质和皮质下结构参与了吞咽的活动，这些皮质区域有半球间联系和投射到脑干的运动神经核。

皮质下白质的前部受损中断了皮质吞咽中枢与对侧皮质及皮质下纤维的联系，干扰了双侧皮质之间的联系，从而引起吞咽问题。皮质核束参与主动吞咽的触发，并对延髓吞咽中枢有易化作用，受损时会延长咽期时长。若受损严重，可出现主动吞咽启动不能，以及高位中枢不能抑制延髓，导致环咽肌的反射性张力增高，表现为环咽肌持续收缩状态，出现吞咽困难。

1. 基底节

（1）生理功能：对运动质量有影响，包括调节肌张力和维持运动的稳定性。

（2）损伤表现：基底节功能损伤后肌张力过高或过低，导致无目的运动。由此产生的吞咽障碍临床表现为：①不自主运动所致口腔、口咽食团控制差；②无效吞咽导致食物分别残留于口腔和咽腔；③可见无目的性运动；④严重依赖他人喂食。

2. 内囊

（1）生理功能：大脑皮层与脑干、脊髓联系的神经纤维通路，通往大脑皮层的运动神经纤维和感觉神经纤维，均经内囊呈扇形放射状分布。其中内囊膝部的皮质脑干束连接大脑皮质与脑干，是将大脑皮质信号传至脑干吞咽中枢的重要通路。

（2）损伤表现：破坏感觉和运动通路，可造成口、咽期吞咽困难，包括口传递时间稍减慢；咽吞咽始发稍延迟；吞咽时序性受损。

（三）脑干功能定位

脑干在出生时已发育良好，呼吸、循环、吞咽等维持生命的中枢已发育成熟。在脑干内，吞咽中枢存在于延髓背侧区及延髓腹侧区，前者主要由孤束核及其周围网状结构组成，后者主要由疑核及其周围的网状结构组成。延髓吞咽中枢呈双侧对称分布。来自吞咽皮质和皮质下的传出冲动在背侧区经过综合处理后传到腹侧区，后经疑核及其发出的舌咽神经、迷走神经和副神经对吞咽肌活动起控制作用。

1. 延髓

（1）生理功能：延髓背侧神经核（常指孤束核）被认为与吞咽时各部分（口、咽、食管）的协调运动相关，侧重于协调吞咽与呼吸动作；延髓腹侧神经核（常指疑核）控制软腭、舌基部、咽、喉的横纹肌活动。

（2）损伤表现：延髓背侧神经核损伤，可能会出现与运动感觉障碍相关的严重吞咽障碍，如环咽肌失迟缓，进食时可出现呕吐与反流、严重误吸等；延髓腹侧神经核，单侧疑核损伤会出现同侧咽肌麻痹、同侧声带麻痹及软腭麻痹，出现吞咽困难。

2. 脑桥

（1）生理功能：脑桥介于中脑与延髓之间，分为腹侧的基底和背侧的被盖部，内部含有脑干网状结构、上行和下行传导束及Ⅴ～Ⅷ对脑神经核，具有调整呼吸、运动调控、Ⅴ～Ⅷ对脑神经的功能。

（2）损伤表现：脑桥内网状结构和传导束受损通常会导致患儿张力增高，可造成咽期吞咽延迟或消失、单侧痉挛性咽壁瘫痪，以及喉上抬不充分合并环咽肌失弛缓等功能异常。Ⅴ、Ⅶ对脑神经受损可导致咀嚼无力、口腔对食物的感知困难。

（四）小脑

1. 生理功能　小脑位于大脑的后下方，颅后窝内，延髓和脑桥的背面，起着维持身体平衡，整合神经冲动的作用。

2. 损伤表现　小脑发生损伤，容易导致难以协调控制吞咽动作，影响吞咽时序性，发生误吸。

三、吞咽器官器质性病变所致摄食吞咽障碍表现

所有与进食相关器官的解剖结构缺陷或异常，都可以造成不同程度的摄食吞咽障碍，如食物摄入困难、口腔负压形成不足、食物反流、口腔控制困难、干扰呼吸、吸吮吞咽/呼吸失协调等。

（一）鼻和口腔的先天畸形

1. 后鼻孔闭锁　完全性鼻孔闭锁在新生儿期表现为上呼吸道阻塞或呼吸窘迫。后鼻孔闭锁在新生儿中发病率约为 1/7 000，男女比例 1∶2，单侧与双侧比例为 2∶1。双侧后鼻孔闭锁引起呼吸和吞咽困难，单侧鼻孔闭锁表现为慢性鼻漏。患儿表现为乏力，喂食中断，吸吮 - 吞咽 - 呼吸协调障碍。年长儿童后鼻孔闭锁可能是由以下疾病引起：过敏性鼻炎，鼻甲肥大，腺样体肥大，鼻窦炎或鼻腔、鼻咽肿块如胶质瘤，脑脊髓膜膨出，鼻皮样囊肿等。约 50% 的患者会出现鼻炎相关的异常症状。新生儿部分梗阻（狭窄）可能伴有喂养困难。鼻腔梨状孔狭窄常常产生上气道阻塞，但也可能会导致喂食困难。这些病例通常需要手术。

2. 口/咽畸形　口腔病变也可能导致喂养困难。黏液囊肿，舌下囊肿，Warthin 导管狭窄等都是可能导致吞咽困难的先天性囊肿。唇裂和/或腭裂是最常见的先天性畸形，发生单独唇裂或合并腭裂新生儿的发病率大约是 1/1 000，而单独腭裂新生儿的发病率大约为 1/2 000。此类患儿表现的吞咽困难为由于解剖缺陷出现低效率的吮吸。大型的腭裂无法密闭鼻咽和鼻腔产生口腔内负压。对于单独唇裂婴儿来说，唇部密封是足够的，因此吞咽困难并不常见。

（二）先天性喉、气管、食管或大血管异常

1. **喉软骨软化** 先天性喉部异常通常伴有气道症状，也可以表现为吞咽困难。喉软化症是婴儿期喘鸣最常见的原因，随活动或哭闹加重的喘鸣是最主要的症状，这些症状在喂食期间也可能会加剧。通常通过光纤喉镜检查来确诊，症状常在 2 ~ 3 月后自行消退，如果症状持续存在，并且婴儿营养不良，可行会厌成形术，缓解呼吸和喂养困难。

2. **声带麻痹** 儿童声带麻痹典型的症状包括喉鸣、发音或哭声弱、误吸及喂养困难等。与成人不同，喘鸣为声带麻痹最常见的症状。单侧声带麻痹主要表现为轻度喘鸣伴气息样的嘶哑声，气息样哭声及误吸或喂养困难。双侧声带麻痹患儿喉鸣更为严重，常表现为高调喉喘鸣伴呼吸困难，严重者伴发绀、三凹征及呼吸暂停等，后者更多出现于合并心脏或神经系统异常的病例。喉返神经功能丧失导致的声带麻痹增加、声带内收减少、声门开放都会增加误吸的风险。

3. **喉裂** 喉裂是较为少见的先天性异常，由于杓状软骨的两侧原基未能融合及食管气管隔未能向尾端生长而造成，并发其他畸形的发生率在 50% 左右，最常见的是食管闭锁及食管气管瘘。其临床症状与食管气管瘘相似，由于唾液不能下咽，患儿出生后口腔及咽部有大量黏稠泡沫，唾液泡沫不断向口外溢出，似蟹吐泡沫样。出生后喂水或喂奶时，患儿有呛咳、青紫。由于缺乏杓骨间及环杓肌致声带不能闭合，患儿哭闹时声低弱或无声。

Benjamin 等提出了四种类型的喉裂（表 3-4、图 3-4）。

表 3-4　四种类型喉裂的表现

分型	表现
1	声门上舌骨间裂。裂缝位于声带水平上方
2	是一个平行环状裂隙，延伸至声带水平以下，部分但不完全穿过环状软骨的后椎板，可能有黏膜，桥覆盖部分不存在的环形拱
3	是一个完全环状裂隙，通过环状软骨完整地延伸或延伸到气管隆突的一部分
4	喉食管裂隙。它涉及胸腔内气管食管壁的主要部分。隆凸的完全延伸留下了食管和气管的常见腔

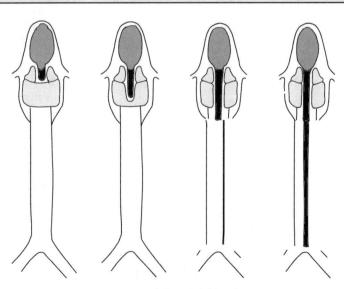

图 3-4　4 种类型的喉裂示意图

4. 食管闭锁　食管闭锁（esophageal atresia，EA）是食管最常见的先天性异常，在新生儿中的发生率约 1/4 000。其中，超过 90% 与气管食管瘘（tracheoesophageal fistula，TEF）有关。EA 中最常见的形式是上食管终止于一个盲端，而气管食管瘘连接于远端食管。现在这种缺陷的存活率大于 90%，主要是由于新生儿重症监护室早期识别和治疗水平的提高，而合并极低出生体重儿死亡率最高。50% 的婴儿有相关的异常，最常见的是 VATER/VACTERL（椎骨，肛门直肠，气管，食管，心脏，肾脏，桡动脉和肢体）综合征。具有 EA 的新生儿通常在嘴和鼻子处有泡沫痰、咳嗽、发绀和呼吸窘迫。喂食加剧了这些症状，引起反流，并可能导致误吸。消化道梗阻是对固体食物的吞咽难度超过液体，而胃肠动力不足是对液体食物的吞咽难度超过固体。消化道狭窄一旦扩张，应考虑进行预防性胃底折叠术。

5. 血管环　大血管的血管异常也可能导致吞咽困难或更常见的呼吸症状。血管环分类：Ⅰ型为真正完整的血管环，由双主动脉弓或右侧主动脉弓与降主动脉的左韧带相联系；Ⅱ型包括左弓畸形，包括无名动脉压迫导致显著的前气管压迫；Ⅲ型包括具有正常主动脉弓的肺动脉吊带系统。在这个特殊的异常情况下，左肺动脉从右侧出现，这可能会导致压迫气管和食管。通常存在相关的异常情况，包括完整的气管环和异常气管支气管分支。典型的表现取决于血管变异，严重双主动脉弓或右主动脉弓畸形，生命早期即出现呼吸困难。喘鸣、呼吸暂停发作和低氧血症为儿童肺动脉吊带常见临床症状。在这些特殊的情况下，气道疾病通常会出现在吞咽困难之前。由于食管对气管的压迫，喂养时呼吸窘迫可能会加重。此类患儿，血管造影是诊断的金标准。

（邹华芳　周惠嫦　梁　鹏　刘景辉　吴春林）

第三节　常见并发症

吞咽障碍患儿容易出现呼吸困难、吸入性肺炎、营养不良等并发症，轻则影响患儿生长发育、摄食心理行为，重则危害生命。因此，在重视改善患儿吞咽功能的同时，也需预防相关并发症的发生、及早治疗。

一、呼吸困难

呼吸困难表现为吸气不足、呼吸费力，呼吸频率、节律和深度的改变，严重时可出现张口呼吸、鼻翼扇动、端坐呼吸，甚至发绀。临床上分为吸气性呼吸困难（表现为喘鸣、吸气费力，重者可出现三凹征，见图 3-5、视频 3-4）、呼气性呼吸困难（表现为呼气费力，呼气明显延长而缓慢，常伴有哮鸣音）和混合性呼吸困难。常见病因为呼吸系统疾病、心血管系统疾病（如心衰）、急性感染等。某些引起吞咽障碍的疾病也常出现呼吸困难，严重吞咽障碍患儿的吞咽 - 呼吸不协调、误吸等可导致或加重呼吸困难。

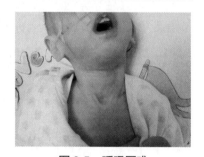

图 3-5　呼吸困难

视频 3-4
呼吸困难

二、窒息

患儿对于黏度高、体积大的食物的加工处理能力不足，不能及时将其分割和咀嚼形成易于下咽的食团，当患儿努力下咽时，极易造成食物容积过大不能咽下而卡在喉咽部，严重时会造成窒息，是吞咽障碍的急性并发症，后果严重。

三、误吸和吸入性肺炎

误吸是指食物或口腔分泌物通过声门进入气管。正常人偶尔也会出现误吸的情况，但可通过咳嗽反射将其排出。临床上，误吸常伴有咳嗽，若误吸后无咳嗽，则为隐性误吸。吸入性肺炎是指食物、口咽分泌物、胃内容物等被误吸入下呼吸道所致的肺部炎症。

四、营养不良

吞咽障碍患儿进食量减少或完全不能经口进食，常出现体重下降，甚至营养不良。如果判断经口营养摄取不充分时，则有必要考虑非经口途径（经管营养）。如果由于消化道等问题无法经管营养，应考虑使用静脉营养。

五、脱水

吞咽障碍患儿由于不能及时补充足够的水分及电解质，或因进食发生误吸而产生进食恐惧感，因此减少进食量，易导致脱水。

（周惠嫦　张盘德　梁　鹏）

参考文献

[1] 窦祖林. 吞咽障碍评估与治疗 [M]. 北京：人民卫生出版社，2009.

[2] 廖青奎. 儿科症状鉴别诊断学 [M].2 版. 北京：人民卫生出版社，2005.

[3] 庞爽. 喉软骨发育不良的研究进展 [J] 国际儿科学杂志，2015，42（4）：424-426.

[4] 封志纯，祝益民，肖昕. 实用儿童重症医学 [M]. 北京：人民卫生出版社，2012.

[5] 胡元军，张士松，武玉睿，等. 气管食管瘘临床诊治体会 [J]. 中华小儿外科杂志，2013，34（7）：551-552.

[6] 周晓光，肖昕，农绍汉. 新生儿机械通气治疗学 [M]. 北京：人民卫生出版社，2004.

[7] 陈燕惠. 儿科症状鉴别诊断 [M]. 福州：福建科学技术出版社，2005.

[8] 陆爱珍，王立波. 先天性肺囊性疾病 [J]. 临床儿科杂志，2010，28（3）：292-294.

[9] 胡皓夫，曹利静. 急性呼吸窘迫综合征的诊断与治疗策略 [J]. 实用儿科临床杂志，2011，26（18）：1388-1390.

[10] Aehlert B. 儿科的高级生命支持学习指南：第 2 版 [M]. 秦炯，杜军保，译. 北京：人民卫生出版社，2008.

[11] 熊倉勇美，椎名英貴. 攝食吞嚥障礙學 [M]. 苏珮甄，译. 新北：合计图书出版社，2016.

[12] 田角胜，向井美惠. 小児の摂食嚥下リハビリテーション [M]. 東京：医歯出版株式会社，2014.

[13] 北住映二，尾本和彦，藤島一郎. 子どもの摂食・嚥下障害—その理解と援助の実際 [M]. 東京：永井書店，2013.

[14] Arvedson JC.Assessment of pediatric dysphagia and feeding disorders:Clinical and instrumental approaches[J]. Developmental Disabilities Research Reviews,2010,14(2):118-127.

[15] Calis EA,Veugelers R,Sheppard JJ,et al. Dysphagia in children with severe generalized cerebral palsy and intellectual disability[J].Developmental Medicine & Child Neurology,2010,50(8):625-630.

[16] Schwemmle C,Arens C.Feeding,eating,and swallowing disorders in infants and children:An overview[J]. HNO, 2018,66(7):515-526.

[17] Dodrill P,Gosa M.Pediatric Dysphagia:Physiology,Assessment,and Management[J].Annals of nutrition & metabolism,2015,66(5):24-31.

[18] Lamantia AS,Moody SA,Maynard TM,et al. Hard to Swallow: Developmental Biological Insights into Pediatric Dysphagia[J]. Dev Biol, 2016, 409(2):329-342.

[19] Richard E,Behrman,Robert M,et al.Nelson Textbook of Pediatrics[M].17th ed. St.Louis MO:W. B.Saunders,2003.

[20] Meuret S,Dietz A,Fuchs M.Dysphagia[J].Laryngorhinootologie,2014,93(93):121-135.

[21] Matsuo K,Palmer JB.Anatomy and Physiology of Feeding and Swallowing: Normal and Abnormal[J].Phys Med Rehabil Clin N Am,2008,19(4):691-707.

[22] Delaney AL,Arvedson JC. Development of swallowing and feeding: prenatal through first year of life[J]. Developmental Disabilities Research Reviews,2010, 14(2):105-117.

[23] Thach BT. Maturation and transformation of reflexes that protect the laryngeal airway from liquid aspiration from fetal to adult life[J]. The American Journal of Medicine,2001,111(8):69-77.

[24] Thach BT.Maturation of cough and other reflexes that protect the fetal and neonatal airway[J].Pulmonary Pharmacology & Therapeutics,2007,20(4):365-370.

[25] Roden DF,Altman KW.Causes of Dysphagia Among Different Age Groups A Systematic Review of the Literature[J].Otolaryngologic Clinics of North America,2013, 46(6):965-987.

[26] Jadcherla SR,Hogan WJ,Shaker R.Physiology and Pathophysiology of Glottic Reflexes and Pulmonary Aspiration: From Neonates to Adults[J].Semin Respir Crit Care Med 2010,31(5):554-560.

[27] Giraldez-Rodriguez LA,Johns M.Glottal Insufficiency with Aspiration Risk in Dysphagia[J].Otolaryngologic Clinics of North America,2013,46(6):1113-1121.

[28] Jadcherla,Sudarshan R.Advances with Neonatal Aerodigestive Science in the Pursuit of Safe Swallowing in Infants: Invited Review[J]. Dysphagia, 2017, 32(1):1-12.

[29] Venkata SPB Durvasula, Ashley C O'Neill, Gresham T Richter.Oropharyngeal Dysphagia in Children: Mechanism,Source,and Management[J]. Otolaryngologic Clinics of North America, 2014,47:691-720.

[30] Jadcherla,S.Dysphagia in the high-risk infant:potential factors and mechanisms[J].American Journal of Clinical Nutrition,2016,103(2):622-628.

[31] Kosko J R, Moser JD, Erhart N, et al. Differential diagnosis of dysphagia in children[J]. Otolaryngologic Clinics of North America,1998,31(3):435-451.

[32] Rommel N, Bellon E, Hermans R, et al. Development of the orohypopharyngeal cavity in normal infants and young children[J]. Cleft palate-craniofacial journal, 2003, 40(6):606-611.

[33] Landry AM,Thompson DM.Laryngomalacia: Disease Presentation,Spectrum,and Management[J]. International Journal of Pediatrics,2012,2012:1-6.

[34] Simons JP,Greenberg LL,Mehta DK,et al. Laryngomalacia and swallowing function in children[J]. The Laryngoscope,2016,126(2):478-484.

[35] Setlur J,Hartnick CJ.Management of unilateral true vocal cord paralysis in children[J]. Current Opinion in Otolaryngology & Head & Neck Surgery,2012, 20(6):497-501.

[36] Yeung JC,Balakrishnan K,Cheng ATL,et al. International Pediatric Otolaryngology Group: Consensus guidelines on the diagnosis and management of type I laryngeal clefts[J]. International journal of pediatric otorhinolaryngology, 2017, 101:51-56.

[37] Backer CL,Mavroudis C. Congenital Heart Surgery Nomenclature and Database Project: vascular rings,tracheal

stenosis,pectus excavatum[J]. Annals of Thoracic Surgery,2000,69(3):308-318.

[38] Licari A,Manca E,Rispoli GA,et al.Congenital vascular rings: a clinical challenge for the pediatrician[J].Pediatr Pulmonol,2015,50(5):511-524.

[39] Benfer KA,Weir KA,Bell KL,et al.Oropharyngeal dysphagia in preschool children with cerebral palsy:Oral phase impairments[J].Research in Developmental Disabilities,2014,35(12):3469-3481.

[40] Katherine Benfer,Kelly Ann Weir,Kristie Bell,et al. Clinical signs suggestive of pharyngeal dysphagia in preschool children with cerebral palsy - ScienceDirect[J]. Research in Developmental Disabilities,2015,38(3):192-201.

[41] Jackson A,Maybee J,Moran MK,et al.Clinical Characteristics of Dysphagia in Children with Down Syndrome[J]. Dysphagia,2016,31(5):663-671.

[42] Morgan AT. Dysphagia in childhood traumatic brain injury:A reflection on the evidence and its implications for practice[J].Pediatric Rehabilitation, 2010, 13(3):192-203.

[43] Morgan A,Ward E,Murdoch B.Clinical characteristics of acute dysphagia in pediatric patients following traumatic brain injury[J].Journal of Head Trauma Rehabilitation,2004,19(3):226-240.

[44] Huang CT,Lin WC,Ho CH,et al.Incidence of Severe Dysphagia After Brain Surgery in Pediatric Traumatic Brain Injury:A Nationwide Population-Based Retrospective Study[J]. Journal of Head Trauma Rehabilitation,2014,29(6):31-36.

[45] Twachtman-Reilly J,Amaral SC,Zebrowski PP. Addressing feeding disorders in children on the autism spectrum in school-based settings: physiological and behavioral issues[J]. Language Speech&Hearing Services in Schools,2008, 39(2):261-272.

[46] Gössler A,Schalamon J,Huber-Zeyringer A,et al.Gastroesophageal reflux and behavior in neurologically impaired children[J].Journal of Pediatric Surgery,2007,42(9):1486-1490.

[47] Gössler A ,Krafka K.Gastrointestinal Disorders in Neurologically Impaired Children[J].Handbook of Behavior,Food and Nutrition.2011,1353-1373.

[48] Nikaki K ,Woodland P,Sifrim D.Adult and paediatric GERD: diagnosis, phenotypes and avoidance of excess treatments[J].Nature Reviews Gastroenterology & Hepatology,2016,13(9):529-542.

[49] Sorser SA,Barawi M,Hagglund K,et al.Eosinophilic esophagitis in children and adolescents:epidemiology,clinical presentation and seasonal variation[J].Journal of Gastroenterology,2013,48(1):81-85.

[50] Burt CC,Arrowsmith JE.Respiratory failure[J].Surgery(Oxford),2009,27(11): 475–479.

[51] Katherine, E, Price, et al. Analysis of the Relationship Between Micrognathia and Cleft Palate: A Systematic Review[J]. The Cleft palate-craniofacial journal : official publication of the American Cleft Palate-Craniofacial Association, 2016,53（2）:34-44.

[52] Smith MM, Ishman SL.Pediatric Nasal Obstruction[J].Otolaryngologic Clinics of North America,2018,51(5),971-985.

[53] Charles R,Fadden M,Brook J.Acute epiglottitis[J].BMJ,2013,347:1756-1833.

[54] Fujimura M,Takeuchi T,Kitajima H,et al.Chorioamnionit is and serum IgM in Wilson-Mikity syndrome[J].Arch Dis Child,1989,64:1379-1383.

第四章
儿童摄食吞咽障碍的康复评定

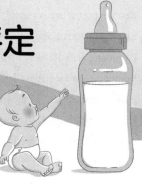

第一节 概述

康复评定（rehabilitation evaluation）是采集评定对象的病史和相关资料，实施检查、量表评估、仪器检查等，对结果进行比较、分析、解释，最后形成结论和障碍诊断的过程。评估（assessment）和评定（evaluation）是两个有所区别的概念，评估是采取的具体测量、检查方法，如洼田饮水试验、徒手肌力测定，评定是对各项资料（病史、体征、体格检查、专科检查、功能评估、仪器检查结果等）进行功能障碍的综合判定，如脑卒中后"偏瘫""吞咽障碍""命名性失语"等。

康复评定是临床决策中的重要组成部分，康复治疗的过程是一个通过定期康复评定来制定、实施、修订和完善康复治疗方案的过程，康复评定贯穿于康复治疗的全过程。康复评定不是寻找疾病的病因和诊断，而是客观准确地评定功能障碍的性质、部位、范围、严重程度、发展趋势、预后和转归，评价康复效果，为确定康复目标、制定康复计划和方案提供依据。它类似于临床医学的诊断过程，但又不完全相同。

一、康复评定的目的、意义

吞咽障碍是食物从口腔运送到胃的过程中出现障碍的一系列表现，包括口、咽、食管的吞咽困难，是由于下颌、双唇、舌、软腭、咽喉、食管括约肌或食管功能受损所致。因为摄食吞咽障碍的发病机制和临床表现复杂，全面细致的康复评定尤为重要。

评定的目的：评定是为了发现和确定吞咽障碍的类型、部位和程度；寻找和确定吞咽障碍发生的原因；指导制定康复治疗决策（如是否需要鼻饲、是否气管切开）和康复治疗项目；判断康复治疗疗效；判断预后；预防并发症和二次损伤的发生。

吞咽障碍康复评定的意义在于筛查患者有无误吸或误咽的危险因素；诊断吞咽障碍是否存在；鉴别吞咽障碍的病理和生理因素，推荐辅助测试方法；评估康复治疗效果，判断预后；指导吞咽康复方案制定。

二、评定对象

任何在摄食-吞咽过程中出现障碍的儿童，都适合进行相关的摄食、吞咽障碍评估。根据摄食吞咽障碍的原因分类，神经系统疾病、肌肉病变、食管动力性病变、口咽部器质性病变、食管器质性病变等患儿，都应进行吞咽障碍筛查，初步判断是否存在吞咽障碍及其风险程度，如果有或高度怀疑有风险，则做进一步的吞咽功能评估、仪器检查。

三、评定步骤和内容

（一）评定的分工

摄食吞咽障碍的康复评定通常由康复协作组来共同完成的，包括康复医师、康复治疗师、护士、营养师等。临床医生负责临床病史采集、体格检查、基本筛查试验、并发症的判断。如果患儿住院治疗，护士参与吞咽障碍的筛查、摄食吞咽指导、营养支持治疗。言语吞咽治疗师负责专业的吞咽功能评估，如吞咽器官功能评估、摄食功能评估、误吸评估、安全风险评估，参与诊断性测试如吞咽造影检查等。营养师负责营养风险筛查、营养不良的评估、参与摄食功能评估。

评定的两大要素是在合适的时间选择适当的评估方法。

（二）评定步骤和内容

摄食吞咽障碍的康复评定流程一般由筛查开始，初步判断是否存在吞咽障碍及其风险程度，如果有或高度怀疑有风险则做进一步的吞咽器官功能评估、摄食功能评估和／或仪器检查，见图4-1。

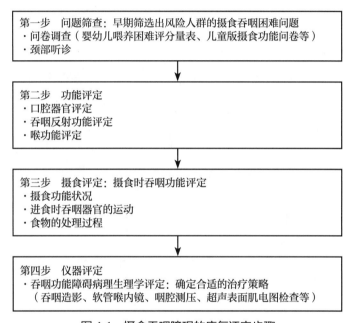

图 4-1　摄食吞咽障碍的康复评定步骤

（三）评定的时间选择

按照评定时间，原则上康复评定分为初期评定、中期评定、末期评定。门诊首诊时或患儿入院时，应进行全面综合的吞咽障碍筛查和评定，当然有些检查和评估可以安排在首诊或入院数天后。在康复治疗过程中，根据康复计划执行情况和效果，定期进行再评定，是中期评定，评定的间隔时间根据患儿的病情、医院的实际情况而定，一般每2周1次，有些仪器检查应间隔更长时间。末期评定是整个康复治疗结束前，进行总结性全面评定，并与初期评定、中期评定比较，判定治疗效果和预后，为出院计划和随访提供依据。

（张盘德　周惠嫦）

第二节　主观评定

儿童的主观评定资料多由家长（照顾者）提供，包括现有症状、既往有关的主客观检查及其处理等。在首次接诊时，医生或治疗师应充分了解患儿的症状（家长／照顾者代诉）、询问病史，从主观上去发现患儿可能存在吞咽障碍。

一、主诉和现病史

临床评定的第一步是从患儿/家长（照顾者）叙述症状开始，即患儿的主诉。摄食吞咽障碍可能有各种不同的症状，或有不同的症状组合。许多病例的症状与吞咽或进食的关系较明显，而少数病例的症状与吞咽的关系可能不明显。仔细分析患者现病史，可以初步鉴别口咽性或食管性病变，有助于吞咽障碍的病因诊断。

采集现病史的方法，最常用的是访谈和观察，包括对询问患儿、家属或照顾者、患儿的同学朋友等。如家属或照顾者叙述不清，可以让家长或照顾者提供拍摄患儿进食和活动时的短视频。

（一）可能有吞咽障碍的提示因素，采集病史时要重点关注

1. **出现吞咽困难的发病年龄**　新生儿、婴幼儿首先考虑先天性疾病，幼儿及学龄儿童应注意异物（如玩具）、损伤及感染性疾病。

2. 询问吞咽困难、疼痛出现的时间、性质、持续时间长短、部位、诱因等儿童好奇心强，要注意有无吞服腐蚀性化学品或异物史，特别是强酸、强碱等；是吞咽固体食物困难，还是饮水也困难等。

3. 吞咽困难是间歇性的还是进行性加重的

4. **是否消瘦、生长发育落后**　营养不良的患儿提示营养摄入不足，大多是吞咽困难引起的。

5. **伴随症状**　如伴反酸、上腹灼热或呕吐胆汁，考虑胃反流性病；伴呃逆，见于食管下端病变，如食管裂孔疝、贲门失弛缓症等；伴呛咳，见于咽神经麻痹；伴发音障碍，考虑各种原因引起的双侧舌咽、迷走神经麻痹，或肌肉疾病，如重症肌无力、多发性肌炎、皮肌炎等。

其他的提示因素详见表 4-1。

表 4-1　可能患有吞咽障碍的提示因素

灵敏性或认知性失活
迟钝、昏迷、服用大量镇静剂、谵妄、痴呆
进食时摆弄食品、咬下食物块的大小不适当、试图吞咽时有情绪变化
进食环境和选择食物的变化
不在公共餐厅用餐
偏食，不吃某种质地较硬或较软的食品
进食的时间很长或进食时停顿中断
进食时头颈部常作某种运动
咀嚼费力，反复多次吞咽
吞咽时发生咳嗽或噎呛，常需作"清嗓"动作
口咽功能障碍的表现
发音困难
声音"潮湿"，嘶哑
局部肌肉功能障碍，如面部两侧不对称，出现异常反射或肌张力失常（如颈部发生痉挛性倾斜），肌动力障碍，肌肉条索化
口流涎水，食物在口内滞留
频繁"清嗓"

患者的主诉或表现
吞咽起始时困难
咽喉部或胸部梗塞感
反呕或泛酸
不能吐出口内或咽内的分泌物
不能解释的体重减轻
进食时或进食后立刻出现呼吸异常
吞咽时疼痛

（二）吞咽障碍的病史询问要点，见表 4-2。

表 4-2　吞咽障碍现病史询问要点

发生的部位和时间
唇:吸吮、流涎、食物外流
口内:咀嚼、食物残留、吞咽启动困难
咽:呛咳发生于吞咽的前/中/后
食管:症状由吞咽引起;溢乳;胸骨后疼痛

频率、进展
频率:间断/持续
症状的进展、严重程度

诱发因素和代偿机制
食物性状:液体/固体食物
愿意接受的食物:温度、味觉等
症状经常/偶尔/疲劳时出现

表现
声音(说话、哭声)的改变
食物噎住或呛咳
反复多次吞咽,或"清嗓"动作增加
呕吐:咽性,鼻性,食管性或胃性;进食后即刻或延迟发生;呕吐物为未消化食物,腐烂物质或分泌物
进食时弓背体位、进食后哭闹、拒食
吞咽痛(食团通过时痛感)

次要症状或发生并发症的证据
体重减轻,缺少活力,包括因脱水而致者
对食物的态度、食欲等较差
呼吸症状:咳嗽,痰量增多,气短,呼吸道感染,反复肺炎
睡眠障碍(继发于清理分泌物或反呕)
唾液分泌:流涎过多或口干

（三）发病以来的诊治过程、辅助检查结果

要收集患儿发病以来在各医疗机构诊治的情况和过程，患儿家属应尽量提供外院的病历记录、辅助检查结果、康复评定情况、治疗情况。重点是生长发育情况、神经病学状况、肺部情况、外科手术情况、影像学检查、实验室检查、康复评定结果。

二、既往史、家族史

（一）既往史　包括既往疾病史和预防接种史。

1. **既往疾病史**　既往是否患过或诊断过与吞咽困难相关的疾病，如口咽损伤（机械性、化学性）、咽喉结核、咽肿瘤等口咽和喉疾病；反流性食管炎、食管肿瘤、食管结核、食管蹼、先天性食管狭窄、先天性食管闭锁等食管疾病；纵隔肿瘤、心血管疾病（左心房肥大、主动脉瘤）等导致食管受压狭窄；中枢神经系统疾病（延髓麻痹）、神经 - 肌肉接头疾病和肌肉疾病（重症肌无力）、运动神经元疾病、贲门失迟缓症等神经肌肉疾病；中毒史等。若患儿有相关疾病史，须详细询问其症状、发病时情况、诊治经过等。了解患儿食物、药物过敏史（尤其是青霉素过敏史）、服药史、手术史、传染病史，并认真记录，以供治疗时参考。

2. **预防接种史**　是否按时接种国家免疫规划疫苗，必要时记录接种疫苗的时间、种类及注射后的反应。如接种非计划免疫范围的疫苗也须记录。

（二）家族史

重点询问家族中有无遗传性疾病史（唐氏综合征、天使综合征、Prader-Willi 综合征等）、传染性、精神性疾病史，了解患儿父母是否近亲结婚、母亲分娩情况、同胞的健康情况，特别应询问同胞是否患有与患儿同样的疾病。对已死去的直系亲属应询问死因及年龄。

三、营养状态

大部分摄食吞咽障碍的患儿营养摄入不足，常有贫血、营养不良及体重下降。采集病史时需要了解：

（一）采取哪种营养摄入的方法

①管饲：如鼻饲管、胃造接管、十二指肠管、空肠管。②经口进食：使用奶瓶、勺子、吸管等；③部分经口进食，部分管饲。

（二）食物摄入的种类、数量及频率

①喜欢或讨厌吃某一种类 / 性状的食物；②每一种类 / 性状食物的摄入时间和摄入量；③记录一天中的进食情况，如哪个时间段进食量多；④是否因为吞咽障碍而改变了饮食习惯。

四、心理问题

聚餐进食也是社会交际的一个重要方面。吞咽障碍可引发许多心理和社会交往问题，如焦虑、羞耻、窘迫、恐惧及自尊心下降等，影响患儿生长发育。因此，需重视患儿的心理健康问题。所以在主观资料的收集过程中，应特别注意患儿吞咽障碍的表现或心理感受。

主观评定的重点如表 4-3 所示。

表 4-3　主观评定的要点

收集途径	要点
问诊、病历	基本信息(年龄 / 月龄、性别)
	现病史、既往史、家族史等
	意识程度
	实验室检查
	影像学检查
	用药情况
	营养摄取方法(经口、经管、经皮内镜引导下胃造瘘术等)

收集途径	要点
问诊、病历	营养状态 呼吸状态(气管插管/气管切开) 体温变化
观看录像	呛咳、拒食 饮食状况(辅具、增稠剂) 吸痰次数:痰的颜色、是否有异物 睡眠情况 心理情况

（周惠嫦　张盘德　梁　鹏）

第三节　客观评定

客观评定（objective evaluation）是指由专业技术人员通过客观地评估量表或仪器设备对患者进行评测检查，而主观评定（subjective evaluation）是患者本人根据自己的感觉、体会、功能状况去评价，带有个人的感情色彩，评估结果个体差异很大。比如睡眠障碍主观评价有匹兹堡睡眠质量指数、Epworth 嗜睡量表（艾普沃斯嗜睡量表）等，客观评定有多导睡眠图监测等。康复医学中大部分的评估属于客观评定，这些评定必须以专业术语描述。

客观评定包括物理检查、各种功能障碍的筛查和评估。

一、物理检查

物理检查是对身体某部分进行视诊、触诊、听诊、测量等，用于证实患者的主诉与解剖部位的体征、功能障碍的关系，发现患者没有诉说并可能出现的问题。与摄食吞咽障碍相关的物理检查，主要是检查吞咽动作的肌肉和神经，见表 4-4。

表 4-4　与吞咽动作有关的肌肉及其神经支配

吞咽动作	肌肉	脑神经支配
唇闭合	口轮匝肌	Ⅶ
颊控制	颊肌	Ⅶ
咀嚼	颞肌、咬肌、翼状肌	Ⅴ
舌混合	舌内肌、颏舌肌	Ⅻ
	茎突舌肌	Ⅻ
舌腭闭合	茎突舌肌	Ⅻ
帆闭合	腭帆张肌	Ⅴ
	腭帆提肌	Ⅸ、Ⅹ
咽压迫	茎突舌肌、舌骨舌肌	Ⅻ
	茎突咽肌、缩窄肌、	Ⅸ、Ⅹ
会厌倾斜	杓会厌肌	Ⅸ、Ⅹ
喉上抬	甲状舌骨肌、舌骨舌肌、茎突舌骨肌、二腹肌后腹	Ⅻ

吞咽动作	肌肉	脑神经支配
喉向前	颏舌肌	XII
声门闭合	环杓肌	IX, X
咽食管松弛	环咽肌	IX, X
食管收缩	食管横纹肌、平滑肌	X

二、筛查

筛查是应用简单快速、有足够敏感度的调查问卷和评估量表（即筛查工具），初步判断被调查者是否患有某种疾病或功能障碍。筛查结果可疑或者阳性的需要进一步检查和评估。吞咽障碍的床旁筛查简单、易操作，目的是发现有进食异常、误吸、营养不良、脱水风险及需要专业人员进一步评估的患者。

（一）问卷调查

问卷调查可在就诊医院或家中进行。家长或照顾者一旦发现患儿存在吞咽障碍的可能性，就要尽早进行相关的诊治，避免由于吞咽障碍导致并发症的发生。

1. **婴幼儿喂养困难问卷** 中文版婴幼儿喂养困难评分量表（the Montreal children's hospital feeding scale，MCH-FS）由加拿大蒙特利尔儿童医院心理学家 Maria Ramsay 等研制。我国于 2011 年由湖北省妇幼保健院儿童保健科徐海青所带领的科研团队完成对量表的翻译、回译与中文版标化研究。该量表由婴幼儿生长状况、婴幼儿口腔运动功能、家长的喂养行为和婴幼儿的进食行为 4 个领域 14 个条目构成，采用 1~7 级评分，总分按 Logit 变换法转化为标化分，标化分 < 50 分为无喂养困难，51~60 分为喂养困难轻度障碍，61~70 分为喂养困难中度障碍，> 70 分为喂养困难重度障碍（见附录 1）。

2. **摄食功能和误吸可能性调查表** 该量表由日本村山惠子研制（详见附录 2），该评价系统由从 252 个项目中经过统计处理、标准化等过程筛选出来的 33 个项目组成，包括基本情况、呼吸情况、流涎、经口进食情况、下颌、唇、舌、口腔功能、吞咽运动发展等，按照大项、小项得分情况，分为无误咽（大项目的评分 > 0）、轻度误咽（大项目评分 < 0，小项目评分 > 0）和重度误咽（大项目的评分 < 0、小项目的评分 < 0）三个等级。其最大的优点是不需使用工具就能进行评定。

3. **儿童版摄食功能问卷**（pediatric version of the eating assessment tool，PEDI-EAT-10） 为更好地筛查出吞咽困难高风险人群，Belafsky 等于 2008 年研制出了新的吞咽障碍筛查工具——进食评估问卷调查量表（EAT-10）。EAT-10 采用 Likert 5 级评分法，得分 ≥ 3 为异常。EAT-10 的适用范围广、操作方式简单、耗时短，调查可在 2 分钟内完成。EAT-10 的有效性和可靠性已经在大量吞咽障碍的患者中得到了证实。2013 年中文版 EAT-10 问卷量表在我国推荐使用，研究结果显示，EAT-10 中文版应用于有经口摄食经历的急性脑卒中吞咽障碍患者的评估具有很好的信效度，但 EAT-10 对婴幼儿并不适用。2017 年 Arslan 等人研制了儿童版 EAT-10 量表（PEDI-EAT-10）。通过调查患儿家长或照顾者，筛查患儿是否存在吞咽障碍。共 10 个项目，让家长或照顾者根据近一个月来患儿的进食表现来回答。0 表示没问题（即"我的孩子没有这个问题"），4 表示严重问题，根据该问题的严重程度分为 1~4 分。总分大于 4 分，提示有吞咽障碍。PEDI-EAT-10 尚无中文版，表 4-5 是根据英文版直译的。

表 4-5　儿童版摄食功能问卷（PEDI-EAT-10）

PEDI-EAT-10 可帮助我们确定您的孩子是否有吞咽困难。请回想并回答以下每个问题在过去一个月内的发生情况，然后选择最能描述您的孩子的数字。0 表示没问题，4 表示严重问题。每个项目代表一个问题，但这并不意味着您的孩子都有上述问题。如果您的孩子没有问题，请选择"0"，这表示"我的孩子没有此问题"；如果您的孩子遇到该问题，请将该问题的严重性评分为 1 ~ 4 分。

回答每一个问题,在方框里写上分数	0 = 没问题　4 = 严重问题				
1. 因为吞咽问题导致孩子体重减轻	0	1	2	3	4
2. 我孩子的吞咽问题妨碍了我们出去吃饭	0	1	2	3	4
3. 吞咽液体食物对我的孩子来说费力	0	1	2	3	4
4 吞咽固体食物对我的孩子来说费力	0	1	2	3	4
5. 我的孩子在吞咽时会有呕吐现象	0	1	2	3	4
6. 我的孩子在吞咽时表现得很痛苦	0	1	2	3	4
7. 我孩子的吞咽问题影响到食欲	0	1	2	3	4
8. 我孩子吃东西时食物粘在喉咙里,噎住了	0	1	2	3	4
9. 我的孩子吃饭时咳嗽	0	1	2	3	4
10. 我的孩子在吞咽时紧张	0	1	2	3	4

总分：

4. 其他吞咽障碍筛查或评估量表

（1）多伦多床边吞咽筛选试验（the Toronto bedside swallowing screening test，TOR-BSST）：2009 年由 Rosemary Martino 等制定出的一个新的床边吞咽困难筛查工具，具有优秀的效度，灵敏度达 91.3%，是识别吞咽困难严重程度的简单准确的工具。但目前只有针对脑卒中患者的信效度研究，尚没有对儿童患者的研究，临床上可以参考。

（2）简单床边吞咽筛选试验（brief bedside dysphagia screening test）：是 2011 年由 Petra 等制定的，该研究得出所有患者的简单床边吞咽筛选试验的敏感性、特异性和阴性率为 87.1%、30.4% 和 81.0%，在神经系统疾病患者中的敏感性、阴性率为 95.2% 和 93.3%，在耳鼻喉疾病患者中的敏感性、特异性率均为 60%。简单床边吞咽筛选试验主要包括 8 个评估项目：紧咬牙关的能力、舌头的肌力和对称性、面部肌肉的强度和对称性、耸肩的强度和对称性、构音障碍、黏稠液体引起窒息、黏稠液体引起咳嗽、黏稠液体从嘴角流出。简单床边吞咽筛选试验在神经系统疾病患者中有较高的敏感性，可以较好地指导临床实践，便于进行床边吞咽障碍的筛查。

（二）颈部听诊

颈部听诊是一种非侵入性技术，一般用于筛查。在欧美等发达国家，已借助计算机声学分析提高听诊的准确度和敏感度，发现一些早产儿以及病情隐匿病例的吞咽问题。

听诊方法：①检查前，先清除患儿口腔、咽喉内的残留物，如果残留物或痰液难以自行清除，可用吸痰方式吸出。②将听诊器放在颈部，听取吞咽时产生的吞咽音和呼吸音，根据吞咽前后的音质变化和状况评定吞咽能力。正常情况下，可听到清晰的呼吸音、吞咽时的吞咽音以及吞咽后的清晰呼吸音。异常状态，可听到湿啰音、喘鸣以及"汩汩"声等。听诊时的异常情况及其判断见表 4-6。建议使用婴儿专用、心脏专用听诊器，有助于准确判断。

表 4-6　颈部听诊异常声音提示的功能障碍

异常		提示的功能障碍
吞咽音	吞咽音长 吞咽音弱 反复多次吞咽音	咽缩肌肌力弱,喉上抬能力不足,环咽肌开放不完全,舌推送能力弱
	吞咽时出现气泡音 吞咽时出现呛咳音	误吸
	两次吞咽的间隔时出现呼吸音	咽腔残留;渗漏到喉前庭或产生误吸
呼吸音	吞咽后出现湿啰音、咳嗽声、液体震动音	咽腔残留;渗漏到喉前庭或产生误吸
	吞咽时出现呛咳音 喘鸣般的呼吸音	误吸

Cichero 等认为，环状软骨中线更利于听诊（如图 4-2 所示），因为解剖标识明确，环状软骨的共鸣特征放大吞咽声音。听诊时，首先听取呼气音（对于 3 岁以上的患儿，可让患儿深呼吸），随后，让患儿吞咽 0.5 ~ 1ml 常温水，听取吞咽音。吞咽后再次听取呼气音，与吞咽前的呼吸音进行比较。如果检查过程中出现疑似误吸的情况，立即停止检查；如有误吸，则需吸痰，见视频 4-1。

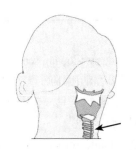

视频 4-1
颈部听诊

图 4-2　颈部听诊部位

三、功能评定

经筛查后，能大致判断患儿是否存在吞咽障碍，为进一步明确障碍的原因及程度，需进行吞咽功能检查和评定。

（一）口腔器官评定

主要包括唇、下颌、软腭、舌器官的运动和感觉功能的评定。

1. 口腔感觉检查

（1）口腔感觉评估：包括触觉、温度觉、味觉评定等，其中口部触觉敏感性的直接评定可明确患者口腔内或口周对触觉刺激的反应。如从问诊中已了解到儿童口颜面部有触觉超敏的表现，可以先从儿童的手、肘、肩、头再到口颜面部的顺序进行检查。口部感觉检查部位包括：面部和颈部、双唇、齿龈、内脸颊、硬腭和口腔后部的口咽区域。检查方法如下表 4-7、视频 4-2。

视频 4-2
口腔感觉评估

表 4-7 口腔感觉检查方法

部位		刺激方法	正常反应	超敏反应	弱敏反应
面部和颈部		用手、手指或棉布轻轻地刺激面部和颈部，包括脸颊、鼻子、咀嚼肌，下颌以及下颌下区域。	儿童应当容易耐受这种刺激，甚至会喜欢由此而产生的感觉。出现择的感觉属于正常反应。		儿童可能根本没意识到自己被触摸了，忽视了触摸，或者还根本不作任何反应，或者还渴望接受更多的触觉刺激。
双唇		用手或棉布轻轻地无后或同时刺激上唇和下唇。			
齿龈		用手指或棉布轻轻地无后或同时刺激上唇和下唇。	儿童应当容易耐受这种刺激，没有不适，当检查者把检查用具放进他嘴里时，他可能会表现得比较配合。	儿童拒绝接触或允许触碰但表现出不适。情况严重的状态，面部扭曲或唇部收缩的现象，有些儿童可能会出现呕吐的现象。	儿童可能根本没意识到自己被触摸了，忽视了触摸，或者还根本不作任何反应，或者还渴望接受更多的触觉刺激，或者由于还没有感觉到感觉到刺激而不接受这种刺激。
脸颊内表面		如上所述，在刺激牙眼时就可以连带刺激脸颊内表面。当牙具到达一侧后方的白齿部位时，摩擦脸颊内表面。两侧脸颊内表面都要刺激。			
硬腭		用牙具或棉签摩擦硬腭。	儿童几乎不能耐受这种刺激，表现出诸如厌恶、推开等厌恶的反应，呈现躲闪的反应，甚至试图用舌舔上腭来减少这种感觉。	儿童拒绝触碰，或者允许触碰但表现出明显的厌恶反应或想呕吐。	儿童可能不作任何反应，或者还渴望接受更多的触觉刺激，或者由于还没有感觉到刺激而接受这种刺激。
口咽部	吞咽反射	用冰棉签触碰软腭与软腭的交界处或软腭和悬雍垂的下缘。	能引起软腭的向上向后运动，但咽壁不会有反应，也不会造成呕吐。	儿童拒绝触碰，或者允许触碰，可结合问诊了解儿童是否有拒食的表现。	多次刺激后仍不能引起软腭运动。
	呕吐反射	用棉签触碰舌面或舌根或后咽壁。	触碰后，下颌向前下运动，舌向前下方运动，舌骨和喉上抬，喉和后部沿中线运动，悬雍垂抬高保护鼻腔，舌呈现槽状，其中间形成深沟，两侧缘抬高，同时能引起整个咽后壁和软腭强劲而对称地收缩。	如用棉签触碰上下唇、牙床、硬腭、硬腭与软腭交界，即出现呕吐反射，考虑儿童口腔口腔高度敏感，可结合问诊了解儿童是否有拒食反应。如果儿童对呕吐刺激较敏感，那么刺激其舌前部或舌前 2/3 处就能诱导出该反射。对于过度敏感的儿童，只要刺激舌前 1/2 处，脸颊、双唇或咽诱导眼前，就可以诱导呕吐反射。有些儿童只要一张嘴或其上肢被触碰、呕吐反射就会诱导呕吐出来了。过度的呕吐反射将会阻得舌和其他器官在获得必要的触觉经验。口部触觉超敏很容易使患者在进行口部运动、进食和说话时也发生呕吐，失去了从探索性的口部活动中获得正常反应的机会，影响摄食吞咽功能。	如果在儿童口内给予触觉刺激，其无呕吐反射并不明显，那么可说明该儿童对该刺激感知不够清楚，所以对其所作出的反应也比较慢。

口腔感觉刺激的异常反应除了超敏反应、弱敏反应外，还有一种触觉防御反应。触觉防御是指对触觉输入做出的一种强烈、消极的情绪和抵抗行为反应。有触觉防御行为的儿童可以表现为触觉超敏，但并不是有触觉防御行为的儿童就一定存在触觉超敏。不管是触觉超敏或触觉弱敏的患者，还是触觉敏感性正常的儿童，都可以有触觉防御行为。引起触觉防御行为的原因有很多，例如，触觉过敏史、身体或性虐待、进食障碍、长期服用烈性药物等。

需要注意的是口部触觉敏感性存在波动性，即口部触觉敏感性随着患儿情绪等因素的变化而变化。言语吞咽障碍和口部运动不足的儿童，随着心情和情绪的改变，对触觉刺激反应的差异很大。

（2）口腔超敏的评估：目前常用口腔超敏的快速评估法和口腔超敏分级评估法。

Dovey 等人研究的一种快速评估口腔超敏的方法，可直接、可靠、安全、有效地评估口腔超敏的儿童。该方法包括 2 组共 7 个项目，如表 4-8 所示。组别 1 指示儿童模仿父母或专业人士使用优势手的示指做出相应的动作进行评估，组别 2 分别用示指触碰与使用牙刷尾部触碰评估。牙刷的刺激被认为是儿童能接受的，所以选择了牙刷作为口腔内的评估工具。儿童有被父母擦拭口腔的经历，所以选择了用父母的手指进行评估。口腔超敏的严重程度由儿童可接受刺激的位置与咽后壁的距离决定。

表 4-8　口腔超敏的快速评估方法

组别 1	儿童通过模仿爸爸 / 妈妈 / 专业人员的表现	组别 2	由爸爸 / 妈妈 / 专业人员作用于儿童的表现
1	抵抗 / 拒绝触碰脸部（发际线、额头、脸颊）	1	抵抗 / 拒绝爸爸 / 妈妈 / 专业人员用示指触碰唇部
2	抵抗 / 拒绝触碰唇部	2	抵抗 / 拒绝爸爸 / 妈妈 / 专业人员用示指触碰外伸的舌头
3	抵抗 / 拒绝用舌头触碰前牙	3	抵抗 / 拒绝爸爸 / 妈妈 / 专业人员用示指触碰前牙
4	抵抗 / 拒绝伸出舌头	4	抵抗 / 拒绝爸爸 / 妈妈 / 专业人员用牙刷的尾部触碰口腔内的舌部
5	抵抗 / 拒绝以横向方式移动舌头（舔嘴唇）	5	抵抗 / 拒绝爸爸 / 妈妈 / 专业人员用牙刷的尾部触碰侧牙
6	抵抗 / 拒绝触碰脸颊内部	6	抵抗 / 拒绝爸爸 / 妈妈 / 专业人员用牙刷的尾部触碰脸颊内部
7	抵抗 / 拒绝用舌头触碰侧磨牙和后磨牙	7	抵抗 / 拒绝爸爸 / 妈妈 / 专业人员用牙刷的尾部触碰侧磨牙和后磨牙

口腔超敏分级评估量表（oral hypersensitivity scale）是由 Beckman 制定的 5 个等级的量表，包括极严重、严重、中等、轻度、标准等级（表 4-9）。主观及客观地描述对食物的反应和口腔感觉运动的功能。

表 4-9　口腔超敏分级评估量表

级别	内容
1 级	□ 能承受最小的脸颊外压力和活动 □ 双侧口腔后部不能在 5 秒内咀嚼 5 次如手指般坚硬的食物 □ 当口腔进食、触摸脸部或口腔内时，每日呕吐 6 ~ 8 次或更少，常伴有反流 □ 口腔难以接受足够数量的食物和液体
2 级	□ 能在最小的阻力下进行必要的活动，如洗脸、擤鼻涕等 □ 双侧口腔后部能在 5 秒内咀嚼 5 次如手指般坚硬的食物 □ 当口腔进食或触碰脸部时，每天呕吐 4 ~ 6 次或更少，常伴有反流 □ 20 分钟内能吃 4 盎司特定的食物和液体，但对不熟悉的食物和液体有明显的困难
3 级	□ 脸部能承受一定压力和活动，但口腔内不能 □ 双侧口腔后部能在 10 秒内咀嚼 10 次如手指般坚硬的食物 □ 每天呕吐 1 ~ 2 次或更少，偶尔伴有反流 □ 每天至少尝试一次新的食物和液体，但可能会吐出来
4 级	□ 能承受日常活动时脸部和口腔内的压力和运动 □ 双侧口腔后部能在 15 秒内咀嚼 15 次如手指般坚硬的食物 □ 每周呕吐 1 ~ 2 次或更少，呕吐很少导致反流 □ 每周至少进食 2 盎司不同质地和味道的新食物和液体 5 次或更多
5 级	□ 接受新的脸部和口腔内的压力和运动 □ 双侧口腔后部能在 20 秒内咀嚼 20 次如手指般坚硬的食物 □ 在面对脸部及口腔内的压力和运动、食物或液体时，很少表现出呕吐 □ 能口腔进食充足的各种性状和味道的食物或液体

注：1 盎司 = 28.349 523 克

2. **运动功能检查**　口部运动功能的发育遵循由粗到细、由大到小、由近到远、从中间到侧向、从侧向到旋转的顺序，逐步发展出快速、精确、连续的口部运动模式。婴儿的啼哭，已经开始无意识地使用口部的大肌群进行整体运动，然后下颌、唇、舌依次逐渐进行分离运动，由大运动转变为精细控制运动。

（1）新生儿口腔运动评估量表：新生儿口腔运动评估量表（修订版）（revised version of the neonate oral-motor assessment scale，NOMAS）在 1986 年由 Braun 等研制，后经 Palmer 等修订，该工具通过直接或间接（录像）方法观察新生儿的吸吮行为，该量表共 28 个条目，其中包括下颌运动的条目 14 条、舌运动条目 14 条，分别对下颌运动形态、下颌开闭速率、下颌运动节律、下颌运动的一致性、舌的形态、舌的运动方向、舌运动范围和速率 8 个方面进行评定，将婴儿的吸吮模式分为正常吸吮（10 个条目）、吸吮紊乱（8 个条目）和吸吮障碍（10 个条目）三种。正常吸吮是指新生儿在营养性吸吮或者非营养性吸吮过程中能够保持吸吮 - 吞咽 - 呼吸的协调；吸吮紊乱是指吸吮 - 吞咽 - 呼吸不协调，吸吮节律不规则，吸吮功能发育不成熟，不能与年龄相匹配；吸吮障碍是指舌和下颌运动不成熟和反应异常造成喂养中断。

评分标准如下：①正常吸吮模式采用 3 级评分法，针对每个条目，无正常吸吮脉冲出现为 0 分，正常吸吮脉冲数 < 总吸吮脉冲数 50% 为 1 分，正常吸吮脉冲数 ≥ 总吸吮脉冲数 50% 为 2 分；正常吸吮评分介于 1 ~ 20，分数越高表明吸吮功能越好。②吸吮紊乱和障碍模

式采用 2 级评分法，针对每个条目，不出现此异常吸吮特征为 0 分，出现此异常吸吮特征为 1 分；吸吮紊乱评分介于 1 ~ 8，吸吮障碍评分介于 1 ~ 10，分数越低表明吸吮功能越好，如表 4-10。

表 4-10　新生儿口腔运动分级（修订版，1993）

下颌		
正常吸吮	吸吮紊乱	吸吮障碍
1. 下颌开闭一致 2. 下颌有节律地开闭 3. 在开始喂奶前 30 分钟予以奶嘴刺激能自发张开下颌 4. 下颌运动速度 1 次 /s（为非营养性吸吮速度的 1/2） 5. 下颌能充分地包含奶嘴并吸收液体	1. 下颌开闭不一致 2. 无节律的下颌运动 3. 下颌启动困难 （1）不能触及奶嘴 （2）在开始吸吮时出现细微震颤 （3）用奶嘴触及嘴唇无反应，晃动奶嘴刺激后出现反应 4. 持续出现与年龄不相符的不成熟吸吮形态（低于 40 周）	1. 下颌过度张开，口唇不能紧密包含奶嘴 2. 下颌紧张，张口受限 3. 下颌不对称，侧向偏离 4. 无下颌运动 5. 营养性吸吮与非营养性吸吮速率没有差异
得分_____	得分_____	得分_____
舌		
正常吸吮	吸吮紊乱	吸吮障碍
1. 吸吮期间保持卷舌形成舌槽 2. 在舌的前后运动中伸舌 - 抬高 - 回缩的动作 3. 有节律的舌运动 4. 舌的运动速率为 1 次 /s 5. 有效吸收液体入口腔进行吞咽	1. 在吸吮时舌过度前伸超过唇缘，但未中断吸收节律 2. 无节律的舌运动 3. 由于以下原因不能维持吸收 2 分钟 （1）适应； （2）呼吸困难； （3）疲乏 4. 吸吮 - 吞咽 - 呼吸不协调，出现鼻煽、转头、多动	1. 舌肌无力：松弛、无舌槽 2. 舌回缩：舌隆起、退缩至口咽部 3. 舌不对称：舌向一侧偏斜 4. 放入奶嘴前后舌过度前伸超过唇缘，舌向外下伸 5. 无舌运动
得分_____	得分_____	得分_____

（Braun & Palmer，1993）

（2）口运动评定量表：口运动评定量表（schedule for oral motor assessment，SOMA），由 Reilly 等人制作。SOMA 具有很好的敏感性，而且整个评定过程耗时 20 ~ 30 分钟，不需要应用特殊的测评设备，操作简单易行。评定时进行同步录影，记录小儿的头、颈以及口腔运动表现，由测试者根据小儿的口腔运动功能进行评分，见视频 4-3。

视频 4-3
口腔运动评定

SOMA 评定项目包括：①身体 / 神经情况；②口颜面结构；③口颜面感觉；④口颜面运动功能；⑤呼吸、构音；⑥摄食吞咽能力。将食物类型分为六个类别，包括液体、果泥、半固体、固体、饼干和干果，各类别由功能区域（头部身体控制部位、嘴唇、下颌、舌）、功能单元（接受、开始、连续性 / 节奏、吸吮 / 吞咽等）、口部运动的分离行为组成（表 4-11、图 4-3）。

表 4-11　SOMA 的组成部分

口部运动难度类别	液体	菜泥	半液态	固体	饼干	干果
管理方法	1.1 瓶子	勺子	勺子	勺子	自主进食	
	1.2 训练杯				5.1 软的	
	1.3 杯子				5.2 适中	
	1.4 吸管				5.3 硬的	
选择		酸奶	豌豆	水果	饼干	梨脯
	果汁	摩丝	干酪	土豆	面包	苹果脯
	牛奶	果汁	芝士	沙拉	芝麻	杏脯
		菜泥			燕麦饼	

功能区域　　　下颌

功能单元	混合	咬	吸 / 咀嚼
口部运动的分离行为	例:下颌张开	例:可控地持续咬住	例:旋转式咀嚼运动

功能区域

头和躯干控制勺子进入口腔时的姿势	唇吸吮和吞咽时的功能	舌吸吮和吞咽时的功能	下颌吸吮和吞咽时的功能

功能区域

拒绝对食物没有兴趣	反应性对食物有反应	接受需要时间接受	引发启动进食需要时间	食物漏出 / 流涎食物 / 唾液	顺序 / 节奏协调性与顺序	吸吮 / 吞咽进食过程中的口部运动

分离的口部运动行为

闭唇头转向一侧	头转向勺子嘴张开	在 2s 之内接受	在 2s 之内进食	25% 以上的食物漏出	平稳协调	舌的伸展收回

图 4-3　功能区域、功能单元、分离口部运动行为的示例（果泥）

103

对于能配合检查的儿童，目前国内有不同的量表对口部运动进行评价，包括口部运动功能评定（见附录3）和Frenchay构音障碍评定（见附录4），尽管评定侧重点不同，但评定内容都包括下颌、唇、舌的感知觉和运动情况。

（二）吞咽反射功能评定

咽反射、吞咽反射、呕吐反射和咳嗽反射均是人体生理性反射，在特定条件下具有重要的生理意义。反射的基本过程是：感受器接受一定的刺激，产生兴奋，兴奋以神经冲动的形式经传入神经传入神经中枢，通过中枢的分析和整合产生兴奋，中枢的兴奋又经传出神经到达效应器，最终效应器产生某种活动改变。反射活动需要反射弧结构和功能上的完整，如果反射弧中任何一个环节中断，反射将不能进行。

1. **咽反射** 咽反射是用压舌板轻触患者咽喉后壁时，患者出现咽肌收缩、舌后缩的干呕即恶心反应。其触发区域为咽后壁、舌根和双侧腭弓，传入神经为舌咽神经，反射中枢位于延髓孤束核、疑核，传出神经为迷走神经，效应器为咽部软腭肌、咽肌，表现为软腭上抬，腭弓缩紧，舌根紧张。生理意义是防止异物进入咽食管。

2. **呕吐反射** 呕吐反射是胃内容物和部分小肠内容物通过食管反流出口腔的一种复杂的反射动作。人在呕吐前常出现恶心、流涎、呼吸急迫和心跳快而不规则等症状。呕吐开始时，先深吸气，继之声门紧闭，膈肌和腹肌强烈收缩，使腹内压升高，同时幽门紧闭，贲门和食管舒张，胃内容物就通过食管从口腔强烈驱出。

引起呕吐的原因很多，最常见的舌根、咽部和胃肠黏膜受异常刺激，或腹膜、子宫、内耳平衡器官受刺激并作用于相应的感受器，冲动被传入延髓呕吐中枢所致。呕吐可以是病理现象，也可以是保护性生理过程，即借呕吐将进入胃内的有害物质排出体外。

呕吐反射的检查方法基本与咽反射相同，是用棉签或压舌板用力触碰舌根或咽后壁，观察是否能引起整个咽后壁和软腭强劲而对称的收缩，出现强烈的干呕反应。若咽后壁收缩不对称，可怀疑有单侧咽无力现象。

3. **咳嗽反射** 咳嗽反射是人体的防御性呼吸反射，感受器位于喉、气管和支气管黏膜，接受机械性刺激和化学性刺激，感受器受到刺激后，传入冲动经迷走神经传入延髓咳嗽中枢，传出冲动经迷走神经、膈神经、肋间神经至效应器。咳嗽反射时，先发生短暂的深吸气，接着声门紧闭，此时呼气肌强烈收缩，使胸腔肺内压和腹内压上升，随后关闭的声门突然打开，气体以高速冲出，完成一次咳嗽活动。咳嗽反射的生理意义是有效清除呼吸道内的分泌物和进入喉、气管、支气管等处的异物。如果咳嗽反射减弱或消失，导致咽及气管内的有害刺激物误吸，容易产生误吸及吸入性肺炎。

（三）喉功能评定

喉功能评定包括发音时音质、音量的变化、发音控制、主动咳嗽和喉部清理能力等五个方面。

1. **音质和音量** 让患儿持续发元音，如"a"和讲话（哭／笑）时聆听音质、音调及音量，如声音沙哑且音量低，提示声带闭合差，吞咽时气道保护欠佳，容易发生误吸。

2. **发音控制和范围** 与儿童谈话，观察其音调、节奏等变化。如声音震颤，说话时节奏失控，提示喉部肌群协调欠佳，进食时吞咽协调性会受到影响。如声音带有痰鸣音，提示吞咽肌群力量下降或食物残留。

3. **主动的咳嗽／喉部的清理** 嘱儿童做咳嗽动作，观察其咳嗽力量。如咳嗽力量减弱，将影响喉部清除能力。如儿童无法配合，则在摄食检查中观察。

4. **吞咽唾液能力** 观察儿童流涎情况，如果经常被唾液呛到，提示处理唾液能力下降，进食时容易发生误吸或隐性误吸。

5. **喉上抬** 临床上有一指法、二指法用于检查喉上抬的幅度，对于一岁以下的婴儿一般采用一指法，即治疗师的示指放在儿童的舌骨位置，在儿童吞咽时感受甲状软骨上缘能否触及示指，正常吞咽时，示指能触及上抬的甲状软骨，见文末彩图 4-4、视频 4-4；二指法：治疗师的示指和中指分别放在儿童的舌骨和甲状软骨的位置，在儿童吞咽时感受甲状软骨上缘能否触及示指，见文末彩图 4-5、视频 4-5。如果喉上抬不足，容易导致吞咽启动延迟。

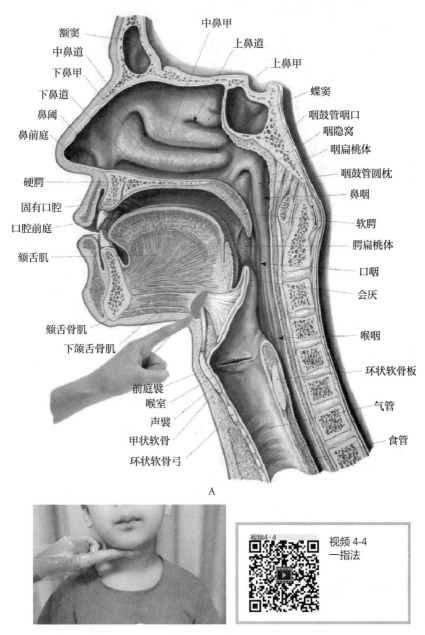

图 4-4 一指法
A. 解剖位置；B. 人体位置

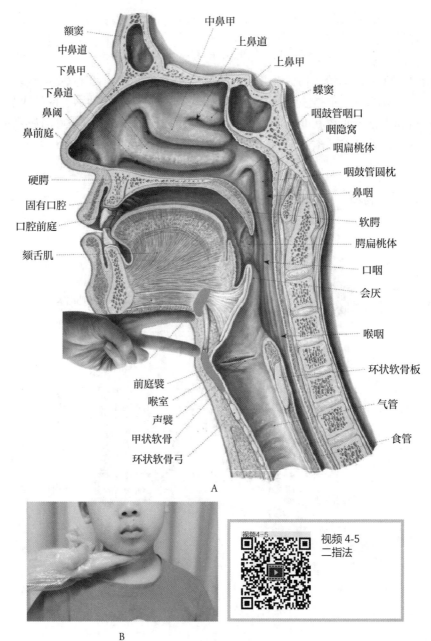

图 4-5 二指法

A. 解剖位置；B. 人体位置

（周惠嫦　陈丽珊　梁　鹏）

第四节　摄食评定

　　婴幼儿的喂养是一个复杂的过程，涉及进食姿势、呼吸、口腔器官的感觉及运动功能等多个方面。对于儿童，经口摄食功能的评估尤为重要。评估内容包括总体摄食功能状况和进食时吞咽器官的运动、食物的处理过程。

一、多学科喂食概要

多学科喂食概要（multidisciplinary feeding profile，MFP）是对进食体位、呼吸及发声功能、口腔器官的感觉、运动功能、喂养功能等进行综合评定考察。

二、儿童摄食吞咽功能评定表

在摄食评定中，对于经口进食的儿童，除了现场观察进食情况外，还需要结合日常进食情况（可采用录制视频的形式）进行综合分析。现场观察摄食情况时，可使用日本金子芳洋设计的摄食吞咽功能评定表，内容包括既往史、现摄食情况、口腔器官等情况（详见附录5）。

观察唇、舌、下颌等运动功能及吞咽功能，可按照表 4-12（简表）进行评定，其评定标准如表 4-13 所示。具体操作和观察要点如下：

表 4-12　摄食功能评定项目

口唇闭合		吞咽	
安静时	（－－·－·±·+·++）	呛咳（－·±·+）（液体·固体食物）	
进食时	（－－·－·±·+·++）	吞咽次数（普通·少）	
处理时	（－－·－·±·+·++）	吞咽反射（－·±·+）	
吞咽时	（－－·－·±·+·++）	口腔内食物处理法	
液体摄取时	（－－·－·±·+·++）		
舌运动		保持在口腔内	（－·±·+）
		吸吮动作	（－·±·+）
动作（前后·上下·左右）		婴儿吞咽	（－·±·+）
突出　　安静时	（－－·－·±·+·++）	成人吞咽	（－·±·+）
进食时	（－－·－·±·+·++）	压扁吞咽	（－·±·+）
处理时	（－－·－·±·+·++）	翻滚	（－·±·+）
吞咽时	（－－·－·±·+·++）	咀嚼	（－·±·+）
液体摄取时	（－－·－·±·+·++）	咀嚼节奏	（－·±·+）
追逐食物动作	（－·±·+）	门牙咬断	（－·±·+）
		磨牙咬断	（－·±·+）
下颌运动		异常模式动作	
咬合（－·±·+）（反射的·随意的）		囫囵吞咽	（－·±·+）
动作（上下·转换·咀嚼·几乎不动）		舌挺	（－·±·+）
下颌控制　固体食物摄取时（不好·稍好·好）		舌突	（－·±·+）
液体摄取时（不好·稍好·好）		过度开口	（－·±·+）
口角凹陷（－·±·+）		紧张性咬合反射	（－·±·+）

表 4-13　摄食功能评定标准

· 口唇闭合	
安静时	－－:上唇向上翘起 －:上唇完全动不了 ±:虽然无法关闭,但有想要关闭的动作 +:有时可以关闭 ++:总是可关闭

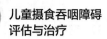
续表

・口唇闭合

进食时	−−:上唇向上翘起 −:上唇完全动不了 ±:虽然嘴唇无法夹住,但有想要关闭的动作 +:用扁平勺子摄取食物,用普通勺子将食物残留在勺子底部 ++:即使是普通的勺子,食物也不会留在勺子底部
处理时	与安静时相同
吞咽时	与安静时相同
液体摄取时	−−:上唇向上翘起 −:上唇完全动不了 ±:无法将上唇贴在水面上,但有想要贴上的动作 +:偶尔上唇沾到水面上 ++:经常上唇沾到水面上

・舌运动

动作	前后:舌头主要是前后运动 上下:舌头上下运动 侧方:舌头左右运动
伸舌	−:舌尖在下颌前齿的内侧 ±:舌尖在下颌前齿外侧至嘴唇的范围 +:有时舌尖会出现在嘴唇外侧 ++:舌尖经常出现在嘴唇外侧
追踪动作	−:无 ±:偶有 +:有

・下颌运动

咬勺子,口角凹陷	−:无 ±:偶有 +:有
动作	上下:下颌上下运动 转换:从上下运动到咀嚼运动的转变 咀嚼:下颌伴随侧方运动的咀嚼运动 几乎不动:下颌几乎不动
下颌控制	不好:吃固体食物和饮液体的时候,下颌上下晃动 稍好:既不能说是好也不能说是不好 好:吃固体食物和饮液体的时候,下颌很稳定

・吞咽

呛咳、咽反射	−:无 ±:偶尔有 +:有
口腔内的食物处理方法、异常模式动作	−:无 ±:偶尔有 +:有

（一）唇部闭合功能

成人吞咽时通常需要唇部闭合，但婴儿吞咽时不一定闭唇。用勺子进食时如唇部闭合，食物会先接触到舌尖处，充分的味觉刺激（特别是甜味），能促使口腔器官协调运动将食物搅拌、研磨、咀嚼，促进吞咽动作的产生。因此，在进食时，食物置于舌尖处比在舌根处更容易引发吞咽动作。

唇部闭合不仅仅是为了防止食物从口中溢出，在下颌的运动、吞咽启动方面也有重要作用。大部分口肌功能障碍儿童无法控制下颌，唇部闭合能力差，流质食物容易从口中溢出。

1. **摄取固体食物的评定**　将勺子从正切牙处伸入口内，水平缓慢拔出，注意勺子不要与上唇和门齿接触，观察是否有嘴唇抿勺子上食物的动作。

2. **摄取液体食物时评定**　使用勺子，保持水平位伸入口内，观察是否有上唇触碰液面（轻闭嘴唇）和吞咽动作。如果患儿咬住勺子，则终止评定。

（二）舌运动

观察舌在进食时是否有前后、上下、侧方方向的运动；观察舌在最大前伸位时舌尖的位置，评价舌前伸的程度；观察舌是否有追踪食物的动作，即把食物置于左右嘴角或从嘴角伸入任一侧磨牙处，观察舌尖是否有伸向食物的动作。

（三）下颌运动

1. "咬勺子"是由于咬合反射而产生的反射性动作，正常婴儿在出生5个月后消失。"口角凹陷"能否作为咀嚼运动的指标，取决于是否观察到口腔内舌的侧方运动，如嘴唇闭合，则观察进食有响声的食物时，是否听到连续的咀嚼声。如果出现张力性的咬合反射动作（紧咬勺子或紧咬食物），则提示反射异常。

2. 下颌运动分为上下运动、侧方运动和咀嚼运动，如果上下运动或咀嚼运动难以分辨，则观察是否有侧方运动。在患儿缺乏进食欲望时，即使食物进入口腔内，也不会引起下颌的运动。

3. "下颌控制"是指在摄入食物和液体时是否能保持下颌的稳定性。

（四）吞咽部分

呛咳一般是食物或液体等进入气管或将要进入气管时引起的保护性反射动作，也存在虽然有误吸但不发生呛咳的情况，即隐性误吸。因此，不发生呛咳并不是没有发生误吸，需要进行吞咽造影或纤维喉镜等检查进行确诊。

1. **呛咳**　观察是何种性状的食物（固体/糊状/液体）引起呛咳。观察是否由于精神紧张和体位原因引起呛咳。

2. **吞咽反射**　可以将听诊器放在颈部听诊，嘱其做吞口水动作。如无法完成，可用注射器注入口腔0.5～1ml水再观察。

（五）口腔内食物处理、异常模式动作

评定进食时唇、舌、下颌等的协调性运动以及异常模式动作，如表4-14、表4-15所示。

表4-14　口腔内食物处理方法

异常模式	处理方法
口腔内积留	缺乏经口进食的欲望，将食物堆积在口腔内难以吞咽的状态
吸吮动作	和吸吮反射一样，缩嘴唇，舌头前后摆动，一边发出咕嘟咕嘟的声音一边吃、喝的状态

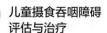
异常模式	处理方法
幼儿吞咽	上下颌不封闭,舌头介于切牙之间,与下唇接触,舌做前后运动,但舌尖几乎不露出嘴唇。基本上与反射性吸吮相同;口唇不闭合
成人吞咽 (成熟吞咽)	上下牙齿接触,舌尖压在上切齿后方,吞咽中唇部微微收缩;唇部闭合
碾压吞咽	在喂豆腐等断奶中期食物的情况下用舌头压碎食物吞咽的状态;口唇闭合
翻转	下颌上下运动和舌头前后、上下运动同时进行的情况
咀嚼	下颌侧方运动和舌头侧方运动同时出现的情况 婴幼儿也包括乳白齿没有萌出的情况
咀嚼节奏	有一定的节奏进行咀嚼的情况
切牙咬断	能用切牙咬断食物的情况
磨牙咬断	不是用切牙,而是明显用磨牙磨食物的情况

表4-15　异常模式动作

异常动作	表现
囫囵吞咽	进食需要咀嚼的食物,不咀嚼就咽下的状态
舌挺出	舌处于低张力状态,突出正切牙或唇外,但伸出时没有力度
舌伸出	舌体较厚,安静状态下伸出唇外,或在全身伸展模式下突然前伸,勺子也难以进入
下颌持续张口	下颌突然用力向下持续张开; 在全身伸展模式、肌肉紧张、食物靠近时容易出现
紧张性咬合反射	牙龈和牙齿受到刺激时,下颌用力持续闭合; 在脑性瘫痪等患儿肌肉紧张时容易出现

三、新生儿饮食评估工具

新生儿饮食评估工具(neonatal eating assessment tool,NeoEAT)是一种对父母的调查问卷,以评估新生儿的吸吮吞咽功能,包括2个独立的母乳喂养问卷(NeoEAT-breastfeeding)和奶瓶喂养问卷(NeoEAT- bottle-feeding)。2019年Pados等研制了混合喂养的评估问卷(NeoEAT–mixed feeding scores)。该问卷包括5个大类,68个条目:胃肠道功能(gastrointestinal tract function)27个,进食规律(infant regulation)11个,营养和生理稳定性(Eenergy & physiologic stability)13个,感觉反应(sensory responsiveness)7个,进食的灵活性(feeding flexibility)10个。

四、婴儿进食评估量表

婴儿进食评估量表(neonate/infant feeding assessment scale,NFAS)是2016年由南非Viviers等研制,适合对新生儿、婴儿的吞咽功能进行诊断评估,特异性和敏感性都很高,但量表条目多,耗时长。包括:生理功能(physiological subsystem functioning)29个条目,喂食期间的警觉状态(state of alertness during feeding)7个条目,喂养期间的压力提示(stress cues during feeding)35个条目,全身运动和肌张力筛查(general movement and muscle tone screening)12个条目,口周评估(oral peripheral evaluation)78个条目,临床喂食吞咽评估(clinical feeding swallowing evaluation)67个条目。

由于儿童的专注力和配合程度有别于成人，因此在主观评定中，材料收集应该尽量详细，以便在客观检查中，有针对性地进行检查，有时检查需要分次进行。国内也有专业人员制定了相关的评定量表和记录表，如由方素珍、万桂芳等制定的口腔感觉运动和喂养评定记录表、新生儿口腔运动能力发育评定表和由周惠嫦等制定的儿童吞咽障碍 SOAP 病例记录表，仅供参考，详见附录6、附录7、附录8。

（张盘德　周惠嫦　陈丽珊　梁　鹏）

第五节　仪器检查

一、吞咽造影检查

（一）概述

吞咽造影检查（videofluroscopic swallowing study，VFSS），也称为改良的吞钡检查（modified barium swallowing study，MBSS）、动态吞咽检查（dynamic swallow study，DSS）等，是利用 X 线光透视和显影剂，来观察患儿的口、咽、喉、食管的吞咽动作和吞咽协调性的检查方法。

吞咽造影的特色是以录像的形式记录并评定患儿的整个吞咽过程，而非仅拍摄照片，因此可对患儿的整个吞咽过程进行非常详细的评定和分析。无论成人还是儿童，吞咽造影检查都被认为是吞咽障碍评定和诊断的"金标准"。

在吞咽造影检查中，侧位成像和正位成像可以清晰展示吞咽活动的不同阶段，包括口腔准备期、口腔期、咽期和食管期，同时也能观察到吞咽相关解剖结构（如舌、软腭、咽、喉）和食团的动态运送过程。

吞咽造影检查的目的有两点，即吞咽障碍的诊断和治疗方向的确定。障碍评定是为了找到吞咽障碍的原因，并评定吞咽相关器官存在的功能问题及残存的功能活动到达什么水平等。在治疗方向上，则是为了探索改善患儿吞咽障碍的治疗方法或代偿姿势，或验证在评定过程中提出的治疗方法是否可行，从而制定治疗计划。

（二）检查操作方法（准备、检查）

吞咽造影检查一般由放射科医师、语言治疗师或患儿的主治医师和患儿家属共同合作完成。对于任何年龄的儿童，吞咽造影检查都应该是在完成吞咽功能临床评定后再进行。

1. **检查设备介绍**　吞咽造影所需设备包括 X 射线机、视频和音频采集装备、检查用的椅子等。X 射线机通常使用消化道造影设备，如果仪器没有录像设备则需要操作者自备录影录像设备进行视频采集。检查用的椅子可以采用木椅或活动室斜躺椅子，婴幼儿可使用特殊椅子直接固定在 X 射线机检查台上。

2. **造影食物调配准备**　吞咽造影检查所用的食物都需要加入造影对比剂进行调配，以便使各个吞咽结构能够有良好的显影。造影对比剂可选用硫酸钡混悬液和含碘的水样造影剂。

（1）硫酸钡混悬液：由于硫酸钡误吸至肺后，清除不当易造成肺泡局部机化，引起肺损伤。所以在使用硫酸钡混悬液检查时，需掌握好进食量并及时恰当的对误吸进行有效处理，下面介绍用硫酸钡混悬液调制的方法（图 4-6）。

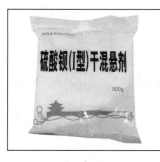 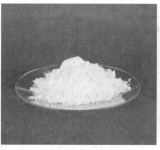 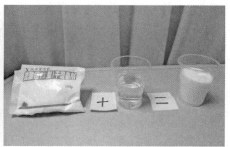

A　　　　　　　　　　B　　　　　　　　　　C

图 4-6　硫酸钡混悬剂

A. 包装样本；B. 取出样本；C. 硫酸钡混悬液的调制

使用的硫酸钡混悬液的比例浓度为 45%～60%，由于食物调配需要，可选用 60% 浓度的硫酸钡混悬液，调制方法是将 200mg 的硫酸钡粉（一袋）加入 300ml 的液体中。

对于 2 岁以上或是曾有过进食经验的幼儿，其造影食物的性状和调配与成人一样。在对此类患儿进行造影检查时可以选择多种不同性状、质地的食物，还可以根据患儿自身的饮食习惯和喜好准备造影食物。通过对进食时患儿的吞咽情况进行观察和评定，判断患者吞咽相应食物时的安全性和有效性，并指导治疗方案的制定或如何选择适合的食物性状进行治疗性进食。目前吞咽造影检查所使用的食物性状大致分为 4 类：1 号稀流质、2 号浓流质、3 号糊状食物、4 号固体食物（图 4-7）。1 号稀流质就是 60% 浓度的硫酸钡混悬液，在调配硫酸钡粉时，可使用水、果汁、牛奶等液体，也可根据患儿喜好的口味选择液体进行调配。2 号浓流质为 100ml 的 1 号食物加 3g 黄原胶增稠剂。3 号糊状食物为 100ml 的 1 号食物加 8g 黄原胶增稠剂调配。4 号固体食物的调配是将 3 号食物涂抹在苏打饼干或馒头中（图 4-8）。2、3 号食物增稠时也可选择其他类型增稠剂，如米粉、淀粉类、变性淀粉类增稠剂，具体添加比例可根据增稠剂产品比例进行调配。

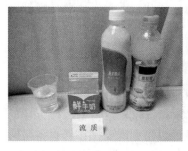 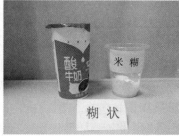 图 4-8　涂上钡剂的固体食物

A　　　　　　　　　　　B

图 4-7　检查用的食物

A. 稀流质食物；B. 糊状食物

（2）含碘的水样造影剂：常见的有泛影葡胺（20% 或 76%），碘佛醇（ioversol）、碘海醇（iohexol）、碘克沙醇（iodixanol）注射液等（图 4-9）。含碘的水样造影剂由于能被肺组织清除和吸收，因此适用于误吸风险高的患儿进行评估，但由于口味较苦涩，儿童不易接受。常用的性质包括（图 4-10）：

1）0 级的 IDDSI（国际吞咽障碍食物标准执行委员会）食物：使用造影剂（视频 4-6）；

2）1 级的 IDDSI 食物：用 10ml 奶与 10ml 碘水或 2ml 米粉加 20ml 的造影剂调配；

3）2 级的 IDDSI 食物：用 10ml 米粉和 50ml 碘水调配（视频 4-7）；

4）3 级的 IDDSI 食物：6ml 米粉和 20ml 碘水调配（视频 4-8）；

5）4 级 IDDSI 食物：10ml 米粉和 20ml 碘水调配（视频 4-9）。

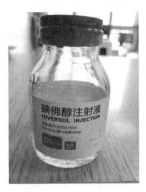 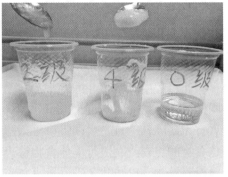

图 4-9　碘佛醇　　　　　　　　图 4-10　含碘佛醇的食物

 视频 4-6
0 级的 IDDSI
造影食物

 视频 4-7
2 级的 IDDSI
造影食物

 视频 4-8
3 级的 IDDSI
造影食物

 视频 4-9
4 级的 IDDSI
造影食物

对于 2 岁以下的婴幼儿，可根据不同月龄选择不同的造影食物。早产儿或小月龄幼儿只需要准备液体钡剂作为造影食物即可；5～7 月的小月龄幼儿，需要准备各种浓流质和液体；12 月以上的幼儿可以选择多材质和黏度的食物。

在造影中可以使用有不同流速奶嘴的奶瓶作为喂食工具来评估婴幼儿的液体吞咽情况，为其选用安全的奶嘴提供参考。在造影检查前进行临床评定对婴幼儿尤为重要，包括通过 5～10 分钟的喂养判断患儿的吞咽功能，了解婴幼儿能够安全进食的奶嘴流速范围。造影检查过程中应该循序渐进，注意观察患儿的反应，必要时将液体钡剂变得更黏稠一些。

3. 造影检查体位摆放　造影检查时一般要求患儿采取直立或坐位姿势，分别在正位像和侧位像进行观察，标准的姿势能够让吞咽相关的器官更好的暴露在造影检查中。通常来说造影检查从侧位像开始，必要时再进行正位像检查，正位像可以与纤维喉内镜的检查结果进行对比分析，同时还能观察到双侧梨状窦的食团残留情况和食团在食管的蠕动等。

早产儿或小月龄婴儿的造影检查是通过特殊辅助设备将其固定在直立侧位的姿势下完成的，即使用一种浑圆形状的座位（tumble form seat）放置在椅子上并调整为直立或半直立的姿势。对于身体较虚弱或无法控制身体姿势的患儿，需要特定的椅子或特殊的固定方式，以便让患儿的头部和身体有足够的支撑。较大的患儿如无法配合可将其用绑带固定在 X 射线机检查操作台上，并采取头高脚低的半卧位和侧卧位。

4. 造影检查的进食方法　根据临床评定结果和患儿年龄大小，选择合适的造影食物、进食方式，以及先后顺序。

对于 2 岁以上的儿童可参照成人造影食物调配，原则上先给浓流质，后给液体和糊状食物，视患儿情况再给固体食物，进食量由少到多。将患儿检查体位摆放好后，从侧位像开始，对婴幼儿由患儿家属或医护人员进行喂食，对较大的儿童可让患儿自己进食。先喂浓流质食物，分次给 1ml、3ml、5ml、10ml，观察口腔咀嚼功能和运送情况，再嘱咐患儿尽可能一次性咽下食团，在此过程中观察患儿的吞咽功能情况、会厌谷和梨状窦情况。然后进食稀流质造影食物，同样从 1ml、3ml、5ml、10ml 进行，逐量添加。在进食稀流质时注意观察患儿的吞咽动作，看有无误吸，一旦发生误吸应立即停止该性状食物的检查。再依照上述的一口量顺序完成糊状食物的检查。在进行固体食物检查时需要观察患者的口腔咀嚼情况和食团下咽的能力，一般需要患儿有较好的食团清除能力才考虑进行固体食物的检查。

对婴幼儿进行造影检查时，需根据婴幼儿的月龄和临床评定结果选择造影食物的性状和喂养方式。12 个月以上的婴幼儿可以选择稀流质、浓流质和糊状食物造影剂，可选择奶瓶、勺子等工具进行喂食，喂食一口量可根据临床评定结果确定，在安全吞咽的前提下按照循序渐进、逐量添加的原则进行检查。

早产儿和小月龄婴儿造影检查时只需选择稀流质，5 ~ 7 个月婴儿选择稀流质和浓流质造影剂。进食量和进食方式需根据临床评定结果而定。检查开始时，将婴幼儿固定在直立的姿势，然后用能够保证患儿安全吞咽的奶嘴和奶瓶进行喂食（图 4-11）。

对于可以使用奶瓶喂养造影食物的婴幼儿来说，不同流量的奶嘴可以用于确定婴幼儿能否安全接受流质。为了婴幼儿的安全吞咽，医务人员在整个造影检查过程中应该循序渐进，注意观察患儿的反应，有时可以根据婴幼儿的具体情况将液体钡剂变得更黏稠一些以便让婴儿进行更安全的吞咽。对于母乳喂养的婴幼儿。

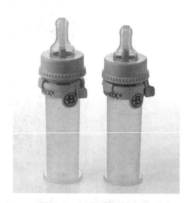

图 4-11　流速可控奶瓶

（三）吞咽造影观察内容及分析

正常的吞咽过程一般分为四期：口腔准备期、口腔期、咽期和食管期。在吞咽造影检查中，通常把口腔准备期和口腔期合并在一起观察。口腔准备期和口腔期重点观察口唇的闭合及随意运动、舌的搅拌运动、舌的运送情况、软腭的活动、鼻腔反流及口腔内异常残留等，对于使用奶瓶的婴幼儿，还需要观察其唇舌在奶嘴上的位置、吸吮的能力等。咽期需要观察吞咽反射启动的时间、咽缩肌运动情况、喉上抬幅度、会厌及声门关闭情况、会厌谷和梨状隐窝的异常滞留和残留、是否误吸、误吸的造影食物性状和误吸量等。食管期观察食管上括约肌是否开放、开放程度、食管的蠕动情况、是否有食管气管瘘等。

吞咽造影检查主要从侧位像和正位像进行观察。侧位像是信息量最大的观察体位，正位像可以对患儿吞咽动作的对称性进行最佳评价。

在侧位像中可以观察到吞咽各个时期的器官结构和生理异常的变化，是观察吞咽机制和气管与食管的最佳体位，从这个角度可以观察到造影剂是否进入气管。观察内容包括吞咽协调性、吞咽时序性、咽缩肌力量、会厌反转情况、舌喉复合体的向前向上运动幅度、食团通过咽腔的时间、食管蠕动运送食团的情况等。其中异常表现包括滞留、渗漏（图4-12、视频4-10）、残留（图4-13、视频4-11）、溢出、误吸（图4-14、视频4-12）、环咽肌开放不全（图4-15、视频4-13）、反流（图4-16、视频4-14）、环咽肌完全不开放（图4-17、视频4-15）、等（表4-16）。造影医师和治疗师应该记录所有的异常表现、障碍、狭窄和气管瘘。针对不具备开展吞咽造影检查的机构，窦祖林教授团队总结了吞咽造影检查与临床表现的对应关系，可协助确定吞咽障碍的部位和性质、原因。对于使用奶瓶的婴幼儿还要观察以下几个方面：口腔期吸吮 - 吞咽 - 呼吸的时序性是否正确、婴幼儿的唇舌在奶嘴上的位置和头部的位置、观察并记录其吸吮的情况和效率。

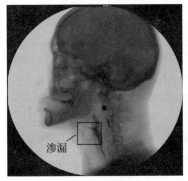

图 4-12 渗漏

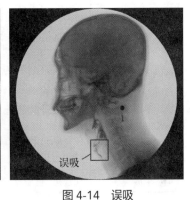

图 4-13 残留　　图 4-14 误吸

视频 4-10
渗漏

视频 4-11
残留

视频 4-12
误吸

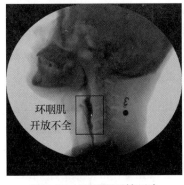

图 4-15 环咽肌开放不全

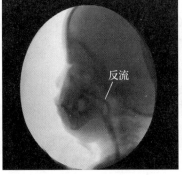

图 4-16 反流

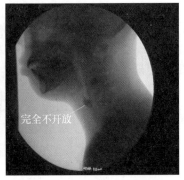

图 4-17 环咽肌完全不开放

视频 4-13
环咽肌开放
不全

视频 4-14
反流

视频 4-15
环咽肌完全
不开放

表 4-16　吞咽造影检查的异常表现

异常表现		造影所见
滞留		大量造影剂积聚在会厌谷或梨状隐窝内,数次吞咽后可及时清除,也可在环咽肌上段或口腔底部发生滞留
残留		少量造影剂积聚留在会厌谷或梨状隐窝内,数次吞咽后仍不能及时清除
反流		造影剂从下咽腔向上反流进入鼻咽腔或口咽腔内
溢出		在会厌谷或梨状隐窝内积聚的内容物过多,超过其自身容积,从而溢出至喉前庭的情况
渗漏		造影剂进入喉前庭等声门上的部位;此时需记录渗漏部位、渗漏数量和渗漏发生时间;渗漏和溢出常同时发生
误吸		造影剂进入气道并达声门以下
环咽肌功能障碍	环咽肌开放时序不当	环咽肌开放时间延迟或提前
	环咽肌开放不完全	患儿经反复多次吞咽后,少许食物通过食管上段入口,食物在咽腔底部大量积聚,进入食管入口后流线变细甚至中断
	环咽肌开放缺乏	患儿吞咽后,咽腔底部大量食物积聚,并且无法通过食管上段入口,在食管中未见食物流线
吞咽时序性紊乱		在吞咽过程中,口腔期、咽期、食管期之间的时序及协调性差,不符合正常吞咽过程中各期的表现,造影中也未发现其他典型的异常特征
结构异常		气管瘘、食管瘘、颈椎增生、肿物等占位病变等

正位像观察两侧咽壁、会厌谷、梨状隐窝、黏膜皱襞等是否对称,会厌尖和悬雍垂是否偏斜,两侧软腭是否等高。主要评定会厌谷和梨状隐窝的残留、辨别咽壁和声带功能是否对称。正位像可结合转头代偿姿势进行,判断治疗方向和代偿方法是否可行。对于婴儿,可将吞咽造影检查与下消化道造影同时进行,一般采用仰卧位姿势,临床医生以及放射科医生对其食管的完整性进行评定并确定婴儿是否有胃食管反流的问题。

对于误吸渗漏的分级,可使用 Rosenbek 在 1996 年提出的渗漏误吸评分量表(penetration aspiration scale,PAS),根据造影中食团进入喉、气道的深度和咳嗽的强度将渗漏和误吸的情况分为 8 个等级(表 4-17)。针对渗漏误吸评分量表中的 3、5、8 级的情况,Murray 在 1996 年制定了清除能力的评价标准(表 4-18)。

表 4-17　Rosenbek 渗漏误吸评分量表

类别	分级	表现
无渗漏或误吸	1	食物未进入气道
渗漏	2	食物进入气道,残留在声带以上,能被清除出气道
	3	食物进入气道,残留在声带以上,未被清除出气道
	4	食物进入气道,附着在声带,能被清除出气道
误吸	5	食物进入气道,附着在声带,未能被清除出气道并进入声带下
	6	食物进入气道并达声带以下,但可被清除出气道或清除至喉部
	7	食物进入气道并达声带以下,虽用力但不能清除出气道
	8	食物进入气道并达声带以下,无用力清除表现

表 4-18   清除能力评价标准

清除能力分级	造影表现
a	有效：能将气管、喉前庭和/或下咽部的异物排出
b	中度有效：能将异物从气管、喉前庭排出，但无法到达高于下咽的位置
c	轻度有效：能将异物从气管排出，但无法到达高于喉前庭的位置
d	无效：不能将异物从气管排出

（四）总结

吞咽造影检查中涉及放射线问题，须重视对患儿及操作人员的放射线暴露和安全防护。人体对放射线较敏感的部位包括皮肤、睾丸、乳腺、甲状腺、晶状体等，因此在进行吞咽造影时，应对患儿的上述部位尽可能地进行保护（由于检查部位的需要，甲状腺除外）。治疗师应该尽可能完善临床评定，必要时需要观察患儿的整个进餐过程，在此前提下做好检查前准备，制定好大致的检查方案，这样不仅能高效达到诊断目的，完成造影检查，也能避免患儿接受更多的放射线辐射。

儿童的口咽与神经发育情况有关，因此在进行造影检查时需要根据儿童的发育规律进行评定。如对较小的婴幼儿需要评定其喂养方式（母乳、奶瓶还是混合喂养），以判断哪种喂养方式更适合他，同时观察者还要评定婴幼儿的吸吮效率，以判断其是否能进行有效吸吮。

在吞咽造影中，观察到有误吸或残留等异常情况时，应该立即使用各种可阻止或减轻这些情况的方法，如让患者多次吞咽、用力咳嗽、使用吸痰设备、调整姿势或食物性状、一口量等。

在撰写儿童吞咽造影检查报告时，应注意以下几个方面：记录调整后的姿势体位；记录安全的一口量；使用增稠剂时，要记录增稠剂的浓度；除了需要描述不同性状食物的进食情况和异常表现情况，还需要记录婴幼儿的安全喂养方式、吸吮效率、安全吞咽的食团量和体位姿势等。在进行治疗和再次评定时，上述资料都非常重要。

二、软管喉内镜吞咽检查

（一）概述

软管喉内镜吞咽功能评估（flexible endoscopic evaluation of swallowing，FEES），也有学者将其称为电视内镜吞咽功能检查（video endoscopy swallowing study，VESS），或者（videoendoscopic evaluation of dysphagia，VEED）。该项技术是利用软管鼻咽喉镜进入患者后咽部和下咽部，直接观察会厌、会厌谷、舌根、咽壁、喉、梨状隐窝等结构以及这些结构在呼吸、发音、咳嗽、屏气和吞咽食物时的运动，该方法通过观察咽期吞咽前后咽喉部运动功能及食物滞留情况，来评定吞咽过程中的食团运送情况（图 4-18）。软管鼻咽喉内镜一直适用于直接观察婴幼儿的上呼吸消化道解剖结构和生理功能。最早由 Willging、Leder 和 Karas 等报道将 FEES 应用于儿童的吞咽功能评定。经过近 15～20 年的发展，FEES 已经成为评定儿童咽

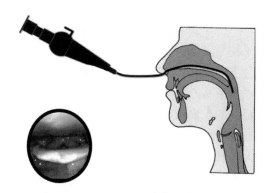

图 4-18   FEES 检查示意图

期吞咽功能的重要检查，并扩展到新生儿、婴幼儿和儿童等各个年龄段的检查。

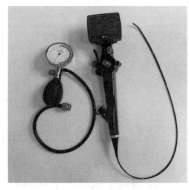

图 4-19　喉镜及电视成像系统

（二）设备

电子喉镜系统或纤维喉镜及电视成像系统（如图 4-19）。

（三）操作步骤

1. 准备工作

（1）人员：FEES 检查人员必须经过检查操作和结果判定等方面的培训。检查室通常需要 1 名儿科护士，1 名儿科的耳鼻喉专家，1 名言语语言治疗师，还需要 1～2 名助手喂食和保持患者体位。

（2）物品准备：FEES 检查需要准备亚甲蓝／可食绿色素、呋麻滴鼻液、利多卡因胶浆、压舌板、棉花签、手套、指夹式血氧饱和度检测仪或监护仪；另外，需根据患者的吞咽临床评定结果选择适合患者的喂食工具，人工喂养婴儿需要准备不同型号奶嘴的透明奶瓶，如低—中—高速流量奶嘴、温开水、奶粉或母乳、增稠剂；幼儿和儿童则需要准备定量调羹、纸杯、牛奶、浓汤、饼干等不同黏稠度食物。婴儿检查可以准备安抚奶嘴或蔗糖，必要时起安抚作用。

（3）患者准备：检查前应向患者和喂食者充分解释其检查过程。虽然经鼻内镜安全无痛，但还是会有一些不适感。检查前应与家属签署知情同意书。

2. 操作程序

检查设备，连接好装置，打开光源和录制设备。将安抚奶嘴或奶瓶的奶嘴放在婴儿嘴里作吸吮动作，待婴儿情绪稳定时将软管喉内镜经鼻插入，通过鼻咽进入口咽部，如果痰液潴留较多出现影响镜头视野的情况，可利用负压吸引器及时吸出。进入口咽部后，观察咽喉解剖结构和分泌物的聚集。

3. 观察内容

（1）检查咽、喉的解剖结构：观察下咽部黏膜颜色和光泽度，会厌的形状、大小、倾斜角度、舌根部及会厌谷的滤泡增生情况，两咽侧壁及咽后壁是否有溃疡，喉前庭、声带及假声带是否有异常，两侧梨状隐窝是否对称等。对一些有过气管插管的患者，可以观察到声门后或者声门下部位的肉芽肿。

（2）评定咽喉部结构的运动：当患者发"啊""衣"音时，检查杓状会厌襞、声带内收外展的运动功能。

（3）检查分泌物积聚情况：喉镜进入下咽部后，可以观察会厌谷、梨状隐窝等处有无分泌物的潴留，以此来评定咽部收缩功能和感觉功能，因为咽部收缩功能或感觉功能减退，才会有会厌谷和梨状隐窝的分泌物潴留。特别要观察婴幼儿处理分泌物的能力。根据日本学者才藤荣一的分法，可以把咽喉部分泌物的积聚情况分为 4 个等级：咽喉部无分泌物积聚或有轻度的积聚状态的时候称为 0 级；咽喉部积聚较多的分泌物，但喉前庭内无积聚分泌物的状态称为 1 级；喉前庭处存在分泌物积聚但能够咳出的状态称为 2 级；喉前庭处存在分泌物但无法咳出定义为 3 级。

4. 喂食检查

对于奶瓶喂养的婴儿，选取稀流质（牛奶）和用增稠剂将牛奶调制成的花蜜性状或蜂蜜性状食物，并尝试用不同流速奶嘴喂食。由低流速奶嘴喂食稀流质开始，根据患者的吞咽情况来选择食物和奶嘴。幼儿及儿童可用定量调羹先给予 5ml 浓汤，若安全再给 5ml 稀流质（牛奶）最后再给固体食物（饼干）。所有食物均需用亚甲蓝 / 可食绿色素染色，以便观察气管深部的误吸情况。在喂食检查时需要观察内容有：

（1）进食食物时吞咽功能：进食过程中，均要观察是否有食物提前掉入咽部（食物溢出），吞咽启动的速度、吞咽后咽腔（尤其是会厌谷和梨状隐窝）残留，以及是否出现会厌下气道染色，来评定对食团的清除能力及估计误吸的程度（文末彩图 4-20）。

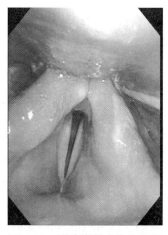

图 4-20　进食糊状食物有误吸

（2）评定吞咽代偿方法的疗效：在内镜下嘱患者空吞咽与交互吞咽，对进食吞咽后残留较明显者，嘱其反复做几次空吞咽或给予少量水（1～2ml），观察食物是否全部咽下。对咽部两侧的梨状隐窝残留食物较多的患者，嘱其分别左、右转头，做转头吞咽，观察去除残留物情况（文末彩图 4-21）。如果一侧咽腔麻痹，嘱其头转向麻痹侧吞咽，观察食物通过情况。若会厌谷残留食物，嘱患者做点头样空吞咽动作，通过残留食物去除的情况来评价疗效（文末彩图 4-22）。婴幼儿无法配合时，可由助手摆动其头部姿势来观察食物通过情况。

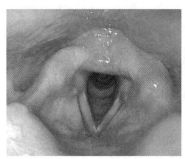
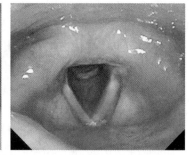

A　　　　　　　　　　　　B

图 4-21　转头姿势下喉镜成像

A. 右转头；B. 左转头

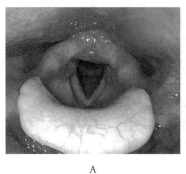
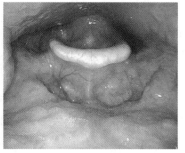

A　　　　　　　　　　　　B

图 4-22　喉镜成像

A. 后仰；B. 低头

（3）注意事项：操作过程中，要给患者佩戴指夹式血氧饱和度检测仪或监护仪，监测其呼吸节律、心率和血氧饱和度。注意观察婴儿是否出现呼吸困难、呼吸暂停、呼吸急促、发绀和心跳过缓或过速等症状，一旦发现立即给予吸氧。

（四）软管喉内镜下咽喉感觉功能测定

软管喉内镜下咽喉感觉功能测定（flexible endoscopic evaluation of swallowing with sensory testing，FEESST）是运用带有工作通道的软管喉内镜发送脉冲气体来评定咽黏膜感觉的新技术，Willging 及 Thompson 报道给儿童甚至是早产新生儿做 FEESST 检查也和成人一样安全且有意义。

具体操作是在内镜监视下，将内镜的远端放在距杓部、杓状会厌襞或声带表面 5mm 处，通过工作通道发放压力值在 3～10mmHg 之间的脉冲气体，以引起声襞内收，即喉收肌反射（laryngeal adductor reflex，LAR），在观察咽喉运动功能的同时，了解其感觉阈值。通常其判断标准为：压力值 < 4mmHg 为正常感觉阈值，压力值 4～6mmHg 为感觉中度减退，压力值 > 10mmHg 为感觉严重减退。

据研究证明，大多数有吞咽障碍的儿童，其咽喉感觉阈值（laryngopha-ryngeal sensory threshold，LPST）都有明显提高，从而增加了反流、渗漏和误吸的风险，特别是隐性误吸的发生率也会增加。FEESST 检查能精确地反映杓状会厌襞的感觉功能，同时反映口咽对食团的感知觉程度和保护气道的必要性，对确定患者是否可以经口进食有重要指导意义。

（五）研究进展

Reynolds 等报道将 FEES 检查应用于新生儿重症监护室（NICU）的新生儿吞咽功能检查，将试验组（FEES 检查）分为奶瓶喂养组和母乳喂养组，对照 VFSS 组，结果表明，相对 VFSS，FEES 是一种安全的替代方法，适用于 NICU 床边新生儿（包括奶瓶喂养和母乳喂养婴儿）吞咽障碍的诊断 Willette 等对 24 例母乳喂养吞咽障碍婴儿进行 FEES 检查，证实 FEES 检查的安全和有效性，提出 FEES 是检查母乳喂养婴儿吞咽障碍的唯一方法。

此外 Thottam 也研究发现，FEES 非常适用于评定合并有精神心理问题的吞咽障碍儿童，因为能直接客观地观察到咽喉吞咽功能，能在视觉上直接反馈给患者和家属。

（六）软管喉内镜吞咽功能评估与吞咽造影检查比较

软管喉内镜吞咽功能评估（FEES）与吞咽造影检查（VFSS）都可用作吞咽功能检查，它们有许多相同与不同之处。

1. 相同处

（1）目的相似：虽然两种各有优缺点，但两者的目的都在于客观评定吞咽中口、鼻、咽、喉及食管的解剖结构及生理功能。

（2）选取材料相似：两项检查都运用了不同黏稠度的食物，以使在进行检查时能更清楚成像，VFSS 运用硫酸钡混悬液作为可视对照剂，而 FEES 检查运用天然或添加色素液体和食物成像。

（3）两种检查方法评定过程相似：临床医生可通过两种检查评定患者连续进食时口、鼻、咽、喉及食管吞咽的解剖结构及生理状况、吞咽功能，以及代偿吞咽法的作用及效果。

2. 不同处

（1）技术和成像视野有明显差异：VFSS 是对从唇到胃的吞咽功能进行的一项更为全面的评定。因此，VFSS 适用于观察口腔期和舌的功能，直接误吸及环咽肌功能。FEES 检查只注重从鼻咽到喉咽的功能成像，能更好地反映解剖结构及分泌物积聚情况。因此，FEES 检查适用于儿童脑神经病变、手术后或外伤及解剖结构异常所造成的吞咽功能障碍，也适用于分泌物误吸等各种吞咽障碍患者。此外，当吞咽的量达到最大或食物盖住内镜一端时，内镜将不能成像，而吞咽造影成像不受此种限制。

（2）FEES 检查设备携带方便，使用率高。FEES 检查无辐射，可以评定不同流速的奶嘴和不同的吞咽刺激的吞咽效果，并且反复进行检查不会有 X 线辐射对儿童的损害。

（3）感觉评定的应用：FEES 检查可以进行软管内镜下咽喉感觉功能测定（FEESST），检查上呼吸道的敏感性，评定患者的感觉功能，VFSS 则无此功能。

三、咽腔测压检查

（一）概述

咽腔测压检查（pharyngeal manometry examination）是利用含有压力传感器的导管记录吞咽过程中咽部及食管肌肉收缩过程中腔内压力的变化，以定量分析咽和食管收缩力量及运动协调性的检查手段。咽腔测压检查能比较准确地反映咽部及食管上括约肌（UES）的功能状态，且该检查无须暴露于放射线中，适用于咽和食管运动功能障碍儿童的吞咽功能评定。

（二）儿童咽部及 UES 的生理特点

儿童咽部由斜行的上、中、下三层咽缩肌和纵行的咽提肌构成。UES 由咽下缩肌远侧部、环咽肌和食管上端部分纤维构成，其中环咽肌为其主要组成部分，生理状态下，环咽肌保持张力性收缩状态，因此测压时，UES 处表现为长 1 ~ 2cm 的环状高压带。UES 是咽与食管交界处的屏障，吞咽时 UES 开放，使食团由咽腔进入食管，待食团通过后，UES 强力收缩、关闭，防止食管内食物反流到咽腔。

组成咽和 UES 的肌肉为横纹肌，收缩时反应速度很快，腔内压力上升的速度达到 600mmHg/s。咽部及 UES 收缩时其腔内产生的压力并不对称，前后方向压力最高而左右方向压力最低，纵向的压力也不对称，前部的最高压力产生在靠近咽部而后部最高压力产生在靠近食管。这种径向的不对称性可能是由于舌的加压作用及会厌对上咽及下咽的倾斜作用造成的，也可能与环咽肌解剖学特性有关。

（三）传统测压技术的局限性

传统的水灌注导管系统首先显示容量再转换为压力，故反应速度比咽及 UES 肌肉组织收缩速度慢。此外，灌注式导管测压需要患儿仰卧，与自然状态下坐位吞咽动作不同，且每个通道只能测定一个特定方向上的压力，因此不能提供咽及 UES 压力的可靠数据，不适用于咽及 UES 的压力检测。传统的固态测压导管传感器数量少，传感器之间的距离大，而吞咽过程中，UES 通常向上移动 2 ~ 3cm，使其可能离开压力传感器位置，导致测压结果不准确。

（四）高分辨率固态测压系统

高分辨率固态测压系统（high-resolution manometry，HRM）采用的是高反应频率的腔内固态测压导管，其中，专门用于儿童的测压导管外径为 2.7mm，含有 36 个间隔 1cm 的圆周传感器。每个传感器都能测量一个圆周上 12 个 2.5mm 长离散部位的压力。传感器感受到的压力信息以电信号的方式传导至计算机进行整合分析并显示（图 4-23）。相比传统的固态测压导管，HRM 测压导管传感器数量多，传感器之间排列密集，反应速度极快（可以记录超过 6 000mmHg/s 的瞬态压力），最符合咽部及 UES 生理特征对测压技术的要求，是目前最能准确反映吞咽过程中咽部及 UES 腔内压力变化及二者之间的协调性的测压技术。

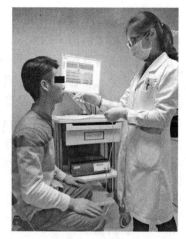

图 4-23 高分辨率固态测压系统

（五）高分辨率压力测量检查方法

1. **检查前准备** 告知患儿家属整个检查过程，签署知情同意书。测压前 48 小时应停服可能影响食管动力的药物，包括硝酸甘油、钙通道阻滞剂、胃肠促动力剂、H_2 受体阻滞剂、镇静剂、止痛剂及抗胆碱能药物等。如病情不允许停用这些药物，分析检查结果时则必须考虑这些药物的影响作用。测压前至少禁食 2 小时以保证结果的准确。若患儿留置有鼻胃管应先予拔除。检查前，使用食物增稠剂先调制好不同性状的食物以供检查使用。

2. **检查程序** 患儿取坐位，以 2% 利多卡因局部麻醉鼻腔，以减轻插管引起的不适。对测压导管进行压力及温度校正后，经一侧鼻孔或口腔轻缓地插入，可嘱患儿同时进行低头并做吞咽动作，使测压导管更易于进入食管。对于无法配合的患儿需要家属协助。将导管插入 40cm，看到 UES 高压带后用胶布在患儿鼻翼处将导管固定。刚插入导管时患儿由于咽部异物感而不自主吞咽，经过 5 分钟的适应期后，嘱患儿平静呼吸，停止说话及吞咽，先记录 UES 静息压力，然后根据患儿具体情况给予不同性状及体积的食物，并嘱患儿一口吞下。检查完成后拔出测压导管，保存检查图像供后期分析。

（六）结果分析

1. **儿童正常吞咽的 HRM 压力地形图及曲线图**

（1）正常吞咽 HRM 压力地形图及曲线图如下图（文末彩图 4-24）所示：

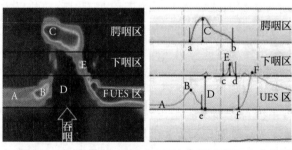

图 4-24 儿童正常吞咽压力地形图（左图）和相应的压力曲线图（右图）

A. UES 静息压；B. UES 开放前压力峰值；C. 腭咽部压力峰值；D. UES 松弛残余压；E. 下咽部压力峰值；

F. UES 开放前压力峰值；a. 腭咽部收缩起始点；b. 腭咽部收缩结束点；c. 下咽部收缩起始点；

d. 下咽部收缩结束点；e.UES 松弛起始点；f.UES 松弛结束点

（2）儿童正常吞咽 HRM 压力地形图的解读：静息时，UES 处于紧张性收缩状态，表现为一条黄绿色的压力带；吞咽开始，首先 UES 在静息的基础上产生轻微收缩，然后腭咽部肌肉收缩，腭咽腔压力快速上升至最大，出现红色或紫红色高压团；紧接着，UES 完全松弛开放，表现为等于或低于大气压的深蓝色压力带，此时食团通过 UES，下咽部肌肉收缩，食团通过后，UES 用力收缩关闭，表现为紫红色的高压带；吞咽完成后，UES 逐渐恢复静息状态，重新变为黄绿色压力带。

（七）常见异常表现

儿童吞咽障碍通常表现为咽肌收缩无力（压力峰值降低）、UES 顺应性降低（UES 松弛不完全或 UES 完全不松弛）或咽肌收缩与 UES 松弛不协调。HRM 常表现为以下几种：

1. 咽部肌肉收缩无力，UES 完全松弛　主要表现为咽部压力极低，甚至接近大气压，咽部肌肉收缩力量明显减弱，但食管上括约肌仍可完全松弛。表明食管上括约肌顺应性良好，吞咽协调性保留（文末彩图 4-25）。这种情况下，患儿可经口进食流质食物，但固体食物可能难以下咽。

2. 咽部肌肉收缩无力，UES 完全不松弛　主要表现为咽部压力极低，甚至接近大气压，UES 完全不松弛，表明 UES 顺应性差，吞咽协调性差（文末彩图 4-26）。这种情况下患儿渗漏、误吸发生率高，基本上不能经口进食。

3. 咽部肌肉收缩力量减弱，UES 松弛不完全　主要表现为咽部压力减低，UES 松弛不完全，松弛持续时间缩短。但 UES 顺应性良好，吞咽协调性保留（文末彩图 4-27）。这种情况下，患儿可尝试经口进食。

4. 咽部肌肉收缩力量减弱，UES 完全不松弛　主要表现为咽部压力减低，UES 完全不松弛，吞咽协调性差，但 UES 顺应性良好（文末彩图 4-28）。这种情况下，患儿渗漏、误吸发生率高，经口进食较困难且风险大。

（八）高分辨率压力测量的局限

咽腔测压检查是通过腔内压力变化评定儿童咽部及 UES 功能状态，并不能检测吞咽过程中食团的运送路径，不能发现患儿是否存在渗漏、误吸，应用于患儿时存在一定的风险，必要时可与吞咽造影联合。在分析结果时，对解剖结构的定义尚无统一标准，大多数解剖结构是人为定义，在一定程度上降低了测量者间的可信度。此外，HRM 设备昂贵，检查费用较高，目前尚未普遍用于吞咽障碍的临床评定。

（九）视频测压技术

视频测压技术（videomanometry）是同步进行吞咽造影检查及高分辨率咽腔测压检查。这两项检查方法的结合，弥补了各自的缺陷，不仅可以使吞咽过程中食团转运过程可视化，而且可以明确食团传送过程中腔内压力变化与解剖结构的位移之间的关系。

兰月教授在国内率先使用视频测压技术获取健康受试者吞咽时咽部及 UES 的生物力学信息，明确了这两种方法在评定吞咽动态过程中的时间与空间对应关系（文末彩图 4-29），提高了临床上疑难复杂儿童吞咽障碍的诊断水平。

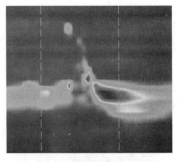

图 4-25　咽部肌肉收缩无力，
UES 完全松弛

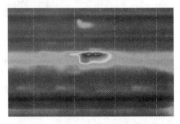

图 4-26　咽部肌肉收缩无力，
UES 完全不松弛

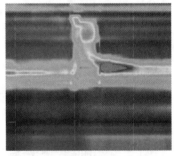

图 4-27　咽部肌肉收缩力量减弱，
UES 松弛不完全

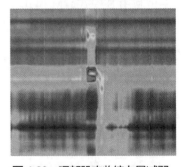

图 4-28　咽部肌肉收缩力量减弱，
UES 完全不松弛

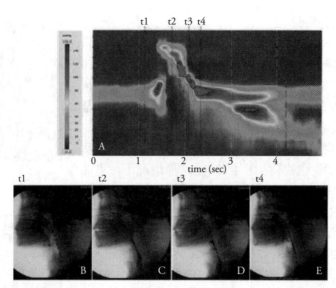

图 4-29　正常吞咽过程高分辨率测压与吞咽造影主要时间点的对应关系

A 为 HRM 压力地形图。B、C、D、E 为与 A 图中 t1、t2、t3、t4 时间点相对应的吞咽造影截图。

t1 食团包含在口中准备吞咽，此时咽部压力为 0mmHg（与大气压相比），UES 仍处于静息态；

t2 为 UES 松弛残余压最低时，UES 处于最大开放；t3 咽部压力达到峰值，

此时 D 图中咽部区域面积应达到最小 t4 食团完全通过 UES，UES 强力闭合达到收缩峰值

四、超声检查

（一）概述

吞咽超声检查是使用高频声波（3～10MHz）技术，将超声探头放于颏下并旋转 90° 观察并评定吞咽过程中的相关吞咽结构和动态过程。

吞咽超声检查中可以观察到舌表面肌、舌内肌和口底肌，舌及舌骨的运动功能，甲状软骨的位移，食团的运送情况，并能对咽腔的食物残留情况进行定性分析。

（二）吞咽超声检查操作方法

口腔超声检查是将探头置于下颌正中矢状面，平行于舌头正中轴。超声检查在口腔期主要是利用 B 模式、M 模式、多普勒模式和 3D 重组等技术观察舌头动作的评定。此法可以在完整的吞咽过程中观察到舌头的动作，并做动态记录，测量舌头在吞咽过程中的位移和厚度变化。

咽期超声检查主要是评定吞咽过程中舌骨的位移、甲状软骨和舌骨的相对位置。评定舌骨位移时是将弧形探头置于下颌正中矢状面，探头的一端要覆盖舌骨，这样可同时观察舌头和舌骨在吞咽过程中的动作。评定甲状软骨和舌骨的相对位置时将探头置于喉前方正中线长轴，探头的上段覆盖舌骨，下端覆盖甲状软骨，在吞咽过程中可记录并计算舌骨和喉部的相对位置。

（三）吞咽超声检查的优缺点

超声检查无辐射、无侵入性，所以可以不受限制地用于年轻患者。由于对食团无特殊要求，因此可以使用正常食物进行评定，并且对于口底肌肉和舌骨位移的测量有较高的可靠性，对于舌运动的发现也有明显优势。超声检查也能观察到口腔期的其他问题，如食团运送、食团控制等。

但是超声检查无法观察进食过程的实时动态过程，只能观察到吞咽动作的某一过程，也无法穿透骨和软骨组织，只能用于观察口腔软组织或部分口咽情况，同时对操作者的技能要求更高。对于较小的婴幼儿或无法遵嘱配合的儿童较难进行吞咽超声检查。因此超声检查可以与吞咽造影检查互补，而超声检查可以用于吞咽障碍的筛查和治疗追踪，吞咽造影检查能够评定完整的吞咽结构及生理功能。

五、表面肌电图检查

（一）基本概念

表面肌电图（surface electromyography，sEMG），是将电极贴于参与吞咽活动的肌群表面，检测吞咽过程中肌群活动的生物电信号。这是一种非侵入性、无放射性的检查，患者无明显不适感，并且简单、快速、价廉。

（二）应用价值

在婴幼儿方面，sEMG 被广泛地应用于研究足月或早产婴儿在不同方式喂食时的吸吮和吞咽功能。Nyqvist 等用 sEMG 研究早产儿母乳喂食的吸吮能力。Franca 等收集足月健康新生儿在母乳、奶瓶和杯子三种方式喂食时咀嚼肌的 sEMG 信号，发现母乳喂食时咀嚼肌的肌电活动是最高的，其次是杯子喂食，最后是奶瓶喂食，因此杯子可以是母乳喂食的一个暂时替代方式，而不是奶瓶喂食。

在儿童方面，因为 sEMG 能检测吞咽过程中局部肌肉活动方式的时间和幅度以及时序性。Vaiman 等认为，在专家评定之前，sEMG 可以对怀疑存在吞咽障碍的患者进行一个简单的筛查和早期诊断。如 sEMG 技术用于检测咽期吞咽过程中相关肌群的肌电活动时，通过颏下肌群和舌骨下肌群肌电活动的平均振幅和持续时间可以反映舌骨上抬和喉上抬的难易程度及持续时间，初步筛查和评定患者的吞咽功能。

（三）操作程序

应用肌电图检查时必须按照标准化程序，包括电极放置的位置、波形的处理方式如全波整流、低通滤过，以及使用多通道系统以利于临床的快速判断。Vaiman 等对 sEMG 评价吞咽功能是否正常提出了一个标准化的诊断程序：

1. **检测设备**　采用四通道的基于计算机的表面肌电图仪，表面电极为直径 11mm 的 AE-131 和 AE-178，相距 10mm。其他类型的肌电图仪只要符合全波整流、低通滤过后类似心电图的曲线，也可使用。原始记录的肌电图信号表现为无数的紧凑的棘波，不可能快速作出解释和判断。2 通道的肌电图仪不足以快速诊断，8 通道的肌电图仪则增加操作的难度，且需花费更多的时间解释，而用 4 通道的仪器在患者配合的情况下仅需 5～7 分钟即可完成检查。

2. **肌电图技术操作**　患者坐在椅子上，对受检部位皮肤清洁（尽量把角质层擦干净，减少电阻），把电极贴于受检的肌肉表面上。4 组被检肌群包括口轮匝肌、咀嚼肌、颏下肌群（包括二腹肌前腹、下颌舌骨肌、颏舌骨肌）、舌骨下肌群（包括喉带肌和甲状舌骨肌）。每对电极都配有一个参考电极。

（1）口轮匝肌：两个双极电极放在右侧或左侧口角，其中一个电极放在上唇，另一个放在下唇。

（2）咀嚼肌：在左侧或右侧面部平行咀嚼肌纤维走行放置两个电极，最好放在口轮匝肌电极的对侧。

（3）颏下肌群：两个表面电极放在下颌下方中线的左侧或右侧，在颈阔肌上方记录颏下肌群的肌电活动。

（4）舌骨下肌群：两个电极放在甲状软骨的左侧或右侧记录喉带肌和甲状舌骨肌的活动。

3. **测试过程**　共4组测试。包括随意单次吞咽唾液（干吞咽）、从开口杯中单次随意吞咽水（正常吞咽）、单次随意吞咽大量水（20ml，负荷试验）、连续从开口杯中喝水50ml。前3组测试每组均测试3次，第4组测试1次。

婴幼儿检查时，则根据检查目的需要，用不同的进食方式喂食，如母乳喂食、奶瓶喂食（包括不同型号奶嘴）或杯子喂食，食物均为牛奶。

（四）结果分析

1. **分析参数**　sEMG技术用于吞咽过程的常用分析指标包括吞咽动作的时限（s，秒），肌电活动的幅度（平均值，μV）、图形的模式和吞咽次数（连续吞咽测试时）。婴幼儿主要分析指标包括吸吮速度（脉冲和周期），一个吸吮脉冲的持续时间、每个脉冲吸吮的次数、峰值、肌肉的最大活动，间隔时间、吸吮压力。

2. **影响因素**　Vaiman等对100名4~12岁正常儿童的吞咽功能研究发现，sEMG信号无性别差异，与成人（18~30岁）对照，儿童的吞咽时肌肉活动的时限明显更长，而且儿童在吞咽和饮水时随年龄增大肌肉活动时限显著降低。儿童和成人之间肌电活动的幅度无显著的统计学差异。他们建立了正常人的数据库，并最终得出结论，吞咽sEMG是一种简单、可信的筛查和初步鉴别吞咽困难和多种原因产生吞咽痛的方法。通过将该技术标准化、建立正常人的数据库，sEMG可以作为优化患者治疗的可靠筛查手段。

（兰　月　温璐璐　林　拓　张廷碧　周惠嫦　梁　鹏）

参考文献

[1] 窦祖林.吞咽障碍评估与治疗[M].2版.北京：人民卫生出版社，2017.

[2] 仝慧茹.早产儿准备经口喂养评估量表的信效度评价及应用研究[J].南方医科大学学报，2013，13（1）：54-58.

[3] 彭文涛.早产儿经口喂养准备的临床研究[D].北京：北京协和医学院，2010.

[4] 丘祥兴，孙福川，王明旭.医学伦理学[M].4版.北京：人民卫生出版社，2013：16-91.

[5] 兰月，窦祖林，于帆，等.高分辨率固态压力测量在吞咽功能评估中的应用[J].中华物理医学与康复杂志，2013，35（12）：941-944.

[6] 田角胜，向井美惠.小児の摂食嚥下リハビリテーション[M].東京：医歯出版株式会社，2014.

[7] 北住映二，尾本和彦，藤島一郎.子どもの摂食・嚥下障害―その理解と援助の実際[M].東京：永井書店，2013.

[8] Arvedson JC.Assessment of pediatric dysphagia and feeding disorders: Clinical and instrumental approaches[J]. Developmental Disabilities Research Reviews, 2008,14(2):118-127.

[9] Fischer E,Silverman A.Behavioral conceptualization,assessment,and treatment of pediatric feeding disorders[J]. Semin Speech Lang,2007,28(3):223-231.

[10] Howe TH,Sheu CF,Hsieh YW,et al.Psychometric characteristics of the Neonatal Oral-Motor Assessment Scale in healthy preterm infants[J]. Developmental Medicine & Child Neurology, 2007,49(12):915-919.

[11] Ghosh SK,Pandolfino JE,Zhang Q,et al.Deglutitive upper esophageal sphincter relaxation：a study of 75

volunteer subjects using solid-state high-resolution manometry[J].Am J Physiol Gastrointest Liver Physiol, 2006,291(3):G525-G531.

[12] Reynolds J,Carroll S,Sturdivant C.Fiberoptic Endoscopic Evaluation of Swallowing: A Multidisciplinary Alternative for Assessment of Infants With Dysphagia in the Neonatal Intensive Care Unit[J]. Advances in Neonatal Care Official Journal of the National Association of Neonatal Nurses, 2015, 16 (1):37-43.

[13] Nyqvist KH,Farnstrand C,Eeg-Olofsson KE,et al. Early oral behaviour in preterm infants during breastfeeding:an electromyographic study[J].Acta Paediatr,2001,90(6):658-663.

[14] Gomes CF,Thomson Z,Cardoso JR.Utilization of surface electromyography during the feeding of term and preterm infants:a literature review[J].Dev Med Child Neurol,2009,51(12):936-942.

[15] Vaiman M,Segal S,Eviatar E.Surface electromyographic studies of swallowing in normal children,age 4-12 years[J].Int J Pediatr Otorhinolaryngol,2004,68(1):65-73.

[16] Morris SE,Klein MD.Pre-feeding skills:a comprehensive resource for feeding development[J].Austin TX:Therapy Skill Builders,2000.

[17] Groher ME,Michael AC.Dysphagia:clinical management in adults and children[J].Maryland Heights Missouri:Mosby Inc,2010,18(9),500.

[18] Ghosh SK,Pandolfino JE,Zhang Q,et al.Deglutitive upper esophageal sphincter relaxation: a study of 75 volunteer subjects using solid-state high-resolution manometry[J]. Am J Physiol Gastrointest Liver Physiol,2006,291(3):G525-531.

[19] Lan Y.The correlation between manometric and videofluoroscopic measurements of the swallowing function in brainstem stroke patients with dysphagia[J].J Clin Gastroenterol，2015,49(1):24-30.

[20] Reynolds J,Carroll S,Sturdivant C.Fiberoptic Endoscopic Evaluation of Swallowing[J]. Advances in Neonatal Care, 2016,16(1):37-43.

[21] Arvedson J,Lefton-Greif M.Instrumental Assessment of Pediatric Dysphagia[J]. Seminars in Speech & Language,2017,38(2):135-146.

[22] Hartnick CJ,Miller C,Hartley BEJ,et al.Pediatric fiberoptic endoscopic evaluation of swallowing[J]. Ann Otol Rhinol Laryngol,2000,109(11):996-999.

[23] Leder SB,Karas DE.Fiberoptic endoscopic evaluation of swallowing in the pediatric population[J]. Laryngoscope,2010,110(7):1132-1136.

[24] Kim T,Goodhart K,Aviv JE,et al. FEESST: a new bedside endoscopic test of the motor and sensory components of swallowing[J]. Annals of Otology Rhinology & Laryngology,1998,107(5):378-387.

[25] Link DT,Willging JP,Cotton RT,et al.Pediatric laryngopharyngeal sensory testing during flexible endoscopic evaluation of swallowing: feasible and correlative[J]. Annals of Otology Rhinology & Laryngology,2000,109(10):899-905.

[26] Willging JP,Thompson DM.Pediatric FEESST:fiberoptic endoscopic evaluation of swallowing with sensory testing[J].Curr Gastroenterol Rep,2005,7(3):240-243.

[27] Suterwala MS,Reynolds J,Carroll S,et al.Using fiberoptic endoscopic evaluation of swallowing to detect laryngeal penetration and aspiration in infants in the neonatal intensive care unit. Journal of Perinatology,2017,37(4):404-408.

[28] Willette S,Molinaro LH,Thompson DM,et al.Fiberoptic examination of swallowing in the breastfeeding

infant[J].The Laryngoscope,2016,126(7):1681-1686.

[29] Thottam PJ, Silva RC, Mclevy JD, et al. Use of fiberoptic endoscopic evaluation of swallowing (FEES) in the management of psychogenic dysphagia in children[J]. International Journal of Pediatric Otorhinolaryngology,2015,79(2):108-110.

[30] Groher ME.Dysphagia:Clinical Management in Adults and Children[M].2nd ed. Amsterdam:Elsevier Health Sciences，2015.

[31] Mitchell SJ,Slowther AM,Coad J,et al.Ethics and patient and public involvement with children and young people[J]. Archives of Disease in Childhood - Education and Practice, 2019， 104(4):195-200.

[32] Riggall K , Forlini C , Carter A , et al. Researchers' perspectives on scientific and ethical issues with transcranial direct current stimulation: An international survey[J]. Brain Stimulation, 2015, 8(2):360-377.

[33] Modi N ,Vohra J ,Preston J ,et al.Guidance on clinical research involving infants, children and young people: an update for researchers and research ethics committees[J]. Archives of Disease in Childhood, 2014, 99(10):887-891.

[34] Kalantari M,Kamali M,Joolaee S,et al.Perception of professional ethics by Iranian occupational therapists working with children[J].Journal of Medical Ethics and History of Medicine,2015,8(23):8.

[35] Brisbois B,Plamondon K.The possible worlds of global health research: An ethics-focused discourse analysis[J]. Soc Sci Med.2017,11(23):142-149.

第五章
临床治疗管理

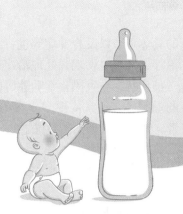

在每个吞咽障碍患儿的治疗过程中，临床治疗管理至关重要。吞咽障碍管理研究证实，采用多学科小组管理模式、制定合理的治疗计划并执行系统的治疗，可有效改善吞咽功能、降低误吸和肺炎的发生率。这种临床管理模式类似于脑卒中的卒中中心或卒中单元模式。

第一节 摄食吞咽障碍的医疗小组

进食技能的发育受多种因素影响，如解剖结构缺陷、神经肌肉功能损害、心理行为障碍、沟通障碍、消化、呼吸和心血管系统疾病等，且儿童的喂养方式与吞咽障碍程度相关。因此，摄食吞咽障碍的治疗需要多学科人员参与且密切合作，通过团队的力量进行多因素评估和综合治疗，更有助于患儿的康复。医疗团队的组成人员包括相关科室的医生（康复科、儿科、神经内外科、口腔科、耳鼻喉科、呼吸科、消化科等）、康复治疗师（言语治疗师、物理治疗师、作业治疗师）、心理咨询师、放射科技师、营养科医师、护士、社会工作者、患儿及家属等。参与团队的科室和团队成员要有互补性，团队成员可以动态变化，共同为患儿处理摄食和吞咽相关问题（如图 5-1）。

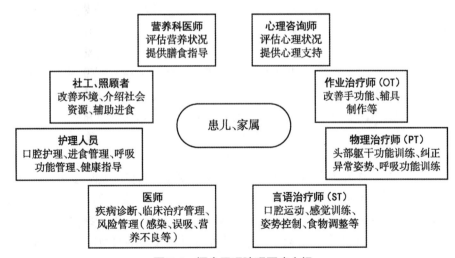

图 5-1 摄食吞咽障碍医疗小组

一、儿科医师/康复科医师

儿科医师/康复科医师是吞咽障碍治疗小组的组长，在患儿的治疗全程中发挥着领导者的作用。在全面了解患儿病情后，小组组长可召集小组成员就患儿的原发病、摄食吞咽障碍的具体环节以及合并症等进行综合评估分析，制定出最佳的治疗方案，包括药物治疗和康复治疗，并及时发现和处理治疗过程中的新发问题、及时调整治疗方案。摄食吞咽困难实则是一种症状，导致摄食吞咽障碍的原发病众多，而且每个患儿的具体情况又不一致，由于专业的局限性，通常需要多学科参与合作，因此儿科医师/康复医师作为整个治疗小组的协调者，具有十分重要的意义。

二、耳鼻喉科医师

耳鼻喉医师熟悉头颈部解剖，且可进行内镜下的操作，因此可对患儿进行内镜下的吞咽功能评估。

三、口腔科医师

口腔科医师在患儿的口腔管理方面是不可缺少的，患儿口腔内齿列异常的修复、口内环境的清洁、牙齿的缺失以及口内假体的制作都需要口腔科医师的参与。

四、营养科医师

营养科医师可为患儿的营养膳食问题提供专业的指导：如根据患儿的病情及自身能量代谢需求指导选择合适的营养支持方式及营养支持制剂；若患儿能少量经口进食，医师能提供膳食指导，为患儿在食物内容和进食方式上提供积极的选择，有助于患儿早日完全经口进食。

五、护理人员

护士和护理人员比较了解患儿日常进食存在的问题，可对患儿和家属进行安全进食宣教、安全进食演练和安全进食监督，此外，还需对患儿进行专业的口腔护理、吞咽功能筛查和气道护理。

六、心理咨询师

吞咽障碍患儿常因为误吸引起剧烈呛咳，容易产生对进食和饮水的恐惧感，或因不能与家人一同进食而产生心理疾患。因此，心理咨询师以调整进食行为和患儿进食状态为目的的心理疏导和心理治疗对于患儿坚持接受吞咽康复治疗起到积极作用，并能鼓励患儿在康复中逐步改善自己的进食行为，融入进食环境中。

七、作业治疗师

作业治疗师重点关注吞咽障碍患儿的上肢功能，尤其是手在吞咽过程中的操作运用能力以及患儿对于食物的知觉功能，可通过食具的设计、进食时的上肢功能辅助以及指导患儿使用辅助进食工具的方式来提高患儿自主进食能力，从而改善患儿的日常生活活动能力，同时和言语治疗师一起致力于改善患儿的进食环境。

八、物理治疗师

吞咽过程中患儿的良好进食体位包括头的控制是安全进食的基础，此外，呼吸功能的改善也有助于患儿在进食过程中能够自主控制呼吸，提高咳嗽的深度和力度，达到良好的咽下保护作用。物理治疗师通过运动疗法、日常生活活动训练、物理因子疗法和呼吸训练等帮助患儿维持颈部、躯干功能和呼吸功能，促进患儿保持进食及吞咽时所需的最佳姿势和体位。

九、言语治疗师

负责患儿吞咽功能的临床评估和治疗。另外，不可将吞咽障碍的康复治疗独立于治疗小组之外。言语治疗师应该与吞咽治疗小组中上述各成员及时沟通，共同讨论和制定患儿的治疗方案。

第二节 治疗目标和原则

一、治疗目标

儿童吞咽障碍的康复治疗目标是综合考虑患儿的原发病、口咽食管功能和进食能力后制定的，主要治疗目标为：

1. 增强大脑对口腔结构的感知，促进口腔感觉正常化，并进一步提高全身感觉统合功能。

2. 提高口腔器官高级精细活动功能，包括分离活动、分级调控能力、呼吸与发音器官协调的准确性。

3. 养成正确的进食态度和行为，最大限度地参加与进食相关的社会活动，享受进食带来的愉悦感。

4. 提高患儿的进食技能，使其能经口摄入与其年龄相符的足够分量食物，有助于患儿能够尽可能达到正常同龄儿童的发育水平。

二、治疗原则

（一）以患儿为中心，由患儿引导治疗

仔细观察患儿的行为状态和对康复治疗的反应，注意在治疗过程中尽可能地顺应患儿意愿和反应，避免患儿因不愉快的体验对治疗产生抵触心理，在此基础上再加以相应的引导以便达到治疗目标。

（二）以保障患儿安全吞咽为重点

吞咽障碍的康复治疗较具风险，不慎重的处理会加重病情、延长康复时间、增加医疗费用甚至危及患儿的生命健康。在制定康复治疗方案时，需清楚各项治疗的风险并注意权衡利弊，切不可为了盲目追求康复效果而忽视了安全问题。安全原则应该贯穿评估和治疗的全程，直至患儿能安全有效的进食。

（三）以评估结果为依据

客观准确地评估是康复治疗有效的前提，言语治疗师必须熟练掌握吞咽的生理机制和解剖特点，从感觉／运动功能、口腔控制和进食技能等方面进行评估并加以分析，根据评估结果针对性地制定治疗方案。

（四）以功能为主导制定治疗策略

采取的治疗策略、方法、技术都必须紧紧围绕着如何提高进食、口腔运动技能、沟通、学习和感觉等以功能为主导的核心任务。

（五）个体化（individualized）治疗方案

不同类型的患儿会表现出不同的摄食吞咽问题，如部分患儿吞咽过程安全，但是吞咽器官肌群耐力不足，导致安全、有效地进食的时间较短，不能进食足量的食物来维持营养；部分患儿可以进食足够的食物，但是常因误吸引起感染。因此应根据患儿的摄食吞咽功能评估结果，以个体化治疗为原则制定相应的治疗目标和方案，并根据患儿在治疗过程中出现的新问题及摄食吞咽功能的康复情况随时调整治疗方案。

（六）彼此信赖、相互尊重、紧密配合

治疗人员和照顾者需根据婴幼儿的需求准备合适的进食环境、食物、餐具、沟通方法、进食体位和姿势等，每次治疗都需仔细观察婴幼儿的生理和行为状态，以确认婴幼儿在良好

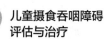
的状态下接受治疗，不可强行介入治疗。

第三节 治疗策略

全面的多学科诊断和评估有助于准确识别患儿的吞咽障碍，根据诊断和评估采取适宜有效的治疗干预措施。若没有获得最佳的临床治疗管理，患儿可能会面临着严重的问题，包括营养不良、慢性呼吸道疾病、口腔运动发育障碍以及鼻胃管或胃造瘘管喂养的延长使用等。

一、摄食吞咽障碍考虑的因素

为摄食吞咽障碍患儿制定临床治疗方案需收集大量资料，医护人员需注意评估资料来源的可靠性。秉着个体化治疗的原则，在制定临床治疗决策时，需首先确定患儿经口进食的风险和恢复经口进食的潜能，然后制定与其相适应的治疗计划。临床上需要重点考虑以下几方面因素：

1. 气道保护（airway protection） 安全性常与气道保护联系在一起。当食物或口咽分泌物通过声门进入气管，常会引起误吸，增加呼吸道感染风险，或吞咽固体食物时堵塞呼吸道，引起窒息。

2. 营养与脱水（nutrition and dehydration） 进食能力常与营养不足、脱水联系在一起。患儿存在的吞咽障碍常造成食物及液体摄入量不足，导致皮肤干燥、体重减轻及机体乏力等现象。观察患儿是否有能力消化、吸收足够能量来维持营养和防止脱水，当患儿不能完全通过经口进食来摄取足够食物或水分时，也会潜在地诱发许多疾病。

3. 影响吞咽障碍的潜在因素 疾病严重程度、认知功能状况、社会或生活条件以及进食环境等都会影响吞咽障碍治疗方法的选择以及患儿的预后。治疗小组应根据患儿的实际情况，制定出最合适的治疗方案。

4. 预期的风险和益处 在制定治疗方案的过程中，需清楚各项治疗的风险和益处，权衡利弊后选择最佳的治疗方案。

5. 依从性 是指患儿及家属对治疗计划和所执行治疗的服从能力。有些吞咽治疗除了需要患儿能遵从简单或复杂的指令外，采用吞咽手法治疗时也需要患儿能遵从特定的复杂指令。若患儿的依从性和配合度较低，选择治疗方案时需要考虑治疗的可执行性。

6. 何时停止吞咽治疗 吞咽治疗与其他功能训练一样，进行到某一阶段后可能会出现平台期，即进步缓慢甚至不再进步。当患儿的吞咽功能持续停留在平台期长达 1 个月时，需重新评估是否需要更换治疗方案或停止积极的干预治疗。

7. 注意事项 在制定治疗目标时，应对患儿目前的状况和未来可能达到的治疗效果有明确的了解。如果患儿经口进食困难，临床治疗重点应放在设法挖掘患儿恢复经口进食的潜能上；如果患儿可以完成经口进食，临床治疗重点应放在增加进食量以维持营养，或改善吞咽效率，或拓宽进食的种类，改善生活质量和适应社会交际需求上。

二、摄食吞咽障碍的介入方法

在选择患儿的吞咽治疗方案时，需要对基础疾病、口腔感觉运动功能和吞咽生理学等有深入的了解。一般而言，摄食吞咽障碍患儿常同时接受多种治疗，包括手术治疗、药物治疗和康复治疗等。而且，摄食吞咽障碍治疗应注意将各种治疗方法整合与协调，不同学科对摄食吞咽障碍的治疗可与康复治疗并行，也可互相取长补短。临床上，有时只使用某种治疗方法，但大多时候，同时采取两或三种治疗方法可达到更佳的治疗效果。

（一）手术治疗

虽然很多疾病导致的吞咽障碍可进行康复治疗，并已证实为有效的治疗手段，但继发于结构或解剖异常的吞咽障碍常需要考虑手术矫正，且手术治疗的效果可能会更好。

手术治疗可以纠正部分结构上的吞咽障碍问题，但手术后患儿可能仍然存在吞咽问题，仍然需要进行吞咽康复训练以助于恢复至最佳的康复效果。因此在手术前应充分了解手术的局限性，作出合理的预期评估。

（二）药物治疗

目前尚无针对吞咽障碍治疗的药物。现今临床上使用的药物大多是治疗导致吞咽障碍的原发性疾病，因此明确引发摄食吞咽障碍的病因是至关重要的。但是，部分药物可能会影响吞咽功能，或降低意识状态、协调性、运动和感觉功能等间接影响吞咽功能，在临床使用时，应充分考虑这些药物对吞咽功能的影响。

（三）康复治疗

儿童的进食技能虽是与生俱来，但是成熟的进食技能需要建立在正常的口腔结构和良好的感觉运动发展基础上，并经过后天不断地学习逐渐发展成熟。康复治疗是基于力量、耐力、和/或吞咽相关结构的活动能力下降，或诊断性检查提示食团调整、姿势代偿或辅具应用，使摄食吞咽更容易或更安全。摄食吞咽障碍的康复治疗大部分情况下是由言语治疗师完成的；当患儿维持头颈部或躯干姿势的能力受限，或进食时不能维持合适的坐姿时需要物理治疗师参与治疗；而作业治疗师可参与进食相关的特定的运动技巧的训练，如使用进食工具或其他辅具。在某些情况下，护理人员也要参与其中。摄食吞咽障碍治疗的介入见图 5-2。

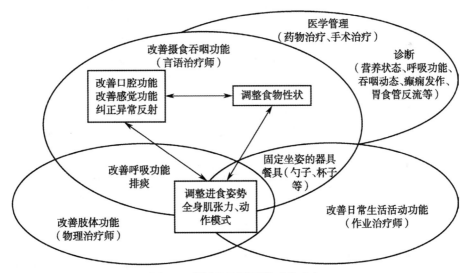

图 5-2　摄食吞咽障碍治疗的介入

根据吞咽康复的内涵，常见的康复治疗方法主要包括：基础能力的训练、间接训练、直接训练、辅助康复治疗技术、饮食的调整和加工技术，以及代偿和改进进食方式等。

1. **基础能力的训练**　主要包括患儿的呼吸训练、肢体功能训练、日常生活活动功能训练、发声训练、沟通训练。基础训练的目的是建立患儿在进食的准备阶段所需要具备的能力，这些能力可以提高患儿进食的代偿储备。

2. **间接训练** 主要包括口腔器官的运动、感觉训练、吞咽反射的刺激和诱发、低频电刺激技术及非侵入性脑刺激技术等，主要是为了增强患儿在吞咽的准备期和口腔期阶段口腔器官的主动控制食物和加工食团的能力，为实际进食做准备。

3. **直接训练** 针对实际进食过程的训练，包括进食姿势的调整、喂食技术、一口量的调整、食物的选择、建立进食方式、增加进食的保护等，直接进食训练是患儿经口进食前的模拟训练，是关键的一步。

4. **代偿和改换进食方式** 严重的吞咽障碍患儿或长时间的康复治疗依然无效的情况下，言语治疗师应对患儿进行合理评估为其选择一种更适宜的进食方式，如间歇置管喂食。

三、吞咽各期异常表现及其治疗对策

吞咽生理功能会在吞咽各期有特定表现，不同期会因疾病受损表现出特定的症状。表5-1 为不同期吞咽障碍的异常表现，可能原因及对策可作为治疗决策的重要参考。

表 5-1　吞咽各期的异常表现及其原因

类型	表现	可能原因	治疗方案
口腔准备期	嘴唇无力,食物从唇漏出	三叉神经损伤	将食物放置在口腔后方
口腔期	面颊无力	肌力下降;面部手术术后	口腔运动训练;将食物放置在力量较强一侧
	咀嚼无力	牙齿缺失	改变食物性状
		认知水平下降	
	过早溢出	舌肌无力	下颌抬起
			改变食物性状
咽期	吞咽启动延迟	口腔感觉下降	温热刺激
		迷走神经功能失调	冷酸刺激腭弓
		长期插管	增强舌的力量
	喉部抬升减弱	气管切开术	拔除气管套管
		留置鼻饲管	拔除鼻饲管
		舌骨上肌群无力	提升舌骨上肌群力量
	反复吞咽	口腔减弱	液体和固体交替吞咽
		咽充血 / 收缩能力下降	Masako 手法
	吞咽后立即咳嗽 / 清嗓	会厌谷无力继发误吸	声门上吞咽
		口腔期问题	改变食物性状
	延迟咳嗽 / 清嗓	咽滞留继发吞咽时误吸	反复干吞咽
			液体和多些固体食物交替
	声音质量改变	声带水平的渗漏	不经口进食
		声带无力	改变食物性状
食管期	明显延迟	反流,狭窄	药物治疗
			改变食物性状
			手术治疗

第四节 吞咽治疗文书规范

一、概述

治疗文书是医疗活动过程中所形成的文字、符号、图表、影像等资料。随着社会、医学的发展，病历已不仅仅是作为医学文书，起着医疗作用，还作为各种社会凭证、法律文书，起着社会作用。因此按照有关规范书写文书尤为重要，规范的文书书写不但可以反映医院的医疗质量与管理质量，促进医疗持续发展，还可以为社会和公众提供可靠的医疗服务，同时提供各种相应的社会服务。

常用的记录形式有描述形式、问题导向医疗记录（problem-oriented medical record，POMR）、SOAP 格式记录以及功能性治疗结果报告（functional outcomes report，FOR）。其中，国际上最常用的记录格式是 SOAP 格式（如图 5-3）。

文件记录格式
叙述形式
SOAP
问题导向型医疗记录
功能性治疗结果报告
以段落格式组织信息
根据主观资料（S）、客观资料（O）、评估（A）、计划（P）组织信息
根据患儿的问题组织信息
以 SOAP 记录为基础并同时概括了功能损伤和功能限制

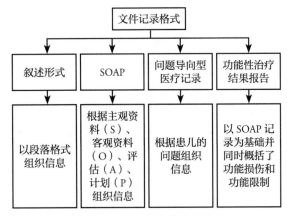

图 5-3 吞咽治疗文书规范

二、SOAP 文件记录格式

（一）SOAP 的定义

SOAP 是英文首字母的缩写，这四个字母分别代表患儿信息的四个部分：S 即 subjective，指主观资料；O 即 objective，指客观资料；A 即 assessment，指对患儿的评估；P 即 plan，指计划。每个治疗领域都有其独特的 SOAP 记录方法。

（二）SOAP 记录的内容

1. “S” 主观资料中应该包括治疗师在患儿处获取的关于他（她）的损伤或问题的所有信息，由患儿的家属或照护者所提供的信息同样应纳入主观资料的信息中（如图 5-4）。

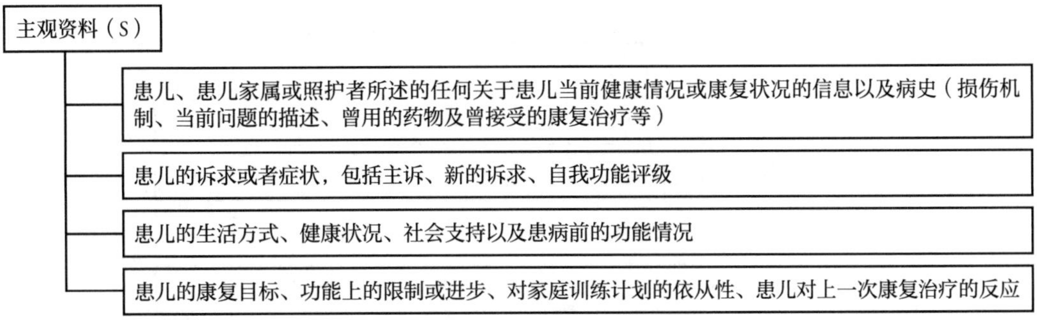

主观资料（S）
患儿、患儿家属或照护者所述的任何关于患儿当前健康情况或康复状况的信息以及病史（损伤机制、当前问题的描述、曾用的药物及曾接受的康复治疗等）
患儿的诉求或者症状，包括主诉、新的诉求、自我功能评级
患儿的生活方式、健康状况、社会支持以及患病前的功能情况
患儿的康复目标、功能上的限制或进步、对家庭训练计划的依从性、患儿对上一次康复治疗的反应

图 5-4 主观资料

2. "O" 客观资料中应包括患儿近期的功能状态、相关的测试与检查以及当天所介入的治疗；治疗介入方面应包括功能训练、与其他部门的合作以及对患儿及家属的康复教育（如图5-5）。

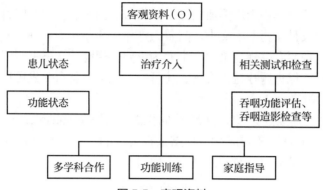

图 5-5　客观资料

3. "A" 评估　关于患儿问题的解释与印象方面（如图5-6）。

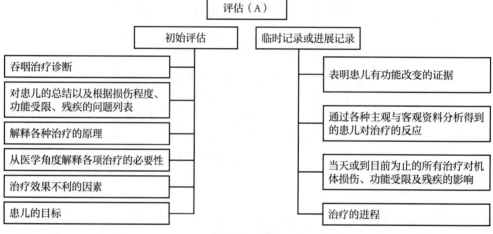

图 5-6　评估

4. "P" 代表计划（图5-7）

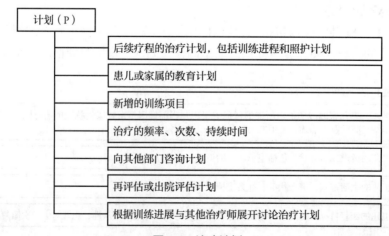

图 5-7　治疗计划

一般来说，一份 SOAP 记录包括患儿所有功能障碍的信息，而在记录的开头往往是问题部分。问题部分包括以下的信息：临床诊断、治疗回顾或者是在医疗记录中所获得的信息。SOAP 格式现已被广泛应用于临床康复治疗工作中。这种记录方式提供了结构性医疗信息，而在使用这种格式的时候应逻辑性地根据主观资料与客观资料来展开后续的评定与计划内容。

5. **优缺点** 虽然 SOAP 记录能系统地、简洁地记录患儿的主观信息、客观评估结果、治疗手段、治疗者的解释说明以及整个治疗计划，但这种格式的优劣仍然是有争议的。首先，客观资料一般是记录身体功能损伤的程度，而关于功能损伤与功能活动之间的联系、身体功能损伤的恢复与功能活动的进步之间的关系并没有详细描述。此外，SOAP 记录也没有明确描述治疗干预是如何改善患儿的问题和功能的。但总体而言，SOAP 记录的格式仍然被广泛接受，如果这种格式能更加强调功能损伤、功能活动与治疗干预之间的关系，它将是一种非常适合、非常实用的文件记录格式。

（周惠嫦　关志勇　袁家健）

第五节　儿童康复临床研究与治疗的伦理问题

一、医学伦理学概论

（一）医学伦理学的概念

医学伦理学是医学和伦理学相结合的一个学科。它运用一般伦理学原则解决医疗卫生实践和医学发展过程中的医学道德问题，是医学的一个重要组成部分，又是伦理学的一个分支。具体说，医学伦理学是研究医学领域中人与人、人与社会、人与自然关系的道德问题，评价人类的医疗行为和医学研究是否符合道德的学科。医学伦理学通过对医德现象的全面研究，揭示医德关系的各种矛盾及其变化发展的规律，制定行医和医学研究的伦理守则和指南，增强医务人员的人文素质，培养人文精神，提高医德修养，规范医德行为。在医院管理中，强调医生必须依法行医，但法律仅仅是道德的底线，而医学这个特殊的学科，永远要求它必须以伦理守则作为自己的最高纲领和追寻的目标。

（二）伦理与道德

道德是一种手段，保证我们在正确的地方、正确的时间、以正确的方式，作出正确的判断和正确的行动，说明人的品质、原则、规范与境界。

1. **道德与伦理的区别** 伦理与道德，有很多相同之处，易于被混用，在伦理学中，它们是有差异的。道德表达的是最高意志，主要是一种精神和最高原则，依赖的是人们自己内心的一种自主的力量，不是因为害怕什么，而是觉得这是对的，我应该去做，这是好的，我应该去做。伦理表述的是社会规范的性质。道德是伦理的精神基础。

2. **医学道德** 医学道德是一种职业道德，指医务工作中的道德现象和道德关系，简称为"医德"。它是社会一般道德在医学领域中的具体表达，是医务人员自身的道德品质和调节医务人员与患者、他人、集体及社会之间关系的行为准则、规范的总和。医学道德规范的形式多采用简明扼要，易于记忆、理解和接受的"戒律""宣言""誓言""誓词""法典""守则"等形式，由国家和医疗行政管理部门或行业社团组织（如中国医师协会）颁行。

我国医学道德的基本原则是：防病治病，救死扶伤，实行人道主义，全心全意为人民健康服务。医学道德规范是医务人员应遵守的行为准则，是医学道德基本原则的具体体现。医学道德规范的内容主要有：公正与平等地对待病人，诚实与慎言守密，信任、尊重与爱护同行，热爱医学事业，不断进取，钻研与发展医学科学技术，廉洁奉公与文明行医等。

（三）医学伦理学的核心问题

医疗实践中的关系问题是医学伦理学的核心问题，包括以下几项：①医务人员与患者的关系；②医务人员与社会的关系；③医务人员相互之间的关系；④医务人员与医学之间的关系。医学伦理学的核心目标是协调、调节这些关系。

（四）现代医学发展与医学伦理学

随着科学技术的快速发展，医学的发展变化也是巨大的。医学伦理学就是要用伦理学的原理去分析医疗行为，但由于现代医学的发展、新技术的研究和应用，产生了很多新的伦理问题。所以需要医学伦理学来研究、反思现代医学的发展和它带来的这些变化。

1. 医学本身即为道德的职业，医学这个职业本身蕴含着道德问题。

2. 医学的服务对象是人，决定了医学是社会学科的一个很重要的因素。人具有复杂性，不能把他简单化、公式化的处理。现代医学模式的转变使其不能仅仅关注疾病，而应该关注人，而关注人就需要有伦理的思维。

3. 医学发展提出的新问题，已不能在其原来的框架中进行解决，很多问题是我们从来没有遇到过的，必须从新的视野去看待这些问题，解决这些问题。如果没有医学伦理学的这种思维的介入，很可能某些新技术就不能研究和应用。

4. 随着医学的专业化，分类分科越来越细，使医务人员越来越只关注自己的专业，而不关注专业之外的其他问题。伦理学要求医生应该同时兼具专业水平和人文素质。

（五）医学伦理学几个重要的法典和宣言

公元前 4 世纪的《希波克拉底誓言》是有关医学伦理的最早文献，强调医生的职业操守，要求医生根据自己的能力和判断，采取有利于患者的措施，保守患者的秘密。1948 年的《日内瓦宣言》和 1949 年的《医学伦理学法典》，发展了《希波克拉底誓言》的精神。这种精神的本质就是要把患者的健康作为医务人员首要任务。下面几个重要的法典和宣言是当今医务人员必须遵守的。

1. 纽伦堡法典　1947 年，以纽伦堡审判为背景的《《纽伦堡法典》（Nuremberg Codex）向世人公布，它是第一个描述医学研究职业伦理的原则和规范医学研究的国际性准则，明确提出了涉及人体试验的 10 个道德声明，特别强调了知情同意，认为"现实中受试者的知情和自愿同意是绝对必要的"。《纽伦堡法典》成为国际人体试验立法以及各国人体试验立法的国际法源。

2. 赫尔辛基宣言　1964 年，世界医学大会在芬兰赫尔辛基召开大会，讨论通过了新的伦理学法典，即《世界医学大会赫尔辛基宣言》（*WMA Declaration of Helsinki - Ethical Principles for Medical Research Involving Human Subjects*），该宣言制定了涉及人体对象医学研究的道德原则，是一份包括以人作为受试对象的生物医学研究的伦理原则和限制条件，也是关于人体试验的第二个国际文件，比《纽伦堡法典》更加全面、具体和完善，成为生物医学研究中每位医生应该遵守的指南。该宣言强调了研究者在从事有关的研究之前，必须了解相应的伦理、法律和法规，并为研究者与医疗人员提供了明确的伦理指导。此后，《赫尔辛基宣言》分别在 1975 年、1983 年、1989 年、1996 年、2000 年、2002 年、2004 年、2008 年和 2013

年进行了修改。

在此基础上，一些国际组织和世界各国相继制定了自己的有关人体试验和临床医学研究的与伦理有关的法律、行业规范。如 1982 年国际医学科学组织委员会颁布了《人体生物医学研究国际道德指南》（2002 年进行了修订），1997 年欧洲通过了《人权和生物医学公约》，2006 年联合国教科文组织的《生物伦理与人权普遍宣言》（*Universal Declaration on Bioethics and Human Rights*），是一个以全球生物伦理学为重点的知名指导性文件。2012 年联合国艾滋病规划署和世卫组织的《生物医学艾滋病毒预防试验中的伦理考虑》（*Ethical Considerations in Biomedical HIV Prevention Trials*），是艾滋病生物医学预防性临床试验的指导文件。

3. 新世纪的医师职业精神——医师宣言　由美国内科基金会、ACP 基金和欧洲内科医学联盟共同发起的 "*Medical Professionalism in the New Millennium: a Physicians' Charter*"，2002 年发表在《美国内科医学年刊》和《柳叶刀》杂志上。到目前为止，已有包括中国、美国、英国、法国、德国、加拿大等国在内的几十个国家和地区的 120 多个医学组织认可和签署了该宣言。《医师宣言》为当代医师提出了 21 世纪医学职业道德的行为规范和行为准则。中国医师协会认为，《医师宣言》所提出的三项基本原则（将患者利益放在首位的原则、患者自主的原则、社会公平原则）和十条职业责任完全符合世界各国医师职业道德要求；在医患矛盾突出的今天，实施《医师宣言》不仅是医师行业自律的体现，而且也有助于医师良好社会形象的树立。

在此基础上中国医师协会公布了《中国医师宣言》，号召中国 600 万名医务工作者郑重承诺 6 条医学守则：平等仁爱、患者至上、真诚守信、精进审慎、廉洁公正、终生学习。

自 2020 年 6 月 1 日起施行的《中华人民共和国基本医疗卫生与健康促进法》，是我国卫生与健康领域第一部基础性、综合性的法律，对医学伦理进行了规定，并明确了医疗机构、医务人员违反医学伦理规范的法律责任。医务人员在临床工作中需要注意：一是从程序上，医疗行为要根据规定进行伦理审查；二是从实体上，医疗行为处理符合诊疗规范外，还要求符合医学伦理。

二、医学伦理学的基本原则

希波克拉底誓言中已提到两个很重要的原则：不伤害原则和有利原则，随着医学的发展，希波克拉底所提出的两项基本原则不能解决所有问题，所以出现了医学伦理学新的原则。20 世纪 70 年代，美国两位学者在《生物医学伦理学原则》专著中提出了四个基本原则，即不伤害原则、尊重原则、行善原则和公正原则，被广泛认可，目前普遍认为医学伦理学的基本原则是不伤害原则、有利原则、尊重原则和公正原则。

（一）不伤害原则

不伤害原则是指医务人员在诊治过程中不使患者的身心受到伤害的行为原则。一般来说，凡是医疗上必需的，属于医疗的适应证，所实施的诊治手段是符合不伤害原则的。相反，如果诊治手段对患者是无益的、不必要的或者禁忌的，而有意或无意的强迫实施，使患者受到伤害，就违背了不伤害原则。

但任何诊疗行为都是有风险的，不伤害原则不是绝对的，因为很多检查和治疗，特别是有创操作，即使符合适应证，也会给患者带来生理上或心理上的伤害。如果一个诊疗行为的有害结果并不是直接的、有意的，而是间接的、可预见的，给患者带来的伤害比好处小，则是符合有利原则的。然而在临床上不伤害原则常与其他原则冲突，如与有利原则冲突，与公正原则、与尊重原则冲突。

（二）有利原则

有利原则是指医务人员的诊治行为以促进患者健康为目的。医疗行为仅仅做到"不伤害"是不够的。因为医患之间在掌握医学知识上的不对等，患者处于脆弱和依赖的地位，医护人员有许多正面义务，即应该帮助患者治疗疾病，解除或缓解症状，恢复健康。简言之，有利原则要求医疗行为对患者确有助益，但患者受益不能给别人带来太大的损害。

（三）尊重原则

尊重原则是指医务人员要尊重患者或其家属作出的理性决定。医务人员尊重患者的自主性绝不意味着放弃自己的责任，必须处理好患者自主权与医生之间的关系。医生要帮助患者选择诊治方案，必须向患者提供正确、易于理解、适量、有利于增强患者信心的信息。当患者充分了解和理解自己病情后，患者往往同意医生的建议。当患者的自主选择有可能危及其生命时，医生应积极劝导患者做出最佳选择。对于缺乏或丧失选择能力的患者，如儿童患者、昏迷、严重精神病和严重智力低下的患者，其自主选择权由家属或监护人代理。

（四）公正原则

医疗公正是指社会上的每一个人都具有平等合理享受卫生资源或享有公平分配和使用的权利。在医疗实践中，公正不仅指形式上的公正，更强调公正的内容。如在稀有卫生资源分配上，必须以每个人的实际需要、能力和对社会的贡献为依据。

三、康复治疗和儿童医学伦理的特点

（一）康复医学的伦理学特点

随着康复医学的范畴和服务对象的扩展，新技术不断应用，面临的伦理学问题越来越多。20 世纪 70 年代开始逐渐有研究机构研究康复伦理学，其中美国加州大学 Hastings 中心是第一个研究康复和长期医护的伦理学问题的机构。

从伦理学来看康复医学的特点是：①患者常常需要长时间治疗；②多个部门、多个机构参与康复医疗，如从三级医院到社区卫生服务站、康复医院、残联、人社部门、教育部门等；③康复治疗团队包括多个专业、多个部门的人；④需要患者积极参与和配合；⑤很多患者无法治愈，终生留有残疾或功能障碍，需要他人照顾；⑥康复医学重点关注患者的功能障碍，而不是疾病本身，有些患者不理解。

在康复医疗临床实践中，下面的特殊问题都应遵守伦理学的原则：

1. 如何选择和转诊康复患者　并不是所有的患者都能受益于专业的康复治疗，如有些残疾是不可逆转的，有些则因病情太严重而不适合康复治疗，有些患者功能受损较轻不需要在专业康复服务机构里治疗。

康复专业人员在选择患者和制定康复治疗方案时，还要考虑非医疗因素的影响：①患者的家庭是否支持；②患者的社会角色、个人负担费用能力；③患者对治疗效果和生活质量的要求；④医疗保险基金支付方式、纳入报销的医疗康复项目和报销比例、康复治疗的时间，商业医疗保险赔付政策也有很大影响。此外还应考虑医院床位周转率、医务人员工作模式、康复资源是否充足、患者排队时间等因素。选择患者前必须对其进行仔细检查和评估，综合考虑各种非医疗因素。对未接收的患者应给出详细的解释，以及承诺下次重新评估和接收的时间。

因为大部分康复患者的康复治疗时间很长，甚至是终生的。受地域、医疗政策、医保政策等因素的限制，患者很难在一家康复服务机构长期治疗，需要转介到其他机构继续治疗。医务人员应充分利用医联体、专科联盟、医学会、信息平台等资源，为患者转诊提供方便，使患者的康复治疗能无缝地延续。

2. 制定个体化的康复方案　制定个体化康复方案时，要遵守几个原则：知情同意原则、尊重自主原则、医疗最优化原则、有创操作的有利原则。还应考虑上述非医疗因素的影响。

3. 医患关系　从患者的角度来讲，医疗人员的"同情、尊重、责任心和保证"，是医患信任的核心。在康复的早期，患者多处于被动接受的状态，在康复的后期，特别是功能有了明显的恢复以后，医患关系转变为指导 - 合作模式。Meier 探讨了康复机构中的医患关系的动态变化，认为这种关系常常是长期性的，发展为朋友关系是相当合理的。

4. 家庭成员的作用与职责　家庭成员更了解患者的生活习惯，能督促患者主动地配合康复治疗，减轻患者的心理障碍，在制订康复方案时家庭成员也发挥重要作用。充分发挥家庭成员的积极性，对患者功能障碍的恢复具有极其重要的意义。一些知情同意书，必须由授权的家庭成员或监护人签署。但没有一个简单的模式规定应该有多少家庭成员来参与照顾患者以及应付出多大的努力。

5. 康复治疗的终止　决定康复治疗终止的影响因素有很多：疾病、治疗方案、患者意愿、家庭因素、社会因素等。对无康复价值的患者是否继续治疗，有康复价值的患者因其他原因而终止治疗，都要面临伦理学的拷问。主张继续治疗不言放弃的人，认为生命是神圣的，医生的天职就是减轻患者的痛苦、延长患者的生命、改善患者的生活质量，在这种伦理观念的指导下，医务人员无权放弃任何人包括植物人的生存权。反对继续治疗的依据是公平享有医疗资源的原则、经济价值论。而根据伦理学尊重患者的原则，只要患者提出继续治疗（虽然患者无康复价值）或者终止治疗（虽然患者有康复价值），医务人员也应遵照。

（二）儿童的医学伦理学特点

根据国家统计局公布的《2019 年国民经济和社会发展统计公报》，2019 年末我国大陆总人口约 14.0 亿人，0 ~ 15 岁人口约 2.49 亿人，占 17.8%。儿童是祖国的未来与希望，在社会和家庭的地位日益提高。但儿童的社会伦理特性，决定了临床医疗卫生服务既要遵循一般的医学伦理原则，更要符合儿童身心特点。

1. 与成人相比较，儿童正处于身体生长发育期，形体上和生理上不断变化。婴幼儿对疾病的抵抗能力较弱，年龄越小，发病率越高，发病急、病情变化比较快。

2. 儿童患病的临床表现因年龄差别而表现出不同的症状和体征。

3. 儿童心理不成熟。从临床诊治过程中看，患者年龄小，对穿白衣的医务工作者有陌生感、恐惧感。年幼儿童并不知道疾病的危害，不会主动去求医。他们或不会自诉病情，或由于理解能力和语言表达能力差，往往不能完整、准确地诉说发病的过程和细节；患儿缺乏独立生活的能力，需要更多的关心、体贴；患儿在诊室和治疗室经常哭闹；注意力不集中，不配合检查和治疗；集体治疗时患儿之间容易相互打闹；一些调皮的孩子爬、跑、玩弄诊室和治疗室的器械，易出现安全问题；等等。

（三）儿童医学伦理的特殊要求

儿科医学伦理学所涉及的医学伦理问题除了共性之外，还有不少个性之处。几个突出问题是：自主权、行为能力、病情告知、隐私保护、利益冲突、生命支持、新生儿筛查、出生缺陷儿处理、母婴利益冲突、青春期问题等。这些特点决定了儿科诊疗具有一些特殊伦理要求。

1. **以患者为中心** 是临床诊治儿童疾病的基本原则，尊重和保障患儿权利，是应遵循的伦理原则。具体来说，患儿有享受医疗、护理、保健、康复的权利，享有疾病的认知权、选择权、知情同意权、医疗保密权、保障安全权、拒绝临床试验权。这些权利的保障实施更复杂，操作难度大。比如自主选择权、知情同意权常需要父母或监护人来代行，但是绝不能因为对象的特殊性而否定其应享受的权利。

2. **爱心耐心细心原则** 道德要求医务人员像慈母一样爱护患儿。从询问、查体、治疗的整个过程中，都要以亲近和蔼的语言、爱抚的方式消除患儿的心理紧张和恐惧。患儿不能自述自己的病情，要求医务人员具有高度的责任心和耐心，仔细检查，细心询问陪护人，避免误诊、误治。

3. **知情同意原则** 告知实情是人际交往中的共同道德标准，患者应该信赖医生，告知医生真实的病情，而医生有保护患者隐私的义务。知情同意是医学伦理的一个重要原则，意味着检查治疗须获得患者的准许。当患者年龄小于 16 岁时、患者神志不清或无意识时须经其监护人或授权人同意。

4. **医生的干涉权** 即医生的特殊权利，是在一些特定的情况下（如紧急抢救生命时），用来限制患者的自主权利，以达至完成医生对患者救死扶伤的目的。在特定的情况下，患儿或其父母的自主权与生命价值原则、社会公益原则、公正原则发生根本冲突时，医生可以干涉，不遵循患者的自主要求。

5. **儿童保护** 医务人员应学习儿童保护法的有关知识，在诊治过程中如发现家庭暴力和青少年受到不法伤害时要挺身而出，帮助维护他们的权利。在医疗和研究中，应注意保护患儿的安全。另外，必须注意保护患儿特别是处于青春期儿童的隐私权。

6. **儿童康复治疗** 以家庭为中心的方法比以患者为中心的方法更普遍，即应该与患儿的家长或法定监护人充分沟通，告知治疗目标和治疗计划，询问家庭的意见。路德威克认为，在一些文化中，健康决策不是由个人做出的，而是由家庭或社会决定的。但家庭参与决定治疗目标和治疗方法并未得到充分执行，调查显示很多治疗师认为他们不能遵循或满足患者家庭的要求，因为他们的期望不切合实际。

Minoo 总结儿童康复专业人员的伦理道德要求包括个人特质、对患者的责任心和专业能力。个人特质包括诚实（veracity），无私（altruism），同情心（empathy）和能力（competence）。对患者的责任心包括：仁慈（beneficence），平等（equality），自主（autonomy），尊重患者（respect for clients），保密（confidentiality），非侵权（non-maleficence）。专业能力包括：忠于职守（fidelity），专业知识和专业技能发展。

四、儿童临床研究和康复治疗的伦理问题

（一）管饲选择中的伦理问题

笔者所在的康复科诊治了大量的严重吞咽障碍患者，儿童患者主要是脑性瘫痪、脑炎、脑外伤、孤独症、唐氏综合征、Pierre Robin 序列征、线粒体脑肌病等，还有罕见的杆状体肌病、重度喉软骨发育不良、松软儿综合征、特雷彻·柯林斯综合征、天使综合征等。这些患儿出生后或发病后不能吸吮、经口进食，或进食量不能满足正常需求，需要管饲。在大部分情况下，管饲决定由患儿及家属作出。但有些患儿习惯了长期管饲，对食物的味觉认知减

退，甚至拒绝经口进食。而对需要管饲的患儿，家属都希望能经口进食，尽量推迟管饲时间，有些患儿及其家属宁愿冒风险也不愿意管饲；对正在管饲的患者，家长希望尽早拔管恢复经口进食。这样患方与医方不能达成共识，就会导致伦理道德尴尬。

解决的办法是充分与患儿及其家属沟通，医方要了解患儿的预期目标、家庭因素、经济能力等，告知患方最佳的治疗方案，管饲的医学风险和益处，如果不管饲可能出现的后果，是否有其他的备选或补充疗法（如静脉营养）。但是，当患者存在严重误吸，吸入性肺炎进一步发展时，治疗团队有责任作出医学的合理决定，必要时向医学伦理委员会汇报。如果患方仍拒绝管饲，医方也必须尊重患方的自主权。医生需要在病程记录中记录相关的建议，并要求患者及家属在知情同意书上签字，以免以后发生医疗纠纷。

（二）儿童人体试验和临床研究的伦理

以前临床试验研究很少涉及儿童。许多疾病的生物学特征以及对治疗的反应可能有害。英国儿科协会在 1980 年最先发表了涉及儿童研究的伦理指南（*Guidelines to Aid Ethical Committees Considering Research Involving Children*），2000 年做了更新。该指南指出"涉及儿童的研究很重要""应得到支持和鼓励""涉及儿童并且对该儿童没有益处（非治疗性研究）的研究不一定是不道德的或非法的"。国外有相当多的证据表明，越来越多的儿童临床研究被试者及其家人发现临床试验是有益的，患儿和家庭希望自己的试验有益于他人，更多地参与研究的各个方面。

目前版本的《赫尔辛基宣言》明确"涉及人类受试者的每一项研究的设计和实施必须在研究方案中予以清晰的说明，方案中应该包含一项关于伦理考虑的说明"，但没有对儿童做出具体规定，仅包括一项规定：对涉及弱势群体的研究需要特别考虑。

我国于 2007 年颁布了《涉及人的生物医学研究伦理审查办法》，2016 年 10 月修订。涉及人的生物医学研究包括以下活动：①采用现代科学方法对人的生理、心理行为、病理现象、疾病病因和发病机制，以及疾病的预防、诊断、治疗和康复进行研究的活动；②医学新技术或者医疗新产品在人体上进行试验研究的活动；③收集、记录、使用、报告或者储存有关人的样本、医疗记录、行为等科学研究资料的活动。研究应当符合以下伦理原则：知情同意原则、控制风险原则、免费和补偿原则、保护隐私原则、依法赔偿原则、特殊保护原则。

我国《中华人民共和国基本医疗卫生与健康促进法》第三十二条规定"开展药物、医疗器械临床试验和其他医学研究应当遵守医学伦理规范，依法通过伦理审查，取得知情同意。"并对医疗告知做了具体规定。

项目研究者应当获得受试者自愿签署的知情同意书，对无行为能力、限制行为能力的受试者，应当获得其监护人或者法定代理人的书面知情同意。知情同意书应当包括以下内容：①研究目的、基本研究内容、流程、方法及研究时限；②研究者基本信息及研究机构资质；③研究结果可能给受试者、相关人员和社会带来的益处，以及给受试者可能带来的不适和风险；④对受试者的保护措施；⑤研究数据和受试者个人资料的保密范围和措施；⑥受试者的权利，包括自愿参加和随时退出、知情、同意或不同意、保密、补偿、受损害时获得免费治疗和赔偿、新信息的获取、新版本知情同意书的再次签署、获得知情同意书等；⑦受试者在参与研究前、研究后和研究过程中的注意事项。

独立的伦理审查和有效的知情同意是保护受试者的两根支柱。所有涉及儿童的临床试验研究都必须经过伦理委员会的审查和批准。由于儿童的特殊性，下面两项伦理原则需要研究者或康复医疗人员特别注意。

1. **保护儿童原则** 各国都有保护未成年人的法律。在我国，未成年人是指未满18周岁的公民，而在其他国家和地区，被定义的年龄范围不同，例如在美国和欧洲，是未满16周岁的人。因此在研究开始之前必须仔细评估可预测的风险，并与可能受益的人群和受损害的人群进行比较，最大限度地降低风险。如果干预措施是对儿童很重要的诊断或治疗方法，并且可能对明确诊断和改善病情有很大帮助，即使风险超过最低程度也是可以接受的。由于担心安全性和保护儿童的目的，许多针对儿童的1期新药、医疗器械研究未获得监管部门的批准。一般而言，新药、新产品应首先在成人中进行试验，对儿童推迟至3期试验。研究机构应做好应急预案，及时处理可能出现的风险，如在研究团队中增加儿科专家、营养专家等。

2. **知情同意原则** 儿童学习和获得能力是持续发展的，14岁可能具有接近成人的理解判断能力。对于没有能力提供知情同意的儿童，必须由其父母或监护人提供。到7岁时，许多孩子能够表达同意或反对，但是不反对不应被解释为同意。有能力的儿童或父母可以随时撤回同意书，无条件退出研究，不需要理由也不会受到惩罚。在研究过程中，即使家长同意继续参与，患儿的异议也应该得到尊重。

在大多数情况下，儿童的意见应该得到父母的同意，但在涉及性、避孕和青少年行为等敏感主题时，研究者既有责任保守秘密，又要仔细考虑是否需要父母的同意。这也是伦理学的困惑。

对于医学研究和临床试验而言，无论在什么情况下，哪怕是研究者认为对受试者的风险低于最低风险，都必须要采用明示的知情同意方式——默认"不同意"，如果你同意，就必须明示。这与一般的临床诊断和治疗不同，后者默认患方"同意"。

（三）经颅直流电刺激（tDCS）的伦理问题

tDCS是重要的非侵入性脑刺激技术之一，具有容易操作、安全、价廉等优点，因此其临床应用越来越广。基于tDCS在成人神经心理疾病治疗中的良好研究结果，近年来有学者开始对tDCS在儿童青少年疾病治疗中的应用进行探索，主要用于脑瘫、语言发育迟缓、儿童孤独症、注意力缺陷过动症、读写障碍的治疗，国外还有人用来"enhancement use"（增强使用，即增强健康青少年的脑功能）、"do-it-yourself"（自己购买仪器，自己动手治疗）并日益增多。但目前对儿童的临床研究存在不足，在伦理学上仍存在很大的争议。

K.Wagner等调查了其孩子接受过tDCS治疗的父母，收到227份回复。结果发现大多数人不愿意用tDCS提高他们孩子的大脑功能（提高学习能力，改善情绪），但也不支持禁止tDCS的研究和临床应用。调查认为，tDCS从治疗疾病转向增强使用并不符合儿童的最大利益。为了防止对儿童的滥用而规范tDCS变得非常重要。

K.Riggall进行了一项国际在线调查。检索了从1991—2013年的872篇tDCS文献，向其中847位作者发送电子邮件邀请填写调查表，评估tDCS的有效性、伦理问题以及开放公共使用的态度，265人完成了调查。在伦理问题的179条评论中，最多的是安全问题，其中包括缺乏潜在不利长期影响的研究。其次，人们担心过分强调阳性结果和临床意义，隐瞒阴性结果。第三是担心研究方法有问题（例如小样本、研究设计不佳、缺乏盲法）。调查结果也强调研究人员的良好培训和专业管理的重要性。25%的作者对于"脑功能增强使用"有很多担忧，担忧最多的是安全性、非专业人员操作、出现副作用的风险。在tDCS疗效和机制都得到更彻底的明确之前，出于增强使用的目的是不合乎伦理的。

与成人相比较，儿童的头颅大小、头皮和颅骨厚度、脑脊液容量和皮肤电阻都不相同。Preet Minhas 等对一名 12 岁健康儿童和一名 35 岁健康成年男性给予 tDCS 刺激并采用 MRI 和计算机技术进行模型合成，结果发现相同输出电流强度下，儿童大脑组织接受的平均电流强度是成人的 1.5 倍。研究者建议儿童使用 tDCS 刺激强度不应超过 1.5mA。

实际上，文献报道的临床观察对象都是 6 岁以上的儿童，6 岁以下儿童能否使用 tDCS、长期安全性如何，需要进一步研究。建议给儿童特别是婴幼儿使用 tDCS 治疗，都要签知情同意书。

（四）干细胞的伦理问题

近年来，干细胞研究以其重大的科学价值与产业前景，在世界范围内引起了热潮。在我国，曾有很多医疗机构用干细胞治疗儿童孤独症、脑瘫、儿童免疫性疾病和先天性疾病。但是干细胞研究本身的伦理敏感性一直是干细胞研究备受争议的关键问题，也是各国政府和相关国际组织制定干细胞政策、规范时所考虑的重要因素。目前，国际上并无关于是否以及如何开展干细胞研究、特别是人类胚胎干细胞研究的共识。

干细胞研究的伦理问题及其争论的核心是干细胞与社会既有的伦理观念相冲突。由于获得胚胎干细胞的过程会破坏胚胎，由此引出对生命尊严和胚胎伦理地位的讨论。支持或反对胚胎干细胞研究的主要分歧在于：是将胚胎视为一个人或潜在的生命、还是一团可供研究使用的细胞？胚胎是否为"人"的界定问题，破坏胚胎是否为"杀人"的伦理和法律问题。这些问题与各个国家的文化、法律、宗教等有很大关系。

干细胞研究的另一个伦理争议点是胚胎来源。人类胚胎干细胞可能通过下列方式获得：体外受精时多余的配子或囊胚、自然或自愿选择流产的胎儿细胞、体细胞核移植技术所获得的囊胚和单性分裂囊胚、自愿捐献的生殖细胞等。不同来源的胚胎干细胞的伦理敏感度不同。

此外，在其他异体干细胞（如脐带血干细胞、间充质干细胞等）的来源、疗效、安全性等问题上，也有很多的伦理争议。

与美英等国家相比，中国社会对干细胞并没有强烈的伦理争议，这使得在中国形成了一个半支持的特殊环境。但是国内的干细胞治疗曾出现鱼龙混杂、管理混乱的现象，为了治理这种乱象，使干细胞研究有章可循，国家和各省陆续出台了一系列管理制度。2003 年，卫生部发布《人胚胎干细胞研究伦理指导原则》。2009 年发布《医疗技术临床应用管理办法》（卫医政发〔2009〕18 号）、《首批允许临床应用的第三类医疗技术目录》。2015 年取消了第三类医疗技术临床应用准入审批，改为医疗技术临床应用备案和公示制度。2014 年出台《干细胞临床试验研究基地管理办法》和《干细胞制剂质量控制和临床前研究指导原则》，2015 年印发了《限制临床应用的医疗技术（2015 版）》、《干细胞临床研究管理办法（试行）（国卫科教发〔2015〕48 号）》，2016 年公布了首批通过备案的干细胞临床研究机构名单，2017 年修订了《国家级"限制临床应用的医疗技术"（2017 版）》及其质量控制指标和技术管理规范。2022 年对 2017 年版国家限制类技术目录及临床应用管理规范进行了修订，形成了《国家限制类技术目录（2022 年版）》和《国家限制类技术临床应用管理规范（2022 年版）》。

干细胞临床研究指应用人自体或异体来源的干细胞经体外操作后输入或植入人体，用于疾病预防或治疗的临床研究，必须遵循科学、规范、公开、符合伦理、充分保护受试者权益的原则。与其他临床研究不同的是，研究人员必须对干细胞提供者、患者都进行风险和收益的评估，确保干细胞提供者、患者或其亲属对项目信息充分知情、形成全面和准确的认识，自愿作出是否同意的决定，并签署知情同意书，对干细胞提供者的个人信息采取保密措施。做好对干细胞提供者和患者的安全保护，在获取样本的过程中一般为最小风险，不增加样本提供者的额外风险。输入或植入干细胞的操作特别是大脑植入，存在较大的风险，必须注意风险控制，保护患者安全。

对存在严重功能障碍的患者，如孤独症、脑瘫，干细胞治疗后坚持康复治疗是不可少的。康复治疗人员同样要遵守知情同意、保护患者和干细胞提供者隐私的原则。

（五）知情同意书模板

1. 下面是作者单位的几个知情同意书，供参考，如下表5-2。

表5-2　康复治疗知情同意书

佛山市第一人民医院康复医学科康复治疗知情同意书			
患者姓名：	性别：	年龄：	病历号：

疾病介绍和治疗建议

医生已告知我患有_____疾病,需要康复治疗。

康复治疗方案和项目：

康复治疗潜在风险和对策

医生告知我可能存在以下风险,有些不常见的风险没有在此列出。如果我有特殊的问题可与我的医生讨论。康复治疗采用功能训练、物理因子、作业治疗、言语吞咽治疗、康复工程等方法并辅以必要的药物和手术,促使患者受限或丧失的功能和能力得到最大限度的恢复,从而提高生活质量并回归社会。由于各种医学治疗方法均具有一定的风险,同时疾病本身的转归及预后、患者体质的特殊性等原因,均使患者在治疗或住院期间可能发生以下的并发症或意外情况,虽然发生率很低,但是不能完全避免。医师将根据患者的病情及体质制定出科学合理的康复治疗方案,在治疗或住院期间尽量避免这些并发症或意外情况的发生:

1. 疾病的自然进展使病情及症状进一步加重。

2. 疾病复发或发生其他新的疾病。

3. 为患者施行特殊检查或治疗时可能出现的不良后果或损伤。

4. 因多种因素(如疾病性质、病程、患者积极性、体质、单位或家庭支持情况、合并症等)导致疗效达不到患者及家属的预期目标。

5. 在康复治疗过程中,可能诱发心血管反应、脑血管意外、呼吸心搏骤停等。

6. 康复训练、推拿按摩治疗可能使疼痛加剧、骨折、关节损伤、肌肉肌腱损伤、皮下出血等。

7. 肿瘤、长期卧床、老年等各种原因引起的骨质疏松,可能会在正常的康复治疗过程中造成骨折,或者摔伤致骨折。

8. 长期卧床患者电动起立床训练时易出现体位性低血压。

9. 各种康复器械引起的损伤。

10. 电疗时可能出现皮肤灼伤、烫伤、红斑、水疱、表皮脱落及色素沉着等。

11. 红外线、中药熏蒸、热敷等治疗可能出现皮肤烫伤,特别是感觉障碍的患者。

12. 针刺时可能出现晕针、滞针、断针、血肿、感染、血气胸等症状。

13. 患者吞咽障碍可能出现误吸、气管异物窒息。

14. 其他不可预见的意外情况。

患者知情选择

1. 医师已向我做了详细的解释,并了解了上述康复治疗可能是我目前最适当的选择。

2. 我的医生已经告知我将要进行的康复治疗、可能发生的并发症和风险、可能存在的其他治疗方法并且向我解答了关于康复治疗的相关问题。

3. 我同意在治疗中医生可以根据我的病情对预定的治疗方案作出调整。

4. 我并未得到百分之百有效的许诺。

5. 我已如实向医生告知我的所有病情,如有隐瞒一切后果自负。

6. 医生已告知我,如果我不同意所有康复治疗或某项康复治疗:

_____,可以选择其他疗法:

_____

7. 经过医生的详细告知,我已经充分了解病情,康复治疗的必要性,以及上述风险,并理解这是目前医学上难以避免的风险。经过认真考虑,我同意接受康复治疗,并有充分的思想准备愿意承担可能面临的风险。

患者签名_____ 签名日期_____年_____月_____日

身份证号_____ 联系电话_____

通信地址_____

如果患者无法签署知情同意书,请其授权的亲属在此签名:

患者授权亲属签名_____与患者关系_____ 签名日期_____年_____月_____日

身份证号_____ 联系电话_____

通信地址_____

医护人员陈述:

我已告知患者将要进行的康复治疗方法、可能发生的并发症和风险、可能存在的其他治疗方法并且解答了患者关于此次治疗的相关问题。

医护人员签名_____ 签名日期_____年_____月_____日

2. 新技术（临床试验）知情同意书，如下表 5-3。

表 5-3　佛山市第一人民医院医学伦理委员会

新技术(临床科研)患者知情同意书

项目名称:_____

知情同意书版本号:_____ 知情同意书版本日期:_____

尊敬的患者(受试者):

我们将邀请您参加 ********* 新技术治疗研究(或临床研究)。本知情同意书可以帮助您了解该新技术治疗研究(或临床研究)以及为何要进行这项研究,研究的程序和期限,参加研究后可能给您带来的益处、风险和不适。您的研究医生或者研究人员会为您充分解释相关内容,请仔细阅读本知情同意书后慎重做出是否参加研究的决定。若您正在参加别的研究,请告知您的研究医生或者研究人员。如有任何疑问,请您向负责该项研究的医生提出。本研究(技术)将在佛山市第一人民医院开展,估计将有 ** 名受试者自愿参加。

本文涵盖的部分内容根据法规要求而定。为了保护参加研究的患者的权益,本文经伦理委员会审核并同意。

一、为什么要开展本项新技术(临床研究)

研究背景(请简要描述):

研究目的(请简要描述):

二、该技术(临床研究)是怎样进行的(研究内容、流程、时限)

三、项目负责人基本信息和研究机构资质(负责人基本信息职称、学历、工作年限、研究经验等)

本技术(研究)开展依托佛山市第一人民医院,本医疗机构为国家三级甲等医院,按照法律法规取得相应的研究资质,并具备相应的研究能力。

四、是否有其他的治疗选择

参加本研究可能改善或不能改善您的健康状况,您可以选择:

- 不参加本研究,继续常规治疗。

- 参加别的研究。

- 不接受任何治疗。

请与您的医生协商您的决定。

五、参加本研究的益处是什么

如果您同意参加本研究,您将有可能获得直接的医疗受益。(此处描述可能的直接医疗受益,如果没有,改动本段第一句话以明示无直接获益)。我们希望从您参与的本研究中得到的信息在将来能够使与您病情相同的患者获益。(请注意这仅是模板语言,您可以根据您的研究方案进行修改)

六、参加本项目的风险及补偿措施(可能出现的不良反应及其程度、保护措施、补偿措施:治疗费用、赔付等)

(请注意:风险部分应该只包括同研究步骤相关的风险。该知情同意书不应包括常规治疗过程的风险)

参加本研究可能给您带来的风险如下:

我们会监测研究中所有患者的任何不良反应。如果您在访视之间出现任何不良反应,请及时给您的研究医生打电话咨询。如果您的健康确因参加这项研究而发生与研究相关的损害,请立即通知研究医生,他们将负责对您采取适当的治疗措施。×××将承担治疗费用及按国家有关规定对您给予相应的经济补偿。因未遵循研究方案程序而导致的损伤,申办者不予补偿。即使您已经签署这份知情同意书,您仍然保留您所有的合法权利。

七、个人信息会得以保密吗?

您的医疗记录将保存在医院,研究者、研究主管部门、伦理委员会将被允许查阅您的医疗记录。任何有关本项研究结果的公开报告将不会披露您的个人身份。我们将在法律允许的范围内,尽一切努力保护您个人医疗资料的隐私。

关于您的个人和医疗信息将对外保密,且被保管在安全可靠的地方。在任何时候,您可以要求查阅您的个人信息(比如您的姓名和地址),如有需要可以修改这些信息。

当您签署了这份知情同意书,代表您同意您的个人和医疗信息被用于上述所描述的场合。

八、您的权利:

您参与试验是完全自愿的,您可以随时退出试验而无需理由,绝不会影响您和医务人员的关系及今后的诊治;您的所有个人资料和观察记录均属保密,仅供本研究使用;试验期间,您可随时了解有关的信息资料,如在试验中发生问题或需要咨询有关问题时,可与主管医师联系。

九、费用说明(请根据您的项目实际情况描述是否收取患者费用)

患者(受试者)同意声明

我已经阅读了上述有关本研究的介绍,对参加本研究可能产生的风险和受益充分了解。我是自愿同意参加本文所介绍的临床研究。

我　同意 □　不同意 □　除本研究以外的其他研究利用我的医疗记录和病理检查标本。

患者(受试者)签名:＿＿＿＿＿＿＿＿＿＿　日期:＿＿＿＿＿年＿＿＿＿＿月＿＿＿＿＿日

联系电话:＿＿＿＿＿＿＿＿＿＿＿＿

研究者声明

我确认已向患者(受试者)解释了本研究的详细情况,特别是参加本研究可能产生的风险和收益。

医师签名:＿＿＿＿＿＿＿＿＿＿　日期:＿＿＿＿＿年＿＿＿＿＿月＿＿＿＿＿日

医师联系电话:＿＿＿＿＿＿＿＿＿＿

填写说明:括号内容请在填写时删除;以下为模板,请根据您的项目实际情况进行适当修改。

3. 吞咽造影检查知情同意书，如下表 5-4。

表 5-4　吞咽造影检查知情同意书

佛山市第一人民医院康复医学科吞咽造影检查（VFSS）知情同意书

患者姓名：	性别：	年龄：	病历号：

疾病介绍和治疗建议
医生已告知我患有_____疾病，需要进行吞咽造影检查。

吞咽造影潜在风险和对策
医生告知我可能存在以下风险，有些不常见的风险可能没有在此列出。如果我有特殊的问题可与我的医生讨论。
由于原发病、合并症及某些不可预测的因素，行吞咽造影检查时，可能会发生以下风险或并发症：
1. 检查过程中发生剧烈呛咳。
2. 检查过程中出现喉痉挛，呼吸困难，甚至窒息。
3. 检查过程中及检查后口腔、气道内或肺内食物残留。
4. 检查后出现痰液增多，痰液内少量血丝等。
5. 检查后可出现发热，吸入性肺炎等。
6. 原发病合并高血压、冠心病、心律失常、哮喘等危险因素的患者，检查过程中存在诱发脑出血、心绞痛发作、心悸、哮喘发作等危险。
7. 脑出血、脑出血术后、脑梗死等患者，存在诱发癫痫发作的风险。
8. 其他不可预知的情况。
我理解，我可能出现在上述并发症以外的风险，一旦发生上述风险和意外，医生会采取积极应对措施。

以下情况禁止或慎用本项检查，请仔细核对患者是否存在：
☐ 意识不清。
☐ 重度认知障碍。
☐ 明显情感障碍，如强哭、强笑。
☐ 年龄 > 80 岁患者。
☐ 正处于发热期，体温 > 37.5℃。
☐ 严重肺炎。
☐ 长期卧床，不能独坐患者。
☐ 没有自主吞咽患者。
☐ 高血压患者，血压波动大、控制不理想者。
☐ 既往心绞痛，心肌梗死发作频繁的患者。

患者知情选择
1. 医师已向我做了详细的解释，并了解了吞咽造影检查是我目前需要的。
2. 我的医生已经告知我将要进行的吞咽造影检查、可能发生的并发症和风险、可能存在的其他方法并且向我解答了关于吞咽功能评估与治疗的相关问题。
3. 我并未得到百分之百成功的许诺。
4. 我已如实向医生告知我的所有病情，如有隐瞒一切后果自负。
5. 医生已告知我，如果我不同意吞咽造影检查，可以选择其他评估方法：
6. _____
7. 经过医生的详细告知，我已经充分了解病情，吞咽造影检查的必要性，以及上述风险，并理解这是目前医学上难以避免的风险。经过认真考虑，我同意接受吞咽造影检查，并有充分的思想准备愿意承担可能面临的风险。

患者签名_____　签名日期_____年_____月_____日
身份证号_____　联系电话_____
通信地址_____

续表

如果患者无法签署知情同意书,请其授权的亲属在此签名:

患者授权亲属签名＿＿＿＿＿＿＿　与患者关系＿＿＿＿＿＿　签名日期＿＿＿＿＿年＿＿＿＿＿月＿＿＿＿＿日

身份证号＿＿＿＿＿＿＿＿＿＿＿＿＿　联系电话＿＿＿＿＿＿＿＿＿＿＿＿＿

通信地址＿＿＿＿＿＿＿＿＿＿＿＿＿＿＿＿＿＿＿＿＿＿＿＿＿＿＿＿＿＿＿＿＿＿＿

医护人员陈述:

我已告知患者将要进行的吞咽造影检查方法、可能发生的并发症和风险、可能存在的其他治疗方法并且解答了患者关于此次治疗的相关问题。

医护人员签名＿＿＿＿＿＿＿＿＿＿＿＿＿＿＿　签名日期＿＿＿＿＿年＿＿＿＿＿月＿＿＿＿＿日

4. 吞咽障碍患者饮食医嘱,如下表 5-5。

表 5-5　佛山市第一人民医院康复医学科
吞咽障碍患者饮食医嘱

患者＿＿＿＿＿＿＿＿＿＿＿,鉴于您的吞咽功能状况,目前请按照此饮食指导进食,我们会根据您的病情变化给予相应的调整。

进食途径:

□ 全部经口进食;　　　　　□ 全部经鼻胃管或胃造瘘管管饲;　　　　□ 混合

食物的性状:

水	凝固粉 + 水	粥	烂饭	烂饭 + 碎肉碎菜	碎肉碎菜

食物质地:

□ 稀薄液体(如牛奶、肉汤);　　　　□ 浓厚的液体(加入增稠剂:如浓汤,蜜糖);

□ 高黏稠性食物(加入增稠剂,如果酱,布丁);

□ 软食;　　□ 粗厚固体

每口分量:＿＿＿＿＿＿＿＿ml

使用工具:□ 吸管;　　□ 汤勺;　　□ 杯子

进食体位:□ 坐直;　　□ 躺卧成＿＿＿＿＿＿＿度

　　　　　头颈部位置:□ 正中;　□ 低头;　□ 头转向健侧;　□ 头转向患侧

食物入口位置:　□ 正中;　□ 深入口腔

备注:

□ 清洁口腔

□ 减慢进食速度

□ 每吞＿＿＿＿＿＿＿口食物后清喉咙

□ 每吞＿＿＿＿＿＿＿口食物后吞＿＿＿＿＿＿＿次口水

□ 每吞＿＿＿＿＿＿＿口食物后喝多少水量

□ 少量多餐

□ 进食后保持坐位 30 分钟

□ 需要在药物作用有效期进食

□ 吞服药物:每口吞 1 粒 / 碎粒状 / 粉末状

□ 勿进食:□ 食硬;　□ 质滑;　□ 水

(张盘德)

参考文献 --

[1] 国家统计局 . 中华人民共和国 2019 年国民经济和社会发展统计公报 [R/OL].[2020-02-28].http://www.gov.cn/xinwen/2020-02/28/content_5484361.htm

[2] 杨爱君，崔红 . 医学伦理学在儿科教学中的意义 [J]. 中国临床医生杂志，2016，44（4）：103-105.

[3] 卢耀文，谭波，王霆 . 儿童临床研究项目伦理审查关键点 [J]. 中国新药与临床杂志，2014，33（10）：703-707.

[4] Riggall K,Forlini C,Carter A,et al.Researchers' perspectives on scientific and ethical issues with transcranial direct current stimulation: An international survey[J]. Brain Stimulation, 2015,5:10618.

[5] Modi N,Vohra J,Preston J,et al. Guidance on clinical research involving infants, children and young people: an update for researchers and research ethics committees[J]. Archives of Disease in Childhood,2014, 99(10):887-891.

第六章
儿童摄食吞咽障碍的治疗

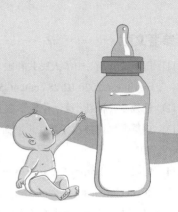

间接训练

一、感觉刺激
（一）概述

感觉刺激是指作用于感觉器官的刺激。儿童口颜面感觉异常可能导致口腔运动功能障碍和进食心理行为障碍，患儿在进食过程中对某一味道或质地的食物反应异常，甚至出现厌食、拒食的情况，适当的感觉刺激除了能促进感觉功能的恢复外，更重要的是保持正常的肌张力并诱发所需要的肌肉反应，促进感觉性运动控制的发展，诱导出皮质下中枢的动作模式。因此感觉刺激治疗对吞咽障碍患儿非常重要。

（二）感觉刺激治疗方法分类

1. 根据刺激部位分类

（1）整体感觉刺激。

（2）外部感觉刺激，包括视觉、听觉、嗅觉、味觉以及肤觉刺激（如口颜面按摩、触 - 压刺激、温度觉刺激等）。

2. 根据感受器所在部位分类

（1）浅感觉刺激，包括温度觉刺激、口颜面按摩、触 - 压觉刺激、气脉冲感觉刺激等。

（2）深感觉刺激，包括改良振动棒感觉刺激、本体感觉神经肌肉促进技术等。

另外，近年来许多学者也研究出一些特色感觉刺激技术，如 K 点刺激、深部咽肌神经刺激疗法等，也有综合多种感觉的训练方法。具体治疗方法介绍如下。

（三）感觉刺激治疗方法

1. 整体感觉刺激 提高患儿身体整体感觉功能，可以组织多种全身性感觉觉察活动。在活动中指导婴幼儿认识相关感觉，如通过蹦床活动增加深触压感、旋转感，增加本体感觉输入；通过荡秋千或摇晃动作稳定婴幼儿情绪，促进喂养；通过 Bobath 球分散注意力提高婴幼儿接受刺激的能力。

2. 嗅觉刺激 嗅觉参与饮食、交流、情感等多种行为，如 3～4 月龄的婴儿已能区别愉快和不愉快的气味，闻到不愉快的气味时会影响其饮食行为。进行嗅觉刺激可改善感觉和反射活动，加快吞咽的频率。如 7～8 月龄的婴儿已能分辨出芳香气味，可使用香味温和、患儿喜爱的芳香类物质进行刺激，芳香物质中的小分子物质可以刺激嗅觉，达到对调节嗅觉、促进嗅觉信息传递，分泌激素及神经调节物质，从而调节机体功能，改善吞咽活动。

3. 味觉刺激 新生儿的味觉已发育成熟，对不同味道会产生不同的反应。不同味道的食物可以增强外周感觉的传入，从而兴奋吞咽皮质，改善吞咽功能，其中甜味和苦味已被证明可调节人类皮层吞咽运动通路的兴奋性。可根据患儿口味喜好等实际情况进行味觉刺激,如新生儿先天喜欢甜味、拒绝苦味及酸味,治疗时可将选取的甜味食物放在舌尖部位进行刺激。

另外,味觉感受器是一种快适应感受器,某种味觉长时间刺激,其味觉敏感度会迅速降低。因此,进行味觉刺激时,同一种味觉刺激的时间不宜过久,刺激的部位不宜固定。

4. 视觉刺激　可使用镜子、愉快进食的视频、治疗师/照顾者面对面地示范愉悦进食某种食物等视觉反馈,促进患儿吞咽动作的产生、对食物的接纳程度以及增加愉快进食的体验。

5. 听觉刺激　听觉过敏者,如自闭症患儿,听到环境中的某些声音会影响情绪、行为,出现烦躁、躲避、拒绝等行为,从而产生许多进食问题。可在治疗或进食过程中保持环境安静,或根据患儿的心率、面部表情、呼吸及行动,找出最适合患者的声音进行刺激。

6. 温度觉刺激训练　温度觉中起重要作用的是瞬时受体电位(transient receptor potential, TRP)通道,是非选择性阳离子通道,是存在于细胞膜或胞内细胞器膜上的一类超家族离子通道蛋白,对 Ca^{2+} 具有高通透性,由 TRPC、TRPV、TRPM、TRPMI、TRPP、TRPA、TRPN 7个亚家族组成,且 TRPV1、TRPV2、TRPV3、TRPV4、TRPM8、TRPA1 与温度感受相关。其中,TRPV1-4 介导热感觉和痛觉的冲动传导,TRPM8 和 TRPA1 介导冷感觉传导。在哺乳动物的温度调节中,这些温度感受器各有不同的激活温度和功能(表6-1)。

表6-1　哺乳动物各温度感受器的激活温度和功能

温度感受器	激活温度	激动剂/激动物	功能
TRPV1	> 43℃	辣椒素	热感受器,痛觉传递
TRPV2	> 53℃	无	伤害性热感觉,痛觉传递
TRPV3	> 30℃	无	感受温和热刺激,痛觉传递
TRPV4	> 27℃	无	感受温和热刺激,痛觉传递
TRPM8	8 ~ 28℃	薄荷醇、桉叶脑等	冷感受器,急性伤害性冷刺激
TRPA1	< 17℃	辣椒素、肉桂油、大蒜等	感受伤害性冷刺激,介导痛感

当食物的温度与体温接近时,吞咽反射延迟最为明显,食物温度与体温差异越大,吞咽启动的时间会缩短,因此,可通过温度刺激调节 TRP 通道,从而改善吞咽反射。

(1)冷刺激(图6-1、视频6-1):温度刺激训练常用冷刺激,即用冰棉棒刺激或冷食物等刺激,目前建议采用 0 ~ 10℃ 的温度进行冷刺激治疗,可激活躯体感觉运动皮层的口腔区,更易引起与吞咽有关的下颌、舌的运动。但低于 15℃ 的皮肤刺激可引起伤害性冷刺激,并出现痛觉,为避免患者出现痛觉反应或黏膜冻伤,宜采用断续刺激治疗。另外,人的温度感受器具有显著的适应现象,因此冷刺激治疗需留有足够的间歇时间,建议与冷刺激后诱发的空吞咽相结合,待口腔内有温热感后,方可进行下一次的冷刺激治疗。另外,功能磁共振成像研究发现,冷刺激可激活味觉和触觉

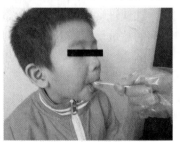

图6-1　冷刺激训练

视频6-1
冷刺激

相关的大脑皮层，表明多种感觉相互作用。

治疗作用：①冷刺激可给予脑皮质和脑干警戒性的感知刺激，提高对吞咽的注意力；②可兴奋高阈值的 C 感觉神经纤维，易化 γ 运动神经，有效提高相应区域的敏感度，有助于感觉的恢复，从而使吞咽反射更加强烈；③可减少口腔过多的唾液分泌；④可提高食物知觉的敏感度。

（2）温热刺激：TRPV1 和 TRPV2 的激活温度为 43℃ 和 53℃，可导致伤害性热刺激和抵触心理，不建议使用。TRPV3 和 TRPV4 的激活温度接近体温，对有超敏反应的患儿不宜使用冷刺激，可使用温热刺激，如温热毛巾或食物等，让患儿逐渐过渡到能接受的温度。

（3）冷热交替训练：治疗时可进行冷热交替训练，利用温度差进行刺激，如冷热食物交替摄入，从而增加口腔刺激。

7. 口颜面按摩感觉调节　口颜面按摩可直接用手指或手指套（图 6-2），也可以使用特殊海绵棒对患儿脸颊、唇部、硬腭、牙龈，舌头、下颌等进行按摩刺激（图 6-3）。按摩顺序要按从不敏感区到敏感区、从全身到局部、从远端到近端、从外到里的顺序进行；刺激强度需要根据婴幼儿接受能力渐进性地由弱到强（视频 6-2）。

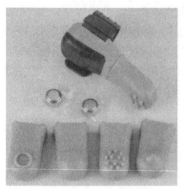
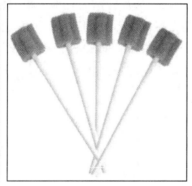

视频 6-2
口颜面按摩

图 6-2　指套按摩器　　　　　图 6-3　海绵棒

治疗作用：①口颜面按摩刺激能对口周、口部区域高密度的感觉接收器产生作用，通过中央模式发生器起到相应的调控功能；②促进原始反射建立，产生吸吮动作，强化营养性吸吮，加快进食能力的发育；③增强口腔感知觉及反馈，改善反应低下的情况；④降低口颜面肌肉的超敏反应；⑤改善口颜面肌力和肌张力，提高口部运动范围和力量。

8. 触 - 压觉刺激　触 - 压觉刺激适合于吞咽失用、口腔感觉障碍、对食物有认知障碍等的患儿，具体方法包括：

（1）把食物放进口中时，增加勺子下压舌部的力量，模拟正常食物对口腔的触 - 压觉，增强患儿感觉输入及对食物的认知。

（2）给予不同质地、性状的食物，例如，运用松脆或干硬的食物、咬和咀嚼时会发出声音的食物（如爆米花、苹果等）、不同性状的食物（如果冻布丁与开心果、香蕉与苹果等）、絮状食物中添加粒状食物（如粒粒橙、皮蛋粥），增强食物本身对口腔的触 - 压觉，提高婴幼儿对食物功能的认知。

（3）鼓励吞咽失用、食物感觉失认的年龄较大儿童自己动手进食，可得到更多的感觉刺激。

9. 气脉冲感觉刺激训练　使用具有一定压力的气泵发生器，或手动挤压气囊，对口腔舌咽神经支配的扁桃体周围区域进行气脉冲刺激治疗，对咽喉部进行感觉刺激，改善吞咽功能（图 6-4、视频 6-3）。常刺激部位为腭舌弓、舌根部、咽后壁、K 点，将气脉冲导气管对准所需刺激部位快速按压气囊，可引出吞咽动作，从而重新建立患儿的咽反射，加快吞咽启动。此法可在不增加唾液分泌的情况下加快吞咽启动，且安全、有效、简单，尤其适合吞咽障碍儿童。

10. **改良振动棒深感觉训练**　改良振动棒治疗是通过振动刺激，深感觉的传入反射性强化运动传出，改善口腔颜面运动功能（图 6-5、视频 6-4）。滑动振动棒头部到需要刺激的部位，如唇、颊、舌、咽后壁、软腭等部位，直到被刺激部位产生相应动作或感觉。振动可同时刺激浅感觉和深感觉，改善局部血液循环，促进口腔感觉恢复。此法舒适且安全有效，依从性好的患儿可在家中训练。

11. **本体感神经肌肉促进技术**　本体感神经肌肉促进技术（proprioceptive neuromuscular facilitation，PNF）是 20 世纪 40 年代由美国内科医生和神经生理学家 Herman Kabat 发明的，以人体发育学和神经生理学原理为基础的一种多方面的运动治疗方法。通过刺激人体的本体感受器，激活和募集最大数量的运动肌纤维参与活动，促进瘫痪肌肉收缩，同时通过调整感觉神经的兴奋性以改变肌肉的张力，缓解肌肉的痉挛。基本手法包括手法接触、牵张、牵引和挤压、最大抗阻、扩散和强化、正常时序、口令与交流。如咀嚼肌按摩训练、颞下颌关节牵引和挤压等措施，均可刺激本体感受器。

12. **K 点刺激**　K 点刺激主要应用于口腔期牙关紧闭或张口困难、吞咽启动延迟的患儿，如脑瘫或肌张力高的儿童。K 点位于后磨牙三角的高度，在腭舌弓和翼突下颌帆的凹陷处，可使用小岛勺（图 6-6、视频 6-5）或棉签，也可以由治疗师戴上手套用示指从牙齿和颊黏膜缝隙进入接触 K 点直接刺激。若刺激 K 点 10 秒以上仍没有张口或吞咽动作出现，则患儿对该刺激不敏感，需考虑使用其他方法。

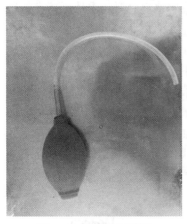
图 6-4　气脉冲刺激器

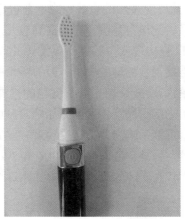
图 6-5　儿童振动按摩棒

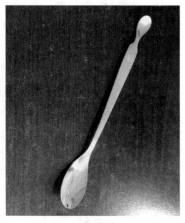
图 6-6　小岛勺

视频 6-3
气脉冲感觉刺激训练

视频 6-4
振动棒深感觉训练

视频 6-5
K 点刺激

13. **深层咽肌神经刺激疗法** 深部咽肌神经刺激疗法（deep pharyngeal neuromuscular stimulation，DPNS）是由美国治疗师 Karlene H.Stefanakos 发明的，该方法是利用一系列的冰冻柠檬棒刺激咽喉的反射功能，主要刺激舌根部、软腭、上咽和咽中缩肌三个反射区，即舌正中沟、舌缘、舌根、软腭、悬雍垂、咽弓和咽后壁等位置，以达到减少流涎、强化口腔肌肉功能与吞咽反射、减少误吸、改善吞咽功能的目的。此方法适用于认知功能低下及吞咽反射延迟的患儿，但不适用于癫痫、咬合反射亢进、运动失调、使用呼吸机或气管切开的患儿。

14. **口腔感觉刺激综合训练** 在实际临床应用中，可根据患儿的实际吞咽能力评估情况、意识情况、认知状态、吞咽器官的运动能力、呼吸状态等情况，采用感觉综合刺激训练。例如，意识障碍的患儿，可采用口腔护理、嗅觉刺激治疗；唇、舌等吞咽器官运动能力差的患儿，可采用口腔护理、温度觉刺激、本体感觉刺激等；吞咽反射延迟的患儿，可采用温度觉刺激、K点刺激、气脉冲刺激、深部咽肌神经刺激疗法等。在进行摄食训练时，可根据患儿喜好和吞咽功能，选择有一定味道、温度和不同质地的食物，增加味觉、温度觉和本体感觉的输入。

（四）不同感觉异常患儿的感觉刺激方法

1. **感觉反应低下** 对于感觉反应低下的患儿，先调整其情绪和姿势，再给予感觉刺激。可通过调整味觉、温度和压力的方法，如使用味浓或冷热交替的食物，让患儿更容易出现反应。对肌张力低下而感觉反应减退的患儿，应积极提高其肌肉张力，比如帮助患儿做一些抗重力的伸展活动和姿势，伸展脊柱和颈后部，有效闭合下颌，让感觉传入口腔内部。对放入口中的食物无咀嚼或吞咽动作的患儿，可用勺子从上方压迫舌头（图6-7），刺激口部肌肉运动，也可用手指对下颌底部进行按压刺激，诱发患儿的吞咽反射。

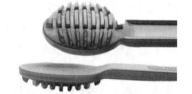

图6-7 反应低下儿童喂养勺子

2. **感觉反应过度** 针对感觉反应过度的患儿，给予渐进性的感觉刺激，先从可接受的范围开始刺激，慢慢扩大到能够忍受的最大范围，有效提高患儿对刺激的耐受程度（图6-8）。在开始进食前，可先给患儿进行口腔护理或口腔刺激，使患儿产生一定的适应，作为进食前准备。对于勺子的选择，患儿更易接受软的硅胶勺子，因为坚硬的金属勺子可能引起咬合反射，或者金属触碰到牙齿引起患儿的不适或反感。对于食物的选择，应从易被接受的味道开始喂食，如味道较清淡的食物；且从能接受的食物温度开始喂食，如对冰冷食物有超敏反应时，应使用温热食物。食物的性状也有可能影响患儿的接受程度，比如粗糙或颗粒状食物不易被患儿接受，应选择能接受的食物性状。另外，可创造让患儿在游戏中主动接触物品的机会，从其感兴趣的玩具，过渡到探索不同形状和质地的玩具，再尝试用口腔接触玩具上粘的食物。

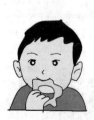
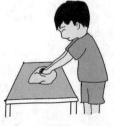
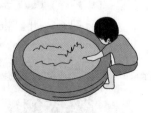
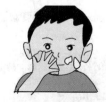

主动用口腔接触玩具　　　玩黏土　　　在池里找宝物　　　在脸上玩涂抹奶油游戏

图6-8 反应过度的治疗

3. **感觉防御** 为减轻感觉防御，可大面积擦刷皮肤、关节挤压、缓慢小幅度摇晃或蹦球活动，结合鼓励性话语或唱歌使婴幼儿处于安静状态；将前庭觉、本体觉、深触觉、巴洛克音乐活动等合理地安排在感觉"餐单"中；鼓励父母经常亲吻婴幼儿脸的各个部位，尤其是口周，或以游戏方式用玩具"吻"婴幼儿脸部。可通过摇晃稳定婴幼儿情绪，或通过Bobath球分散注意力提高婴幼儿接受刺激能力，从而促进喂养。

4. **感觉超载** 当发生感觉超载时，尝试让婴幼儿待在安静处、躺在枕头堆上等集中注意力，以更好地正确处理口腔内的食物，可从宁静的小房间开始，逐渐过渡到喧哗嘈杂的环境。

（五）注意事项

感觉刺激前必须保持稳定的姿势，缓解过度紧张，保持放松的状态，达到更好的感觉刺激效果。感觉刺激方法需循序渐进、分阶段地进行刺激训练。从微弱到强烈，从短时间到长时间，从不敏感部位过渡到敏感部位，从口腔外到口腔内。

在进行感觉刺激时不应只进行机械性的刺激，也应控制影响感觉输入的因素，如心理因素和对刺激作出的抵抗反应等。感觉刺激时应给予愉快的体验，且每个患儿的感觉刺激方法应制定个性化方案。患儿的感觉反应障碍在长期的发育过程中出现变化，比如在学龄前阶段，超敏反应症状会大幅度减轻。因此，需要告知家长对患儿进行长期持续观察的重要性。

（兰　月　黄楚莹）

二、口肌训练

（一）口腔运动训练技术

1. **定义** 口腔运动训练技术，即运用手法对患儿口部（下颌、颊、唇、舌、软腭等）进行运动训练。根据口部肌肉运动原理和用进废退原则充分发挥患儿主观能动性，建立正常运动模式，利用被动、主动以及抗阻等方法进行有效、有针对性的治疗。

2. **作用** 通过口腔运动训练，促进口腔运动功能正常化，抑制口腔异常的运动模式，可以最大限度地改善患儿食物摄取、加工以及运送等功能，从而改善患儿的摄食吞咽功能。

3. **治疗原则** 口腔运动训练的实施应注重功能的整体性，从整体角度出发，通过训练改善局部器官功能以及相互之间的协调性，从而达到改善吞咽功能的作用。同时，口腔运动训练应遵循运动训练的原则，循序渐进地进行，运动范围应由小到大，次数从少到多，时间由短到长，强度由弱到强，活动量以不感到疲劳为准。

4. **治疗方法**

（1）下颌运动训练：下颌是口部结构中最基本的活动成分，双唇和舌等软组织功能的实现是依赖于它的骨性结构。下颌是口部结构中发育最早的部分，其大运动带动整个口部结构开始运动，发育水平决定着唇和舌运动的成熟水平。

下颌运动训练主要是为了提高患儿下颌运动肌群的力量，延长下颌持续运动的时间，增大下颌运动范围，提高下颌控制力，增强下颌的稳定性和灵活性，抑制下颌的异常运动模式，建立下颌的正常运动模式。表6-2、表6-3为下颌运动训练具体操作方法及作用。

表6-2　下颌治疗技术汇总

治疗技术目的	治疗方法
增强下颌感知觉	指尖控制法、手掌控制法
提高咬肌肌力	深压咬肌法、敲打咬肌法、拉伸咬肌法、振动咬肌法
改善下颌运动受限	高位抵抗法、高低位抵抗法

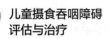

续表

治疗技术目的	治疗方法
控制下颌运动过度	低位抵抗法、侧向控制法、前位控制法
下颌分级控制	低位控制法、大半开位控制法、小半开位控制法、高位控制法、开口器训练

表 6-3　下颌运动训练操作方法及作用

目标	治疗技术	操作要点	作用	示意图
增强自我对下颌的感知	指尖控制法	患儿将大拇指置于下颌角处，其余四指指尖于颞下颌关节上，让下颌做上下运动，手指感觉并体会下颌运动时打开、关闭的情况。	提高下颌感知觉,增强患儿下颌的自主控制能力	
	手掌控制法	患儿将手掌置于下颌,手掌根部放在下颌下方,中指指尖置于颞颌关节处,下颌上下运动,感觉并体会下颌运动时打开、关闭的情况。		
提高咬肌肌力	深压咬肌法	治疗师嘱咐患儿咬紧牙关,并用双手触摸患儿的咬肌,然后用示指、中指及无名指的指腹缓缓深压咬肌。患儿在咀嚼和咬东西的时候,深压咬肌效果更好。	反复短暂而间歇地刺激肌腹可促进肌肉兴奋	
	敲打咬肌法	治疗师嘱咐患儿咬紧牙关,且用双手触摸患儿的咬肌,然后用示指、中指及无名指的指腹敲打咀嚼肌。		
	拉伸咬肌法	治疗师嘱患儿咬紧牙关,然后用双手触摸患儿的咬肌,并用示指、中指及无名指的指腹快速上下按摩咬肌,反复上下按摩以起到拉伸咬肌的作用。在拉伸的同时告诉患儿以后就用这个部位咬东西。		
	振动咬肌法	治疗师嘱患儿咬紧牙关,将振动器套在右手示指上,左手控制患儿的下颌,振动器可在咬肌上缓慢移动。振动头的接触面不同,所产生的力度和刺激强度会不同。		

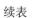
目标	治疗技术	操作要点	作用	示意图
改善下颌运动受限	高位抵抗法	将大拇指的指尖放在患儿的下颌缘上侧,食指屈曲放在患儿的下颌缘下侧,食指用力向上提患儿的下颌,同时让患儿用力向下抵抗	放松下颌或提高咬肌和咀嚼肌的力量,增加下颌张开的幅度	
	高低位交替抵抗法	手指位置、姿势与上述方法一致,交替进行下颌向上抵抗和向下抵抗	提高下颌交替运动	
改善下颌运动过度	低位抵抗法	将大拇指的指尖放在患儿的下颌缘上侧,将示指弯曲放在患儿的下缘下侧,用拇指用力向下压患儿的下颌,同时让患儿用力向上抵抗	增强下颌提肌肌力,提高下颌向上运动能力	
	侧向控制法	固定患儿头部,用左手摆出"V"字的手势,拇指放在左侧颞颌关节,示指放在下颌缘上侧,中指放在下颌缘下侧,向右推下颌。右侧亦然。	治疗下颌向左侧或右侧偏移	
	前位控制法	大拇指的指尖置于患儿下颌缘上侧(帮下颌张开),示指弯曲放在下颌缘下侧(帮下颌关闭)	治疗下颌前伸过度	
改善下颌分级控制	低位控制法	让患儿用臼齿咬住一个大的、结实的物体(如咀嚼器)来稳定下颌,同时可发元音 /a/ 音,保持一定的时间	增加低位时的稳定性,提高下颌向下运动的幅度	

目标	治疗技术	操作要点	作用	示意图
改善下颌分级控制	大半开位控制法	让患儿用白齿咬住一个稍小的、结实的物体(如较小咀嚼器)来稳定下颌,同时发元音 /o/ 音,保持一定的时间	增加下颌在大半开位和上位的稳定性,有利于训练唇和舌的大范围运动	
	小半开位控制法	让患儿用白齿咬住一个更小的、结实的物体(更小的咀嚼玩具)来稳定下颌,同时发元音 /e/ 音,保持一定的时间	增强下颌的小半开位稳定性	
	高位控制法	让患儿用尖牙咬住一个薄、小、结实的物体(如压舌板)来稳定下颌,同时发元音 /i/ 音,保持一定的时间	锻炼下颌的高位控制能力,促进患儿自主控制下颌	
增加张口度	开口器训练	治疗师向下向前推移下颌关节,将开口器放入磨牙处;有舌后坠者可使用舌钳或口咽通气管,舌过度前伸者应诱导患儿适当缩回舌头;顺时针旋转开口器上的旋钮,根据患儿的情况选择适当的开口幅度,撑开紧闭的牙关	改善张口活动受限,增加下颌张开的幅度	

（2）唇运动训练：唇是口腔的入口，其生理功能是防止食物和唾液流出口腔外，形成口腔内压力，并且参与面部表情和构音运动等。当出现唇运动障碍时，会出现流涎、食物残留、食物漏出口腔外、吞咽模式错误、言语障碍等现象，需进行唇运动训练。唇运动训练目的是促进唇肌力正常化，刺激唇的各种运动，增强唇运动的自主控制能力，促进唇各种运动模式的产生。唇运动训练具体的操作方法及作用如表 6-4、表 6-5。

表 6-4　唇部治疗技术汇总

治疗技术目的	治疗技术	操作方法
促进唇部感知觉	增强唇感知觉治疗技术	协助指压法、自助指压法、振动法、吸吮法
提高唇肌肌力	唇肌张力过高治疗技术	按摩面部法、减少上唇回缩、减少唇侧向回缩、减少下唇回缩
	唇肌张力过低治疗技术	抵抗法、唇部拉伸、脸部拉伸法、对捏法

治疗技术目的	治疗技术	操作方法
针对性治疗	圆唇运动治疗技术	吸管进食法、夹住吹哨管、拉纽扣法、面条练习法
	展唇运动治疗技术	杯子进食法、模仿大笑
	唇闭合运动治疗技术	勺子进食法、发呜唇音、出声吻、夹住压舌板
	唇齿接触运动治疗技术	发唇齿音
	圆展交替治疗技术	亲吻与微笑交替、亲吻与皱眉交替

表 6-5 唇运动训练操作方法及作用

目标	治疗技术	操作方法	作用	示意图
改善唇部感知觉	协助指压法	治疗师屈曲示指放在患儿下颌骨下缘,拇指指腹平放在患儿的口轮匝肌上,稍微用力按压口轮匝肌,维持数秒后按顺时针方向按压口轮匝肌一周,重复数次	增强口轮匝肌的感知觉和肌力,促进闭合运动	
	自助指压法	让患儿将软球或者有弹性的玩具放在双唇上,轻压双唇,用唇抵住玩具发双唇音 /ba/、/pa/		
	振动法	将单头唇肌按摩器的毛刷头放在患儿的口轮匝肌上,启动开关,然后按照顺时针方向移动毛刷头,振动口轮匝肌一周,反复数次		
	吸吮法	治疗师嘱患儿用双唇用力夹住冰棒,然后吸吮。若患儿不能主动吸吮,治疗师可先用冰水刺激患儿双唇,诱导患儿做吸吮动作,然后再让患儿吸吮冰棒		

目标	治疗技术	操作方法	作用	示意图
降低唇肌肌张力	按摩面部法	将双手拇指稳定在患儿下颌,示指、中指和无名指指腹放在患儿的面部远端,然后深深地、缓缓地按摩患儿紧张的面部肌肉,逐渐向唇移动	放松上/下唇部,提高唇部力量	
	减少上唇回缩	将拇指放在患儿鼻翼两侧,其余手指放在患儿下颌缘处,拇指沿鼻翼两侧向两口角按摩,重复数次。然后将拇指移到患儿颧骨中央处,从颧骨中央处向两口角按摩,重复数次。最后,治疗师再将拇指移到上唇上方,对上口轮匝肌进行间歇性按压,重复数次		
	减少唇侧向回缩	将两大拇指放在患儿脸颊内侧壁的上下臼齿间,其余手指放在口外部的脸颊上,向唇角方向轻轻拉动脸颊肌肉;然后把双手分别放在患儿两侧脸颊上,轻轻地向前方拉动面部肌肉;最后,将一只手的大拇指放在患儿一侧面颊上,其余手指放在另一侧,轻轻地向前方拉动面部肌肉		
	减少下唇回缩	将拇指和示指分别放在患儿下唇中线两侧,然后拇指和示指分别向中线方向按摩肌肉,重复数次		
提高唇肌肌力	抵抗法	用压舌板向上推患儿上唇,让患儿用力向下抵抗,重复数次。然后,治疗师用压舌板向下推患儿下唇,让患儿用力向上抵抗,重复数次	提高唇肌力量	
	唇部拉伸	将两手大拇指放在患儿口轮匝肌中线两侧,其余手指放在下颌缘处,拇指用力向两侧拉伸口轮匝肌,同时让患儿收缩双唇抵抗,重复数次		

目标	治疗技术	操作方法	作用	示意图
提高唇肌肌力	脸部拉伸法	将两手拇指指腹放于患儿两口角处,其余手指放在下颌角处,然后向两耳方向拉伸唇肌,同时嘱患儿收缩双唇抵抗	提高唇肌力量	
	对捏法	将拇指和示指分别放在患儿的人中两侧,轻轻对捏,并向前拉伸,同时嘱患儿做微笑动作		
促进圆唇	吸管进食法	把吸管放在牙齿前面的下唇上,吸食浓稠酸奶。后续可使用不同层级的稀薄饮料吸管和浓稠饮料吸管,并分三阶段递进:①一口一口进饮;②连续进饮;③独立进饮。且患儿不能出现咬吸管的代偿行为	增强圆唇运动和唇闭合能力	
	夹住吹哨管	用嘴唇夹住一根吹哨管,用力吹	促进圆唇运动,增加唇肌运动多样性	
	拉纽扣法	将不同直径带线的纽扣放进患儿唇内侧与中切牙之间的空隙内,嘱患儿用双唇将纽扣包住,对抗对外的拉力,维持一定时间	提高唇自主控制能力,增强口轮匝肌力量	
	面条练习法	将煮熟面条的一端放于患儿双唇之间,嘱患儿双唇用力将面条夹住并吸进嘴里	增强口轮匝肌的力量,促进圆唇及唇内收运动	

目标	治疗技术	操作方法	作用	示意图
促进展唇	模仿大笑	闭住双唇,嘴角上提,做出大笑的表情,坚持3~5秒	促进唇充分外展	
	杯子饮水法	治疗时,选择有直边的剪口杯,将杯边置于患儿下唇,缓慢将少许饮料倒进患儿口中促进合唇动作。必要时可用非惯用手辅助下颌骨及唇部闭合		
促进唇闭合	勺子进食法	用相对较浅的勺子盛着食物,水平地放进嘴里。用勺子轻轻地向下按压舌体,使上唇下拉,维持3~5秒后,将勺子水平抽出	刺激和加强唇的闭合	
	发咂唇音	双唇紧闭,同时用力回吸,发出"啧啧"声音		
	出声吻	将嘴唇紧闭后分开,发出一个接吻声	促进下颌—唇分离活动,增加唇闭合力量	
	夹住压舌板	用唇部横夹压舌板,再过渡到压舌板两侧各增加1~8枚硬币,坚持3~5秒		
促进唇齿接触运动	发唇齿音	下唇涂上果酱,用上齿舔干净,然后发唇齿音 /f/	促进唇齿运动的协调性	

目标	治疗技术	操作方法	作用	示意图
促进圆展交替	亲吻与微笑交替	将嘴唇从亲吻样转变为大笑样	促进圆展交替运动	
	亲吻与皱眉交替	将嘴唇从亲吻样转变为苦笑样		

（3）舌运动训练：舌是口部结构中最灵活的器官，主要生理功能是协助咀嚼和吞咽食物，感受味觉等。在口腔准备期吞咽过程中，舌运动的主要模式是舌尖和舌侧缘上抬，而舌中部下降；在口腔期，是舌尖和舌侧缘持续上抬，与上腭接触呈马蹄形，舌中部抬向上腭，舌根部向后运动。在婴幼儿发育过程中，先出现舌前/后运动模式，随后出现上/下运动，再逐渐出现横向、舌尖抬高等运动。当出现舌运动障碍时，会出现吐舌、食物运输能力下降、无法包裹食物等，需要进行舌运动训练。舌运动训练具体的操作方法及作用如表6-6、表6-7。

表6-6　舌运动治疗技术汇总

治疗技术目的	治疗技术	操作方法
增强舌感知觉	增强舌感知觉治疗技术	向上刷舌尖法、横向刷舌尖法、前后刷舌尖法、后前刷舌尖法、后前刷舌侧缘法
提高舌肌肌力	提高舌肌肌力技术	推舌法、挤推齿脊法、挤推联用法、侧推舌尖法、下压舌尖法、上推舌体法、侧推舌体法、下压舌体法、左右两半上抬法、舌尖两侧转移法
针对性治疗技术	促进舌后侧缘上抬	刷舌体后侧缘法
	舌尖上抬与下降运动治疗技术	舌尖上下运动、舌尖舔物法
	舌向前运动治疗技术	舌前伸运动治疗技术、舌尖向下伸展、舌尖向上伸展、舌尖舔嘴角、舌尖洗牙面、舌尖顶面颊、舌尖上卷
	舌向后运动治疗技术	咀嚼器刺激法、深压舌后部法
	舌前后转换运动治疗技术	舌前伸后缩交替运动
	马蹄形上抬运动治疗技术	压舌板刺激法、吸管刺激法、按摩刷刺激法、勺底压舌法、敲击舌中部法
	舌根上抬运动治疗技术	对舌底部的压力、敲击舌中线刺激法
	舌侧缘上抬运动治疗技术	舌侧缘刺激法、向中线压舌法、向下压舌侧缘、食物转送法、臼齿咀嚼法
	舌前部上抬运动治疗技术	舌前部拱起

表 6-7 舌运动训练操作方法及作用

目的	治疗技术	操作方法	作用	示意图
增强舌感知觉治疗技术	向上刷舌尖法	治疗师使用压舌板或者乳胶牙刷从舌尖下面向上刷尖,反复数次	提高舌内肌的感知觉	
	横向刷舌尖法	治疗师使用乳胶牙刷置于舌尖一侧,向另一侧横向移动刷舌尖,反复数次		
	前后刷舌尖法	治疗师使用乳胶牙刷置于舌尖上面,沿着舌面从前向后刷舌尖直到舌中部,反复数次		
	后前刷舌尖法	治疗师使用乳胶牙刷置于离舌尖2cm 的舌面上,向舌尖移动,尽可能将舌的两侧卷起,反复数次		
	后前刷舌侧缘法	治疗师使用乳胶牙刷从舌侧缘中部缓慢向前刷,向一侧再到另一侧,反复数次		

目的	治疗技术	操作方法	作用	示意图
提高舌肌肌力	推舌法	把压舌板放于患儿舌尖上,向舌根方向施以一定的推力,嘱患儿用舌尖向外顶住压舌板	提高舌体肌力	
	挤推齿脊法	在评估安全的前提下,将葡萄干或瓜子放进患儿的口腔内,患儿用舌尖把葡萄干或瓜子向齿脊挤推,维持数秒,逐渐增加时间。注意防止患儿误吞葡萄干、瓜子,避免发生窒息等危险		
	挤推联用法	治疗师嘱患儿用力向外伸出舌尖,然后用压舌板用力向内推舌尖,持续数秒,接着患儿主动将舌变细、变硬、变紧,反复数次		
	侧推舌尖法	将压舌板放在舌尖左侧用力向右推,嘱患儿舌尖用力向左推压舌板,使舌尖倾斜,另一侧亦然		
	下压舌尖法	用压舌板用力向下压舌尖,嘱患儿舌尖用力向上推压舌板		
	上推舌体法	把压舌板放在患儿舌下面,用力向上推,嘱患儿舌体用力向下压舌板		

续表

目的	治疗技术	操作方法	作用	示意图
提高舌肌肌力	侧推舌体法	把压舌板放在舌体左侧用力向右推,嘱患儿舌体用力向左推压舌板,使舌向左倾斜,另一侧亦然	提高舌体肌力	
	下压舌体法	用压舌板用力向下压患儿舌体,患儿舌体用力向上推压舌板		
	左右两半上抬法	用压舌板将患儿左边舌面向下压,患儿将整个舌体向上挤,使右半边舌体稍向上抬起,另一侧亦然		
	舌尖两侧转移法	利用振动棒、纤细胶头或借助食物,将治疗工具置于一侧后排磨牙,嘱患儿用舌尖触碰		
促进舌后侧缘上抬	刷舌体后侧缘法	治疗师用牙刷或棉签快速刷患儿的舌后侧缘,也可以用摩擦舌后侧缘	促进舌后侧缘的稳定	

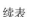
目的	治疗技术	操作方法	作用	示意图
促进舌尖上抬与下降运动	舌尖上下运动	将小饼干置于上/下齿龈,嘱患儿用舌尖顶住小饼干的小圆洞并维持		
	舌尖舔物法	将棒棒糖放在患儿舌尖上方,要求患儿舌尖向上舔棒棒糖		
促进舌向前运动	舌前伸运动治疗技术	用压舌板或毛刷从舌中央缓慢向舌尖刷,促进舌体向前伸展,待舌伸展后继续用压舌板压着	促进舌向前运动的运动力量及范围	
	舌尖向下伸展	舌尖向下伸展		
	舌尖向上伸展	舌尖向上伸展		
	舌尖舔嘴角	将舌尖伸出舔左右嘴角		

续表

目的	治疗技术	操作方法	作用	示意图
促进舌向前运动	舌尖洗牙面	患儿将舌尖放在上/下牙一侧最里面的臼齿的牙面,依次缓慢扫过每颗牙齿	促进舌向前运动的运动力量及范围	
	舌尖顶面颊	用舌尖分别顶住左右内侧颊部		
	舌尖上卷	将舌尖卷到上齿龈的外表面,上唇向下用力,坚持一定时间		
促进舌向后运动	咀嚼器刺激法	用大咀嚼器向下压舌中央,刺激患儿舌向后缩并向上隆起成球状	促进舌向后运动的运动力量及范围	
	深压舌后部法	将示指指腹放在舌后部中央,向下用力把舌压向咽部,然后持续轻压,让患儿向上顶治疗师的手指		
促进舌前后转换运动	舌前伸后缩交替运动	让患儿充分将舌前伸,然后后缩,反复交替数次		
马蹄形上抬运动治疗技术	压舌板刺激法	用压舌板轻轻刺激患儿舌前1/3	促进患儿形成舌尖和舌两侧缘上抬而中间下降呈碗状的运动模式	
	吸管刺激法	让患儿用双唇夹住吸管,唇和舌协同用力向上吸黏稠液体(酸奶)		

目的	治疗技术	操作方法	作用	示意图
马蹄形上抬运动治疗技术	按摩刷刺激法	用咀嚼器刺激患儿舌中部	促进患儿形成舌尖和舌两侧缘上抬而中间下降呈碗状的运动模式	
	勺底压舌法	平持一把勺子放在患儿舌上方,然后用勺底用力向下压舌中部		
	敲击舌中线刺激法	治疗师用按摩牙刷轻轻敲击舌中线的中央位置。触觉反应正常者舌向后缩并向上隆起形成球状,完全充满口腔前后部,阻塞声道。如果不正常,需要多次刺激		
舌侧缘上抬运动治疗技术	舌侧缘刺激法	用按摩牙刷按前后方向用力刺激舌侧边	促进舌侧缘上抬的运动及自主控制能力	
	向中线压舌法	把压舌板放在患儿舌侧边,持续向中线方向轻推,要求患儿用舌侧边向外推压舌板		
	向下压舌侧缘	把压舌板放在患儿舌侧缘上,持续向下压,要求患儿用舌侧缘向上顶住压舌板		
	食物转送法	将脆饼干放进患儿口腔里,要求患儿将饼干转运到一侧的臼齿处,再转运到另一侧臼齿		
	臼齿咀嚼法	将牛肉干等食物放进口腔里,要求患儿将食物稳定在一侧臼齿进行咀嚼,持续数秒,然后再用另外一侧		

目的	治疗技术	操作方法	作用	示意图
舌前部上抬运动治疗技术	舌前部拱起	治疗师将舌尖上抬训练器的凹槽对准患儿舌前部，向下压舌前部，让患儿用力向上顶，促使舌前部上抬，反复3次，一边做一边发/j/、/q/、/x/音	使舌体前部肌力增加	

（4）吸吮训练：吸吮反射是哺乳动作及人类婴儿先天具有的反射之一，是新生儿无条件反射的一种。吸吮功能需40周左右才达到成熟平台期，早产儿因延髓吸吮吞咽和呼吸中枢功能发育不成熟，导致吸吮吞咽障碍，表现为吸吮无力，吸吮-吞咽-呼吸模式紊乱、溢奶等，导致经口喂养困难。另外，患先天性疾病等患儿因唇、舌、下颌运动障碍，也会导致吸吮障碍，影响患儿的进食技能的发育。吸吮训练可使患儿建立正确有效的吸吮动作，促进吸吮-吞咽-呼吸的协调等。Lessen等人提出口腔介入方法以促进吸吮动作的产生，如表6-8。而针对不同吸吮功能障碍的训练方法，如表6-9。

表6-8　吸吮训练

方法	操作步骤	作用	示意图
脸颊牵伸	将一只手指放进脸颊内侧，另一个手指在脸颊外侧。朝着耳朵方向从前向后滑动牵伸，再反方向牵伸，另一侧脸颊亦然，约30s	提高脸颊的活动范围和力量，改善唇闭合能力	
滚动唇部	将示指放在上唇内侧，拇指放在上唇外侧，示指与拇指呈相反的方向水平移动（指间滚动上唇部）。先滚动上唇的左边，后上唇的右边，下唇部亦然，约30s	改善唇的运动范围和闭合运动	
唇部卷曲或唇部牵伸	将一手指放在上唇外侧，一手指放在上唇内侧。轻轻按压并向中线方向向下牵伸上唇部，下唇则向上牵伸。若嘴唇太小，则将手指放在上唇，轻轻按压，水平移动进行牵伸，下唇部亦然，约30s	提高唇部力量、运动范围及闭合运动	
牙龈按摩	将手指放在上牙龈的左侧，用持续有力的压力慢慢地移到另一侧牙龈，下牙龈亦然，约30s	改善舌头的活动范围，刺激吞咽，改善吮吸	
舌的外侧缘/脸颊	手指放在白齿的位置，位于舌侧缘和下牙龈之间，向中线方向移动手指，诱导舌向中线运动。然后将手指向后移动，一直延伸到脸颊部牵伸，约15s	改善舌头的活动范围及力量	

方法	操作步骤	作用	示意图
舌中部/上腭	1. 将手指放在口腔中央,持续向硬腭施压约3s;2. 将手指向下移动到舌中部;3. 施加一定的压力使舌头向下移动;4、将手指移回到硬腭的中间,约30s	提高舌头的活动范围和力量,改善吮吸	
引出吸吮动作	将手指放于上腭中部,轻轻抚摸上腭引起吸吮动作,约15s	改善吮吸和软腭的活动	
非营养性吸吮	将手指/安抚奶嘴放于口中,让其吸吮约2min	改善吮吸和软腭的活动	

表6-9　不同吸吮障碍的训练方法

吸吮障碍表现	训练方法
无吸吮动作	将示指放入婴儿口中,轻压舌体并往外拖拉舌部,拇指和其余三指同时将口腔两侧的咀嚼肌向外拖拉,做模拟吸吮的动作
吸吮无力	1. 将一只手指放进患儿口中,当婴儿出现吸吮动作时,将手指往外拉作出对抗动作或用安抚奶嘴作出对抗训练,也可在进食时进行对抗训练,但注意要在进食前期进行
	2. 非营养性吸吮练习
吸吮不协调	1. 将一只手指或安抚奶嘴放入口内,节律性地向内推和向外拉,但注意不用拉出至口外
	2. 用指腹碰触舌的中部,每秒1～2次,向下压舌4～6次
	3. 非营养性吸吮练习
不能做有节律性的吸吮	用指尖触碰舌的中部,每秒1～2次,向下压舌4～6次;用手指捏舌,数秒钟再重复做
轻度吸吮不协调	将节律器或手指置于婴儿口内,如婴儿颊部有轻度吸吮时,将其拉出使其保持在口内
吸吮或吞咽/呼吸不协调	将棉拭子置于舌中部并向下压,使棉拭子释出少量液体或乳液,再用拭子反复触碰婴儿诱导吞咽的动作

5. **其他口部运动训练技术**　目前口部运动治疗方式多样,除上述治疗方法外,临床上还常见以下两种治疗方法。

（1）口部肌肉定位治疗（oral placement therapy,OPT）：由美国言语语言病理学家莎拉·萝森菲德·庄臣（Sara Rosenfeld Johnson）提出,是一种针对言语和喂食的系统性、层次性的口部肌肉治疗方法。OPT可促进患儿口腔感知觉正常化,增强对口腔结构的自我感知能力,提高口腔处理能力,促进并强化下颌-唇-舌的分离运动,改善喂食技巧及营养摄取。

1）感知觉训练：在进行OPT前,需了解患儿整体的感知水平,可进行一些感知觉测试,依照膝→双手→手臂→肩→脸颊的顺序,大致评估其感知觉是否异常。然后针对患儿的口部感知进行评估，包括唇、内脸颊、上下牙龈、舌面、舌边、硬腭、软腭及观察是否出现呕吐反应等。最后根据不同的评估结果，选用不同的工具。

2）喂食训练（表6-10）：喂食训练是OPT极为重要的组成部分。通过喂食训练，可达到以下作用：①增强对口腔结构的感知；②促进口腔感知觉的正常化；③增强口部肌肉的分离活动及分级调控能力；④改善喂食技巧及营养摄取；⑤提高发音清晰度等。

表6-10　喂食训练的方法及作用

治疗方法	作用
固体食物喂食—磨牙咬食	①引导咬合动作；②能直接咬合放置在磨牙的食物；③患儿可自主进行咀嚼运动。增强患儿下颌稳定性，促进舌后缩及舌尖的两侧转移功能，改善独立进食的能力。
糊状食物喂食	促进闭唇、舌后缩及控制，增强下颌的分级调控能力。
饮料喂食	增强唇闭合的力量及舌根对液体的控制。

3）呼吸/发声训练：对改善喂食技巧及提高言语清晰度具有重要作用，包括：①促进闭唇，改善唇部运动；②提高呼吸功能；③提高下颌的分级调控，促进分离活动；④改善腭咽闭合功能；⑤提高舌后缩的分级调控。用于呼吸/发声训练的治疗方案见表6-11。

表6-11　呼吸/发声训练的治疗方案

治疗方法	操作方式	目的	示意图
吹肥皂泡呼气层次治疗	肥皂泡的手棒应保持在患儿唇部前3cm的位置，且避免身体的代偿动作	建立唇部感知觉、口腔气流控制、改善下颌-唇分离活动、改善圆唇及舌后缩功能进行分级训练。	
吹气笛呼气层次治疗	训练中所用到的吹气笛从易到难设计，分为1号到12号，不同层级的吹气笛所需要的口肌技巧和呼吸能力不同，如：扁口吹气笛促进合唇，可改善流涎；圆口吹气笛可改善圆唇能力	有效改善腭咽闭合功能，建立构音器官意识、促进舌后缩及控制能力，以及改善流涎等	
吹球比赛呼气训练	采用治疗师与患儿吹球对决的形式，选用一水平桌子作为平面，可根据患儿水平选用乒乓球/有洞小胶球/高尔夫球进行比赛。其中，吹球过程中口部不可触碰球，且身体不可触碰桌面来借力	改善舌后缩运动	
肺量计呼吸训练	深吸气，然后在治疗师的指令下，平稳吹气保持小球的位置。尽量鼓励患儿尽可能延长口腔气流，以逐渐增加气流量	提高呼吸功能以及改善舌后缩能力	

4）口部定位治疗：下颌功能的发展被认为对摄食吞咽和言语发音有重要的基础性作用，而下颌的功能主要包括分离活动力及分级调控力。下颌骨的稳定性能促进下颌骨 - 唇 - 舌的分离活动，当肌肉组织的稳定性减弱时，容易出现异常的紧绷姿势从而限制下颌的灵活性。因此，提高下颌的功能可从增强下颌的肌肉力量、稳定性和分级调控能力三方面进行。提高下颌的功能有利于逐步改善咀嚼能力及下颌的分级调控能力，同时有利于改善不良的口腔习惯，如吮指、吮奶嘴、咬手指和笔杆、咬下唇、吐舌、口呼吸、单边咀嚼或者不咀嚼等。适用于下颌训练的治疗方案如表 6-12。

表 6-12　下颌训练的治疗方案

治疗技术	操作方式	作用	示意图
手套手指训练	用手臂抱着患儿，用非利手的手掌扶持患儿的下颌，必要时辅助下颌的运动；另一手戴上手套，示指放在一侧下磨牙牙龈表面，轻轻下压，使其提升下颌运动。若施加的压力无法使下颌提升，可在牙龈表面或磨牙位置增加刺激	可增强口腔感知觉，预防触觉防御，增强下颌肌肉的力量和下颌的对称性及稳定性，能提高摄食安全	
软牙胶手指套训练	一般适用于 2 月龄以上的婴儿，常与手套手指和软头咬牙胶棒一起用于治疗	处理下颌活动不良问题	
软头咬胶训练	用非利手的手掌扶持患儿的下颌，将软头咬牙棒放在一侧下磨牙的齿面，轻轻下压，以提高下颌的稳定性	处理下颌不稳和诱导上下咬合动作	
牙胶振动棒训练	治疗过程中可视患儿情况，选择是否使用振动模式，也可将胶头蘸冰水、奶粉、浓味饮料或糊状食物，以增加感知觉刺激或患儿的接受程度。牙胶振动棒共有三支不同的胶头可更换：绿色咀嚼胶头提供最少的感知刺激，适用于触觉防御的患儿；浅绿色胶头略小于蓝色咀嚼胶头，适用于婴儿喂食前的下颌训练，或口腔较小的患儿。蓝色咀嚼胶头使用较大的儿童使用训练下颌运动	可增强内侧颊肌和下颌的感知觉	

治疗技术	操作方式	作用	示意图
咬牙胶训练	将咬牙胶置于患儿磨牙处,引导患儿咬合牙胶,必要时治疗师可用非利手辅助下颌运动。在咬合训练中,下颌的运动幅度需为咬胶的高度。训练所用的咬牙胶按由易到难层级分为红 T 牙胶、黄 T 牙胶、紫 P 牙胶及绿 P 牙胶,治疗时可同时选用酱汁、浓味饮料或糊状食物	增强感知觉刺激或提高患儿的接受程度	
下颌分级调控咬牙胶棒练习	运用不同型号和大小的咬牙胶棒,进行层次性训练:①单棒练习;②双棒练习;③横棒练习。若咬合时上下颌对齐,可直接训练;若未能对齐(错位或不稳),应进行自然咬合位的训练	增强下颌分级调控能力,促进下颌骨的运动	
缓慢咬食练习	使用条状食物(或有一定厚度),如饼干条、薯条、水果条。治疗师手持食物一端,将另一端置于患儿最后一颗磨牙处,嘱患儿做咬合动作。或将食物慢慢向里推送,嘱患儿小口连续咬食	促进下颌骨动态分级调控活动,建立安全、稳定的喂食动作	
下颌骨层次锻炼	利用下颌骨锻炼器进行层次性锻炼,嘱患儿以 5s 缓慢咬合,维持咬合 5s,最后以 5s 缓慢打开下颌骨。必要时治疗师可用非利手支撑患儿的下颌	强化训练下颌的动态分级调控能力	

治疗技术	操作方式	作用	示意图
渐进式下颌闭合训练胶管	利用不同管径的训练胶管,由大到小的顺序进行,将胶管置于患儿上下颌中切牙间,嘱患儿下颌关闭以维持胶管不脱落	多用于脑损伤、脑瘫及肌张力过高的患儿,促进下颌闭合运动	

（2）Beckman 口部运动治疗（表 6-13）：由美国 Debra Beckman 教授提出，是提供辅助运动来激活肌肉收缩以及提供运动阻力来增强肌肉力量，干预措施的重点是增加唇、颊、下颌和舌对压力、运动、范围、力量、多样性和控制的功能反应。

表 6-13　Beckman 口部运动治疗技术

目的	治疗技术	操作方法	作用	示意图
改善唇部和脸部的运动幅度及力量	上/下唇牵伸	将示指和拇指放在上唇中部鼻唇沟处,两指深压肌肉并远离中心朝相反方向移动,直至指腹与鼻子的边缘对齐。然后两指向上唇中心收拢,最后夹着唇部肌肉向下拉,再慢慢松开,下唇牵伸亦然。待患儿年龄较大能配合时,可让其收缩唇部抵抗	可以改善患儿的闭唇和圆唇能力,提高双唇音的清晰度,减少流涎,减少进食时食物溢出等	
	上/下唇侧向牵伸	将示指放在上唇上,深压肌肉并带动唇部缓慢移动,跨过中线直到尽头,然后向反方向缓慢跨过中线牵伸到尽头,下唇侧向牵伸亦然		
	唇角牵伸	左侧唇角牵伸时,左/右示指分别放在嘴唇左上/下角,深压肌肉并向上移动手指,直至上唇内侧面出现。然后将手指反向移动,直至下唇内侧面出现		

177

续表

目的	治疗技术	操作方法	作用	示意图
改善唇部和脸部的运动幅度及力量	唇部横向/卷曲牵伸	唇部6个压力点包括上唇3个点(钟表面10、12、2点钟位置)和下唇3个点(钟表面4、6、8点钟位置)。在上唇,示指放在压力点里面,拇指在外面,深压唇部,拇指、示指朝相反方向移动,然后释放压力,移动到下一个点,下唇亦然。或在压力点处进行卷曲牵伸,上唇部时,向下和向中心牵伸;下唇部时,向上和向中心牵伸	可以改善患儿的闭唇和圆唇能力,提高双唇音的清晰度,减少流涎,减少进食时食物溢出等	
	唇部抵抗牵伸	针对唇部的6个压力点,在上唇,示指放在里面深压,拇指在外面。拇指向下移动并靠近中线,同时示指向上移动并远离中线,将唇部卷起,下唇亦然。或应用口棒,从侧面放在唇部下方,刷子的尖端向下并向嘴角倾斜且与唇部轮廓平行,另一只手的示指深压唇部。刷子向下向中心卷,同时示指向下向中心移动		
	鼻桥对角牵伸	左示指指腹放在面部左侧鼻翼,右示指指腹放在面部右侧眉毛的内侧止点,手指彼此平行,远离中线的方向推动组织。将指腹从鼻子侧移到眉毛,另一侧则从眉毛移到鼻子侧,重复拉伸动作,每个方向最多连续做3次		
	鼻梁Z字形牵伸	将利手的示指放在上唇上方,其余手指屈曲,拇指向下。将非利手的示指放在眉毛之间,其余手指屈曲,拇指向下。深压肌肉,将手指向反方向远离推动,最多连续做3次		
	鼻翼旁C字形牵伸	左/右示指分别放在鼻翼左/右侧,其余手指屈曲,拇指向下。将两指腹从中线向外移动,再向下、向中线移动。然后调整方向,用指腹将肌肉向下、向中部移动,再从中线向外移动,最多分别连续做3次		

目的	治疗技术	操作方法	作用	示意图
改善舌根力量	对舌底部的压力	五指并拢伸直,将手移动到下颌,示指远端在磨牙的水平处与下颌骨接触,持续的压力提升下颌骨 3 ~ 5s	促进舌体的运动,改善吞咽流质时的控制能力	
改善脸颊与牙龈高敏情况	牙龈按摩	示指或者拇指放在上牙龈中点,并用温和的力深压牙龈组织。保持手指与牙龈线平行,以 1cm/s 的速度将手指从前向后移动,无摇摆或颤抖。在牙龈接合的位置,将指腹移动到下牙龈,保持手指平行于下牙龈,将指腹移回到前面。左右两侧重复此动作,按摩牙龈一圈为一次,最多连续做 3 次。如果患儿配合,可以跟随牙龈上的压力,向压力方向移动舌头。如果出现恶心作呕,停止运动,保持压力并让其吞咽,然后判断是否继续	改善患儿舌内肌的应用,减少流涎,增加咀嚼功能,促进牙齿的萌出,增加刷牙的耐受性,改善挑食等	
改善脸部力量及运动幅度	上颊牵伸	将拇指放在口腔内下角,拇指指腹与脸颊内侧接触,拇指背部与下牙龈接触,示指指腹放在脸颊外侧。拇指和示指同时从前向后滑动和牵伸,在下颌骨支位置,两指向上移动至上牙龈,将示指和拇指从后向前牵伸和滑动。移动时需保持拇指平行于上 / 下牙龈,最多连续做 3 次	可以减少患儿流涎,改善闭唇和圆唇能力,较少进食时呛咳,促进吞咽的控制能力,减少脸颊部食物的残留,改善挑食等	
	上后颊牵伸	保持上颊牵伸状态并稳定头部。用另一只手的两根手指深压耳朵前,颧骨上方。将上颊向上、向耳朵方向牵伸,最多连续做 3 次		

目的	治疗技术	操作方法	作用	示意图
改善脸部力量及运动幅度	下颊牵伸	将拇指放在口腔内上角,拇指指腹与脸颊内侧接触,拇指背部与上牙龈接触,示指指腹放在脸颊外侧。拇指和示指同时从前向后滑动和牵伸,在下颌骨支位置,两指向下移动至下牙龈,将示指和拇指从后向前牵伸和滑动直到下唇角。移动时需保持拇指平行于上/下牙龈,最多连续做3次	可以减少患儿流涎,改善闭唇和圆唇能力,较少进食时呛咳,促进吞咽的控制能力,减少脸颊部食物的残留,改善挑食等	
	下后颊牵伸	保持下颊牵伸状态并稳定头部。用另一只手的两根手指深压耳朵前,下颌关节上。将下颊向上、向耳朵方向进行牵伸,最多连续做3次		
	咬肌脸颊牵伸	将拇指放在口腔内下角,拇指指腹与脸颊内侧接触,拇指背部与下牙龈接触,示指指腹放在脸颊外侧上。拇指和示指从前向后滑动和拉伸,在下颌骨支位置,将示指和拇指移动至上牙龈水平。另一只手的两根手指放在示指的正下方并向下移动施加压力。然后拇指和示指继续向下移动至下牙龈。另一只手的两根手指放在示指的正上方并向上移动施加压力,最多连续做3次		
改善咀嚼	咀嚼训练	将咬胶置于倒数第二颗磨牙之间。如果没有牙齿,将咬胶放置在眼睛末端的上下牙龈之间。咬胶要垂直于牙龈线,并向上腭给予向上的稳定压力,不要让咬胶在口中移动。咬胶与牙齿之间的接触不超过20s。如果没有出现咀嚼动作,则以1次/s的速度给上腭或者下腭施加刺激,还可以合并使用两种方法,反射性地引出咀嚼动作。当出现以下情况时,需要调整治疗方法:①如果舌头外伸或突出,咬胶需要放置在嘴的最后部。	改善咀嚼能力,避免大口吞咽食物,改善磨牙症等	

目的	治疗技术	操作方法	作用	示意图
		②如果舌头处于后缩,咬胶需要放置在嘴的前部侧面区域。③如果舌头只向一边移动,咬胶需要放置在另一边,例如:舌头只向左移动,将物品放在右边,反之亦然。④如果下腭高张力,咬胶不能放置在牙齿之间,需要先进行 #13 牙龈按摩治疗,以降低张力。⑤如果下腭打开得太大或者关闭的力量太弱,需要用手上抬下颌辅助,然后再进行咀嚼治疗。⑥如果出现作呕,需要将咬胶移动到前一颗牙齿上。待出现咀嚼动作时,可以将咬胶向后移回一颗牙齿。如果再次发生作呕,则需将咬胶再次前移		
适用于舌内肌力量下降,舌不对称的患儿	对舌的横向压力	将口棒移向中线,推动舌头跨越中线,并将口棒移动到 3 个接触点处施加压力:磨牙水平的下牙龈外侧,磨牙水平的面颊,或磨牙水平的上牙龈外侧,每个接触点最多连续刺激 3 次	可以改善患儿异常的舌运动模式,减少使用安抚奶嘴和吸吮拇指,增加食团的控制能力,减少进食时食物溢出,改善咀嚼能力,避免含食,避免大口吞咽食物,减少口腔内食物的残留等	对舌头的侧面施加压力 在下牙龈处施加压力 在磨牙水平的面颊处施加压力 在上牙龈处施加压力

目的	治疗技术	操作方法	作用	示意图
适用于舌内肌力量下降，舌不对称的患儿	对上牙龈内侧的压力	将口棒放在上牙龈内侧的中线，向上牙龈施加压力，可结合或不结合运动。需要结合运动时，可以用口棒在中间四颗牙处，进行来回的小范围滑动(即从一侧移动到另一侧)，最多连续3次	可以改善患儿异常的舌运动模式，减少使用安抚奶嘴和吸吮拇指，增加食团的控制能力，减少进食时食物溢出，改善咀嚼能力，避免含食，避免大口吞咽食物，减少口腔内食物的残留等	
	对下牙龈内侧的压力	将口棒放在下牙龈内侧的中线，向下牙龈施加压力。施加压力时可以结合或不结合运动。需要结合运动时，可以用口棒在前面四颗牙齿后面的牙龈处，进行来回的小范围滑动(即从一侧移动到另一侧)，最多连续做3次		
	刺激舌中段	将口棒在硬腭上持续深压3s，向下移动以接触舌头的中心，用力深压舌头，然后迅速将口棒移动到硬腭的中心并与硬腭接触，最多连续做3次。若发生干呕，则从上牙龈内侧中心开始给予压力3s，然后将口棒移动到后面并保持压力3s，直到磨牙水平		
	腭舌环扫	将口棒放在与上磨牙水平，将口棒穿过硬腭移动到口腔对面的上磨牙，再将口棒扫过舌面中部从下磨牙到对侧下磨牙，最多连续刺激3次		\n侧面观\n\n前-后面观
	搅动提起舌中段	将口棒放在上磨牙水平，将口棒穿过硬腭移动到对面的上磨牙处→下磨牙龈内部，将舌头的侧面向上向中线抬起→上牙龈穿过硬腭→对侧的上磨牙处→对侧下磨牙龈内部，将另一侧舌头的侧面向上向中线抬起→上牙龈→硬腭中心，最多连续刺激3次		

目的	治疗技术	操作方法	作用	示意图
适用于舌内肌力量下降，舌不对称的患儿	下牙龈内侧扫动刺激	将示指和拇指放在下磨牙牙龈内侧并施加压力，然后将拇指和示指向中心收拢并提起舌尖，在中线接触内侧上牙龈水平	可以改善患儿异常的舌运动模式，减少使用安抚奶嘴和吸吮拇指，增加食团的控制能力，减少进食时食物溢出，改善咀嚼能力，避免含食，避免大口吞咽食物，减少口腔内食物的残留等	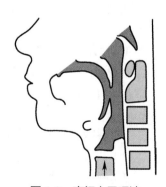

（二）气道保护手法

气道保护手法旨在增加患儿口、舌、咽等结构本身运动范围及运动力度，增强对感觉和运动协调性的自主控制，避免误吸。主要包括保护气道的声门上吞咽法及超声门上吞咽法、增加吞咽通道压力的用力吞咽法、增加喉上抬幅度和时间的门德尔松手法等。正确应用保护气道的徒手操作训练方法，可提高吞咽的安全性和有效性，但每种方法都对患儿的年龄及认知功能有一定的要求，建议治疗师使用前需了解使用准则。

1. 声门上吞咽法

（1）概念：声门上吞咽（supraglottic swallow）又称自主的呼吸道闭合技巧或安全吞咽法，通过在吞咽前及吞咽时关闭呼吸道，防止食物误吸，且吞咽后立即咳嗽以清除声带处残留食物的一项气道保护技术。

（2）作用：声门上吞咽法作用是使气道入口关闭，保护气道，避免发生渗漏、误吸，适用于吞咽启动延迟及声门关闭功能下降且能自主配合的患儿，如图6-9。

（3）操作方法：该方法需先让患儿遵从下述步骤做空吞咽练习，成功完成数次吞咽后，再给予食物练习。具体步骤如下：①深吸气后屏气并保持；②将食物放在口腔内；③保持屏气状

图6-9　声门上吞咽法

183

态，同时做吞咽动作；④吞咽后吸气前立即咳嗽；⑤再次吞咽。

2. 超声门上吞咽法

（1）概念：超声门上吞咽（super-supraglottic swallow）法是让患儿在吞咽前或吞咽时，增加杓状软骨前倾的幅度，将杓状软骨向前倾至会厌软骨底部，让假声带紧密闭合，使呼吸道入口主动关闭。

（2）作用：该方法可在吞咽前有较早的舌根运动和较高的舌骨位置，增加舌骨运动，改善舌根及咽肌收缩和气道关闭。适用于呼吸道入口关闭不足且能自主配合训练的患儿，见图 6-10。

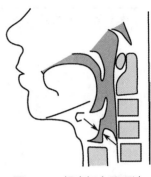

图 6-10　超声门上吞咽法

（3）方法：吸气后紧紧地屏气，将气用力地向下压。吞咽时持续保持屏气，并且向下压，吞咽结束时立即咳嗽。

（4）声门上吞咽法和超声门上吞咽法的比较：在吞咽过程中，气道保护主要是依赖于声门的完全闭合。两种方法之间的差异是吞咽前用力屏气的程度不同和气道关闭方式不同，见表 6-14。这两种气道保护手法适用于 2 岁以上且语言理解良好的患儿。

表 6-14　声门上吞咽法和超声门上吞咽法的比较

方法	作用原理	屏气的程度	相同点
声门上吞咽法	关闭声带	用力屏气	关闭声门，保护呼吸道，避免渗漏、误吸
超声门上吞咽法	关闭呼吸道入口	用尽全力屏气，并将气用力向下压	

3. 用力吞咽法

（1）概念：用力吞咽（effortful swallow）又称强力吞咽法，目的是在咽期吞咽时，增加舌根向后的运动，或通过数次空吞咽清除咽部的食物残留。该方法需患儿具备一定的认知能力，因此仅适用于 2 岁以上配合程度高的儿童。

（2）作用：用力吞咽时使舌与腭更贴近，增大口腔内压力及往下挤压食团的压力，减少会厌谷的食物残留；增加舌根向后的运动能力，缩短舌根与咽后壁的距离，咽腔吞咽通道变窄，咽腔压力增大，使食管上括约肌的开放时间持续增加，食团的流速加快，从而减少吞咽后的食物残留，适用于舌根部后送不足而能自主配合的患儿，见图 6-11、视频 6-6。

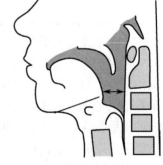

图 6-11　用力吞咽法

视频 6-6
用力吞咽

（3）方法：吞咽时，将所有的咽喉肌肉一起用力挤压，使舌在口中沿着硬腭向后的每一点以及舌根部都能产生压力。每次食物吞咽后，还可采用数次空吞咽，清除食物残留。

1）吞咽时头稍低使下颌内收，调动咽部所有的肌肉用力挤压。

2）让舌头在口中沿着硬腭向后的每一点及舌根部均产生压力。

3）嘱患儿双唇紧闭，口角向外伸展用力地吞咽。

4. 门德尔松手法

（1）概念：门德尔松手法（Mendelsohn maneuver）是旨在增加喉部上抬的幅度与时间，及环咽肌开放的时间与宽度的一种气道保护治疗方法。该方法仅适用于 8 岁以上的患儿，因为儿童喉部直至 8 岁才会下降到第 5 或 6 颈椎的位置。

（2）作用：可改善整体吞咽的协调性。适用于环咽肌完全不开放或不完全开放，喉复合体移动不足及吞咽不协调的患儿。

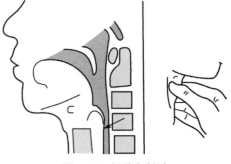

图 6-12　门德尔松法

视频 6-7
门德尔松法

（3）方法：

1）对喉部可上抬和能自主配合的患儿，空吞咽时，让患儿将手指置于甲状软骨，感受喉部上抬，学会保持喉上抬位置数秒；或吞咽时让患儿以舌尖顶住硬腭、屏住呼吸，保持该位置数秒。

2）对于上抬无力或不能配合的患儿，治疗师用手上推其喉部促进吞咽。即患儿喉部开始抬高时，治疗师用置于环状软骨下方的示指与拇指上推喉部并固定，见图 6-12、视频 6-7。可逐渐让患儿过渡至有意识保持喉上抬的训练。

3）在使用过程中治疗师可配合使用镜子或表面肌电的视觉反馈，帮助患儿理解整个治疗过程，增加治疗的参与度。

5. Masako 训练法

（1）概述：Masako 训练法又称为舌制动吞咽法。吞咽时，通过对舌的制动，使咽后壁向前突运动与舌根部相贴近，增加咽部压力，加快食团推进。

（2）治疗作用：①增加舌根的力量；②延长舌根与咽后壁的接触时间；③促进咽后壁肌群代偿性向前运动。

（3）适应证：咽腔压力不足、咽后壁向前运动较弱的患儿。

（4）操作方法：嘱患儿舌略向外伸并轻轻用牙齿咬住舌头，或治疗师使用湿纱布将舌头固定，嘱患儿在维持舌位置不变的情况下吞咽。

患儿适应并掌握此方法后，循序渐进地将舌尽可能地向外延伸，使患儿咽壁更多地向前收缩，增强咽肌收缩力量。

（5）注意事项：Masako 训练法能增加吞咽时咽后壁向前运动的幅度，但会造成以下不良后果：①气道闭合时间缩短；②吞咽后食物残留增加；③延长吞咽启动时间。从而增加渗漏或误吸的风险，需根据患儿的情况使用，如应避免用于直接进食过程中。

6. Shaker 训练法

（1）概述：Shaker 训练法即头抬升训练，也称等长 / 等张吞咽训练法。通过提高舌骨上肌群的力量，增强咽食管段向上向前的牵拉力，使食管上括约肌开放，从而减少因食管上括约肌开放不良导致吞咽后的食物残留和误吸的发生。

（2）治疗作用：强化舌根的运动范围及力量，增强 UES 开放的肌肉力量；增加 UES 开放的前后径；减少下咽腔食团内的压力，使食团通过 UES 入口时阻力较小，改善食物残留和误吸的情况。

（3）操作方法：让患儿仰卧于床上，尽量抬高头部，但肩部不能离开床面，眼睛看自己的足趾，重复数次。

（4）改良 Shaker 训练方法：

1）患儿保持坐位，治疗师立于患儿前方，用手掌根部在患儿额头处给予向前上方的推力，同时嘱患儿用力抵抗推力，将额头向前下方压，并用力保持一定的时间后放松，重复数次。

2）患儿保持坐位。治疗师四指包裹拇指握拳，拳孔朝上，将握好的拳头，置于患儿的下颌和胸骨柄之间。嘱患儿将下颌下压，用力将治疗师的拳压在胸骨柄上，保持一定时间后放松，重复数次。

7. 不同气道保护手法比较（表 6-15）

表 6-15 不同气道保护手法的适应证及作用

气道保护手法	适应证	作用
声门上吞咽法	声带关闭减少或延迟	在吞咽前或吞咽中关闭声带
	吞咽启动延迟	在其延迟之前或延迟时关闭声带
超声门上吞咽法	呼吸道入口关闭不足	努力屏气使杓状软骨向前倾斜，在吞咽之前或吞咽时关闭呼吸道入口
用力吞咽法	舌根向后的运动减少	用力增加舌根后部运动，清除咽部残留食物
门德尔松手法	喉运动减少	增加喉部上抬的幅度与时间，及环咽肌开放的时间与宽度
	吞咽不协调	增强喉部上抬的幅度与时长，及环咽肌开放的程度与时间，促进吞咽的正常化
Masako 训练法	咽腔压力不足、咽后壁向前运动较弱的患儿	增加舌根的力量；延长舌根与咽后壁的接触时间；促进咽后壁肌群代偿性向前运动
Shaker 训练	食管上括约肌开放不良、食物残留	强化舌根的运动范围及力量，增强 UES 开放的肌力和程度；减少下咽腔食团内的压力

（李咏雪　周惠嫦　陈丽珊　黄楚莹）

三、低频电疗法

（一）概述

低频脉冲电流在医学领域的应用已有一百多年的历史。1831 年法拉第发明了感应电装置。20 世纪初，电生理学研究不断深入，多种低中频电疗法得到发明。20 世纪 80 年代以来，随着集成电路和计算机技术的应用，人们开发了很多功能先进、体积小巧、使用方便的电疗设备，低频电刺激技术也越来越多地用于治疗吞咽障碍，其中使用较多的是神经肌肉电刺激。

1. **基本概念**　低频脉冲电刺激（low frequency electrical stimulation）是频率小于 1 000Hz 的脉冲电刺激。应用低频脉冲电刺激治疗疾病的方法，简称为低频电疗法。肌肉在 1 000Hz 以下的低频范围具有周期同步原则，即每一个低频脉冲均能使运动神经和肌肉发生一次兴奋，对感觉神经和运动神经都有强的刺激作用。

（1）神经肌肉电刺激疗法（neuromuscular electrical stimulation，NMES）：应用合适的频率、脉冲宽度的低频脉冲电流，刺激骨骼肌或平滑肌以恢复其运动功能的方法，是吞咽障碍治疗的常用方法，主要目标是强化力量减弱的肌肉，帮助恢复运动控制。

（2）肌电生物反馈疗法：借助肌电信号的接收设备，通过记录肌肉收缩时的微弱电信号，转化为视觉和／或听觉反馈方式，或者使用卡通化、游戏化的图像或动画去提示、引导患儿主动参与肌肉训练的技术。

（3）感应电疗法：一种古老的电疗法，电流频率、脉冲宽度和波形是固定不能变的。由于刺激强度较大、电流刺痛感比较明显，一般常应用于成人吞咽障碍治疗。对于学龄期、可配合治疗的患儿，可应用感应电疗法联合手持式电棒进行靶肌肉的训练，包括口腔内外的靶肌群，更有利于强化肌肉力量，改善吞咽及构音功能。

（4）其他：经颅直流电刺激的介绍详见第五章第六节，还有其他低频电刺激如经皮神经电刺激、咽腔电刺激等刺激技术。

2. **电刺激参数与吞咽的关系**　电刺激的基本参数包括电流强度、频率、波型、波宽、刺激时间及间隔时间等，不同参数电刺激所产生的作用及疗效存在较大差异，因此临床治疗时电刺激参数的选择极为重要，但目前国内外治疗吞咽障碍的电刺激参数尚未统一。

（1）电刺激强度：电流强度（intensity）是单位时间内通过电极的电量，一般用 mA 表示，要引起神经肌肉兴奋收缩，必须达到一定的电流强度。一般来说，选择合适的参数和电流强度，肌肉收缩能达到 60% 以上的最大等长收缩强度（maximum voluntary isometric contraction，MVIC），即达到 60% 以上的最大肌力。引起肌肉收缩的合适电流强度，与电极的大小和位置显著相关。因此进行吞咽电刺激时，不能单凭仪器的数字大小确定治疗强度，应根据患者能耐受的最大强度和靶肌群的收缩情况而定，尤其是儿童，应注意治疗起始的电流强度不能过大，以免引起恐惧和抗拒心理。对存在认知障碍的或认知能力尚未足够的年幼患儿，可采用渐进原则，初次采用低强度，逐次增加，最大强度不应超过同年龄组同仪器的平均值，治疗后需检查皮肤完好情况。

（2）频率（frequency）：又称波频（pulse rate），是每秒钟内脉冲出现的次数，单位为赫兹（Hz）。频率与肌肉收缩质量和肌肉疲劳性有关。为达到最大的电刺激肌肉收缩，强直收缩是必要的。对正常神经支配的肌肉，频率大于 20Hz，肌肉发生不完全性强直收缩，当频率上升到 50～60Hz 以上时，肌肉即发生完全的强直性收缩。对周围神经病损导致的失神经支配肌肉，引起强直收缩的频率较低。由于强直收缩的力量可以达到单收缩的 4 倍，故可以达到增强肌力的目的。但频率的增加会加速肌肉疲劳，因此选择电刺激频率时，需结合肌肉大小和病情，衡量肌力训练和肌肉疲劳之间的关系，合理调节通断比。临床上吞咽治疗仪常用频率为 30～80Hz。

（3）波形（waveform）：电流强度随时间变化而形成的图形。波形对肌力增加没有影响，但影响患者的感觉和舒适度。对上运动神经元损伤的肌肉常用方波，其中又分为不对称双相方波和对称双相方波，前者有阴阳极之分，一般用阴极作主极，用于小肌肉、肌束的刺激。后者没有极性，用于大肌肉和肌群的刺激。失神经支配肌肉的 NMES 一般用指数波、三角波。

（4）波宽（pulse duration）：也叫脉冲宽度，是每个脉冲出现的时间，包括上升时间、下降时间等，单位为 ms 或 s。波宽对引起有效肌肉收缩和患者舒适度有重要意义。波宽太短，无法引起有效的收缩；波宽太长，较小的电流强度即可引起神经电位变化，但皮肤阻抗增加，易引起疼痛。神经组织和肌肉组织所需的最小波宽不一样，神经组织为 0.03ms（有人认为 0.01ms），而肌肉组织兴奋必须有更长的脉冲宽度和更大的电流强度。对于正常神经支配的肌肉（包括上运动神经元麻痹的肌肉），0.3ms 的波宽更舒适，不易引起疼痛。对周围神经损伤后的肌肉，波宽一般在 1 ~ 500ms 之间。吞咽治疗仪多以神经肌肉电刺激为主，常用的波宽是 600 ~ 800μs（即 0.6 ~ 0.8ms），可刺激正常肌肉，预防和治疗废用性肌萎缩，也可刺激部分失神经支配的肌肉。感应电刺激有效波宽 0.1 ~ 1ms，对预防废用性肌萎缩效果较好。对完全失神经支配的肌肉，由于其时值较长，甚至高达正常值（1ms）的 50 ~ 200 倍，故感应电流对完全失神经支配的肌肉无明显刺激作用，对部分失神经支配的肌肉作用减弱。

（5）通断比（ratio）：也称收缩 / 休息时间比（on/off ratio），是指脉冲电流的持续时间与脉冲间歇时间的比例，对肌肉疲劳性和治疗时间长短有重要意义。休息时间延长，不易导致肌肉疲劳，但要达到同样肌肉收缩次数和运动量要花较多治疗时间。通断比在 1∶3 以上较不易引起肌肉疲劳，临床上多选择 1∶1 ~ 1∶15 之间，病情越严重，所需的休息时间就越长。部分吞咽治疗仪设有固定通断比，也有可调设置，以 1∶3 或 1∶5 最为常见，根据患者肌肉是否疲劳和结合治疗时间长短，可适当更改。

（6）波升和波降时间：波升时间（ramp up time）是达到最大电流所需的时间，波降时间（ramp down time）是从最大电流回落到断电时所需的时间。波升和波降时间有利于增加电刺激的舒适度。波升能避免电流瞬间增大而引起患者恐慌，同时缓解肌肉收缩动作不平顺或导致对侧痉挛肌肉受牵张而收缩。波降是避免电流突然降到零点，造成肌肉突然放松。波升、波降通常取 1 ~ 2 秒，如存在肌肉痉挛等，可适当延长。

（二）神经肌肉电刺激疗法

神经肌肉电刺激疗法（NMES）是指任何利用低频脉冲电流，刺激神经或肌肉，引起肌肉收缩，提高肌肉功能，或治疗神经肌肉疾患的一种治疗方法。其原理是通过刺激完整的外周运动神经来激活肌肉的电刺激。主要治疗目标是强化无力肌肉，帮助恢复运动控制。

1. 治疗原理

（1）刺激局部神经及肌肉，产生肌肉收缩，提高肌力及肌张力。

（2）增加外周感觉输入，尤其是通过强化本体感觉输入，诱发及促进患者的运动功能恢复。

2. 临床治疗作用

神经肌肉电刺激的临床作用为：①治疗废用性肌肉萎缩；②通过刺激肌肉收缩，维持或改善关节活动度；③肌肉运动再学习和易化作用，促进失神经支配肌肉的恢复；④减轻肌肉痉挛；⑤促进血液和淋巴循环，减轻水肿；⑥增进患者的感觉反馈和时序性；⑦替代或恢复功能：产生即时效应直接恢复功能，替代矫形器或代偿肢体和器官已丧失的功能。

3. 治疗操作要点

（1）治疗前的准备工作

1）设备准备：神经肌肉电刺激治疗仪、电极（衬垫式、粘贴式等）、隔水薄膜、固定用绑带等。

2）知情沟通：与患儿或家长进行充分知情沟通，解释进行此治疗的目的、治疗时正常及异常感觉和注意事项等。

3）可提前准备患儿感兴趣的视频或玩具，摆放在患儿面前，转移患儿的注意力，尽量消除患儿对电刺激的抗拒和恐惧，保证治疗效果。

（2）电极放置的选择：电极放置的选择对电刺激的疗效有着重要影响，下面以临床中最常见的粘贴式电极为例，简单介绍一些常见的电极放置方法。

1）舌骨运动障碍、舌后坠（刺激下颌舌骨肌、二腹肌前腹）：两组电极置于下颌骨与舌骨之间，呈"一"字形水平排开，靠近舌骨中线的两个电极为一组，远离舌骨中线的为一组，呈对称排列（文末彩图 6-13A）。如想加强锻炼某一侧肌肉，或两边肌肉耐受量不均等，可以连接舌骨中线一侧的两个电极为一组，对侧为一组（文末彩图 6-13B），根据情况调整两组电流的输出强度；或者仅仅刺激单侧肌肉。

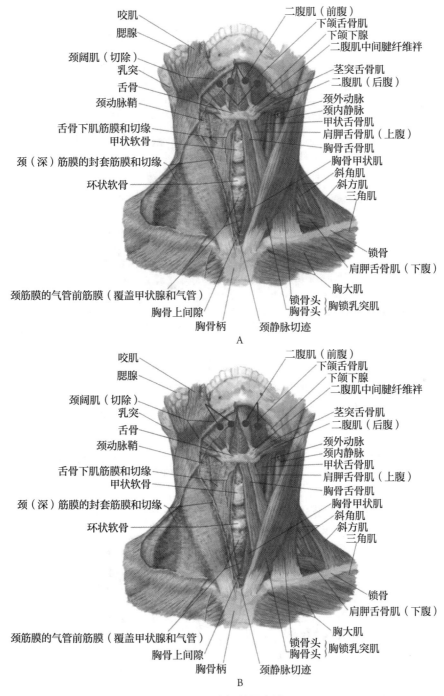

图 6-13　电极放置方法

A. 方法 1；B. 方法 2

2）咽缩肌力量下降（刺激下颌舌骨肌、二腹肌前腹、甲状舌骨肌）：两组电极分别置于舌骨上方、甲状软骨上切迹上方（文末彩图6-14），可改善咽部力量和喉舌复合体的运动，有利于清除咽部残留、减少食物残留。刺激甲状舌骨肌，同时嘱患者做吞咽动作，即舌骨上肌群抗阻收缩，能改善舌骨上肌群的力量。

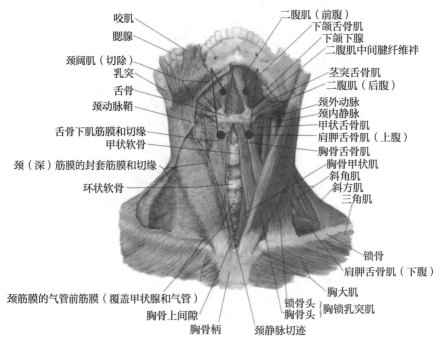

图6-14　电极放置方法3

3）流涎、唇颊力量弱（刺激口轮匝肌、上唇方肌）：电极置于单侧的口角（地仓）、上唇方肌运动点处（图6-15、视频6-8），可改善口轮匝肌的感觉与缩唇运动；如两侧力量均下降，则置于两侧同时刺激。

视频6-8
加强口轮匝肌的力量

4）咀嚼力量弱（刺激咀嚼肌）：电极置于单侧的咀嚼肌相关肌群（以咬肌、翼内肌为主，图6-16），如两侧力量均下降，则置于两侧同时刺激。此法可加强咬肌力量，增强下颌稳定性，改善患儿咀嚼功能。

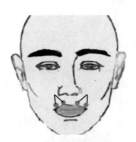
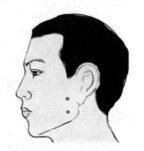

图6-15　电极放置方法4　　　图6-16　电极放置方法5

5）吞咽反射弱：采用吞咽言语治疗仪，辅助电极（布衬垫）置于颈后并用绑带固定，治疗电极（布衬垫）置于下颌骨下方与舌骨上方之间的区域（图6-17、视频6-9），有助于吞咽反射的恢复，对吞咽延迟、无吞咽动作的患儿有促进作用。

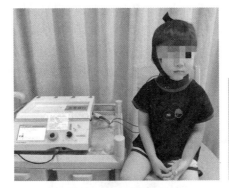

视频6-9
诱发吞咽反射的
操作

图6-17　电极放置方法6

（3）注意要点

1）治疗前：检查治疗区域皮肤情况，确保皮肤清洁、干燥、无破损、无毛发阻挡；治疗后：皮肤有些许潮红为正常，可自行消退；检查皮肤是否有电灼伤，如有，则行进一步处理。

2）在初次电刺激治疗前，可用几次小电流强度刺激让患儿慢慢接受电刺激的感觉，正式治疗时再逐步增加电流强度。

3）对敏感度高、不能安静治疗的患儿，首次治疗时只贴电极，不通电；随后再根据情况从最低强度电流（感觉阈）开始慢慢增加，边调整边观察患儿反应。每次电刺激时间可以从5～10min，逐渐延长到20min。

4）贴电极时，确保头部处于中立位或舒适体位，治疗区域皮肤处于正常伸缩位，以防治疗时由于治疗部位移动而导致电极松动或脱落，引起电灼伤。

5）贴好电极后，可用胶布或绑带加固，防止电极松动，保持电极与皮肤充分接触，防止电灼伤。

6）嘱咐患者治疗期间不得任意挪动体位或拉扯电极线和绑带，以免发生接触不良导致无电流输出或电流密度瞬间增大引起电灼伤。

7）应避免在颈动脉窦或附近位置放置电极，以免发生生命体征的变化。

8）粘贴电极应专人专用，布衬垫电极在治疗后应充分清洗、消毒，及时替换，以免发生交叉感染。

9）由于儿童的皮肤较嫩，因此电流强度应低于正常成人的运动阈值。

（三）肌电生物反馈疗法

1. **概念**　通过反馈仪将肌电信号叠加输出，转换成患者能直接接受的反馈信息（如颜色、数字、声响、图像），患者根据反馈信息借助情景互动、游戏等手段，对骨骼肌进行放松训练或对瘫痪肌群进行运动功能训练的方法，旨在引导患儿主动参与治疗，具有趣味性高、目的性强的特点。相比于其他电刺激，更有助于提高吞咽学习的效率，缩短治疗时间。但需要患儿主动参与的程度较高，不适合于不能配合的患儿。

2. **分类**

（1）听觉反馈：利用听觉反馈进行电刺激，通过采集表面肌电信号，用清晰明确的声音去提示、鼓励患儿做主动吞咽、伸舌或其他运动，通过实时的声音反馈予以提示及鼓励，再结合低频电刺激进行目的性强的靶向训练。

（2）视觉反馈：利用视觉反馈进行电刺激，通过采集表面肌电信号，用量化的数值、波形图等显示在电脑屏幕上，实时显示肌肉做动作或用力情况，鼓励患儿做主动吞咽、伸舌或其他运动，再结合低频电刺激进行目的性强的靶向训练（图6-18）。

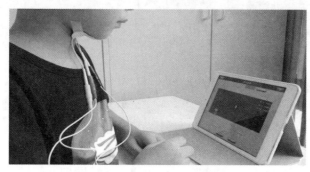

图6-18　视觉反馈进行电刺激

（3）肌电检测触发的神经肌肉电刺激（助力电刺激）：当检测电极检测到肌肉激活状态达到设定的阈值时，治疗仪即启动一次电刺激，使肌肉收缩，再重复多次，形成正反馈的电刺激循环。此方法要求患儿必须具有一定的能力且能配合治疗，且需要在治疗师或家长引导下完成吞咽或伸舌等动作。随着患儿功能和肌肉运动阈值的提高，设定的阈值也可随之提高，以达到最佳的训练强度。

（4）情景化、游戏化的训练：视觉、听觉反馈的进阶综合版，把视觉反馈中枯燥的数字、曲线，通过结合游戏、情景化或卡通化的方式，创造轻松、舒适、有趣的训练环境，诱导患儿主动进行吞咽、伸舌等运动，让患儿逐渐掌握控制靶肌群的运动，主动进行吞咽动作、伸舌等分离运动（图6-19、视频6-10）。

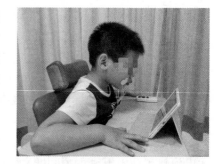

图6-19　结合情景、游戏进行电刺激

视频6-10
结合情景、游戏
进行训练

（四）感应电疗法

对于年龄较大、可耐受一定的电流刺激、能配合治疗的患儿，可应用感应电疗法联合手持式电棒进行靶肌肉的训练，包括口腔内、外的靶肌群。

1. 概念

感应电流是利用电磁感应原理产生的一种双相、不对称的低频脉冲电流，又称法拉第（Faraday）电流，是1831年由法拉第发现的。应用这种电流治疗疾病的方法，称为感应电疗法，所以是一种古老的电流疗法。感应电的正波是高尖的，有治疗作用；负波是低平的，由于电压过低而无治疗作用。改进的感应电流保留高尖部分而无低平部分，称为新感应电。感应电频率在60～80Hz之间，周期在12.5～15.7ms之间，其尖峰部分类似一狭窄的三角形电流，$t_{有效}$（正向脉冲持续时间）为1～2ms。峰值电压约40～60V。

2. 生理作用

（1）电解作用不明显：因感应电流是双相的，通电时，组织内的离子呈两个方向来回移动，因此感应电引起的电解远不如直流电明显，治疗时皮肤无针刺或烧灼感。

（2）兴奋正常神经和肌肉：为了兴奋正常的运动神经或肌肉，除需要一定的电流强度外，还需要一定的通电时间。引起运动神经和肌肉收缩的脉冲持续时间（$t_{有效}$）需分别达到0.03ms 和 1ms。感应电的 $t_{有效}$ 在 1ms 以上，因此，当电压（或电流）达到上述组织的兴奋阈时，就可以兴奋正常的运动神经或肌肉。由于感应电流连续作用于正常肌肉时，可引起肌肉完全强直性收缩，但强直性收缩易引起肌肉的疲劳或萎缩，所以不能持续地使用感应电流，临床常用节律性感应电。

3. 治疗作用

（1）预防肌肉萎缩：感应电的频率为 60～80Hz，能使肌肉发生强直收缩，有利于锻炼肌肉，可防止废用性萎缩。

（2）促进血液循环：感应电流除引起肌肉收缩，还有扩张血管作用，促进血液循环。

（3）防止软组织粘连：肌肉的收缩活动能使轻度的粘连松解或防止粘连的形成。

（4）缓解疼痛：肌肉的收缩可改善局部的血液循环，促进致痛物质的吸收，具有一定的镇痛作用。

（5）在吞咽中的应用：周惠嫦等应用自主研发的手持式电极棒用感应电流治疗吞咽障碍患者，取得了显著的疗效。该电极棒具有小巧、可移动性的优点，不仅可对口腔外的肌肉进行针对性的靶向刺激，还可对舌、软腭等口腔内器官进行直接刺激，弥补了表面电刺激的局限性。该方法逐渐在国内推广应用，下面简要介绍该技术应用于儿童治疗中的操作方法及步骤。

4. 操作方法及步骤

（1）用物准备：

1）DL-Ⅱ型直流感应电疗仪：频率 60～80Hz，有效波宽 0.1～1ms；接线连接辅助电极和手持式电极棒。

2）手持式电极棒：带开关，电极棒可拆卸，电极头为导电材质，一次性使用。

3）辅助电极：布质衬垫，厚度约 1cm、大小约 10cm×10cm。有铅板电极、自粘电极片、无纺布电极片等种类。

4）固定带：固定辅助电极于颈后。

5）隔水薄膜：隔开衬垫和患者衣物，防止弄湿衣服。

（2）治疗前准备：用温水把衬垫充分湿透，用绑带固定辅助电极于颈后（注意铅板电极要用隔水薄膜隔开衬垫和衣物，以防弄湿衣服），检查确认感应电疗仪的输出旋钮是否在零位；检查治疗部位处（包括辅助电极）是否有皮肤破损、潮红等情况。

（3）治疗：被治疗者取舒适体位（仰卧位、坐位或家长抱坐位），操作者以手持式电极棒作为刺激电极，操作者手握电极轻压在患儿靶肌肉的运动点上（具体刺激部位见下面详述），在电疗仪上调节电流强度，进行断续性刺激，使肌肉发生节律性收缩，以引起明显肌肉收缩为宜。

（4）治疗时间：单次刺激 3～5s，再休息 5～10s，重复 3～5 组；每次总治疗时间约15～30min，每天 1～2 次，治疗总时间和疗程次数均可根据病情酌情增减。儿童的治疗剂量和时间应尽量控制在耐受范围内。

（5）治疗完毕：将输出电流调至零位，关闭电源，取下电极和衬垫。检查治疗部位的皮肤，如皮肤出现微红，无破损，为正常情况，半小时内可自动消退。

（6）注意事项

1）电流强度以引起靶肌肉明显收缩为准，对于对电流敏感或不能耐受者，在耐受范围内尽量达到运动阈值以上强度。

2）自粘电极片为专人专用，电极棒主体可拆卸，电极头为一次性使用。

3）治疗前后应注意做好解释工作，充分知情沟通，注意监测心率、血氧饱和度等生命体征变化。

4）如被治疗者发生头晕、血压升高或其他不适，应立即停止当前治疗。

5. 刺激部位

（1）颊肌刺激：根据颊肌的肌肉走向，在口腔外和口腔内分别进行颊肌肌肉（图 6-20）的刺激（移动法），有利于改善颊肌力量。值得注意的是，刺激此部位同时也刺激了腮腺，唾液分泌增加，有可能引起流涎量增加。

（2）唇肌刺激：对上唇方肌、下唇方肌的运动点以及两侧口角（地仓穴）进行刺激（图 6-21），一般采用固定法，有利于增强闭唇功能和包裹食物的能力，改善流涎情况。

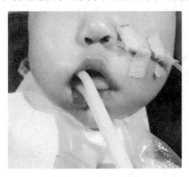 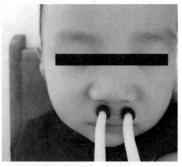

图 6-20　颊肌刺激　　　　　　　　图 6-21　唇肌刺激

（3）舌肌刺激：包括舌内肌群和舌外肌群的刺激。舌内肌群一般以从后往前方向刺激舌上纵肌和左右方向刺激舌横肌（移动法），以改善舌的活动度；对于舌上抬能力差者，可在舌前 1/3 处刺激（图 6-22）；对于舌后缩无力者，可以移动法或固定法刺激舌后 1/3 处（图 6-23）。舌外肌群主要以下颌舌骨肌、二腹肌前腹为刺激靶点，具体刺激部位和图示可参考上面 NMES 的电极放置部位章节。

（4）软腭、咽后壁：对于吞咽延迟、咳嗽反射减弱的患者，可由外到里分别刺激腭舌弓、腭咽弓和咽后壁（图 6-24），改善软腭上抬和咽后壁前移的功能，减少鼻漏和食物渗漏的风险以及提高食团运送的功能。

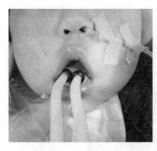 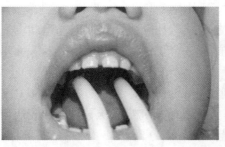 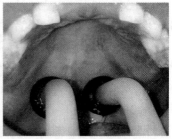

图 6-22　舌前 1/3　　　　　图 6-23　舌后 1/3　　　　　图 6-24　软腭刺激

（5）咽缩肌刺激：对于喉上抬不足的患者，可用移动法或固定法刺激舌骨上肌群。

（五）低频电疗法的临床应用研究

低频电疗法在肢体运动功能康复、疼痛康复等领域的应用已久，但应用于吞咽康复的历史很短。2001 年，美国食品和药物管理局批准 VitalStim 治疗仪用于治疗吞咽障碍的低频电刺激以后，低频电刺激在吞咽障碍康复中的应用越来越广泛，类似 VitalStim 的仪器因安全、不良反应小、治疗费用低等优点广受物理治疗师青睐。但目前的临床研究，绝大部分是针对脑卒中后吞咽障碍，而且缺少高质量、大样本、长时间观察和随访、多中心的随机对照试验，导致其临床有效性证据不足，因此多国的吞咽障碍康复治疗指南或专家共识，都没有推荐使用。如《中国吞咽障碍评估与治疗专家共识（2017 年版）》写道：体表的低频电刺激只是作为吞咽障碍治疗的辅助手法，并无循证支持的效果，不提倡广泛使用。

NMES 可通过刺激神经纤维激活运动神经元、促进肌肉收缩，使瘫痪肌肉恢复功能。有研究认为低频电刺激对吞咽障碍的作用是因为电刺激使神经细胞和突触的重建，改善神经系统信号传递，改善吞咽反射弧，从而增强吞咽相关肌肉收缩力、范围与协调性，恢复其运动控制能力。同时其产生的低频电流能在运动终板处使外周神经发生去极化，引起肌肉收缩，并通过大量的重复刺激训练增强肌力，从而改善或恢复吞咽功能，并在一定程度上调节皮质的可塑性。

不少文献报道，NMES 对吞咽障碍的疗效与传统吞咽训练的疗效相当，NMES 联合吞咽训练则可以进一步提高疗效。多个 Meta 分析结果表明神经肌肉电刺激联合吞咽训练能够改善吞咽障碍患者的吞咽功能。王江玲等纳入 11 篇随机对照试验文献，共计 576 例患者，进行 Meta 分析，结果表明，NMES 联合吞咽训练可改善脑卒中后吞咽障碍患者的吞咽功能和生活质量，并降低发生误吸的风险，但尚无证据表明 NMES 联合吞咽训练可缩短咽传递时间。

国内有许多学者研究低频电在不同疾病造成的吞咽障碍中的应用。周惠嫦等用低频电刺激配合导尿管球囊扩张技术治疗放射性脑神经损伤致吞咽障碍患者 18 例。结果发现：在 VFSS 观察下碘水、碘糊吞咽时通过时间缩短，喉部上抬和前移幅度增加；会厌谷、梨状窝的残留率以及误吸率都有所下降。导尿管球囊扩张技术配合低频电刺激治疗具有协同作用，对放射性脑神经损伤患者的吞咽功能有显著的改善。

由于人体吞咽相关肌肉均为较小肌肉且相互叠加，故在进行 NMES 治疗时电极放置位置无法精确到每块肌肉，亦无法精确评估目标肌肉电刺激强度。正因为吞咽肌群较小，NMES 治疗吞咽障碍时，电极片放置部位十分重要，部位不同可导致不同作用。大部分临床研究电极放置在颏下区，刺激舌骨上肌群。Burnett 等发现在休息状态下，电刺激健康人单侧吞咽肌（即单侧甲状舌骨肌、下颌舌骨肌、颏舌骨肌）可使喉上抬幅度提升 30%、吞咽速度增快 50%；而刺激双侧吞咽肌可使喉上抬幅度提升 50%、吞咽速度增快 80%。Nam 等应用两种不同电极放置方法对脑卒中后吞咽障碍患者进行 NMFS 治疗，一组为舌骨上刺激组，2 对电极均置于颏下区；另一组为舌骨下刺激组。治疗后发现，2 组患者喉舌前移距离、喉舌前移速度及喉上抬幅度均较治疗前明显改善，且 2 组间疗效差异无统计学意义。Leelamanit 等研究证明在吞咽时给予舌骨下肌群同步电刺激引起喉下降，可改善吞咽障碍患者吞咽功能，是一种舌骨上肌群的抗阻训练方法。

值得注意的是，当电极放在舌骨下肌群上时，电流首先到达胸骨舌骨肌和肩胛舌骨肌，因为这 2 组肌肉比甲状舌骨肌更大、更接近体表。如前所述，吞咽时电刺激舌骨下肌群可能产生对舌咽向上运动的抵抗力，可能会增强舌咽肌力。但是电刺激使舌骨下移可能会加重误吸，对误吸患者造成危险。由于甲状舌骨肌的充分收缩对吞咽期间的气道保护很重要，因此有必要通过其他治疗方法来强化这一重要肌肉，如用力吞咽、Shaker法。

低频电刺激不同参数电刺激所产生的疗效存在较大差异，目前国内外NMES治疗吞咽障碍的治疗参数尚未统一，如电刺激频率0.2～120Hz、脉冲宽度0.1～700ms、治疗时间5min～4h、治疗频度每日1～2次均有报道。但大部分采用60～80Hz、脉宽300～700μs、治疗时间20～30min，对脑损伤引起的吞咽障碍有较好的效果。燕铁斌等选取60例脑卒中后吞咽障碍患者分为3组，分别使用低频电刺激、冰刺激以及药物治疗。治疗后发现电刺激组的标准吞咽功能评价量表评分和血氧饱和度降低值均较其余两组低，证明低频电刺激比冰刺激、药物治疗更能改善吞咽障碍。刘敏等人对120例脑卒中后中重度吞咽障碍患者进行了不同频率（20Hz、40Hz、80Hz）神经肌肉电刺激对神经源性吞咽障碍的疗效观察，其结果表明，80Hz组的VFSS评分明显高于其他组，这表明了80Hz的神经肌肉电刺激对中重度神经源性吞咽障碍疗效最为显著。

有少数研究表明，采用感觉阈的NMES（没有肌肉收缩，只有皮肤麻的感觉）或经皮神经电刺激疗法（transcutaneous electrical nerve stimulation，TENS）配合吞咽训练，也有一定的效果。其作用机制可能是吞咽皮层感觉输入的增强。如果这个假设是正确的，那么运动电刺激使肌肉收缩的治疗效果至少有一部分是感觉输入增强引起的。但目前有关这方面的研究还太少，不能证实感觉水平电刺激的疗效和机制。

低频电刺激除了有表面电刺激与口咽部电刺激外还有植入式肌肉内电刺激。肌肉内电刺激是采用钩线电极，通过直接放置在靠近靶肌肉的神经末梢周围，激活指定肌肉，产生辅助吞咽的作用。该方法避免了表面电刺激的非特异性，且植入电极由于不通过皮肤，不用考虑皮肤阻抗，也不会激活浅表的痛觉感受器，所需电流强度小。虽然肌肉内刺激具有这种优势，但由于其具有侵入性、昂贵，有痛苦等缺点，目前主要用于语音康复和气道的保护治疗，而应用于吞咽障碍患者的不多。

表面肌电生物反馈训练也常用于吞咽障碍的治疗，其中肌电触发电刺激技术应用最多，配合用力吞咽的效果更好。董旭等对纳入的17项研究，1 306例患者进行Meta分析，结果显示在对照组治疗基础上联合表面肌电生物反馈治疗的试验组患者的功能性经口摄食评价量表、标准吞咽功能评价量表评估结果优于对照组，表明生物反馈可改善脑卒中后吞咽障碍的摄食功能、吞咽功能；还可降低肺炎的发生率。有研究表明，肌电生物反馈治疗脑卒中后吞咽障碍可缩短鼻胃管的拔管时间、拔管率高于对照组。

虽然大部分临床研究显示NMES、肌电生物反馈治疗能较好地改善吞咽障碍患者的吞咽功能及生活质量、降低肺炎发生率并提高摄食水平，但目前对治疗参数的选择、电极放置位置还存在一定争议和盲目性，循证医学证据等级不高，尚需进一步更多高质量、大样本、多中心的随机对照试验加以验证和完善。仍需进一步了解电刺激疗法对吞咽功能的生理和治疗作用机制，尤其是明确电刺激如何影响吞咽功能和中枢神经系统，将有助于设计特定的和个体化的治疗方案。

（张盘德　梁　鹏）

四、球囊扩张技术

（一）方法介绍

1. 定义　采用机械扩张的方式使环咽肌的张力、收缩性和弹性正常化，缓解因环咽肌失弛缓引起吞咽障碍的一种治疗方法。以前主要采用内镜下球囊或探条扩张，近年来简化了操作方法，可不需借助内镜，直接使用适当型号的球囊导尿管经鼻孔或口腔插入食管，确定进入食管并完全穿过环咽肌后，用分级注水的方式向球囊内注水，持续扩张环咽肌，提高患者吞咽时的舌骨位移量和食管上括约肌最大开放程度。该方法适用于环咽肌功能障碍的患儿。

2. 原理　食管上括约肌（upper esophageal sphincter，UES）由咽下缩肌远侧部、环咽肌与食管上端部分纤维构成，是咽与食管交界处的屏障，在食管上方充当双向阀门作用，其中主要的功能肌是环咽肌（cricopharyngeus muscle）。UES 发挥括约肌作用，此肌纤维在休息状态下呈收缩状态，维持一定的紧张性收缩，以避免呼吸时空气进入食管。UES 在吞咽后瞬间与吸气时的压力最大，吸气时，压力增加是为了确保空气不能吸进食管。在吞咽时 UES 松弛、打开，让食物团通过食管，然后强力收缩，防止食物反流到咽。

食管上括约肌的开放先决条件是食团内压和舌骨 - 喉复合体向前向上牵拉力必须大于 UES 的阻力。导管球囊扩张的被动扩张正是以机械性牵拉为主，很好地使环咽肌放松。而主动扩张除生物力学的机制外，更结合了复杂的中枢调控和皮质可塑性机制。球囊扩张中的被动扩张手法可有效扩大环咽肌的直径；主动扩张手法除机械牵拉环咽肌外，也可一定程度上诱发吞咽动作、可增强吞咽动作的协调性，并在一定程度上强化吞咽肌群的力量和刺激咽喉部及环咽肌的感觉。若两种手法结合使用，能更好地改善患儿的吞咽情况，也可减少患儿在训练中的疲劳感。

采用球囊扩展技术不仅通过其生物力学机制改善环咽肌功能，更重要的是能改变皮质 - 延髓 - 靶肌通路的兴奋性：球囊被动扩张产生的压力直接刺激食管上端黏膜的压力感受器，激活脑干吞咽中枢。球囊主动扩张过程中激活两侧大脑皮质及皮质下吞咽相关的功能区，增强了皮质 - 延髓神经通路的兴奋性，从而增强启动反射性吞咽的能力。

3. 分类

（1）按插管途径：分为经口导管球囊扩张和经鼻导管球囊扩张。

（2）按手法：分为被动导管球囊扩张（撑开狭窄的环咽肌，增大入口直径，被动扩张环咽肌）和主动导管球囊扩张（训练患儿吞咽的协调性，强化吞咽肌群的力量），主动扩张时需要给予患儿相应的口腔感觉刺激以引导患儿产生吞咽动作。

4. 适应证

（1）脑干外伤、脑干梗死、脑干炎等脑干损伤导致的环咽肌失弛缓或环咽肌开放不协调。

（2）神经麻痹导致的环咽肌开放不良、吞咽动作不协调，咽喉部感觉不良所引起的吞咽延迟。

（3）头颈部外伤或先天性畸形引起的单纯瘢痕性狭窄。

（4）血氧饱和度保持在 90% 以上，呼吸频率稳定在各年龄段的正常平均值，具体参考第一章第七节。

5. 禁忌证

（1）神志不清醒，反抗过于强烈的患儿。

（2）鼻腔、口腔黏膜薄、充血、破损者，插管时易出血。

（3）血氧饱和度低于 90%，呼吸频率不稳定、节律不整，甚至出现了呼吸间歇、暂停的情况。

（4）其他影响治疗的病情未稳定患儿。

（二）操作步骤

1. **准备物品** 手套、油性笔、纱布、碗、水、棉签、5ml注射器、8号硅胶球囊导尿管。

2. 保证患儿意识清醒，呈端坐位。

3. **工作人员准备** 导管球囊扩张术可由1名操作人员完成，必要时可以要求患儿家属稳定患儿情绪，安抚患儿，保持好患儿扩张时的体位。

4. **临床检查** 扩张前查体来了解患儿病情。必要时应先行吞咽造影检查（VFSS），观察患儿口咽的功能，确定吞咽受损的部位，观察进食时有无滞留、残留、反流、误吸，环咽肌开放等情况，确认患儿是否有进行导管球囊扩张术指征。对气管切开的患儿也要进行纤维内镜吞咽检查，确认患儿舌、软腭、咽、喉无进行性器质性病变及水肿。

5. **用物检查** 儿童通常选择双腔儿童型8Fr超滑型硅胶导尿，见图6-25。操作前需保证球囊完整。操作者向导尿管注水，使球囊充盈，观察有无漏水，检查无误后便可将水抽出备用。

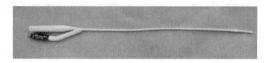

图6-25　8号导尿管

6. **插管** 操作前应先确认患儿的配合程度。插管前先将导尿管浸泡水中数秒，保证导尿管外壁润滑，易于插入食管。操作者将导尿管顺着患儿的鼻腔或口腔插入，同时让患儿做吞咽动作。若导尿管完全插入，需确认管的位置。对于3岁以上，认知能力好的患儿，可让其发"衣"音，声音与插管前相比保持一致清晰，再将管的另一端放入水中，观察水中是否有连续的气泡，若有随呼吸冒出的连续气泡则怀疑管进入气管；对于3岁以下，认知能力较差的患儿，插管后可缓慢注射0.5~1ml水（1岁以下选用0.5ml，1岁以上选用1ml），观察患儿的唇色、呼吸、甲床、球囊阻力，若出现发绀，呼吸困难，球囊阻力过大则怀疑管进入气管，见图6-26、图6-27。

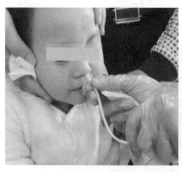
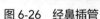
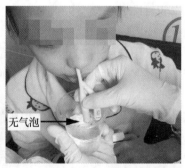

图6-26　经鼻插管　　　图6-27　观察水中是否有连续的气泡

7. **测基值** 确认导尿管进入环咽肌下方无误，则向球囊管中注水，水量一般1岁以下的患儿从0.5ml开始，1岁以上从1ml开始。操作者应感觉拉出球囊时不会轻易滑出，且有轻微阻力为患儿的基值。定基值需依赖操作者的手感，根据每位患儿环咽肌的紧张程度，初始能通过环咽肌的球囊容积都不一致。

8. 扩张　分为主动扩张和被动扩张两种。

（1）主动扩张：从基数开始，每增加 0.1～0.5ml 逐级扩张。扩张时操作者令患儿作主动吞咽动作，同时轻轻地缓慢向上牵拉导管。在患儿吞咽的同时环咽肌开放，球囊滑出食管狭窄处，阻力锐减时，迅速抽出球囊中的水，避免患儿有窒息感，最后拔出导尿管，当患儿出现费力吞咽动作时即终止操作。此法主要应用于 3 岁以上，认知能力好的患儿，见视频 6-11.

视频 6-11
主动扩张

（2）被动扩张：从基数开始，每增加 0.1～0.5ml 逐级扩张，扩张时操作者向球囊内注一定量的水，将导尿管球囊轻轻向上牵拉环咽肌狭窄处，并保持在环咽肌处数秒后再轻轻地缓慢向上牵拉导尿管，至球囊通过环咽肌狭窄处阻力锐减时，嘱助手迅速将球囊中的水抽出，上述步骤重复 6～10 次即终止操作。此法主要应用于 3 岁以下，认知能力差的患儿。

9. 注意事项

（1）对能配合的患儿一般采用经鼻插管扩张，如患儿存在咽反射消失、鼻腔有阻塞、破损等情况可采用经口插管扩张。

（2）为了确保患儿哭闹时也可以顺利插入导管，儿童均需用钢丝作为导丝，使导管定型，见图 6-28。因导丝重量较大，为了防止滑出，需在导管导丝端用止血钳固定，见图 6-29。若导管一直难以插入，可改变患儿头部的姿势，让患儿低头 20°。

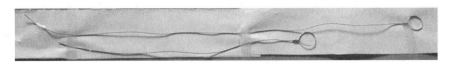

图 6-28　钢丝导丝

（3）对年龄 3 岁以上、认知能力好但喉上抬力不足的患儿，操作者需把手指置于舌骨上作暗示或施加阻力，扩张时可结合吞咽手法训练，如门德尔松法及声门上吞咽等手法；对于认知能力差的患儿，可配合使用神经肌肉电刺激的 ETS 模式（图 6-30），一旦达到设定的阈值，会触发刺激产生肌肉强力收缩，增强喉上抬的力量。对于小儿，可用食物引导作吸吮运动，促进喉上抬运动。

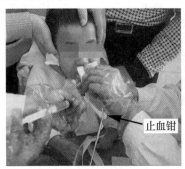
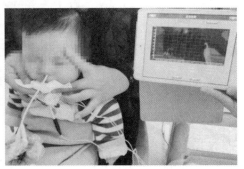

图 6-29　止血钳固定　　　　图 6-30　结合 ETS 模式

（4）其他：在扩张治疗期间，应同时进行基础训练，口腔的功能训练是进食的必要基础；球囊扩张术操作前需让患儿家属签知情同意书。

（万桂芳　周惠嫦）

五、说话瓣膜

（一）概述

说话瓣膜（speaking valve）或吞咽说话瓣膜（swallowing-ventilation-speaking），是安装在气管套管口的一个单向通气阀。可为拔除气管插管创造条件，恢复吞咽与言语功能，也是一种评估儿童适应口腔呼吸能力的有效方法。

在美国等西方国家，说话瓣膜普遍应用于气管切开术后患者，它在吸气时开放，吸气末自动关闭，可恢复喉和上气道中的气压和气流，从而改善吞咽、呼吸和言语等功能。成人及儿童均适用说话瓣膜，其中气管套管尺寸与压偏闭合横膈膜设计重建了闭合呼吸系统的正常生理两者均一致，但儿童说话瓣膜的选择需由患儿气管解剖结构和气管插管相对于气管内腔的大小决定。

目前，国内外对说话瓣膜的研究支持主要集中在成人，但也有越来越多儿童方面的研究报道，如气管切开术后的早产儿或先天性疾病患儿等，成功放置说话瓣膜的最小婴儿为13日龄。说话瓣膜能较好地改善患儿嗅觉、分泌物管理、咳嗽、言语及吞咽等功能，提高生存质量和社会参与能力。

（二）工作原理

说话瓣膜是一种单向通气阀，其瓣膜在使用前处于密闭状态，吸气时开放，吸气末自动关闭，气体不能从瓣膜排出。呼气时气流经气管套管与气管壁之间的间隙，通过声带，经口和/或鼻腔排出。此时声门下压力增高，气流通过声带可以自然发声。而且气流通过上呼吸道可恢复口腔、鼻腔、咽部等区域的感觉和运动，包括嗅觉、味觉和吸吮-吞咽-呼吸协调的能力，有助于患儿更加安全有效地进食母乳或婴儿食物，见图6-31。

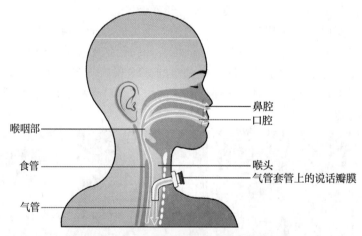

鼻腔
口腔

喉咽部

食管

喉头
气管套管上的说话瓣膜

气管

图6-31 吞咽说话瓣膜工作原理图

（三）种类与特点

多种类型的说话瓣膜在国外儿童医院使用，有Shiley、Passy-Muir、Montgomery、Shikani-French说话瓣膜等。各类型瓣膜的功能是一致的，主要区别在径口处瓣膜的设计和对痰液处理难易上的不同。也有关于改良说话瓣膜的研究报道，有些患儿因气管压力过大而不适，如上呼吸道阻塞的儿童，气管压力高于10cmH$_2$O（1cmH$_2$O = 98.066 5Pa），导致说话瓣膜佩戴失败，可在瓣膜处安一个1.6mm孔，一个2.0mm孔或两个1.6mm孔的阀门，以使气管压力低于10cmH$_2$O，使患儿恢复发音功能，见图6-32、图6-33。

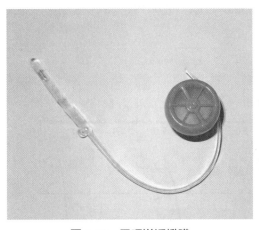

图 6-32　吞咽说话瓣膜

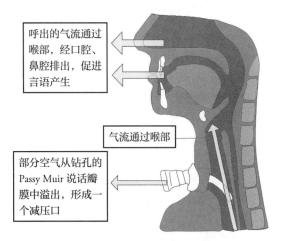

呼出的气流通过喉部，经口腔、鼻腔排出，促进言语产生

气流通过喉部

部分空气从钻孔的 Passy Muir 说话瓣膜中溢出，形成一个减压口

图 6-33　改良的吞咽说话瓣膜

1. Montgomery 说话瓣膜　一种开放式单通道说话瓣膜，其瓣膜与管壁只有一点相连接，吸气时开放，呼气时关闭。这种瓣膜只有在高压时才开放，所以在保持持续高压或发生高压的情况下，如人工通气，这种说话瓣膜的优势才得以显现。不足之处为肺的气体和分泌物易反流入气管和瓣膜，可能会降低吞咽时的潮气量。此外，瓣膜常常因震动漏气。

2. Shikani-French 说话瓣膜　设计呈圆帽状，其上端内置有一个球囊状活瓣。吸气使球囊离开开口处，气流进入气管；由于套管入口小，呼气时球囊被推进套管入口处即可关闭。不足之处为与 Montgomery 说话瓣膜同样易受痰液或分泌物的影响，而使球囊的活动失灵。

3. Shiley 说话瓣膜　鉴于开放式瓣膜易受痰液等分泌物反流影响带来潜在问题，此装置设计上在前端开放，在通气的同时方便清除分泌物，后端有网格用于阻挡黏液进入，且在管壁中有一个可用于吸氧的细管。吸气时瓣膜开放，呼气时气流可关闭瓣膜。

4. Passy-Muir 吞咽说话瓣膜（Passy-Muir swallowing and speaking value，PMV）　是由美国发明家 Victor Passy 博士和 5 岁时患肌萎缩后发展到四肢瘫的患儿 David.A.Muir 在他父亲的帮助下发明的。国内外多研究报道气管切开术后的儿童临床应用 PMV 最多，且 PMV 是患儿长期使用的首选说话瓣膜，该瓣膜重建了闭合呼吸系统的正常生理活动，产生声门上压力，有利于言语产生，改善咳嗽和吞咽功能等。但使用该瓣膜前须先把塑料套管气囊中的气抽走，因此应特别注意有误吸风险的患儿。在使用中，没有检测到瓣膜漏气，理论上可以无限次使用，但生产厂商建议一次性使用。本节后述内容将以 Passy-Muir 吞咽说话瓣膜装置为例，介绍其作用。

（四）治疗作用

1. 恢复喉和上气道中的气压和气流

（1）上呼吸道有气流通过，将增强其感觉功能。患儿佩戴 PMV 等说话瓣膜后，能感受到分泌物的存在，会出现咳嗽、清嗓等动作将分泌物清除，从而改善患儿分泌物的清除能力。并学会将气流从口腔、鼻腔中排出，有助于预防中耳感染。

（2）PMV 佩戴一段时间后，能改善患儿的咳嗽能力，在不需要拔管的情况下可以进行正常咳嗽。且能强化呼吸相关肌肉的力量，有利于更快地拔出气管套管。

（3）经肺功能检测，可恢复生理性的呼气末正压，如图 6-34、图 6-35，有助于减少误吸的发生。

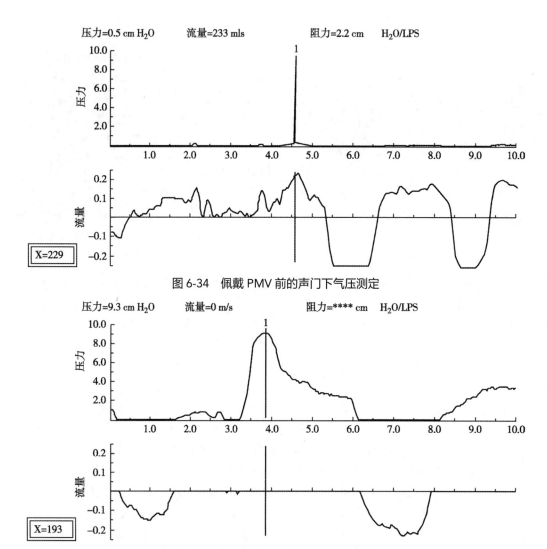

压力=0.5 cm H₂O　　　流量=233 mls　　　　阻力=2.2 cm　　H₂O/LPS

图 6-34　佩戴 PMV 前的声门下气压测定

压力=9.3 cm H₂O　　　流量=0 m/s　　　　阻力=**** cm　　H₂O/LPS

图 6-35　佩戴 PMV 后的声门下气压测定

2. 改善吞咽功能

佩戴说话瓣膜后，上呼吸道有气流通过，可增加口腔、鼻腔和咽部感觉刺激，改善患儿的嗅觉、味觉以及吸吮 - 吞咽 - 呼吸的协调能力，从而提高患儿进食技能的发育水平。且由于恢复了声门下生理性呼气末正压，患儿可以在吞咽过程中关闭声带，且吞咽后呼气时能清除少量误吸进入气管的食物，减少误吸的发生，从而改善患儿的吞咽功能，增加经口进食的机会，减少管饲的需要。

中山大学附属第三医院康复科窦祖林吞咽康复研究团队报道，气管切开后伴吞咽障碍、发音不能的患儿在佩戴吞咽说话瓣膜后结合吞咽训练，可减少误吸，改善环咽肌开放程度，恢复发音功能。万桂芳研究也曾报道，佩戴吞咽说话瓣膜能在一定程度改善气管切开患儿的渗漏与误吸。

3. 恢复语言交流能力

婴幼儿与其照料者之间的沟通始于婴儿哭泣或其他发出的声音，有研究报道气管切开后儿童的沟通能力会比同龄人延迟 5 ~ 9 个月，从而影响患儿声音探索和社交互动能力，因此尽早地使用说话瓣膜对患儿的言语功能发育和社交功能尤为重要。理论上讲，应在儿童语言产生前尽快使用说话瓣膜，避免患儿在重要的语言发育时期内产生潜在的长期影响。

此外，佩戴 PMV 后，不能发声说话，提示可能有认知语言障碍或是否有声带损伤，或长期不说话的习惯所致。建议给予声音常规评估和声带运动评估。若声音过低，可能与膈肌无力，气道内肉芽组织生长或肌张力不协调有关。

（五）适应证与禁忌证

气管切开患儿病情稳定后，绝大多数可以拔掉气管套管。尽管气管套管拔除术适用于大多数患儿，但对于那些不能进行气管套管拔除术的患儿来说，PMV 则是一种很好的选择。即使是患儿要进行气管套管拔除术，也可以暂时使用 PMV 加快从堵管到拔管的过程。

1. 适应证

（1）病情稳定，患儿清醒，有警觉，有恢复语言交流的愿望。

（2）需要吞咽治疗的儿童。

（3）不能耐受全部堵住气管套管开口的儿童。

（4）经内镜检查确认的气管压力小于 10cmH$_2$O。

（5）气管切开术后 7 天或更长时间。

（6）能够接受气囊放气的儿童。

（7）能合理管理口腔分泌物。

2. 禁忌证

（1）昏迷的患儿。

（2）严重行为障碍。

（3）临床情况不稳定，特别是肺功能差，肺顺应性、弹性降低。

（4）严重的气管狭窄或水肿。

（5）任何套管之上的气道阻塞，有可能阻止气流沿声门向上呼出。

（6）持续放置瓣膜后引起大量黏稠的分泌物，且不易咳出者。

（7）泡沫制作的气管套管气囊，因无法放气，放置瓣膜后有窒息的风险。

（8）全喉切除术或喉气管离断术后。

（9）气管切口处肉芽增生，气管套管周围没有足够的空间允许气体通过。

（10）气囊放气后不能维持足够的通气量。

（六）应用评估

长期留置气管套管会给患儿说话、吞咽、功能活动、护理等康复治疗与临床治疗带来很大的影响。说话瓣膜为顺利拔除气管套管创造了条件，特别是对于气管切开长期不能拔除气管套管的患儿，可作为首选方法。但是，在什么时候、什么条件下使用说话瓣膜，如何放置这种瓣膜，则需要临床医生、言语治疗师评估后决定。通气说话瓣膜的使用必须依靠康复团队的合作：对于使用呼吸机的患儿，带机下要早期使用通气说话瓣膜（24～72 h），这是撤机成功的关键；撤机后佩戴说话瓣膜，呼吸、咳嗽与吞咽训练同步进行；要提高使用说话瓣膜的质量，使用者家属必须经过正规训练；随时评估，随时解决临床上出现的问题非常重要。

安装吞咽说话瓣膜前确定气管套管外径与吞咽说话瓣膜内径是否一致，评估内容包括：

1. 明确并记录重要的基本生命体征，如呼吸、脉搏、血压等，重要的生理指标，如血氧饱和度。

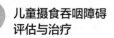
2. 若使用带气囊的气管套管，应缓慢放掉气囊中的气，并观察患儿的反应。

3. 必要时吸痰。

4. 戴上清洁手套，用手指或无菌纱布盖住气管入口，明确气管套管闭合后的发声情况。

5. 使用说话瓣膜过程中需密切监测重要器官及呼吸功能情况，特别注意患儿的主观反应，有无窒息的发生。

6. 记录首次佩戴瓣膜耐受的最长时间。

7. 对于何种条件下佩戴瓣膜的建议。

吞咽说话瓣膜详细评估见表 6-16。

表 6-16 吞咽说话瓣膜评估表

姓名：　　　　年龄：　　　　性别：　　　床号：　　　科室：　　　住院号：　　　　联系电话：

临床诊断：　　　　　影像学诊断：　　　　　发病日期：　　　　　评估日期：

主观资料(S)：

病史：＿＿＿＿＿＿＿＿＿＿＿＿＿＿＿＿＿＿＿＿＿＿＿＿＿＿＿＿＿＿＿＿＿＿＿＿

＿＿＿＿＿＿＿＿＿＿＿＿＿＿＿＿＿＿＿＿＿＿＿＿＿＿＿＿＿＿＿＿＿＿＿＿＿＿＿

曾经是否行言语训练：＿＿＿＿＿＿＿＿＿＿＿＿＿＿＿＿＿＿＿＿＿＿＿＿＿＿＿

气管切开处是否有疼痛：＿＿＿＿＿＿＿＿＿＿＿＿＿＿＿＿＿＿＿＿＿＿＿＿＿＿

说话瓣膜试戴时有何反应：＿＿＿＿＿＿＿＿＿＿＿＿＿＿＿＿＿＿＿＿＿＿＿＿＿

客观资料(O)：

气管套管管径大小：＿＿＿＿＿＿＿＿＿　　分泌物情况：＿＿＿＿＿＿＿＿＿＿＿

血氧饱和度：＿＿＿＿＿＿＿＿＿＿＿　　通气情况：＿＿＿＿＿＿＿＿＿＿＿＿＿

试戴说话瓣膜：

放气后：成功 / 失败　　　　上气道开放：成功 / 失败　　　　发音：成功 / 失败

测压结果：＿＿＿＿＿＿＿＿＿＿＿＿＿＿＿＿＿＿＿＿＿＿＿＿＿＿＿＿＿＿＿＿＿

说话瓣膜试戴结果：

	开始时	1min	5min	15min
观察指标				
血氧饱和度				
脉搏				
呼吸				
主观反应				
一样				
好转				
更差				

分析(A)：

试戴是否成功？ 是 / 否

试戴说话瓣膜的持续时间：＿＿＿＿＿＿＿＿＿＿＿＿＿＿＿＿＿＿＿＿＿＿＿＿＿

患儿是否可独立佩戴或撤除说话瓣膜？＿＿＿＿＿＿＿＿＿＿＿＿＿＿＿＿＿＿＿＿

＿＿＿＿＿＿＿＿＿＿＿＿＿＿＿＿＿＿＿＿＿＿＿＿＿＿＿＿＿＿＿＿＿＿＿＿＿＿＿

建议（P）：

请选择患儿需要：

□ 气囊放气后使用说话瓣膜

□ 睡觉时撤除说话瓣膜

□ 需在家属监护下使用说话瓣膜

□ 经口进食时使用说话瓣膜

□ 使用说话瓣膜前吸痰

□ 只能在语言治疗师监护下使用说话瓣膜

言语治疗师 / 护士签名：_____

注意：说话瓣膜为单通道瓣膜，适用于气管切开患儿，可帮助患儿发音来达到沟通目的，但说话瓣膜仅限于气管套管气囊放气后使用。

（七）说话瓣膜的使用

现以美国 PMV 为例，介绍气管切开患儿佩戴说话瓣膜技术操作的基本步骤。

1. 准备工作

（1）评估是否适合放置瓣膜：①评估有无放置说话瓣膜的适应证；②向家属充分做好解释，如说话瓣膜是如何起作用的；放置瓣膜时可能发生的问题、意外及原因。

（2）检查气管套管与说话瓣膜装置内径是否一致：①在国外均为标准配件，而国内很少吻合；②如果是金属套管，其口径较小，通常的改良方法是取出内套管，经消毒后用无纺纸粘带缠绕，扩大其外径，达到与瓣膜装置内径刚好吻合，并能套住为宜。

2. 不依赖呼吸机通气的患儿放置方法

（1）正确摆放体位：①让患儿处于舒适体位，通常取半卧位；②如患儿各方面条件许可，可让患儿保持直立坐位。

（2）吸痰：给予口腔后部和气管处吸痰，吸出分泌物，以免气囊放置后，这些分泌物误吸入肺。

（3）气囊放气：气囊缓慢放气，并观察患儿有无下列反应：①咳嗽；②呕吐；③吞咽；④有痛苦表情。通常用注射器将气体从放气管抽出直至球囊变扁，如下图 6-36。放气时，用任意注射器均可，与注射器的大小、充入气囊气体的量无关，但确保气囊完全放气非常重要，必要时要作二次抽气，确保气囊内无气体充盈。放气后常需再吸一次痰，必须保持气管通畅。

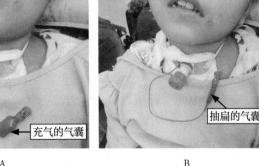

A   B

图 6-36　气管套管

A. 充气的气囊；B. 抽扁的气囊

（4）试堵管：用戴手套的手指封闭气管套管入口确定是否有足够多的气体或分泌物经气管套管周边排出。此时手指尖应感受不到气流，旨在保证患儿正式佩戴PMV后，能正常发音并能交谈。

（5）佩戴：操作者用示指、拇指轻轻固定气管套管，用另一只手将瓣膜放在套管入口处。因瓣膜无锁扣，在咳嗽等情况下，可能会突然掉下，需要轻轻旋转PMV确保固定。但也不能固定太紧，以免紧急情况下非常用力也咳不出。

（6）固定：将连接于PMV的塑料带子扣在气管套管固定绳上，以免脱落后被污染或找不到。

（7）发音：安放后即刻要求患儿再发音，以评估声门上气流大小。监测脉搏、心率、血氧饱和度及患儿的主观感受。

严密观察30min，评估患儿的主观感受及对瓣膜耐受的情况，以确保安全，佩戴PMV后的患儿如图6-37。

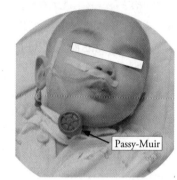

图6-37 脑干炎气管切开佩戴 PMV患儿

3. 依赖呼吸机患儿说话瓣膜的放置程序 只有在监护室里工作的医护人员熟悉适应证、风险并掌握此项技术的前提下，才可以进行安装。

（1）关闭呼吸机的容量警报：完成安装后再及时打开。

（2）在维持持续的脉冲血氧定量监测下：将气囊放气，经气管套管吸痰。

（3）增加误吸空气的容量：代偿开放的声门泄漏的气体——通常在0~200ml范围内，以吸气压力峰值作为基础，再决定增加的空气量。

（4）在通气机与气管接口处：放置PMV，观察患儿并监测血氧饱和度和重要生命体征，了解通气量是否充足。

（5）患儿出现呼吸困难：立即拆除PMV。通常的原因是套管周围没有足够的空间使气体向上逸出通过声门。如果PMV拆除后仍无改善，需将气囊重新充气。

（6）鼓励发声并与之互动。

4. 常见问题处理 除安放瓣膜过程中出现呼吸困难、窒息，需要立即拆除此装置外，出现下列情况也应及时处理：

（1）不能发声、说话，或声音过低：安装PMV后不能立刻发出声音并说话，或说话声音过低。可能的原因包括：①反常的声带运动；②肌张力障碍的表现；③声带萎缩；④声带麻痹。此类情况应通过纤维喉镜对声带及其运动能力进行评估，确定是否由上述可能的原因所致，并给予相应的治疗处理。

（2）气囊已放气，但仍占据气管太多空间。为了保证安装吞咽说话瓣膜后，呼吸、吞咽、语言交流能力有更多的改善，可更换气管套管，使气管壁与套管周围间隙更大，更利于气体通过。

（3）瓣膜随呼吸发出异常的声音：可能是瓣膜漏气，需更换新的瓣膜。

5. 注意事项 除放置操作中提到的注意事项外，佩戴说话瓣膜期间也有一些重要事项应注意。

（1）每次使用前必须完全清除气道内分泌物：以保持气道通畅不被阻塞。

（2）佩戴时长的控制：①首次佩戴如患儿可耐受，一般佩戴 30 分钟；②如不耐受，可缩短时间，以后循序渐进延长时间；③逐渐增加佩戴时间，直至白天全天佩戴。

（3）放置 PMV 后需观察患儿，确保气道通畅。下列情况下不宜使用：①睡觉时不能使用；②不能用于严重的活动性上呼吸道或下呼吸道感染导致的气道阻塞或有黏稠的分泌物时；③雾化治疗期间不能用 PMV。

（4）患儿使用机械通气：应有合适的气体交换，保证下列观测指标在正常范围内：①吸入气中的氧浓度分数（FiO_2）≤ 40%；②动脉血氧分压（PaO_2）> 60mmHg；③动脉血二氧化碳分压（$PaCO_2$）< 55mmHg；④血流动力学稳定，不需应用血管活性药物；⑤神志应保持清醒状态；⑥一旦出现呼吸困难，要立即拔掉 PMV 并通知医生。

（5）要严密监护不能自行拔掉该装置的患儿：年龄较小或体力较差的患儿，因配合能力有一定限制，起始的佩戴时间较短，须慢慢学会口鼻协调呼吸后才能逐渐延长佩戴时间。

（6）PMV 等说话瓣膜属消耗性产品：不宜混用，以避免交叉感染；使用前应检查此装置是否合格，完好无损，确保安全。

（7）吞咽说话瓣膜的应用：最主要的目的是为拔除气管套管创造条件，因此必须配合呼吸训练。

（8）拆除及清洗：①一手示指、拇指固定气管套管，一手将瓣膜逆时针轻轻旋转取下；②将扣在气管套管固定带上的塑料带解下；③将瓣膜放在盒子中用清水泡洗后取出，晾干；④禁用热水冲洗或高温消毒，禁用电吹风风干，慎用消毒水清洗。

（万桂芳　黄楚莹）

六、高级脑功能非侵入性治疗技术

神经调控（neuromodulation）是利用植入性或非植入性技术，采用电磁刺激或药物手段改变中枢神经、外周神经或自主神经系统活性，从而来改善患者的症状，提高生命质量的生物医学工程技术。近年来，神经调控技术已经成为神经科学与生物医学工程相结合发展得最快的交叉学科，在临床上已经广泛地用于以帕金森病为代表的运动障碍性疾病，并且已经拓展到脑卒中、失语症、精神分裂症、慢性疼痛、抑郁症、成瘾等神经系统疾病，都取得了不错的效果。神经调控技术分为侵入性和非侵入性两种方式。非侵入性神经调控也称为非侵入性脑刺激（non-invasive brain stimulation，NIBS），常用技术包括经颅磁刺激和经颅直流电刺激，近年来一种新的脑调控方法——低强度经颅超声脑刺激技术已在少数地方临床应用。

NIBS 技术治疗吞咽障碍的理论基础是双侧大脑半球间交互抑制理论和健侧代偿机制。双侧半球交互抑制理论认为，正常人双侧大脑半球间的活动是通过胼胝体相互抑制处于平衡状态的。脑损伤后这种相互抑制的平衡状态被打破，表现为患侧大脑兴奋性下降而健侧大脑兴奋性相对提高，并反过来对患侧大脑的抑制性输出增多，这种健侧对患侧的过度抑制不利于患侧功能的恢复。NIBS 技术可以通过抑制健侧或兴奋患侧半球活动重新建立双侧大脑半球间的平衡关系，从而达到改善吞咽功能的效果。健侧代偿机制认为，吞咽受双侧神经支配，提高健侧的代偿能力对吞咽功能的恢复也十分重要。有人对脑卒中吞咽障碍患者进行为期 3 个月的随访后发现，恢复吞咽功能的患者中健侧半球的咽部肌肉的皮质图明显增加，但吞咽困难没有改善的患者没有该变化，这些观察结果证实了脑卒中后吞咽障碍的恢复可能依赖于健侧半球皮质重组的代偿。此外还有同侧代偿理论，即病灶周围残留脑区的功能代偿。

虽然经颅直流电刺激、经颅磁刺激和经颅超声波刺激对大脑刺激的具体方法不同，但都可以对大脑皮质产生兴奋或抑制作用，从而达到治疗的目的。

（一）经颅直流电刺激治疗

1. 概述

（1）基本概念：经颅直流电刺激（transcranial direct current stimulation，tDCS）是利用恒定、低强度直流电调节大脑皮层神经元活动，引起大脑皮质神经细胞兴奋性改变及其他一系列变化的一种非侵袭性脑刺激技术。与经颅磁刺激相比，tDCS 有安全、低廉、便携和良好临床应用前景的特点，近年来在肢体运动功能、认知、言语和吞咽等康复领域得到广泛关注和应用。

（2）作用机制：tDCS 是通过调节自发性神经元网络活性而发挥作用。其作用机制是依靠不同的刺激极性作用，引起静息膜电位超极化或去极化改变，从而达到对皮质兴奋性调节的作用，阳极刺激可提高皮层的兴奋性，阴极刺激可降低皮层的兴奋性。动物研究表明兴奋性的变化体现在自发性放电率和对传入突触输入的能力上，低强度直流电对人类大脑皮层兴奋性产生即刻作用的基础正是这种初级的极化机制。tDCS 的其他作用机制可能涉及对不同神经元细胞突触相关和非突触相关的影响，以及对中枢神经系统内的非神经元细胞和组织的影响，尚待进一步探索研究。

2. 硬件设备与应用软件　目前国内广泛应用的经颅直流电刺激仪是国产 IS200 型、IS300 型产品，现以此产品为例介绍其设备与软件。

（1）硬件设备，如图 6-38。

1）计算机治疗软件运行。

2）电刺激器用于将医师设置的治疗参数转换为刺激电流，对患者进行治疗。

3）治疗电极用于将电刺激器输出的电流传输给患者。

4）连接器是治疗软件和电刺激器之间进行无线数据通信的装置，最多能同时与 4 个电刺激器进行无线通信。

（2）应用软件：安装在计算机主机中的控制和管理电刺激器、连接器等的软件平台。本设备包括两款治疗软件，即 IS200 型、IS300 型。IS200 型治疗软件具有电刺激治疗功能

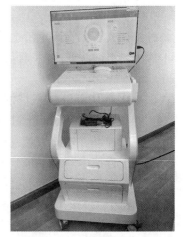

图 6-38　经颅直流电刺激治疗
硬件设备

模块、失语症评价功能模块、失语症训练功能模块；IS300 型治疗软件仅具有电刺激治疗功能模块。

软件版本：V2.0 具有直流电刺激和脉冲电刺激两种预设模式；能进行参数设置和存储：直流电刺激模式能设置和存储治疗时间、输出电流、上升时间；脉冲电刺激模式能设置和存储治疗时间、输出电流、脉冲宽度、上升宽度、间隔宽度；具有自检功能：能对电刺激器进行联机检测，并激活电刺激器进入输出前的等待状态；能显示电刺激器输出过程中反馈的预设模式、治疗时间、输出电流、电极阻抗。

（3）操作方法：

1）治疗前患者的筛选：tDCS 并不适合所有人，对电流刺激敏感、皮肤薄嫩或者不能耐受的患者不适宜 tDCS 治疗。在治疗之前，应和患者或患儿家属做好充分沟通，轻微的反应（皮肤发痒、刺痛、被叮咬感等）属于正常现象，必要时可与患方签署知情同意书。

2）治疗方案的制定：根据患者病情，确定疗程、治疗部位（安放阳极、阴极电极的部位）、选择刺激参数如治疗时间、电流强度、缓升缓降时间（不应少于30秒）等。

3）开机检查：

①电池：外观是否膨胀、鼓包、变形、破裂等；进行电池接触检查，开机后，按下"信息"键，用力握紧电刺激仪后稍用力晃动，显示不应有变化，开机页面如图6-39。

②电极线：线缆外观应无破损、折断、开裂等，插头的金属导电部位应无锈蚀、镀层脱落等；进行通断检查，设置直流电模式，输出电流2mA，启动后，将阴阳两极电极线金属导电部位接触，启动治疗，屏幕显示抗阻应为0～1格，监测屏幕显示阻抗应为0～1kΩ；晃动线缆不应出现"连接断"提示，如图6-40。

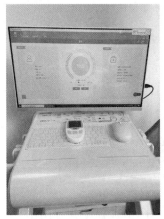

图6-39 开机页面　　图6-40 屏幕显示示意图

③电极片：外观应无破损、皱褶，导电层无开裂、脱落等，用手触摸电极片无发硬、变脆；进行阻抗检查，设置刺激仪直流电模式，输出电流2mA，启动后，将大、中号电极片导电面1/2贴合头皮，小号电极片2/3贴合头皮，用手按压，启动治疗，屏幕显示阻抗应为0～1格，检测屏幕显示阻抗应为0～1kΩ（小心手不要接触到电极片导电面），如图6-41。

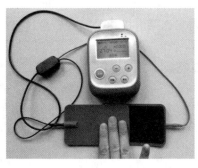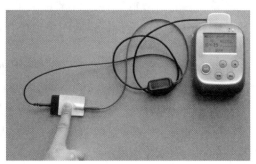

A　　　　　　　　　　　　　　　　　B

图6-41 电极片检查

A.大电极；B.小电极

4）治疗操作：清洁治疗部位——建议嘱咐患者在治疗前洗头，清洁治疗部位，如果治疗部位有油脂，可用医用酒精进行脱脂和清洁。

①制备饱和盐水：推荐使用饱和盐水浸泡衬垫来更好地降低电极的接触阻抗。饱和盐水

制备方法：在洁净的容器中放入适量的温开水，缓慢倒入食盐，边倒边搅拌，直至容器底部出现少量不能再被溶解的食盐为止。

②湿润衬垫：将用饱和盐水浸泡后衬垫的水分排出（不宜过干，用手稍用力捏紧衬垫，不再滴水为宜）。厚度适宜、充分湿润后的电极衬垫，可以保护皮肤，减轻刺痛感或灼伤皮肤等现象，衬垫越厚、吸附液体的效果越好，防护效果也越好。

③电极放置：tDCS的主电极（刺激电极）放置定位参考国际脑电图10~20标准定位系统，如图6-42。

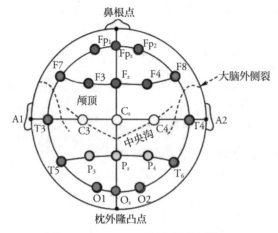

图6-42　10~20系统电极放置法

④根据头颅大小和所刺激部位选择适当大小的电极片（儿童用小号电极），将电极片装入布质衬垫中，电极朝向布质垫较厚的一侧，并将此侧面向作用部位，按下述操作程序进行。

Ⅰ.辅助电极（或称为参考电极）一般放置在对侧肩部，推荐使用大号电极片。

Ⅱ.头发不利于导电，建议患者剪短头发，拨开安放电极部位的头发尽量多露出皮肤，以降低电极的接触阻抗。

Ⅲ.先将湿润后的衬垫放置在治疗部位，再将电极片以导电面（黑色面）放置在衬垫上，使电极片的四个边缘均处于衬垫的四个边缘之内。如果电极片是放在布套衬垫内，应确认电极的导电面朝向患者。

Ⅳ.电极片和衬垫放置好后，应进行固定，以使电极和患者皮肤保持良好的接触，防止在治疗过程中电极发生移位。可使用绑带进行固定，固定时，绑带应完全覆盖电极片和衬垫，在患者可承受的范围内，应尽量压紧电极。不建议使用胶布固定电极。

Ⅴ.为了延长电极线的使用寿命，建议将电极插针根部的一小节线缆（此段线缆因频繁折弯最易发生断线故障）用绑带压住，如图6-43。

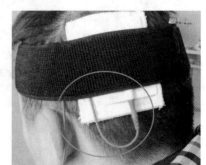

图6-43　用绑带压住线缆

5）开机操作：上述步骤完成后，开启输出按钮，实施治疗。根据患者耐受程度调节电流大小，学龄前儿童一般为1mA左右，青春期儿童不超过2mA。当治疗效果不明显时，可适当增加刺激强度或调整治疗部位，当患者不能耐受时，先下调治疗强度，待患者适应后，再缓慢上调，一次刺激时间建议为 20 分钟。治疗结束后，注意询问患者是否不适或有无其他不良反应，操作见视频 6-12。

视频 6-12
经颅直流电刺激

6）治疗完成后工作：清洗电极片、衬垫——为去除前次治疗后的残留物，应对其进行清洁（用清水进行冲洗）。如需消毒，可用 84 消毒液清洗，再用清水洗净，或将其浸泡在 2% 的戊二醛溶液或 10% 的次氯酸钠水溶液中，用清水冲洗后晾干。棉质衬垫也可以用煮沸方法消毒。电极线的线缆——用湿润的棉布进行擦拭，擦拭时切勿过于用力拉拽，以避免拉断线缆内部的金属丝。如需消毒，可用干净的棉布蘸取 2% 的戊二醛溶液或者 10% 的次氯酸钠水溶液擦拭表面，再用棉布蘸取清水擦去溶液，最后用棉布擦干。

（4）注意事项：

1）整个治疗过程中，操作人员不应离开，如患者诉不适，应立即终止治疗。

2）正常进行治疗时，电刺激器将显示"运行中"，无其他操作 30 秒后背光会熄灭。治疗过程中，应注意观察电刺激器有无下列闪烁报警现象。

①治疗过程中，电刺激器闪烁报警并显示"电量低"（电量低于 50%）时，应在本次治疗完成后立即进行充电或更换电池处理。当电池电量低于 15% 时，电刺激器将显示"电量低"并自动停止治疗。

②当出现电极接触不良（接触电阻过大）、电极导电效果差等情况时，电刺激器将闪烁报警并显示"导电差"，应立即终止治疗。

③当出现未插电极线、电极插头接触不良、电极线断线、电极松动、电极导电太差等情况时，电刺激器将闪烁显示"输出断开"并暂停治疗，等待值守操作人员排除异常情况。异常情况排除后，按"开始"键可继续治疗。暂停治疗持续 5 分钟无任何操作，电刺激器将自动关机。切勿使电极线的分线盒、插头盒接触到液体。为延长电极片和电极衬垫的使用寿命，建议每天结束治疗后，进行上述清洁步骤。

（5）适应证与禁忌证：

1）适应证包括：脑卒中、脑外伤等中枢神经系统损伤所致的吞咽障碍；因抑郁症、焦虑、孤独症导致的摄食吞咽障碍；神经性厌食症（anorexia nervosa）等。

2）禁忌证包括：使用植入式电子装置（例如心脏起搏器）；颅内有金属植入器件；脑出血急性期、急性大面积脑梗死；颅内恶性肿瘤；癫痫；发热、电解质紊乱、生命体征不稳定；局部皮肤损伤或炎症；出血倾向；颅内压增高；严重心脏疾病或其他内科疾病。

（6）应用效果与安全性评价：儿童神经系统尚未发育成熟，因此应用 tDCS 治疗需要慎重选择刺激强度及刺激部位。已有研究表明，应用 tDCS 治疗儿童认知障碍、注意力缺陷多动症、学习障碍、儿童孤独症、读写障碍以及脑瘫的运动功能康复具有一定的临床效果。

tDCS 在成人治疗中未产生明显的并发症，一些动物实验研究表明 tDCS 刺激不会对脑组织造成损伤，但建议电刺激密度不应超过 $14.29mA/cm^2$，超过该电流密度理论上会对脑组织造成损伤。实际临床应用中的电流密度远低于该值，一般为 $0.03 \sim 0.08mA/cm^2$。与成人相比较，儿童的头颅大小、脑脊液容量和皮肤电阻等不相同，tDCS 在儿童疾病治疗中的安全性受到关注。Preet Minhas 等对一名 12 岁健康儿童和一名 35 岁健康成年男性给予 tDCS 刺激并采用 MRI 和计算机技术进行合成模型，结果发现由于皮肤、颅骨、脑脊液等不同，相同电流强度下，脑组织接受的平均电流强度儿童是成人的 1.5 倍，并建议儿童使用 tDCS 强度不应超过 1.5mA。也有研究表明在儿童治疗时使用剂量 1mA 刺激是安全的。Chandramouli Krishnan 等对 48 个包含了超过 513 名儿童和 / 或青少年非侵入性脑刺激临床试验进行综合统计分析，发现 tDCS 在 18 岁以下人群最常见的不良反应，为皮肤刺麻感，发生率为 11.5%。其次为皮肤瘙痒，发生率为 5.8%。这些不良反应均为短暂的，非持续性的。

目前尚缺乏对儿童吞咽障碍的临床研究，其作用机制需要在临床应用中进一步探讨。

（二）经颅磁刺激治疗

1. 概述

经颅磁刺激（transcranial magnetic stimulation，TMS）技术是近年来新兴的神经生理学技术，实现了对大脑的非侵入性刺激，且该技术安全、无创，被广泛应用于研究大脑皮层内、皮层 - 皮层间以及皮层 - 皮层下之间的相互作用。重复经颅磁刺激应用于目标脑区，可通过刺激参数的改变调节皮层的兴奋性，已经成为认知和吞咽功能神经网络研究的新手段之一。与经颅直流电刺激（tDCS）相比，TMS 的聚焦性好，更容易实现对小的脑区精准刺激和深部刺激。

TMS 的发展经历了几十年的发展，设备性能已经有了极大的提高。经颅磁刺激器的硬件组成主要包括：高压电源、储能电容器、放电线圈（8 字形、圆形等）、电能泄放回路、磁刺激线圈及开关等，TMS 的主机如图 6-44。

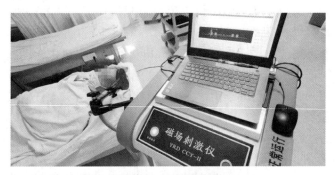

图 6-44　TMS 的主机

（1）线圈类型：

1）根据形状：常用的刺激线圈为 "8" 字形和圆形线圈，还有锥形、H 形、V 字形、帽形、长方形、蝶形、多叶形、椭圆形线圈；

2）根据冷却模式：分为自然冷却、风冷、液体外冷和液体内冷；

3）根据线圈结构：分为空心线圈、铁心线圈、组合线圈；

4）有些线圈集成了外形完全相同的假刺激线圈，例如加厚的圆形线圈，一面是真刺激线圈，另一面是假刺激线圈。

（2）线圈的特点：不同的刺激线圈对生物组织的刺激作用是相同的。刺激线圈通过电流后产生时变磁场，大脑组织受到瞬变磁场刺激后产生感应电流，导致颅内神经细胞膜产生离子流的变化，神经细胞静息膜电位发生波动，产生去极化或者超极化。线圈示意图如图 6-45。

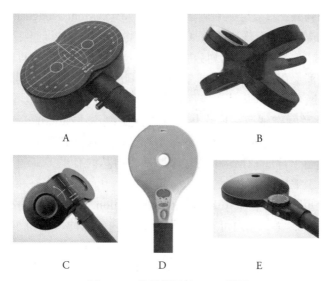

图 6-45　几种常见的 TMS 线圈

A. 带有假刺激的 8 字形线圈；B. 带有假刺激的蝶形线圈；C. V 形线圈；

D. 圆形线圈；E. 抛物线形线圈

两种常用线圈的刺激特点如下：

①"8"字形线圈：两个圆形线圈在一个平面上并排紧靠，一个线圈的电流顺时针方向，另一个为逆时针方向，两个线圈连接处的电流方向一致，且线圈的匝数相加，磁场强度与方向也叠加在一起，所以中间联合处的磁感应强度最大。其刺激面积小，有聚焦刺激作用，但因功率较小刺激深度比较浅，一般用于科研、定位要求比较严格的功能区制图和精准治疗。

②圆形线圈：是自 1985 年 TMS 诞生至今都在使用的线圈类型，其刺激面积大，同等输出时刺激作用强，容易引出运动诱发电位，也适合于刺激外周神经，用于常规检查和治疗。由于线圈作用面积大，在进行高频刺激时，容易对神经刺激产生时间和空间叠加作用，达到强刺激的效果。圆形线圈空间聚焦作用不如"8"字形线圈，但圆形线圈与头皮相切点刺激强度较大，也有一定的聚焦作用，因为刺激强度与刺激点距离的平方成反比，头颅的弧形使刺激点周围的皮质与线圈的距离逐渐增加。

2. TMS 的刺激模式

（1）单脉冲经颅磁刺激：单脉冲经颅磁刺激（single-pulse TMS，spTMS）即每次刺激只输出一个脉冲，该模式主要用于电生理检查，测量运动阈值、运动诱发电位、中枢运动传导时间、皮层功能区定位，研究大脑被刺激皮质区域（虚拟损伤或虚拟兴奋）与行为之间的因果关系等，除此之外还可用于刺激外周神经根、神经干，测量外周神经传导速度等。

（2）成对经颅磁刺激：成对经颅磁刺激（paired pulse TMS，ppTMS）即每次刺激输出成对的两个脉冲。两个脉冲可以输出到同一个刺激线圈刺激同一个部位，也可以分别输出到两个刺激线圈刺激不同的部位。

（3）成对关联刺激：成对关联刺激（paired associative stimulation，PAS），是一个刺激大脑皮质，另一个刺激外周神经，或者是磁刺激大脑，电刺激外周神经。PAS 主要依据活动时序依赖性可塑性（spike timing dependent plasticity，STDP）原理来诱导大脑被刺激的区域产生长时程增强（LTP）或长时程抑制（LTD）。

（4）重复经颅磁刺激：重复经颅磁刺激（repetitive transcranial magnetic stimulation，rTMS）即每次输出两个以上成串的、有规律的重复 TMS。刺激频率≤ 1Hz 时称为低频 rTMS，频率＞1Hz 时称为高频 rTMS。高频和低频的划分主要依据不同频率刺激的生理作用和风险，一般认为 1Hz 以下的低频刺激会引起皮质功能抑制且没有刺激风险；而高频刺激的作用则相反，一般频率高于 5Hz 的刺激容易引起皮质兴奋性增高，同时副作用的风险也增高。

（5）模式化重复经颅磁刺激：模式化重复经颅磁刺激（patterned rTMS，prTMS）的内容和含义与常规 rTMS 的刺激序列明显不同，增加了各种爆发式（burst）簇状或丛状刺激模式，每一个丛、簇相当于常规 rTMS 中的一个脉冲，但丛内有很多高频率的磁刺激，多个丛刺激组合在一起相当于常规的 rTMS 的一个串刺激。

目前常用的快速短阵脉冲刺激（theta burst stimulation，TBS）是一种混合性刺激模式，其整体为 5Hz 丛状刺激，每一丛内可有多个脉冲，丛内的脉冲频率为 50Hz 左右的高频。可分为持续短阵快速脉冲刺激（continuous theta burst stimulation，cTBS）和间歇短阵快速脉冲刺激（intermittent theta burst stimulation，iTBS），如图 6-46。cTBS 模式可快速引出神经功能的抑制作用，iTBS 模式可诱导神经功能产生长时程兴奋性增加，可产生与低频和高频 rTMS 类似的生物学效应，因其刺激时间更短，所需刺激强度较低，所以安全性也更高。

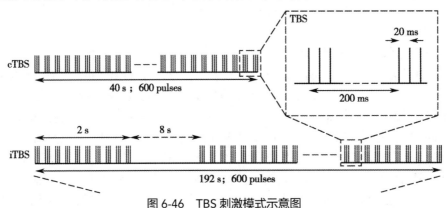

图 6-46　TBS 刺激模式示意图

3. TMS 的作用机制

重复经颅磁刺激技术是在生物电磁学理论基础上发展起来的一门新医疗技术。根据电磁感应原理，由储能电容向刺激线圈快速放电，经刺激线圈产生的脉冲磁场能够穿透皮肤、骨骼和其他组织，在刺激部位产生感应电场，引起神经细胞的兴奋活动，进而产生一系列的生理生化反应，如激发神经介质的释放（如 5- 羟色胺、去甲肾上腺素、多巴胺），使神经介质功能正常化，从而起到治疗作用。

TMS 的作用机制包括：①直接兴奋或抑制特定皮层区域；②间接作用于刺激皮层涉及的神经网络；③影响局部脑血流水平；④调节神经细胞突触可塑性；⑤影响神经递质水平。

高频率、高强度 rTMS，可产生兴奋性突触后电位总和，导致刺激部位神经异常兴奋，低频率、低强度刺激的作用则相反，rTMS 通过双向调节大脑兴奋与抑制之间的平衡来治疗疾病。针对不同患者的不同大脑功能状况，需采用不同的强度、频率、刺激部位、线圈方向、刺激模式来调整，才能取得良好的治疗效果。

4. 适应证与禁忌证

（1）适应证：言语、吞咽障碍；脊髓损伤；疼痛（神经痛、偏头痛、纤维肌痛、下背痛）；抑郁症、失眠、焦虑、孤独症；耳鸣等；某些部位的低频 rTMS 可以用于治疗癫痫。

（2）禁忌证：有癫痫发作史或强阳性癫痫家族史患者禁用高频 rTMS，尤其是 iTBS 模式；严重躯体疾病；脑内有金属植入物；颅内感染或颅内肿瘤；耳蜗植入；颅内压明显增高；接近刺激线圈部位有金属或者电子仪器；植入心脏起搏器等。

5. 操作步骤

（1）测量运动阈值：在治疗前用单脉冲磁刺激测定受试者静息态运动阈值（resting motor threshold，RMT），通常以右手第一背侧骨间肌的运动阈值为参考。线圈放置在左侧半球初级运动皮质进行刺激，运动阈值的确定以连续 10 次磁刺激能在肌电图上记录到至少连续 5 个幅值超过 50μV 的运动诱发电位（motor evoked potential，MEP）时的最小刺激强度为准。

（2）功能区定位：通过无框架式立体神经定位导航系统实现精准刺激。首先根据 MRI 薄层结构影像确定刺激部位，用指针对准目标点，显示出其矢状位、冠状位、水平位的三维坐标及其到刺激点的距离（毫米），再将 MRI 上对应的坐标距离输入到定位系统中，将被试者与自身影像进行匹配。导航系统附带的支架上有 3 个摄像头，可以通过闪烁的远红外灯（infrared LEDs）检测位置，同时计算目标物与支架之间的空间距离。当至少 3 个 LED 光线落在头部时，跟踪系统可以计算头部的实际位置，转换成三维坐标，而同一个摄像头的另外 3 个 LED 光线落在磁刺激线圈上时，显示线圈的实际位置，这样，线圈和头部都在同一个参考系统内完成功能区定位。定位完成后，将配有定位跟踪器的线圈放置于头上，这样在影像上可以清楚看到头部功能区与线圈的点是否重合。图像中线圈刺激点随着线圈实际位置移动，操作者根据图像指示将"8"字形线圈的中心交叉点精准落在功能区，调整好角度，线圈平面与大脑半球表面平行，线圈长轴与正中矢状位呈 45° 即可开始刺激，刺激过程也实现可视化。

目前，我国绝大部分医院无 TMS 神经导航定位系统，常根据解剖学结合临床医生经验进行定位，或者通过脑电图 10-20 系统的脑定位帽定位。

（3）常用的刺激参数选择：低频 rTMS 常用 1Hz，每次治疗 600 个脉冲，强度 80% ~ 90%RMT。高频 rTMS 常用 5 ~ 10Hz，每次治疗 500 ~ 1 200 个脉冲，每丛 50 个脉冲，丛间歇 10 秒，强度 80% ~ 90%RMT。iTBS 模式，丛内频率 50Hz，丛间刺激频率 5Hz；每丛爆发刺激包含 3 个连续脉冲，刺激 2 秒，间歇 8 秒，如此重复 20 次，共 600 个脉冲，需时 192 秒；刺激强度为 80%RMT。

6. 临床治疗吞咽障碍的评价

TMS 作为一种新型的非侵袭性脑功能诊断和治疗工具，近年来在各种成人神经系统疾病中的临床应用与研究中表明，其有着良好的安全性及应用前景，初步研究表明，其在成人吞咽障碍的治疗中有着较好的临床效果，Meta 分析证明 rTMS 可在一定程度上改善脑卒中患者的吞咽功能，提高患者的自我生活能力。而应用于儿童临床疾病的诊断和治疗尚处于探索阶段。据文献报道，在儿童脑性瘫痪、儿童脑卒中以及注意力缺陷多动障碍等儿童神经系统疾病的康复治疗中表现出良好的治疗效果，但其机制尚不明确。Casanova 等使用低频重复经颅磁刺激对 13 名孤独症谱系障碍患儿左侧前额叶背外侧进行为期 6 周的治疗后，孤独症患者视觉加工过程中的注意选择和注意分辨能力都有所提高。同时，有研究表明，低频重复经颅磁刺激治疗技术能够在很大程度上改善注意力缺陷多动障碍儿童的多动行为。在改善儿童的认知行为方面多选择左侧前额叶背外侧作为刺激部位，治疗作用机制则主要基于患儿皮质神经元和神经回路的兴奋/抑制比例的异常。

基于 TMS 的作用原理，以及其无痛、可耐受性等优点，其在儿童吞咽障碍中的有着较好的应用前景，但目前尚未有相关研究报道，对其应用于儿童的安全性还需要做进一步研究。

（三）经颅超声波治疗

1. 概述

经颅超声刺激技术（transcranial ultrasound stimulation，TUS）是近几年发展起来的一种新的脑刺激方法，一般指用低强度聚焦超声穿透完整的颅骨从而达到对神经功能调制的一种技术手段，具有无损伤、空间分辨率高、刺激深度深的特点。

超声波是在弹性介质中以纵波方式进行传播并且震动频率大于 2kHz 的一种声波，其波长短、方向性好和频率高，所以超声波的能量比较集中，穿透机体组织较强。超声波治疗的参数包括频率、强度、脉冲频率和脉冲持续时间、占空比等。根据频率，超声可分为聚焦超声（频率 < 1MHz）或未聚焦超声（频率 1～15MHz）。聚焦超声用于物理治疗和经脑神经刺激，非聚焦超声通常用于超声成像和诊断。根据声波强度，可分为高、中、低强度超声。高强度聚集超声（high-intensity focused ultrasound，HIFU，空间峰值脉冲强度 I_{sppa} > 200W/cm^2）用于外科手术进行组织消融，甚至治疗帕金森病和神经病理性疼痛。中等强度超声（空间峰值脉冲强度 I_{sppa} 在 100～200W/cm^2 之间）可用于打开血脑屏障。低强度超声（low-intensity focused ultrasound，LIFU，空间峰值脉冲强度 I_{sppa} < 100W/cm^2，空间峰值时间平均强度 I_{sppa} < 3W/cm^2）的用途主要取决于其机械生物效应，可用于物理治疗、超声诊断，此外，用于非侵入性神经调控的超声也属于低强度超声。

2. 临床应用

近 10 年来，研究人员一直在探索使用低强度 TUS 来可逆地调节神经元活动。在动物研究中，TUS 对大脑皮层活动的调节可以通过功能磁共振成像（fMRI）和脑电图检测出来。人体试验研究还表明，低强度 TUS 与调节运动皮层的兴奋性有关。对病患者的研究中，通常用 0.21～0.86MHz 之间的频率，但也有采用 2.32MHz 和 8MHz 的。目前还不明确 TUS 的最佳强度、占空比和持续时间。

2012 年 Hameroff 等人首次对超声波对人脑的影响进行了前瞻性的双盲实验。采用交叉设计，一半患者先接受连续 TUS 治疗（8MHz，右额叶皮层），另一半患者先接受假刺激治疗。TUS 治疗后的 10 分钟和 40 分钟，患者的情绪明显改善，40 分钟后疼痛程度也小幅度减轻。

由于超声波的深穿透性，丘脑已成为 TUS 的刺激目标。动物研究表明，丘脑超声刺激能够增加多巴胺和 5-羟色胺、降低 γ-氨基丁酸的水平，这些主要的神经递质的改变被认为与 TUS 对神经系统活动的调节作用有关。Monti 等人的临床研究显示丘脑 TUS 可以加速创伤后昏迷患者的康复。

目前的研究表明，与 rTMS 和 tDCS 类似，TUS 刺激人脑不同部位，产生的效应和治疗作用不同。TUS 能够提高人的注意力，使触觉的敏感度得到高度提升，还能够缓解疲劳、减轻疼痛，抑制癫痫等脑电活动。在临床上已用于强迫症、抑郁症、创伤性颅脑损伤、缺氧性脑病、脑卒中、阿尔茨海默病、意识障碍等。最近，便携式经颅超声治疗仪已经商业化，可用于以促进急性脑卒中的康复。

TUS 对儿童吞咽障碍的研究尚未见报道。

3. TUS 的安全性

大多数针对健康受试者和患者的研究均未报告 TUS 引起的副作用，少数报道了 TUS 治疗后一些病例出现短暂性轻度至中度的症状，包括颈部疼痛、嗜睡、肌肉抽搐、头皮发痒和头痛。由于临床研究数量少，副作用的发生率尚不清楚。

4. 发展前景

总体而言，TUS 以其无创性、安全性、高精度和广泛的神经调节作用的特点而引人关注（表 6-17，文末彩图 6-47）。TUS 的参数可调范围大，很多大脑深部区域仍有待研究，还需要进一步研究来完善超声脉冲方案，以确定刺激哪些皮质和皮质下靶区、采取正向刺激（兴奋性刺激）还是负向刺激（抑制性）。

尽管 TUS 的神经调控机制研究和临床应用尚处于起步阶段，但可以预见它作为脑功能成像（functional brain-mapping）工具和对脑损伤的新型干预手段具有广阔的前景。

表 6-17　几种脑刺激技术比较

物理参数	经颅超声刺激技术（TUS）	重复经颅磁刺激（rTMS）	经颅直流电刺激（tDCS）	深部脑刺激（DBS）
刺激源	超声波	交变磁场	电流	微电流
是否有创	无	无	无	有创
刺激器	超声换能器	磁线圈	电极	植入式电极
生物物理原理	改变离子通道	电磁感应	电流直接传导	电流直接传导
空间分辨率	毫米级	厘米级	厘米级	微米级
穿透深度	深，10～15cm	大脑皮层，2～3cm	浅，大脑皮层	无限制

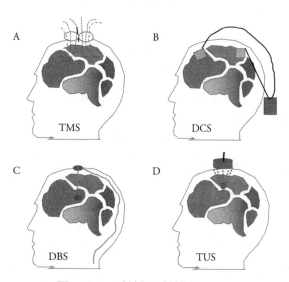

图 6-47　4 种神经调控技术示意图

A. 经颅磁刺激；B. 经颅直流电；C. 深部脑刺激；D. 经颅超声刺激

（杨海芳　张盘德）

第二节 摄食直接训练

摄食是指机体为个体生存、保障身体各器官的功能和从事各种活动的能量需要所进行的进食行为。摄食直接训练是指采取相应的措施训练患儿直接经口进食，包括进食姿势、食物质地、摄食工具、一口量、摄食环境的调整以及进食前后清洁口腔、排痰等措施。

一、姿势策略

（一）概述

姿势策略是指通过调整体位和姿势，来避免误吸和残留，改善患儿吞咽功能的方法。躯干及头颈部的稳定是下颌、唇、舌协调运动的基础（图 6-48）。若躯干、颈部的肌力较低，无法保持头部的稳定，下颌、唇、舌则难以进行协调运动。吞咽器官运动不协调，会导致视觉、触觉反馈的缺失或紊乱，使得患儿难以获得良好摄食体验。因此，姿势体位的调控是吞咽治疗必不可少的环节。

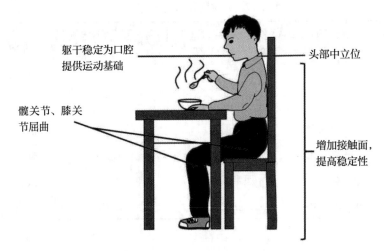

图 6-48 适当的进食姿势

（二）头部姿势的选择

头部姿势的选择是姿势控制中的重要部分。从生理结构上来说，头部中立位是儿童的最自然状态，但对于脑瘫、喉软骨软化症的患儿，后倾位可以有效帮助摄食（表 6-18、文末彩图 6-49、文末彩图 6-50）。

表 6-18 头部姿势

	优点	缺点
中立位	· 视觉上容易识别食物 · 较易处理口腔内食物 · 具有防止误吸的效果	· 易造成全身性的屈曲动作模式 · 不易保持稳定 · 较难运送食团
后倾位	· 头部较易保持稳定 · 比较容易运送食团	· 易造成全身性的伸展动作模式 · 较难处理口腔食物 · 食物会较快流入咽腔 · 气道打开相对容易进入气道

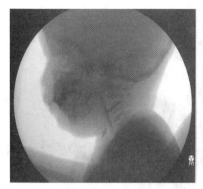

图 6-49 中立位

注：蓝色箭头所示为食管，红色箭头所示为气管。图示食物顺利通过环咽肌进入食管。

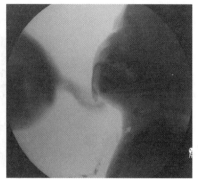

图 6-50 后倾位

注：蓝色箭所示为食管，红色箭头所示为气管。图示部分食物误吸进入气管。

（三）各种躯干姿势下的摄食训练

应根据患儿的年龄、吞咽障碍的程度、疾病类型、全身状况等选择合适的进食姿势，基本原则如下：①遵循儿童的运动发育顺序，结合患儿的运动功能状况选取合适的姿势及辅具；②确保患儿处于一个良好的支撑位置，降低前庭觉的影响，集中用餐的注意力；③提供良好的视觉反馈，增加患儿进食过程的参与度；④尽量避免不必要的非自主运动或者异常姿势出现；⑤选择体位时需结合患儿自身特点，不可一概而论。以下讲述常用的体位以及适用患儿。

1. **扶抱** 双手或单手抱着患儿进行喂食的姿势。适用于头控、咀嚼、舌推送功能差、整体肌力较弱的婴幼儿（图 6-51）。使用该体位时需为患儿提供足够的支撑面，对于舌功能较差的患儿可后倾其躯干，但注意控制头颈部，避免后仰。

2. **抱坐** 治疗师或家长用手维持患儿坐在怀里的姿势。适用于不能控制头部或躯干的患儿。患儿取半坐位于家长身上，头微微向前屈。为防止患儿头部过度后仰，可用手或枕头稳定头部（视频 6-13）。脊柱伸展，若脊柱与家长间存在空隙，则使用毛巾等填充，以保证背部受力均衡。两侧肩内收，手放置于膝上，髋膝关节自然屈曲（图 6-52）。若患儿肌力较弱，可适当后倾躯干（图 6-53）。

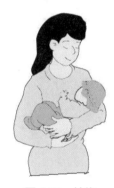

图 6-51 扶抱

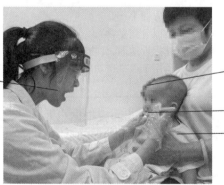

发声并模仿动作，促进视、听觉反馈

控制头部中立位

控制下颌张闭

后倾并支撑躯干

图 6-52 两人抱坐

视频 6-13
抱坐

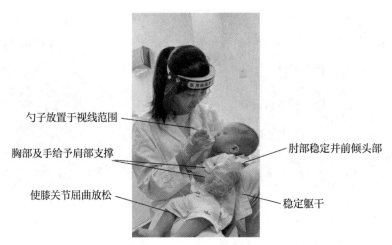

图 6-53　一人抱坐

勺子放置于视线范围

胸部及手给予肩部支撑

使膝关节屈曲放松

肘部稳定并前倾头部

稳定躯干

3. 仰卧位　适用于易疲倦、肌张力低、难以维持姿势的患儿。在仰卧位时，患儿的脚偏向一侧，伴随身体屈曲，头颈部也偏向一侧，手受重力影响屈曲并后伸（图 6-54）。因此应选用可调节角度的轮椅或三角垫，根据患儿的需求选取合适的角度（表 6-19），且使用枕头、毛巾等将患儿头部保持在前屈中立位（图 6-55），见视频 6-14。

视频 6-14
仰卧位

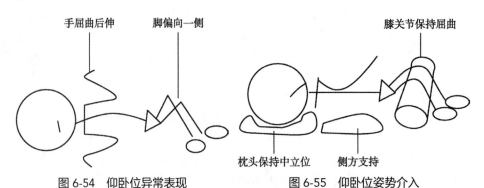

手屈曲后伸　　脚偏向一侧　　　　　膝关节保持屈曲

枕头保持中立位　侧方支持

图 6-54　仰卧位异常表现　　　　图 6-55　仰卧位姿势介入

表 6-19　不同角度下的仰卧位

接近 90°	接近 0°
· 方便手作业活动	· 不方便手作业
· 提高食物的视觉反馈	· 难以看到食物
· 要求更高保持姿势的能力	· 越接近地面，食物越容易流入
· 食物更易流出	· 适用于舌推送功能障碍患儿
· 比起接近 0° 的姿势，下颌后缩较少	· 下颌后缩

侧卧位　适用于呼吸功能障碍、半侧感觉障碍的患儿。应根据患儿的客观检查、利手等决定选择哪侧卧位。接近 0° 的侧卧位，可减轻下颌后缩，更利于呼吸道的开放。采用侧卧位时，身体重力会集中于骨盆和肩膀上，需要使用枕头、三角垫等置于头部、肩膀、骨盆下以减轻压力。双侧髋关节、膝关节屈曲，并用枕头支持，位于上方的上肢稍前屈并给以海绵支撑（图 6-56）。

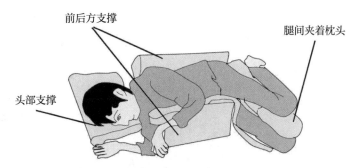

图 6-56　侧卧位

4. 俯卧位　适用于全身屈肌肌张力较高或胃胀气的患儿。在此体位下，患儿可看到自己的双手动作，下颌易前移，利于呼吸道的打开，以及防止分泌物残留。因为该体位需要患儿具备闭唇、在抗重力下运送食团的能力，所以仅在日常训练时使用，不建议作为进食姿势。使用时患儿俯卧在海绵垫上，双上肢尽力前伸，双下肢分开，可在下颌下放置毛巾支撑头部（文末彩图 6-57）。

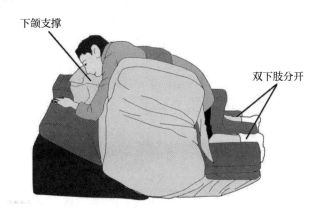

图 6-57　俯卧位

5. 坐位　适用于需用手操作且辅助下能维持坐位的患儿。在此体位，患儿难以维持头部稳定，下颌易下降；支撑面减少，需要患儿具备一定的安坐能力。坐位调整时应注意：①使用枕头或固定带，让头部维持在中立位。②使用桌板，以便前臂支撑身体，维持躯干稳定，也利于手的活动。③桌面高度：对于头部控制好的患儿，坐位下上肢外展 30°，此时双肘的支撑平面为桌面适宜的高度；对于头部控制欠佳的患儿，取坐位下腋窝到地面的高度。④为了避免臀部向前滑出现脊柱后弯，需要使用防滑坐垫、固定带或外旋固定椅子等固定骨盆。⑤髋关节、膝关节屈曲 90°，双足与地面平行接触（图 6-58、图 6-59、视频 6-15）。

视频 6-15
坐位

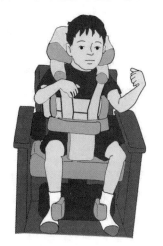

图 6-58　坐位

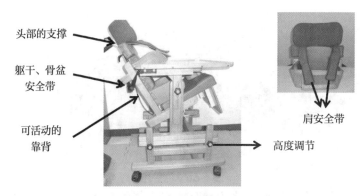

图 6-59　坐姿辅助椅子

（周惠嫦　陈丽珊　黎艳紫）

二、食物选择与调配

（一）概述

食物调整是摄食训练的重要方法之一，吞咽障碍患儿常需要调整食物和饮品的性状来提高吞咽的安全性。治疗师根据吞咽障碍患儿的吞咽功能情况，对其进食食物的性状进行调整，这对患儿的安全进食尤为重要。区别于成人，儿童食物的选择具有一定的特殊性，且随着年龄的增长，口腔器官逐渐发育，需要适时添加不同种类的食物，见表6-20。

表 6-20　婴幼儿食物

年龄	食物
0～6月	奶
7～9月	奶、蛋黄、米粉、水果泥
10～12月	奶、稠粥、烂面条
13～15月	奶、软饭、小饺子、小馄饨碎肉
16～18月	奶、软饭、整个鸡蛋、煮熟的小块蔬菜与肉
19～24月	奶、鱼、瓜类、水果、米饭、少量盐
25～36月	普通膳食，与成人无异

食物性状的选择应根据患儿吞咽障碍的程度及阶段，遵循先易后难的原则。在食物的选择上，不容易吞咽的食物见表6-21；容易吞咽的食物具有下述特征（图6-60、视频6-16、视频6-17）：①柔软、密度及性状均一；②有适当的黏性、不易松散；③易于咀嚼，通过咽及食管时容易变形；④不易在黏膜上滞留；⑤形态不随着时间变化而改变；⑥唾液、温度等难以改变其形态等。但仅凭主观的感官描述难以精确配制食物，因此在实际应用过程中，从食物的物理特征：黏稠度、黏附性、内聚性、硬度这四个方面进行描述更为客观。

表 6-21　不容易吞咽的食物

分类	具体举例食物
纯液体	水、茶、果汁
酸味过强的食物	含醋的食物、柑橘类
松软的食物	烤鱼、水煮蛋、蒸煮过的薯类、冻豆腐

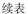

续表

分类	具体举例食物
难以咀嚼的食物	鱼干、糖果、菇类等
容易卡在喉喘的食物	年糕、海苔、裙带菜、奶油卷面包等
颗粒的食物	花生、大豆、毛豆

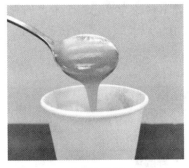

视频 6-16
糊状食物调配

视频 6-17
半流质食物调配

图 6-60　容易吞咽的食物性状

1. **黏稠度**　黏稠度（consistency）可以反映食物的流动性，如水的黏稠度低，而半流质和半固体状食物的黏稠度高，不合适的黏稠度会加重误吸和残留。为适应患者的吞咽功能，可通过增稠剂来调整黏稠度。

2. **硬度**　硬度（hardness）是指压缩食物时使其达到断裂点所需力度，可以用专门的仪器进行测量，单位为 N/m^2。不同硬度的食物对患者的咀嚼功能有不同要求，例如坚果类和肉类食物需要较大的力量才能将其咬断，而豆腐用舌即可压碎。

3. **黏附性**　黏附性（adhesiveness）主要反映食物与口腔及舌的附着容易程度，黏附性高的食物相对来说容易引起残留，如年糕；而黏附性低、流动容易的食物，如液体则相对容易引起误吸。

4. **内聚性**　内聚性（cohesiveness）反映食物一旦离散之后再形成食团的容易程度，内聚性适中的食物容易吞咽，饼干等颗粒状食物不容易形成食团，秋葵、果冻样的食物则容易搅拌成食团。食团的形成对于吞咽非常重要。

（二）食物的分级

多年来国外学者做了许多食团流变学特性与吞咽表现相关性的研究，均证明食物性状的调整有利于改善吞咽功能，但不同国家的食物性状分级标准不同，具体见表6-22。

1. **美国吞咽障碍食物性状分级**　美国吞咽障碍食物性状分级（national dysphagia giet，NDD 分级）是 2002 年美国饮食协会所制定的食物分级，是第一个食物性状分级方法，按食物质地的物理特性、吞咽障碍的严重程度分 3 个等级以及制定对应的黏度值，但该分级缺乏相关的数据支持，未被美国听力语言学会所认定。

2. **澳大利亚临床食物性状分级量表**　澳大利亚临床食物性状分级量表（the Australian clinical food texture grading scale）是 2007 年由澳大利亚营养协会及言语病理学协会共同制定的食物分级，该分级与美国的 NDD 分级相似，按食物形态分为常规食物以及 3 个改进的食物质地，并且对每个等级列举了对应的食物 / 饮料。在该等级中提及的每个分级数值仅仅是象征稠度的高低，并不代表任何实际的意义。

3. **英国吞咽障碍食物质地描述**　英国吞咽障碍食物质地描述（dysphagia diet food texture

descriptors）：2011 年由英国饮食协会以及皇家言语与语言治疗师学院所发布的食物分级，该等级是基于 2002 年制定的 the UK texture modification scale 进行修订，按食物质地分为 4 种等级，该等级没有制定对应的黏稠度数值且不适用于早产儿、新生儿等吞咽障碍患儿。

4. 日本吞咽障碍康复学会 2013 分级法　日本吞咽障碍康复学会 2013 分级法（the Japanese society of dysphagia rehabilitation 2013，JSDR 2013）：2013 年由日本的吞咽调节饮食特别委员会所制定的食物分级，按形态、目的和特点、所需的咀嚼能力等分为 5 个大的等级，每个等级有对应的黏稠度（仅使用黄原胶类调配得出的数值）以及线性扩散试验（line spread test，LST）。需留意的是：这里的等级编号不一定与难易程度一致。

表 6-22　不同国家的食物分级

国家	名称	适合人群	分级	描述
美国	美国吞咽障碍食物性状分级	早产儿、婴幼儿、儿童、成人	LEVEL 1	· 勺厚 / 布丁状 · > 1 750 cP
			LEVEL 2	· 蜂蜜状 · 351 ~ 1 750 cP
			LEVEL 3	· 花蜜状 · 51 ~ 350 cP
澳大利亚	澳大利亚临床食物性状分级量表	早产儿、婴幼儿、儿童、成人	正常（regular）	所有食物
			Level 150——微稠（mildly thick）	· 比花蜜稠，但比不上奶昔 · 能快速从叉子流出，且在表面留下平滑的涂层
			Level 400——中稠（moderately thick）	· 蜂蜜样 · 能从叉子的间隙中缓慢流出
			Level 900——高稠（extremely thick）	· 布丁样 · 不能从叉子流出
英国	英国吞咽障碍食物质地描述	婴幼儿（> 42 周）、儿童、成人	Texture B	· 稀泥样
			Texture C	· 厚泥样
			Texture D	· 细碎样，几乎不需要咀嚼
			Texture E	· 需要少量咀嚼
日本	日本吞咽障碍康复学会 2013 分级法	婴幼儿、儿童、成人	Code0	· 蛋白质含量较低的果冻
			Code1	· 布丁、慕斯状食物
			Code2	· 流质食物、糊状食物
			Code3	· 有一定形状、易压碎的食物 · 仅用舌与上腭的挤压也能轻易压碎食块
			Code4	· 形状不太规则，能用筷子轻易夹断的柔软食块 · 需要上下牙槽嵴之间的挤压或碾压，在舌与上腭之间很难压碎

注：1cP = 10^{-3}Pa · s

在 JSDR 2013 分级中除了上述的 JSDR 2013 食物分级，还包括 JSDR 2013 增稠分级。在 JSDR 2013 增稠分级中，增稠的液体分为轻稠、中稠、浓稠 3 个等级，分别设为等级 1、等级 2 和等级 3。等级的编号顺序为增稠剂使用量增加的顺序。该等级与国内常用的"稀流质、浓流质、糊状食物"相对应。JSDR 2013 增稠分级见表 6-23。

表 6-23　增稠剂食物分级

	等级一：轻稠 / 稀流质	等级二：中稠 / 浓流质	等级三：浓稠 / 糊状食物
英文标记	mildly thick	moderately thick	extremely thick
性状说明（进食时）	1. 可以吸食 2. 进入口腔中立即分散开 3. 液体的种类不同，可能感觉不到加入了增稠剂 4. 吸食时不费力 5. 可以用吸管吸	1. 可以明确有增稠剂 2. 可以用饮用来形容 3. 入口后缓慢流散，不会很快流走 4. 可以在舌上聚集 5. 吸管吸食时明显的阻力	1. 明显感觉有增稠剂 2. 可以很好地形成食团 3. 舌往后送需要一定的力量 4. 用勺"吃"来形容 5. 吸管很难吸食
性状说明（外观）	1. 放在勺里，勺倾斜时，马上流出 2. 在叉子间很容易流动 3. 将杯倾斜倒出后，杯中收有少量的残留痕迹	1. 放在勺里，勺倾斜时，食物一点一点流出 2. 在叉子间流动较慢 3. 将杯倾斜中倒出后，杯中仍有中等量附着残留	1. 放在勺里，勺倾斜，食物形状一定程度保持，基本不流出 2. 叉子间流动困难 3. 将杯倾斜食物不能流出，或缓慢呈块状掉落
黏度（mPa·s）	50 ～ 150	150 ～ 300	300 ～ 500
LST 值（mm）	36 ～ 43	32 ～ 36	30 ～ 32

5. **国际吞咽障碍食物标准**（international dysphagia diet standard，IDDS）　在过去的 20 年里，许多国家制定了各种各样的食物性状分级标准。但各国标准的不一致阻碍了学术交流和标准的推广，也增加了患者的安全风险，为此国际吞咽障碍食物标准执行委员会（International Dysphagia Diet Standardization Initiative，IDDSI）在 2016 年正式发布了《国际吞咽障碍食物标准》，目的是建立正常饮食和吞咽障碍者的膳食质构标准并在全球推广应用。虽然目前并没有单独为儿童制定的食物分级，但国际吞咽障碍食物标准中详细描述了吞咽障碍婴幼儿的食物性状选择方法，因此对于存在吞咽功能障碍的儿童，建议使用该食物分级标准。

IDDS 由两个对应三角组成的液固合一的八级食物质地构成（文末彩图 6-61），分别用名称、数字和颜色三套独立的方法进行描述，同时辅以简单易行的测试方法，以指导吞咽障碍康复相关专业人员。IDDS 由八个连续等级（0～7 级）组成吞咽障碍食物谱框架，该框架包括五个饮品等级（0～4）以及五个食物等级（3～7），除此之外还包括过渡性食物。详细分级标准如下表 6-24。

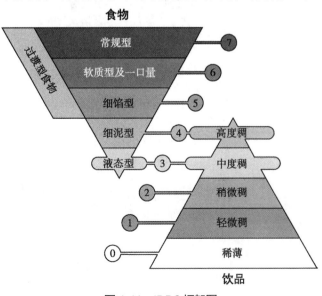

图 6-61　IDDS 框架图

表 6-24　IDDS 分级

分级	描述	适用人群	测试方法	食物举例
0 级：稀薄	· 水样流动 · 快速流动	· 可以正常饮用所有类型的液体	· IDDSI 流动测试：测试液体在 10s 内经 10ml 注射器流出，无残余	水、奶
1 级：轻微稠	· 比水的质地浓稠	· 主要用于儿童群体的增稠饮品，可降低流动速度，也能流过婴儿奶嘴	· IDDSI 流动测试：测试液体流经 10ml 注射器，10s 后剩余 1 ~ 4ml 残留液。	"抗反流"（AR）婴儿配方奶
2 级：稍微稠	· 可从汤匙流出，但流速比稀薄饮品慢 · 使用标准口径的吸管（标准口径的吸管为 0.209 英寸，1 英寸 = 2.54 厘米）来饮用此稠度饮品需要用力	· 适用于舌部控制较弱的人群	· IDDSI 流动测试：测试液体流经 10ml 注射器，10s 后剩余 4 ~ 8ml 残留液。	花蜜
3 级：中度稠 / 流态型	· 若从标准口径或大口径吸管中（大口径吸管为 0.275 英寸）吸取时需要用力	· 具备一定舌部推力的 · 吞咽疼痛	· IDDSI 流动测试：测试液体流经 10ml 注射器，10s 后剩余多于 8ml 残留。	稀粥、米糊或较稀水果泥
4 级：高度稠 / 细泥型	· 在汤匙上可成形 · 在重力下流动缓慢 · 无须咀嚼	· 咀嚼或吞咽疼痛 · 牙齿缺失的人群	· IDDSI 流动测试：测试液体在 10s 内无法流经 10ml 注射器。 · 餐叉测试：使用叉子的叉齿部分可以在液体表面形成清晰的痕迹；若倾洒，该液体样本会缓慢散开或滑落。	婴儿的泥状辅食
5 级：细馅型	· 可通过餐叉或汤匙进食 · 若个体手部控制能力较好，特定条件下可通过筷子进食 · 几乎无须咀嚼	· 咀嚼时疼痛或感到疲劳 · 牙齿缺失的人群	· 餐叉压力测试：当使用餐叉下压食物时，食物小碎粒比较容易被分离开且较易穿过餐叉缝隙。	充分剁碎的肉末、果肉、谷类（儿童约 2mm）
6 级：软质型及一口量	· 借助餐叉、汤匙或筷子可将其压碎 · 不需要借助餐刀来切断食物 · 需要咀嚼，无须撕咬	· 牙齿缺失的人群	· 餐叉压力测试：当使用餐叉底部下压拇指盖大小的食团（约 1.5cm×1.5cm）时，可将食物压扁（且用力的时候可见用力的拇指和示指指甲会发白），且将餐叉移开后，食物不会恢复原状。	松软的肉块（儿童约 8mm 小块）
7 级：常规性	· 常规食物，即与年龄和发育相适应的各种质地的日常饮食	· 可把硬、软质型食物充分咀嚼成为食物团而不感到疲劳的人群 · 可剔除不能吞咽的骨头的人群	· 无	

续表

分级	描述	适用人群	测试方法	食物举例
过渡型食物	· 在通过湿度改变(如水,唾液)或温度改变的条件下(如加热),食物由原来的一种质地(如坚硬的固体)能变成另外一种质地 · 需要咀嚼、撕咬	· 用于发育期咀嚼功能训练的人群	· 餐叉压力测试:取一拇指指甲大小的食物(约1.5cm×1.5cm),加入1ml水之后静置1min。通过大拇指施加压力使餐叉底部按压食物,直到大拇指指甲发白。移开餐叉压力,食物被压扁并碎裂,且不再保持原状。	冰块、虾片、饼干

IDDS分级标准的制定是全球吞咽障碍食物标准化的重要里程碑。IDDS已经被翻译成多种语言,并被美国、加拿大、澳大利亚、欧洲多个国家以及我国的香港和台湾地区所采用。2016年6月,国内吞咽障碍相关专家、同行成立了国际吞咽障碍食物标准推广委员会,目前IDDS中文版已初步完成。

IDDS适用于不同机构、不同文化和不同年龄吞咽障碍患者的食物质地和增稠饮品选择,获得了康复医务工作者和食品领域专家的积极认可。随着研究的不断深入,分级、测量体系的不断完善,IDDS标准可以在临床、科研、日常生活等方面得到更广泛的应用。

(三)其他测量食物性状的方式

尽管已有IDDS这样的国际标准,但使用针管、叉子等来进行测量准确度较低,且受测试者及环境的影响大,当需要精确调配食物时,主观感觉上的评价往往显得模棱两可。食品流变学则可以使用仪器量化食物的特征,得出不同食物的物理特性。分析食物特性的仪器有很多,如质构仪、流变仪、黏度计等,在此列举调配吞咽障碍患儿的食物较为常用的仪器。

1. Bostwick稠度计(Bostwick consistometer) 是一种可快速检测食物是否符合标准黏度或流动性的仪器(图6-62),是目前针对各种流体检测最简单的方法,仅需一块试验台即可完成,操作简单方便。操作方法:将待测样品(通常是75ml)倒入弹簧门后的样品槽,按动弹簧门上的锁扣使弹簧门瞬间弹起,同时开始计时。流体在仪器中流动的进度可以通过底板上的精密刻度进行观察。通过比较特定时间段(一般是30s)内的流动距离,可以计算得到样品黏度、稠度和流动性。

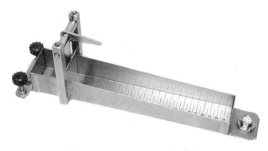

图6-62 Bostwick稠度计

2. **简易黏稠度测定板** 是日本吞咽障碍康复学会(JSDR)根据线性扩散测试(line spread test,LST)制定的是一种简单快捷检验食物黏稠度的半定量测定工具。操作如下:把内径为30mm的指环以及测定板放置在水平位的桌子,内圆对准放在同心圆的中心,再将20ml的黏稠液倒入指环内静置30秒,最后将指环垂直拿起,30秒后测定溶液扩散程度,读出板上6个点的数值,并计算平均值,该值就是LST值。在临床应用中,LST只能区分黏度差别较大的流体，不能区分黏度差别小的流体，且 LST 值受食物的密度影响较大。

（四）增稠剂的选择

目前，对儿童食物性状进行调配的方法为使用天然增稠剂以及人工增稠剂调配。

1. **天然增稠剂** 对比人工增稠剂，天然增稠剂较容易获得且价格便宜，患儿家属也比较放心，但其稳定性较差，质构以及黏度易受温度、唾液、时间的影响。

（1）大米、燕麦、大麦、婴儿米粉等，对于1岁以下的患儿建议单独使用，不可与奶液混合；而1岁以上的患儿可添加其他液体（奶、果汁）进行调配。

（2）明胶、瓜尔胶、竹芋淀粉、马铃薯淀粉、木薯淀粉、玉米淀粉、面粉、卡拉胶等，适合于1岁以上且对此不过敏的患儿。

2. **人工增稠剂** 人工增稠剂是加工食物所制成的增稠剂，与天然增稠剂相比，人工食物增稠剂稳定性更好，用量较少，调制方法简易、快捷，且不改变食物的原味，但价格较昂贵，国内针对婴幼儿使用的增稠剂较少，大都建议2岁以上的患儿使用。目前吞咽障碍患儿使用的增稠剂大多来自国外品牌（如表6-25），每个品牌都有特定适用年龄，因此挑选时必须留意。

表 6-25　国外儿童增稠剂品牌

品牌	适用人群	原料
Thick-It	胎龄37周以上的患儿	玉米淀粉
GelMix	胎龄42周以上且体重6磅(1磅 = 0.453 592 千克)以上的患儿	淀粉(木薯麦芽糊精、有机角豆胶)、碳酸钙
Simply Thick	1岁以上无新生儿坏死性小肠结肠炎病史的患儿	黄原胶
ThickenUp	3岁以上的患儿	淀粉

根据原料，食物增稠剂也分为淀粉、黄原胶两大类，可根据患儿的功能情况以及过敏史进行挑选，具体参考表6-26。

表 6-26　黄原胶与淀粉类增稠剂的优缺点

增稠剂类型	优点	缺点
黄原胶	· 稳定性好,可再次添加溶解 · 较少致敏原 · 不改变原本食物的成分 · 不易被唾液分解,适合口腔期功能障碍患者	· 在食管中移动慢 · 有报道早产儿食用后导致坏死性小肠结肠炎（NEC）
淀粉	· 在食管中移动较快 · 稳定性好	· 易被唾液分解 · 易存在过敏原

　　在进行食物调配时，需注意的是婴幼儿不同于成人，其身体结构以及功能处于未成熟阶段，所以在挑选增稠剂时需格外小心。对于以下几种患儿，我们不建议使用人工增稠剂或天然增稠剂来进行食物性状的调整：

　　（1）未足月的早产儿：早产儿消化系统尚未成熟，难以消化除奶以外的食物。

　　（2）胃肠道功能障碍的患儿：有报告指出早产儿进食黄原胶类的增稠剂可致坏死性小肠结肠炎，但具体发病机制未查明，有学者推测黄原胶在肠道中产生的短链脂肪酸破坏肠黏膜，另外黄原胶可引起粪胆酸排泄增加，而粪胆酸的积累是导致 NEC 的原因之一。

　　（3）正在进行生酮饮食的患儿：对于该类患儿使用增稠剂容易导致饮食结构的改变。

　　（4）难以消化吸收增稠剂或对其成分过敏的患儿。

（五）不同吞咽障碍对食物的要求

　　对吞咽障碍患儿摄食训练前，应先评估患儿吞咽功能，根据评估结果选择适合的食物。相比于主观评估，最好能在 VFSS 下配合体位姿势、一口量、放置口腔的位置、食具等调整来挑选合适的食物性状。下面为按吞咽障碍的不同情况所对应的适宜及应该避免的食物质地（表 6-27）。

表 6-27　食物质地的选择策略

时期	吞咽障碍异常情况	适合的食物质地	应避免的食物质地
口腔期	舌运动受限	IDDS3 级：食物质地均一,硬度较低,黏稠度不宜过高	IDDS4 级及以上的等级的食物
	舌的协调性不足	IDDS3 级	IDDS4 级
	舌的力量不足	IDDS2 级：黏附性低、硬度低的食物	IDDS4 级：黏度高、黏附性强的食物
	舌根部后缩不足	IDDS2 级：黏附性低、硬度低的食物	IDDS3 级及以上的等级：黏附性较高的食物
	咀嚼能力下降	IDDS5 级	IDDS7 级及过渡型食物
咽期	咽期吞咽延迟	IDDS3 级	IDDS2 级以及以下的等级
	呼吸道闭合不足,误吸风险高	IDDS4 级：布丁和糊状食物	IDDS2 级以及以下的等级
	喉上抬不足 / 环咽肌功能紊乱	IDDS2 级	IDDS4 级及以上的等级：黏度高、黏附性强的食物
	咽壁收缩不足,残留较多	IDDS2 级	IDDS4 级及以上的等级：浓稠和高黏稠性食物

临床中的患儿往往合并多种吞咽障碍，因此在选用合适的食物性状时需要综合考虑患儿的情况。除了结合吞咽功能的相关评估，治疗师还需结合患儿的认知能力、注意力等来调配食物，如：缺乏对食物注意力或缺乏进食动力的孩子，可选择颜色形状丰富或添加香料的食物。

（六）不同性状食物的调配（表 6-28）

表 6-28　不同性状食物的调配

不同性状	适应人群	食物特征	调配方法	调配后食物的优点
软食、固体食物的调配	牙齿未长全及轻度咀嚼功能障碍的患儿	食物柔软,有形但不黏;容易咀嚼或用牙龈咀嚼	①将一定比例的食材软化剂,溶于水中,调制浸泡液。②将肉块放于等量或多于食材的浸泡液中,放置冷藏浸泡 1 ~ 15 小时。③取出肉块,擦干水,并依照常规方式制作。	①不改变食物原本形状,但改变口感,容易进食②不需长时间浸泡,就能有软化效果③适用于牛肉、猪肉、鸡肉、鱼及贝类、蔬菜类等各种食材,并可减轻鱼肉的腥味④即使冷却,也能保持食材柔软
糊状食物的调配	咀嚼功能中度下降或吞咽障碍患儿	食物呈啫喱状或果冻状,无须咀嚼,易吞咽;通过咽和食管时易变形且很少在口腔内残留。	①煮好的粥与增稠剂按一定比例放入搅拌机,并搅拌 1 分钟以上。②静置,待温度降至70℃,食物逐渐凝固。	可以大幅改善搅拌粥或淀粉食品独有的黏稠感,即使是在温冷配送食物车的温度(65℃),也不会溶化成水分,所以可以轻松提供热食。
半流质的调配	中度咀嚼或吞咽功能障碍的患儿	食物湿润有形状,舌头与硬腭挤压即可压碎,且容易形成食团,在咽部不会分散,容易吞咽。	根据上文选择合适的增稠剂与食物混合成适宜稠度的食物。液体类的食物可以直接添加增稠剂调配,按说明书中用量调配即可。而固体类的食物需要使用搅拌机调制,需把所需食物与水混合,用搅拌机搅碎,根据需要添加或不添加增稠剂,调制成各种黏稠度的流质食物。	①不易黏附在咽喉部,容易清除②性状较均一,不易分散③稳定性佳,隔夜放置也不会改变性状

（周惠嫦　黎艳紫　陈丽珊）

三、摄食治疗工具

经口摄食是接触外界、学习交流、表达自己的喜怒哀乐的重要途径，为满足摄食行为所采用的工具称为摄食工具，常见的儿童摄食工具有安抚奶嘴、奶瓶、杯子、勺子等。

（一）安抚奶嘴

1. **概念**　安抚奶嘴是母亲乳头的一种替代品，是婴儿长牙时，最安全的缓解牙龈痒的工具。对于安抚奶嘴的使用时间，美国儿科学会（American Academy of Pediatrics，AAP）指出，稳定的母乳喂养一般需要 3 ~ 4 周才能建立，为了确保建立较好的母乳喂养习惯，建议在出生 4 ~ 6 周后再使用安抚奶嘴。在出生 6 个月后，小儿应逐渐减少使用安抚奶嘴，1 岁前停止使用较好。如果小儿到 2 ~ 4 岁，仍在使用安抚奶嘴，则需要考虑帮助他戒断，否则影响牙齿咬合。

AAP建议在婴儿刚出生的第一年里就可以使用安抚奶嘴入睡，并认为这样能够降低婴儿猝死综合征（SIDS）的概率。安抚奶嘴会促使婴儿养成用鼻呼吸的习惯，用鼻呼吸可以在一定程度上防止外界病毒和病原菌侵入体内。在婴幼儿哭闹时，安抚奶嘴有助于满足婴儿非营养性吸吮，缓解婴儿情绪；并且使得婴儿的下颌和唇部得到高度锻炼。但是，世界卫生组织（World Health Organization，WHO）认为，安抚奶嘴的使用可能会增加小儿患中耳炎和某些口腔疾病的概率。从生理学角度来看，婴儿与生俱来的非条件反射、吸吮反射，会随着时间的推移逐渐消失，如果一直使用安抚奶嘴，无疑是在强化这一反射，长时间使用会产生依赖性。小儿不断地吮奶，胃肠道常条件反射地跟着蠕动，频繁的蠕动易使小儿发生肠痉挛，引起腹痛。长期使用安抚奶嘴也容易导致上下牙齿咬合不正。因此，建议家长要合理选择及使用安抚奶嘴。

2. 安抚奶嘴的选择

（1）优先选择弹性和拉力都较好的材质，不易破裂；

（2）要选择奶嘴与底托一次成型的一体式奶嘴，以防不慎脱落，造成误咽，甚至引起窒息；

（3）要选择和婴儿唇形相吻合的安抚奶嘴，挑选凹型盾的设计，并有气孔。这样可以促进婴幼儿口腔、面部肌肉的发育，同时避免吸入过量空气导致的腹痛；

（4）如果孩子2岁以后仍要依赖安抚奶嘴，应选择扁形奶嘴，减轻对口腔发育的影响。

3. 安抚奶嘴的分型　不同月龄的婴儿应选择不同型号的安抚奶嘴，如表6-29所示。

表6-29　安抚奶嘴的选择

型号	月龄	优点
标准型（圆形）	三个月以内	较接近母亲乳头形状，口感舒适，软硬适中
拇指型（水滴形）	三个月以后	有助于婴儿上下齿、腭部正常发育
双扁型	长牙期	模拟婴儿在吸吮母乳时妈妈乳头所呈现的形状，有利于婴儿乳牙正常发育

4. 注意事项

（1）只在孩子有吸吮需要的时候，才给孩子使用安抚奶嘴；

（2）每次连续使用安抚奶嘴时间不宜过长，不要超过15～20分钟；

（3）不要在安抚奶嘴上系绳子，以防将孩子的脖子、胳膊绕住；

（4）每次使用安抚奶嘴后要注意及时清洁消毒以及收纳。

（5）切勿经常更换不同类型的奶嘴，只有当奶嘴出现老化、变形破损情况时才需要更换，不然很容易让敏感的婴幼儿产生排斥感。

（二）奶瓶

对于混合喂养的婴幼儿来说，除了母乳以外，还需要添加配方奶，这个时候就需要使用奶瓶。奶瓶由奶瓶盖、旋转盖、奶嘴、密封盖和瓶身组成，其中奶嘴和瓶身是最重要的部分。

1. 奶瓶容量　常见120ml、160ml、240ml三种容量，可根据小儿一次的食量挑选。一般来说，未满1个月的新生儿哺乳量1次约100～120ml。1个月以上的婴儿哺乳量1次应为120～200ml，一天宜控制在800～1 000ml左右。

2. 瓶身材质的选择

（1）玻璃材质：适合父母辅助小儿拿着奶瓶喝奶的阶段，可长期使用。缺点是瓶身比较重、易碎，容易过热。

（2）塑料材质：当小儿能自己握住奶瓶喝奶时推荐使用，每 3 ~ 6 个月需更换。

（3）硅胶材质：柔软、触感好、耐高温、耐老化，可长期使用。但是部分小儿不能很好地控制抓握奶瓶的力度，容易把奶捏出来。

选择奶瓶时，奶嘴的类型也相当重要。奶嘴的不同材质、大小、形状及奶嘴孔的数目、大小、形状，流出量适合于不同的口腔。但对于吞咽困难的患儿，即使能够吸吮，也较容易引起呛咳。

3. 奶嘴材质的选择

（1）硅胶材质：质地较硬，不易老化；

（2）乳胶材质：质地较软，适合吸吮能力弱且易疲劳的婴幼儿。

4. 奶嘴型号的选择（表 6-30）　奶流量太大会使婴儿讨厌，也容易造成鼻腔反流；但奶流量太小，则需要花较长的时间喂奶，易疲劳。因此，最好调整流量到能使每次哺乳的时间在 30 ~ 40 分钟内。选择的奶瓶和奶嘴，要能充分补给营养，促进吸乳能力发展。

表 6-30　奶嘴型号的选择

型号	月龄	适用于
圆孔小号（S 号）	0 ~ 3 个月	尚不能控制奶量与奶速的新生儿
圆孔中号（M 号）	3 ~ 6 个月	用 S 号吸奶费时太长的婴儿
圆孔大号（L 号）	6 ~ 9 个月	用以上两种奶嘴吸奶费时太长，但摄入量仍不足的婴儿
十字孔奶嘴	9 个月以上	吸饮果汁、米糊或其他粗颗粒饮品的婴儿
Y 字孔奶嘴	12 个月以上	可以自我控制吸奶的婴幼儿

（三）杯子

AAP 建议，婴儿 6 个月之后，要开始学习使用杯子，1 岁时停止使用奶瓶，最晚不应该超过 18 个月。欧盟专家建议，婴儿在 6 个月左右就应该学习喝水而不是吸水，从吸吮过渡到用嘴巴喝水是断奶所必须经历的步骤，需要让小儿能够更好更快地学习独立喝水的能力。使用杯子有非常多的好处，如可以锻炼手眼协调能力，提高吞咽能力，对独自入睡和戒除夜奶有促进作用，也能降低患龋齿的风险。

1. 新生儿 ~ 6 个月婴儿　应首先建立稳定的母乳喂养习惯，待新生儿出生 2 到 3 周后，方可进行奶瓶的喂养。但长期使用奶瓶可能引起奶瓶龋齿，还可能影响唇部、牙齿和上下颌的发育，所以此时可以逐渐学习使用杯子喝水。

2. 6 ~ 12 个月的儿童　6 ~ 12 个月是接触杯子的最佳时期，可选用鸭嘴杯，其形状和奶嘴非常接近，小儿相对容易接受。在最初引入杯子时，首选的是软嘴的鸭嘴杯，特别是习惯使用奶瓶的婴儿，软嘴的鸭嘴杯吸嘴比较柔软，婴儿接受度高，不容易损伤牙龈。婴儿动作熟练后，便可引入硬嘴的鸭嘴杯（图 6-63）。小儿逐渐能够掌控一次的出水量，慢慢地从婴儿的吸吮模式向成人化的吞咽模式过渡。

3. 12 ~ 18 个月的儿童　12 ~ 18 个月是戒掉奶瓶的最佳时期，家长可以在这一时期给小儿使用吸管杯（图 6-64），使其模式逐步从舌头伸出与上唇形成密封结构来吸吮，慢慢过渡到舌不再超过双唇，直接在口腔里与上腭形成密封结构，从舌控（婴儿式）过渡到唇控（成人式）。吸管杯的使用对于从吸吮模式过渡至吞咽模式的小儿来说，可在延续其吸吮模式的同时，让小儿更快学会用杯子喝水。吸管要由软到硬，因为小儿的口腔发育尚不完善，直接使用硬质吸管会影响牙齿的发育，也容易弄伤口腔，小儿稍大一点再选择硬管的吸管杯，见视频 6-18。

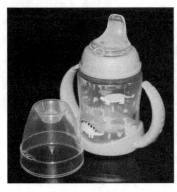
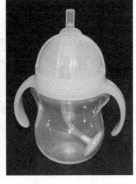

视频 6-18
吸管杯吸水

图 6-63　鸭嘴杯　　　　　图 6-64　吸管杯

4. 18 个月以上的儿童　可从啜饮杯逐渐过渡到敞口杯（图 6-65）。啜饮杯盖子的特殊设计，可以控制流速和流量，所以需要给小儿一个熟悉从边缘喝水的练习过程，之后再过渡到普通的敞口杯

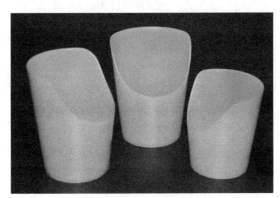

图 6-65　可看见曲线的杯子

（四）勺子

勺子是使小儿学会自己吃饭的重要工具，小儿需通过探索和实践学会用勺子吃饭（表6-31）。在小儿能正确抓握勺子后，选择时要注意勺子柄的设计是否科学、是否适合小儿的手形、弧度是否容易让小儿握住。且勺头要比较浑厚，小儿自己食用时嘴不容易被割伤。勺头的宽度要小于孩子的口宽，否则容易造成进食困难。柄的粗细以小儿抓握后拇指可以扣到示指和中指位置为佳。勺头的深度要在小儿舌长的二分之一或三分之一。

1. 6 个月内——喂养阶段　原则上说，在 4~6 个月之前，避免给婴儿添加辅食，母乳和配方奶是婴儿唯一的营养来源。勺子的主要作用是家长用于喂奶、喂水、喂药，建议使用有较长的勺柄、勺头小巧的硅胶喂养软勺，勺子质地柔软，弹性好不易变形。过硬的勺子会伤害小儿稚嫩的口腔和牙龈。

2. 6~8 个月——认识阶段　初学时婴儿手指比较笨拙，建议可以先从进食手指食物开始，对于未能学会用勺的婴儿，手指食物是非常好的过渡品。对于手指食物难以抓握，仍总是抢碗勺的婴儿，可以准备一个硅胶软勺，喂养时让他拿在手上，逐渐习惯抓握勺子。

3. 8～10个月——训练阶段 一般儿童在6～10个月开始长牙，也逐渐对除了乳汁以外的辅食感兴趣，此阶段适合添加辅食，而且手部动作越来越灵活多样，大概8个月龄的时候，小儿开始模仿大人用勺子去捞碗里的食物，并把沾了食物的勺子放进嘴里。由于硅胶勺子太软，不太容易刮取食物，所以建议父母给孩子准备一个质地稍硬的塑料材质勺子，为了方便抓握，最好选择柄部有易握设计（如勺柄宽大、有弧度）的勺子（图6-66）。

4. 10～15个月以上——自主阶段 这个阶段的儿童手部动作越来越灵活，可以主动去抓握勺子，此时可选择金属勺子。勺柄的粗细以让小儿抓握后拇指可以扣到示指和中指位

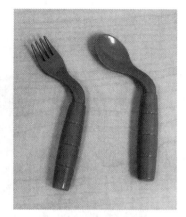

图6-66 可弯式叉勺

置为佳，过粗抓握时会让手掌的肌肉疲劳度增加。同时勺柄的长短要大于手掌长度，材质要具有防滑性，宽度适合较大婴儿及幼儿的口腔。但是，金属的质地坚硬，除了吃饭之外，家长最好不要给小儿抓握来玩，以免弄伤。

表6-31 手握持的发育

手握持方式	动作特征	运动方式
① 手掌向内握持	· 手与汤匙是共同运动 · 通过肩膀、肘关节的运动来移动	
② 手指向内握持 侧方旋转 静止的三指握持	· 用指尖把握，基本手与汤匙是共同运动 · 增加前臂旋前、旋后 · 手腕基本没有运动	

手握持方式	动作特征	运动方式
③ 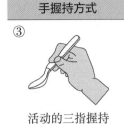 活动的三指握持	·通过手腕与指尖的动作,可以精细调整手与汤匙的运动	

  总之,针对不同月龄及年龄段,需选择不同材质的勺子。0~1岁的儿童,建议使用硅胶勺头的勺子。1岁后的儿童添加固体辅食较多,硅胶制成的勺子无法承接太重的固体食物,可选择塑料勺子或者不锈钢勺子。针对嘴唇关闭不完全的儿童,可以尽量使用凹槽浅的勺子,将放着食物的勺子放置在舌头上面,增强上下颌的关闭,促使上唇往下运动。若出现下颌动作不稳定,可以在放置勺子时以手支持下颌。

(五)总结

  儿童以适当的方法使用适合的摄食工具,除了可以确保进食安全,提升效率和舒适性,在促进摄食吞咽能力的发展方面也有相当重要的作用。表6-32是不同摄食工具的类型、特征和注意要点的对比。

表6-32　摄食工具的使用及选择

摄食工具			优点	缺点
勺子	材质	金属	①感觉刺激强烈,可用于感觉能力低下患儿; ②给予舌压迫刺激,较容易促进舌上下运动	容易产生咬合反射或咬住不放的情况,较容易损伤口腔内部
		硅胶	触感柔软,可减轻咬合时的张力	不耐热、容易破损
	凹槽	浅	促进用唇摄取食物	①一口量太少,对于口腔感觉差的患儿,难以启动吞咽; ②部分食材较难舀取
		深	促进下颌的运动以及用唇摄食的动作(已学会用唇摄食的儿童)	①食物容易残留在凹槽; ②食物容易摩擦到上腭和牙齿; ③容易造成误咽
			若食物残留在凹槽,就改用凹槽较浅的勺子,使用口腔控制手法,以水平的角度放入勺子,促进儿童用唇摄食	
	大小	小	一口量变少,口腔内的空间较大,容易观察到口腔内的运动	一口量太少,对于口腔感觉差的患儿,吞咽动作难以启动
			凹槽的宽度,以两嘴角间隔的2/3为标准	
	勺柄	粗	抓握能力差的患儿	力量需求大
	可弯式勺子		可以调整方向和角度,配合患儿的手和口腔能力	握柄的部分不坚固,容易受损
杯子	材质	硅胶	可配合儿童的嘴巴大小和能力,调整杯口的形状	不耐热,容易受损
	形状	倾斜/切掉一边的形状	①促进儿童张合唇部摄食; ②容易调整摄食分量; ③即使倾斜也不会碰到鼻子	杯子的容量小
			看到类似吸吮的动作时,在使用杯子和吸管之前,利用口腔控制手法刺激儿童从勺子吸取食物比较好	

续表

摄食工具		优点	缺点
吸管	吸管软管	①不容易咬坏； ②可根据儿童的口腔能力切成合适长度的吸管	比较滑，难以固定位置

四、喂食方式

1. **一口量** 一口量，即最适于患儿吞咽的每次喂食量。一口量调整是指调整每口进入口腔的食物，旨在利于口腔期食团形成、食团向咽腔推送，以及顺利进入食管。建议进行 VVST 或 VFSS 检查后选择合适的一口量。

一般来说，应从少量（1~2ml）喂食开始，逐步增加，慢慢掌握合适的一口量。进食后不宜立即平躺，应取半坐位，且进食 2 小时内勿剧烈活动，对卧床患儿勿随意搬动。要密切观察有无剧烈咳嗽、食物反流、误吸等情况的发生。为防止吞咽时食物误吸至气管，可结合声门上吞咽法训练，使声带闭合更好后再吞咽，吞咽后紧接咳嗽，可除去残留在咽喉部的食物残留。

食团的大小对某些患儿能否顺利吞咽有一定影响，一口量过多，食物易从口中漏出或引起咽部滞留，增加误吸的危险；一口量过少，则难以触发吞咽反射，达不到训练的目的。

2. **食物在口中放置位置** 进食时应把食物放在口腔中感觉最灵敏的地方，有利于食物在口腔的运送。对一般儿童来说，最佳的食物放置位置是舌中二分之一处。不同吞咽功能障碍的患儿，食物放置位置也不一样，具体详见表 6-33。

表 6-33 吞咽功能障碍患儿食物放置位置

功能障碍情况	食物放置位置
舌推送食物的能力下降	舌后部
单侧感觉 / 运动障碍	健侧舌后部
咀嚼功能下降	两侧白齿处
唇部闭合不全	舌尖

3. **进食速度** 调节进食速度可以有效地减少误吸的发生率。对已存在吞咽障碍的患儿，必须要求喂养者监督其前一口吞咽完成后再进食下一口，避免一口量过多的情况。

4. **特殊情况的处理方式**

（1）唇部闭合不全：治疗师选择凹槽较浅的勺子放置于舌尖上，等待患儿主动闭上，或使用下颌控制技术帮助下唇运动，确保唇完全闭合后，斜向上抽出勺子，食物自然落入舌中。向上抽出时需注意上唇能触碰勺子表面（图 6-67、视频 6-19）。

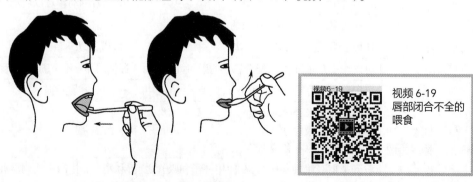

视频6-19
视频 6-19
唇部闭合不全的
喂食

图 6-67 唇部闭合不全的处理

（2）残存吸吮反射：使用勺子背部轻轻在舌中部前后滑动，待患儿出现吸吮反射而唇闭合时，慢慢水平地将勺子抽出，使食物顺利运送至咽喉部（图6-68）。

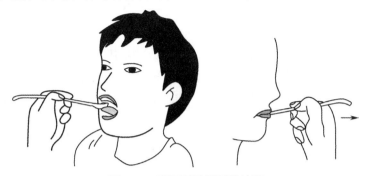

图 6-68　利用吸吮反射的处理

（3）咀嚼功能下降：治疗师一手将食物质地较脆的饼干放置于患儿两侧臼齿处轻轻摩擦，另一手使用下颌控制技术模拟咀嚼运动（文末彩图6-69、视频6-20）。

视频 6-20
咀嚼训练

图 6-69　两侧臼齿

（4）口腔易残留：如果选择的食物凝聚力较差，难以形成食团，散落的食物容易残留在口腔中，增加误吸的风险。因此对舌功能运动障碍以及唇颊肌无力的患儿，治疗师可以选取果冻状食物（IDDS4级），使用勺子垂直插入果冻正中央切开一半，接着拿起勺子垂直插入食物，切开一半，在距离切割面2～3mm的地方再次插入勺子，切除2～3g的片状食物，放置于舌后方，嘱患儿"不要咬，直接吞下去"（图6-70）。

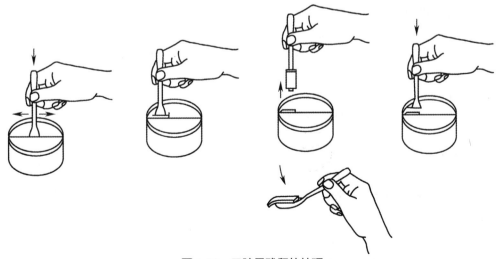

图 6-70　口腔易残留的处理

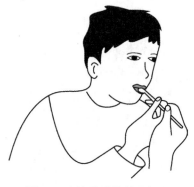

（5）手功能障碍或智力低下：喂养者可以握持患儿的手或勺子的勺柄，协助患儿将勺子放置于舌中二分之一处（图6-71）。

（6）吞咽启动困难：部分智力低下或感觉障碍的患儿会存在：食物进入口腔后不产生任何动作或吞咽启动困难，此时可以使用K点刺激进食法。具体操作如下：使用扁平的小勺放置在舌后部，然后直接用勺子的前端刺激K点，抽出勺子（文末彩图6-72）。

图6-71　协助患儿使用勺子

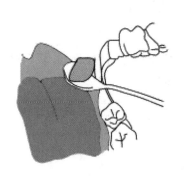 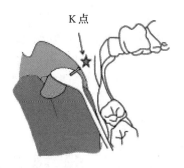 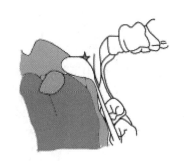

图6-72　利用吸吮反射的处理

五、环境改善

（一）概念

英国曼彻斯特大学研究发现，随着噪声的增大，受试者感受食物甜味和咸味的敏感度降低。研究还表明，喧闹的就餐环境会使人的味觉变愚钝。因此，环境的选择对于进食也很重要。

环境的改善如减少干扰、降低噪声、增强照明、促进社交互动可以改善进食体验。治疗师应学会行为干预治疗，辨别哪种行为策略能改良进食过程并告知其他人员，其中包括进食前、中、后的情境策略，言语提示，书面提示或标志，身体提示，视觉提示等。

（二）影响进食的环境因素

1. 听觉因素　大声的、出乎意料的、断断续续的和高亢的声音往往能更快地吸引一个人的注意力。柔和、熟悉、持续、低音调的声音往往更容易被接纳，当这些声音出现在进食环境中时，儿童更能专注进食。

2. 视觉因素

（1）环境、餐具、食物的整洁程度；

（2）进食环境的色调；

（3）空间大小。

3. 温度　进食环境的温度以及食物的温度。

（三）改善进食环境的建议

1. 减少噪声干扰　安静的进食环境，可以减少对进食的干扰；对于身体姿势紧张的儿童，可选择播放节奏慢、有规律的轻音乐，以缓解紧张的情绪，让患儿更放松。

2. 美化环境　进食环境应清洁干净、色调和谐、光线明亮；餐具必须清洁消毒，颜色鲜艳可吸引婴幼儿；进食的空间应适宜大小，不需太大，让患儿觉得恐惧。也不能太小，让患儿觉得狭窄。

3. **调整温度** 最佳的室温是 20～30℃；食物温度需根据患儿的口腔感觉特点，选择适合的温度。

六、进食习惯

（一）不良进食习惯

1. **家长的行为** 家长的"追喂"行为、利用电子产品辅助进食的行为、家长的批评行为等；

2. **儿童的行为** 讨厌或恐惧进食或食物的行为；进食缓慢、拖拉的行为。

（二）良好进食习惯的培养

1. 家长应该避免"追喂"等过分关注患儿进食的行为：当患儿故意拒食时，不能追喂，如一、两顿不吃，家长也不要过于担心，这说明摄入的能量已足够，到一定的时间他便会主动要求进食，决不能以满足要求作为让患儿进食的条件。

2. 喂食时，照顾者嘴里最好也咀嚼食物，形成良好的示范，更容易让小儿专心进食。或者，利用同伴力量鼓励进食，三餐应与家人在餐桌上一起进食或让患儿和邻居小朋友一起用餐。

3. 保持愉快用餐情绪，尽量不要强迫儿童进食或批评儿童，以免产生抵触情绪。

4. 家长应该按时按点地进行喂养，让患儿形成一种条件反射，每当临近进食时，产生饥饿感，从而为进食做好准备。

5. 进食时间控制在 30 分钟内，未能进食完成也要停止，一方面防止小儿厌烦进食，另一方面，短暂的饥饿能让小儿下次进食得更好。

6. 每次进食的量，让患儿自己控制。量多不限制，量少也不强制继续进食，相信患儿自己的调节能力，不要主观地规定进食量。

7. 小儿消化道活动与其大脑皮质的功能有关，如果睡眠不足或睡眠质量严重下降会抑制丘脑下部的进食中枢，然后明显地减少消化液和胃肠道的活动，因而足够的睡眠是提高食欲的先决条件，需要给患儿创造安静和良好的睡眠环境。

8. 适量的活动可加快新陈代谢，有助于食物的消化吸收，但进食前半小时内不要进行剧烈活动。

（周惠嫦　袁家健）

第三节　呼吸治疗技术

一、小儿呼吸的生理特点

小儿的鼻部和鼻咽腔较短，鼻道狭窄，鼻黏膜柔嫩，咽部相对狭小且垂直，喉部相对较长和狭窄，气管比成人狭窄，缺乏弹性组织，黏膜纤毛运动差，故易发生堵塞。儿童的肺组织发育不完善，弹性差，血管丰富，毛细血管及淋巴组织间隙较宽，间质发育旺盛，肺泡数量较少，肺含气量相对较少，故易发生感染。另外，小儿的呼吸肌不发达，呼吸时肺不能充分扩张，容易导致缺氧和二氧化碳潴留而出现脸色青紫的症状，尤其是有吞咽障碍的儿童。

（一）呼吸频率和节律

小儿年龄越小，呼吸频率越快（如表 6-34）。婴儿期呼吸中枢尚未发育成熟，因此呼吸调节功能差，易出现呼吸节律不整、深浅呼吸交替、间歇性呼吸或呼吸暂停等现象，尤其是早产儿和新生儿。

表 6-34　不同年龄小儿呼吸和脉搏频率

年龄	呼吸 /(次·min^{-1})	脉搏 /(次·min^{-1})	呼吸：脉搏
新生儿	40 ~ 45	120 ~ 140	1：3
1 岁	30 ~ 40	110 ~ 130	1：4 ~ 1：3
1 ~ 3 岁	25 ~ 30	100 ~ 120	1：4 ~ 1：3
3 ~ 7 岁	20 ~ 25	80 ~ 100	1：4
7 ~ 14 岁	18 ~ 20	70 ~ 90	1：4

（二）呼吸类型

婴幼儿呼吸肌发育不全，胸廓活动范围小，膈肌运动明显而呈腹膈式呼吸。随着年龄的增长，呼吸肌逐渐发育，膈肌和腹腔脏器下降，肋骨由水平位逐渐变为斜位，即转化为胸腹式呼吸。

（三）呼吸功能特点

1. **肺活量**　是指一次深吸气后的最大呼气量，小儿肺活量约为 50 ~ 70ml/kg。安静情况下，年长儿仅用肺活量的 12.5% 进行呼吸，而婴幼儿则需用 30% 左右，说明婴幼儿的呼吸储备量较小。当吞咽困难发生时，其代偿呼吸量最大不超过正常呼吸的 2.5 倍，而成人可达 10 倍，因此，小儿更容易发生呼吸衰竭。

2. **潮气量**　是指安静呼吸时每次吸入或呼出的气量，小儿潮气量约为 6 ~ 10ml/kg，年龄越小，潮气量越小。

3. **每分通气量和气体弥散量**　前者是指潮气量与呼吸频率的乘积，如按单位体表面积计算与成人相近。小儿肺部较小，肺泡毛细血管总面积和总容量均较成人小，故气体弥散量亦小，但按单位肺容积计算与成人相近。

4. **气道阻力**　气道阻力的大小取决于管腔的大小和气体的流速等，小儿气道管径细小，因此气道阻力大于成人，婴幼儿发生肺炎时气道管径更狭窄，阻力更大，更容易发生呼吸衰竭。随年龄的增长气道管径逐渐增大，阻力逐渐减少。

（四）免疫特点

小儿呼吸系统的非特异性和特异性免疫功能均较差。表现为咳嗽反射不健全，纤毛运动差，难以清除气道分泌物、痰液和误吸的颗粒、食物等。

二、呼吸与吞咽的关系

（一）正常呼吸

呼吸和吞咽都是维持生命的重要功能，呼吸和吞咽之间有着重要联系，只有两者协调工作，才能保证呼吸和吞咽的正常生理功能。口咽腔既是呼吸通道也是吞咽通道。正常的吞咽是在口腔准备期咀嚼的同时用鼻呼吸，在咽期食团诱发吞咽启动然后带动一系列的生理活动：

（1）软腭上抬，咽后壁向前突出，封闭鼻咽通道，阻止食物进入鼻腔；

（2）声带内收，舌骨和喉部上抬并紧贴会厌，封闭咽与气管间的通道；

（3）呼吸暂停，会厌关闭呼吸道持续 0.3 ~ 0.6s，让食物通过咽；

（4）喉部前移，使食管上括约肌打开，食团从咽部挤入食管，随后，重新恢复呼吸。

在正常吞咽过程中，一旦声带内收，呼吸即停止，也就是吞咽呼吸暂停。呼吸暂停时间的长短与食团的大小和吞咽是否自发或提醒有关。吞咽完成后紧跟着呼气，然后开始下一次的"吞咽 - 呼吸"模式。可见整个过程中吞咽和呼吸是紧密关联的。正常的婴幼儿在胎龄 32～36 周会建立协调的呼吸吞咽模式。Kelly 等研究发现，新生儿在出生后的 48 小时内是在呼气相中期发生吞咽的，且在生后的第一周内才逐渐建立"吸吮 - 吞咽 - 呼吸"模式。而早产儿呼吸器官发育不成熟，因此误吸的发生率往往偏高，有研究发现早产儿在奶瓶喂养过程中存在呼吸暂停，暂停时间甚至超过 15 秒，使得误吸的风险率增加。

目前已有学者证实呼吸与吞咽之间的相关性。Terzi 等研究发现，对比自主呼吸，患者在机械通气状态下吞咽的次数及每口吞咽的时间均有明显改善。作者认为该现象是由于吞咽过程中呼吸相关肌肉参与其中，呼吸肌负荷增加，而在机械通气条件下，呼吸机可一定程度上代替呼吸肌的工作，更有利于这部分肌肉在吞咽过程中发挥作用。这从侧面证明呼吸肌力量训练对吞咽功能恢复起着关键作用。

（二）异常呼吸

当患儿因某些原因出现异常呼吸，如呼吸急促、张口呼吸等导致在吞咽过程中吸气，引起食物的误吸。此外，中枢神经损伤或局部损伤容易造成呼吸肌肌力低下或胸廓过度紧张，一方面导致通气效率降低，呼吸频率的反射性增加，加大误吸的风险；另一方面，出现吸入性肺炎后，可进一步降低肺的通气和换气功能，影响到吞咽功能。由此可见，在整个进食的过程中，呼吸运动有着十分重要的地位，通过呼吸训练可以有效地改善吞咽功能。

呼吸功能异常主要表现为三方面：

1. 呼吸方式异常，如张口呼吸、口鼻呼吸不协调。

2. 呼吸支持不足如说话音量小，句子长度短、咳嗽无力等。

3. 呼吸与吞咽不协调，如吞咽时呼吸，气道关闭不足。以上表现均可能影响吞咽功能，导致误吸、咳嗽无力、无法清除误吸物及分泌物。

三、呼吸训练的目的

呼吸训练是指通过指导患儿学会或辅助其进行呼吸控制并运用有效呼吸模式，增加胸廓的活动度，改善通气功能及协调功能，增强患儿整体的呼吸功能。其训练的主要目的是：

1. 建立正确的口、鼻呼吸模式，促进呼吸与吞咽的协调，改善呼吸功能。

2. 增加呼吸肌的肌力、耐力及协调性，改善肺通气。

3. 尽可能恢复有效的腹式呼吸，增强咳嗽运动，清除气道内分泌物，保持呼吸道通畅，对无法配合且存在吞咽障碍的婴幼儿主要以加强排痰训练，减少分泌物等被动运动为主。

4. 预防并发症。

四、呼吸康复训练

（一）体位调整

体位调整是指运用身体姿势的调整来优化氧的转运，主要运用重力对心肺和心血管功能产生的效应来达到效果，有助于发挥最大的呼吸功能。儿童采取仰卧位已被认为改善呼吸功能作用最小，而倾斜位被认为有助于改善呼吸功能，减少胃食管反流的发生，减少能量消耗。可自主呼吸的新生儿将头部抬起有助于供氧而平置或低头则会造成 PaO_2 降低。除此之外，体位发生变化时，如上肢的运动、翻身、坐起、站立等，通气会重新分配，从而使特定肺部区域的通气最大化和局部气道得到改善开放，这通常会导致难以通过重力引流的区域的分泌物清除速度加快。

（二）放松训练

呼吸功能障碍的患儿长期承受呼吸困难的痛苦，进食时往往全身肌肉呈紧张状态，且呼吸不协调，缺氧加重，因此需要教会患者或者协助患儿进行全身放松，缓解颈部及躯干肌肉的紧张。

训练时应根据患儿的实际情况，尽可能在安静的环境中进行训练，避免受到过多的干扰，取床上仰卧位或侧卧位，自然放松，让其处在一个开放舒适的体位，治疗师站立在患儿一侧，一手放在患儿肋弓下缘，张开手指，沿肋骨向下走行放置，另一手放在上一节段的肋骨上，然后治疗师的手不用力，跟随患儿的呼吸运动。这使得治疗师能够对患儿的主观呼吸频率和节律以及整体的神经肌肉张力进行评估。对能够主动配合的患儿，嘱患儿吸气，在吸气终末，双手向相反方向，像拧毛巾一样运动，呼气时解除压迫。从下部肋骨间到上部肋骨间逐一进行牵张放松，两侧胸廓分别进行，重复 3～5 次。除此之外，进行患儿头颈肩部、胸背腹部、手和上肢、足腿臀部的放松，也可以达到缓解患儿呼吸紧张的目的。

（三）呼吸训练

1. **胸式呼吸训练**　胸式呼吸的优势在于用肋间外肌上举肋骨以扩大胸廓，提高交感神经兴奋性。训练时将患儿两侧肩胛带同时下压放松其肩周围肌群及胸部肌群，然后把双手放在需要进行呼吸训练的相应胸壁上，令患儿胸壁向下向内收缩的同时缩嘴呼气，从呼气后期开始放在胸壁上的手逐渐用力压迫胸壁，在患儿扩张胸壁，用鼻吸气的过程中仍保持手部的压力，边吸气边减轻手部的压力，此方法比较适用于年龄相对较大且能够主动配合的儿童。

2. **腹式呼吸训练**　腹式呼吸的目的是横膈的活动变大，胸锁乳突肌、斜角肌等呼吸辅助肌的活动减少时，通过增加膈肌的活动范围而提高肺的伸缩性，从而增加通气量。具体操作：①患儿取卧位或坐位（前倾倚靠位），双膝屈曲，腹部放松，治疗师将自己的一只手放在患儿的胸部以感觉上胸及辅助呼吸肌的活动，另一手放在患儿的上腹部（剑突下）并略向下施加压力，以感受膈肌和腹部的活动。②嘱患儿唇闭合用鼻做深吸气，同时用力向上顶起治疗师放在上腹部的手，使腹部徐徐隆起，此过程中尽量保持最小胸廓运动。③缩唇缓慢呼出气体，呼气末 1/3 时治疗师在上腹部的手向上后方用力，促进横膈上抬。④吸气时间和呼气时间为 1∶2。如果患儿的全身状态较好，腹式呼吸训练也可以在坐位或站立位进行，训练时患儿可将自己的左手和右手分别放在胸部和上腹部，然后进行练习。开始训练时可在连续进行 2～3 次腹式呼吸后，恢复自然呼吸，逐渐增加腹式呼吸的次数，直至形成习惯。

3. **缩唇呼吸与吹笛式呼吸训练**　缩唇呼吸能使气道内压增高，有效防止气道陷闭，并使每次通气量上升，呼吸频率、每分通气量降低，调节呼吸频率。具体操作方法是，用鼻子吸气，呼气时嘴呈缩唇状以施加一些抵抗，同时缓慢呼气，吸气和呼气的比例在 1∶2，以后逐步增加到 1∶4。此项训练也可用吹蜡烛、吹风车、吹气球或激励式肺量计等游戏来鼓励 2 岁以上的儿童加深呼吸锻炼，随着功能的恢复，可逐渐增加训练工具到口部的距离，此方法比较适合儿童使用，能够提高患儿训练的兴趣及积极性，有寓教于乐的意义。除此之外，放声大笑对儿童来说也是非常有效的肺扩张方法。随着年龄的增大，儿童可以在治疗过程中起到更主动的作用，可尝试逐步引入一些可适行的气道廓清技术。

4. **胸廓辅助法** 辅助呼吸法贯穿肺部物理治疗始末，是减轻患儿呼吸急促，维持、增强胸廓活动性的有效手法，常在仰卧位随患儿呼吸节奏进行轻柔挤压，辅助其呼气，根据部位不同可分为下部胸廓辅助法，上部胸廓辅助法，一侧胸廓辅助法。

5. **气体转移技术** 该技术可以帮助患儿改善胸部扩张幅度，适合年龄较大的儿童。具体操作：令患儿尽最大努力吸气后关闭声门，然后放松膈肌，使气体从下胸部向上胸部转移，这一技术可使胸部扩张幅度从 1.3cm 增至 5.1cm。

（四）呼吸肌训练

呼吸肌训练可以改善呼吸肌的力量和耐力，是为缓解呼吸困难而进行的呼吸训练方法。

1. **增强吸气肌** 利用吸气阻力训练器通过不同直径的内管或弹簧来调节阻力，使其吸气时产生阻力，呼气时没有阻力，开始练习每次 3～5 分钟，每天 3～5 次，以后逐步增加，调整呼吸训练的强度。

2. **增强腹肌** 患儿取仰卧位，腹部放置沙袋作挺腹练习，每次练习 5 分钟，随腹肌肌力逐步增加重量，也可仰卧位反复进行屈髋屈膝动作，以增强腹肌。

（五）排痰训练

排痰训练可促进呼吸道分泌物排出，减小气流阻力，改善肺通气，提高肺活量，同时还可减少支气管及肺部的感染，是患儿还不能主观配合时最主要的呼吸康复方式，理想的治疗时间应该在进食前或进食后的适当时间，以防止呕吐和异物吸入。

1. **主动循环式呼吸技术** 由呼吸控制（腹式呼吸）、胸廓扩张运动（深呼吸）、用力呼气技术（呵气）按一定次序组成，是促进气道内分泌物的排痰技术。①呼吸控制要求患儿取舒适体位，保持上胸部和颈肩部放松，以正常潮气量和呼吸频率呼吸。嘱患儿经鼻吸气，再缓慢呼气，治疗师将手放在患儿上腹部并引导腹式呼吸。②胸廓扩张运动要求患儿主动用鼻深吸气后屏气数秒，然后用口缩唇慢呼气，连续做不超过 3～4 次，治疗师双手置于患儿胸廓两侧，感受并引导胸廓活动，胸廓扩张运动可以和胸壁叩击、振动、摇动技术联合运用于排痰。③用力呼气技术是指在正常吸气后，口与声门保持张开，用力呼气，如同在用力地发出无声的"呵"音，以清除气道内的痰液。

2. **体位引流** 主要利用重力来促进各个肺段内积聚的分泌物排出，不同的病变部位采用不同的引流体位，目的是使此病变部位的肺段向主支气管垂直引流。头向下的重力辅助体位已经成为婴儿清除气道分泌物的常规技术，然而头向下的体位引流方法不可用于颅内压升高的儿童或早产儿，有可能导致脑室周出血，除此之外，腹胀时横膈收缩功能减退，此时采用头朝下的体位引流会进一步影响其功能，应该谨慎使用。在临床操作中，改良重力辅助体位对清除儿童支气管分泌物更为实用。根据患儿的感染部位选择相应的体位，感染位于肺下部的患儿应取头低足高位，胸部旋转 60°，患侧下肢弯曲，腰后垫靠枕加以固定；感染位于肺上部的患儿应取半卧位，腰后垫靠枕，患侧下肢弯曲，引流时注意对其进行由下而上、由外而内的叩击。

3. **手法治疗** 通过胸部叩击、震颤产生的外力使附着在支气管壁上的黏稠浓痰松动，从而易于脱离支气管壁。具体操作：治疗师使用手、手指或面罩施行，对体型较小的儿童和婴儿使用单手按压，对新生儿和早产儿使用一手前三指或四指且中指微微翘起，或用软塑料制成的杯装物体或面罩进行按压，在引流部位的胸壁上轮流叩击拍打 30～45s，能主动配合的患儿配合自主呼吸。叩击拍打后用手按住胸壁，嘱患儿做深呼吸，在深呼气时治疗师整个上肢用力向内做震颤，连续作 3～5 次（震颤胸壁相比直接按压更常用于良好通气的儿童，可能因为气道内插管时造成声门持续开启，振动时的呼气气流加快更有助于黏液排出。对没有气管插管的儿童，当并未发生反射性声门关闭，呼吸频率正常或接近正常（30～40 次/min）时，震颤胸壁疗效更佳，然后再做叩击，如此重复 2～3 次，最后嘱患儿咳嗽排痰。需要注意的是叩击、震颤的部位应在痰液聚集部位，不要直接叩击、拍打患者裸露的皮肤。胸部叩击时患者可自由呼吸，胸部震颤应在患儿呼气相进行。胸部叩击和震颤治疗前必须保证患者有良好的咳嗽功能，或者在叩击后进行体位引流或者吸痰，以免痰液进入更深的部位，而难以排出。

4. **气道廓清治疗**（airway clearance therapy，ACT） 气道廓清治疗是一种规范化排痰技术，操作步骤包括以下几个方面：①确定需要排痰的部位；②确定排痰的体位；③排痰前准备，如放松训练；④叩击排痰部位；⑤压迫与振动；⑥通过咳嗽将痰液咳出；⑦通过触诊和听诊确认痰液是否排出；⑧记录排痰的部位、咳出量、颜色、性状及气味等。体位引流的次数取决于引流分泌物的量及患者主观症状改善的程度。通常每日 2～4 次，一个引流部位每次时间为 5～10min。该技术仅适用于可自主咳痰的患儿，因此建议 2 岁以上配合佳的儿童使用。

5. **咳嗽训练** 咳嗽是呼吸系统重要的防御功能之一。呼吸功能受损使得气道内的分泌物不能有效地排出，不仅使呼吸障碍进一步加重，还易导致肺部感染。训练咳嗽能力的方法多种多样，常见的有泵式咳嗽、连续咳嗽、呼吸叠加和徒手胸部按压、徒手辅助技术、自我辅助技术等。

有效的咳嗽包括四个连续的步骤：①深吸气达到必要的吸气容量，吸气量至少达到此人肺活量的 60%；②短暂屏气，使气体在肺内得到最大分布，涉及关闭声门和准备腹部和肋间肌肉的收缩；③收缩腹肌增加腹内压，以此增加胸膜腔内压，使呼气时产生高速气流（腹肌无力的患儿可通过治疗师在腹部加压，即 Heimlich 操作手法来帮助完成这个动作）；④突然打开声门，肺内冲出的高速气流促使分泌物移动，随咳嗽排出体外。通常，一次用力呼气过程中患者可以咳嗽 3～6 次。

尽管 18 月龄的儿童已经可以在要求下模仿咳嗽，但这通常并没有作用。婴儿发生气管压迫时通常会哭泣并咳嗽。咳嗽开始时用适当力度作用于甲状软骨下气管，使柔软易折的气管壁并置，从而引起咳嗽反射。对低龄儿童进行以上操作必须谨慎，避免引起迷走神经反应和心动过缓。如果不能独立咳嗽或咳嗽效果不理想，应该及时采取咳嗽辅助技术、器械来清除分泌物，如咳嗽机、吸痰等。对已学会走路或更大的孩子来说，改变体位或物理锻炼能更有效地聚集分泌物并引出咳嗽将其清除。

以上促进排痰的训练可相互结合，如胸部叩击、震颤最好在体位引流后进行，保持体位引流的体位状态，叩击、震颤等手法治疗后应鼓励患儿咳嗽排痰。在治疗过程中如患儿感到疲惫应先休息，间断进行。痰液比较黏稠者可配合雾化吸入，喉软骨发育成熟的儿童，还可采取指压胸骨上窝的方法刺激气管引发咳嗽。

（六）理疗

1. **超短波治疗** 超短波具有加速肺部炎症吸收和消散，改善肺功能的作用。将一对电极分别置于患者的胸背部，应用无热量或微热量，每次 10～12min。

2. **超声雾化治疗** 超声雾化治疗具有消炎、化痰、稀释痰液的作用，有助于痰液的排出。根据不同的病情、病因选用不同的药物，常用的药物有三大类：第一类糖皮质激素，如布地奈德混悬液。第二类支气管扩张剂，包括 β_2 受体激动剂（如硫酸特布他林雾化液、硫酸沙丁胺醇溶液）和抗胆碱能的药物（异丙托溴铵溶液）。第三类抗菌药、抗病毒药。能够主动配合的患儿嘱其口含吸嘴慢慢深吸气，吸气末屏气约 5s 后用鼻呼气。

3. 膈神经（膈肌）电刺激治疗　使用体外膈肌起搏器，通过体表电极对膈神经进行低频脉冲电刺激，使膈肌规律的收缩及舒张、膈肌移动度增加，从而增加肺通气量，促进 CO_2 排出，逐步恢复膈肌功能，促进排痰，缓解呼吸困难，从而提高肺功能。

（七）其他小儿呼吸康复方法

对婴幼儿而言，想要其主动配合做呼吸训练是很困难的，因此有规律地进行身体活动也是非常重要的，不仅有利于气道清除，而且可以提供许多其他方面的益处。当婴儿合并有慢性呼吸系统疾病，气道分泌物增多时，一些附加的气道清除技术是必要的，例如，在 Bobath 球上玩耍，进行改良的体位引流和叩击、呼气正压（PEP）或辅助自发引流（AD）等，除此之外，幼儿还可以蹦床，而且当他们能够合作时，可以完成气泡 PEP，这些都可以给他们带来乐趣，促进其积极性。而对年龄较大的儿童，则可以采用其他气道廓清技术。

五、临床应用

（一）适应证

1. 支气管痉挛或吞咽困难，分泌物滞留造成的继发性气道阻塞。

2. 中枢神经系统损伤后肌无力，如脑血管畸形，急性、慢性、进行性的肌肉病变或神经病变。

3. 骨骼肌肉疾病导致的呼吸障碍，如线粒体肌病、皮 - 罗综合征。

（二）禁忌证

1. 全身性疾病临床病情不稳定者。

2. 严重肺动脉高压、肺水肿者，呼吸衰竭者。

3. 感染未得到控制者。

4. 有严重胃食管反流、有明显的发热、呼吸困难的患儿应慎用体位引流。

5. 有近期脊柱损伤或脊柱不稳、近期肋骨骨折、严重骨质疏松等疾患的幼儿忌使用胸壁叩击、震颤等胸部治疗及辅助咳嗽手段。

（三）注意事项

1. 尽量选择在安静的环境下进行训练，避免受到不必要的干扰。

2. 根据病情为患儿选择较为放松、舒适的体位。

3. 不宜在空腹及饱餐时进行呼吸功能锻炼。

4. 根据患儿呼吸功能评定结果选择合适的呼吸训练。

5. 训练强度及难度应循序渐进，根据个人病情决定，以不引起明显疲劳为宜，否则可能诱发或加重肺部疾病。

6. 在辅助咳嗽过程中，治疗师须避免用力过度造成骨折，若患儿存在腹部损伤或麻痹性肠梗阻的情况，应避免直接向腹部施加压力，尤其是急性期，治疗师应将手摆放在受伤区域外协助咳嗽。

（周惠嫦　梁　鹏　吴春林）

第四节　营养支持

部分患儿喂养、吞咽困难导致长期营养摄入减少，或合并肺炎等并发症时导致营养消耗增加，往往存在营养不良的风险。而营养不良会降低机体免疫功能、增加感染和住院概率、延长住院时间、影响患儿生长发育等。为了避免或降低营养不良造成的不利影响，建议常规对住院患儿进行营养风险筛查和营养状况评价，根据筛查和评价结果优化营养支持策略，改善和延缓已发生的和潜在的营养不良，防治营养不良引发的并发症，从而改变临床结局。

一、营养风险筛查

营养风险筛查是营养管理的第一步，敏感有效的营养风险筛查工具可判断出患儿是否已存在营养不良或存在营养不良的风险，及时采取规范化的营养干预，能避免不良临床结局的发生。

（一）营养不良与营养风险

1. 营养不良（malnutrition）　广义的营养不良是指由于一种或一种以上营养素的缺乏或过剩所造成的机体健康异常或疾病状态，包括两种表现，即营养缺乏和营养过剩。狭义的营养不良是指蛋白质-能量营养不良，是指由于各种原因引起的蛋白质和/或热能摄入不足或消耗增多引起的营养缺乏病。本节内容阐述的是后者。

2. 营养风险（nutritional risk）　由丹麦 Kondrup 教授于21世纪初提出的一个全新概念名词，是指现存的或潜在的营养和代谢状况所导致的疾病或手术后出现相关不利于临床结局的风险。

营养风险不同于营养不良：①营养风险强调临床结局，是指因营养因素对患儿临床结局产生不利影响的风险，包括延长机械通气时间、增加感染机会、延长住院时间、增加病死率或致残率等不良临床结局，而不仅仅是出现营养不良的风险。而营养不良指的是现时的营养不足的状况，并不涉及临床结局。②有营养风险不一定有营养不良。出现了营养风险若不及时采取干预措施，则有可能进一步进展为营养不良，进而影响预后；若及时给予营养支持就可能改变临床结局；且据文献报道，合并营养风险的患儿比未合并营养风险的患儿可能更能从营养支持中获益，而有营养不良的患儿一般都有营养风险。由此可见，营养风险概念的范畴要比营养不良更为广泛，营养风险不仅可以评估筛查患儿的营养状况，还能预测营养相关的临床结局。

正是营养风险概念的先进性，目前国际上，尤其是发达国家，都提倡对住院患儿进行常规营养风险筛查，有助于早期发现营养不良或存在营养不良风险的患儿，在其未发生营养不良或营养不良症状较轻时，及时给予营养干预，有利于防止营养状况进一步恶化，促进患儿健康成长。

（二）儿童营养风险筛查

营养风险筛查是一个识别患者营养状态变化的动态过程，它通过判断个体是否已存在营养不良或存在营养不良的风险来决定是否进行详细的营养评估。灵敏有效的营养风险筛查能早期识别出具有营养风险的患儿，及时给予营养支持，对于改善患儿的临床结局和预后有重要意义。

随着对儿童营养风险的重视，国内外学者先后提出了不同的儿童营养风险筛查工具，但这些筛查工具都还没完全成熟，至今仍没有一种工具在国际上得到公认并广泛运用于临床。现主要介绍5种目前临床上较常用的儿童营养风险筛查工具。需要说明的是，本节内容提供的筛查量表都是从外文直译而成的，还未经过信效度检验，仅供参考。

1. 营养状况和生长发育风险筛查工具（screening tool for risk on nutritional status and growth，STRONGkids） 是 Hulst 等人在 2010 年制定的筛查工具，适用于 1 个月以上的住院患儿。主要包括以下 4 项评估指标：主观临床评价、高风险疾病、营养的摄取与丢失、体重减轻 / 体重增长过缓（表 6-35、表 6-36）。第 1 次评估应在患儿入院 24 小时内完成，前两项评估由儿科医生完成，后两项评估由医生与患儿父母或照看者共同完成，不清楚的问题，答案一律视为"否"。以上四项评估得分相加即为总分，0 分为低风险，1～3 分为中等风险，4～5 分为高风险。STRONGkids 操作简便、耗时短，适合于临床应用，但由于没有包含身高、体重等客观指标，具有一定的主观性。

表 6-35　营养状况和生长发育风险筛查工具（STRONGkids）

筛查项目	营养风险筛查内容	分值
主观临床评价[1]	皮下脂肪减少和 / 或肌肉减少和 / 或脸颊消瘦	是（1 分） 否（0 分）
高风险疾病[1]	存在潜在威胁营养状况的疾病（表 6-35）或择期大手术	是（1 分） 否（0 分）
营养的摄取与丢失[2]	存在以下的症状之一： ①最近几天大便 ≥ 5 次 /d 和 / 或呕吐 ≥ 3 次 /d； ②入院前几天主动摄食减少（排除手术或是其他原因而造成的选择性禁食）； ③入院前已接受过营养干预； ④由于疼痛不愿进食。	是（1 分） 否（0 分）
体重减轻 / 体重增长过缓[2]	最近几周 / 月存在体重减轻或体重增长过缓现象（< 1 岁）	是（1 分） 否（0 分）

注：[1] 由儿科医生完成。

　　[2] 由医生与患儿父母或照看者共同完成。

　　不清楚的问题，答案一律视为"否"。

表 6-36　STRONGkids 高风险疾病

高风险疾病	
神经性厌食	慢性肝脏疾病
烧伤	慢性肾脏疾病
支气管和肺发育不良（最大不超过 2 岁）	胰腺炎
乳糜泻	短肠综合征
囊性纤维化	肌病
未成熟儿 / 早产儿（纠正胎龄至 6 月龄）	代谢性疾病
慢性心脏疾病	外伤
感染性疾病（艾滋病）	精神残疾 / 发育迟缓
炎症性肠病	择期大手术
恶性肿瘤	其他（由医生决定）

2. **儿科营养不良评估筛查工具**（screening tool for the assessment of malnutrition in paediatrics, STAMP）　由 McCarthy 等人于 2008 年提出，并于 2010 年修正的儿科营养不良评估筛查工具，适用于 2～17 岁的住院患儿。筛查内容分 3 个方面：疾病因素、营养摄入情况和生长情况（表 6-37、表 6-38）。其中生长情况的评估是在测量身高、体重后利用 WHO 制定的儿童生长曲线图或 STAMP 附带的百分位数快速参考表来确定身高与体重之间相差的主百分位数 / 主列数。主百分位数（列数）为第 0.4、第 2、第 9、第 25、第 50、第 75、第 91、第 98 和第 99.6 百分位共 9 个（9 列）。STAMP 每项 0～3 分，三项得分相加即为总分，0～1 分为低风险，2～3 分为中等风险，4～9 分为高风险。STAMP 还对各风险等级提出了相应的营养干预建议。

STAMP 综合考虑了 NRS2002 营养评价要素和 WHO 推荐的儿童生长标准，具有较好的临床操作性和适应性。2010 年欧洲儿科胃肠肝病与营养学会（ESPGHAN）推荐使用 STAMP 作为儿科住院儿童营养不良评分和营养风险管理的工具。

表 6-37　儿科营养不良评估筛查工具（STAMP）

筛查项目	营养风险筛查内容	分值
疾病评分（表 6-37）	不存在	0
	可能存在	2
	肯定存在	3
营养摄入情况	较前进食无变化	0
	较前进食减少	2
	未进食	3
生长情况	身高与体重相差 0～1 个主百分位线或主列	0
	身高与体重相差 > 2 个主百分位线或 2 个主列	1
	身高与体重相差 > 3 个主百分位线或 ≥ 3 个主列或体重 < 第 2 百分位	3

表 6-38　疾病营养风险评分

肯定存在营养不良指征	可能存在营养不良指征	无营养不良指征
肠衰竭、顽固性腹泻	饮食行为问题	门诊手术
烧伤及严重创伤	心脏病	诊断性操作 / 检查
克罗恩病	脑瘫	
囊性纤维化	唇腭裂	
吞咽困难	乳糜泻	
肝脏疾病	糖尿病	
大手术	胃食管反流	
多种食物过敏 / 不耐受	小手术	
积极治疗中的肿瘤	神经肌肉病	
肾脏疾病 / 肾衰竭	精神病	
先天性代谢缺陷	呼吸道合胞病毒	
	单一食物过敏 / 不耐受	

3. 儿科 Yorkhill 营养不良评分（pediatric Yorkhill malnutrition score，PYMS）

由英国学者 Gerasimidis 等人于 2010 年提出的儿童营养不良筛查工具（表 6-39），适用于 1~16 岁的患儿。筛查内容包括体质指数（BMI）、近期体重变化、近期膳食变化情况、预计当前疾病对营养状况的影响 4 个项目。每项最高分为 2 分，四项得分相加即为总分，0 分为低风险，1 分为中等风险，2 分为高风险。PYMS 具有较高的敏感度和特异度，是较理想的筛查工具。

表 6-39　儿科 Yorkhill 营养不良评分（PYMS）

筛查项目	营养风险筛查内容	分值
体质指数（BMI）	正常范围	0
	低于临界值	2
近期体重变化	无下降	0
	体重下降	2
近期（过去 1 周）膳食变化情况	正常	0
	进食量少于正常	1
	未进食 / 极少量进食	2
预计未来一周的营养状况是否受当前疾病的影响	否（正常）	0
	是（食物摄取减少 / 营养需求量增加 / 丢失增多）	1
	是（未进食 / 极少量进食）	2

4. 主观全面营养风险评价（subjective global nutritional risk assessment，SGNA）

2007 年加拿大学者 Secker 和 Jeejeebhoy 将适用于成人的主观全面评价法（subjective global assessement，SGA）修正后，提出了适用于儿童的主观全面营养风险评价，用于 1 月~18 岁的儿童。筛查内容包括近期身高体重变化、膳食调查（进食量、种类、固体和液体食物比例）、胃肠道症状（包括恶心、呕吐、腹泻、胃纳情况等）、生理功能状况以及皮脂肌肉消耗程度等。评价结果分为营养良好、中等营养不良以及严重营养不良三个等级。SGNA 操作复杂、耗时，需要回顾大量的既往史，更倾向于是一种营养状况评价工具；而且评定结果依赖于操作者对有关指标的主观判断，对操作者要求高，需要经过严格培训、经验丰富的医务人员才能减少结果偏倚，因此至今并未在临床上广泛使用。

5. 儿科营养风险评分（pediatric nutritional risk score，PNRS）　由 Sermet-Gaudelus 等人于 2000 年提出的筛查工具，适用于年龄大于 1 个月的住院患儿。筛查内容包括 4 个要素：疼痛、饮食情况（是否达到推荐量的 50%）、消化系统症状（包括呕吐、腹泻等）、疾病严重程度。筛查结果分为三个等级：0 分为低风险，1~2 分为中等风险，3~5 分为高风险。处于中、高风险组的患儿需采取相应的营养干预措施。此筛查工具要求详细记录患儿入院 48 小时内的膳食摄入情况，操作烦琐和费时，因此在临床的推广应用受到限制。

目前，国际上还没有公认的儿童营养风险筛查工具，《危重症儿童营养评估及支持治疗指南（2018，中国，标准版）》建议营养风险筛查首选 PYMS 量表，也可使用 STRONGkids 或 STAMP 量表，后 2 种方法用于营养风险筛查的诊断价值相似。但需要强调的是，以上的 5 种筛查工具都没有结合中国疾病谱进行汉化改良，且仅适用于 1 个月以上的患儿，目前还没有比较成熟的广泛运用于新生儿的营养风险筛查工具。

二、儿童营养状况评价

（一）儿童营养状况评价的概念

儿童营养状况评价是对儿童从膳食中摄入的营养素与机体的生理需求之间是否适合的评估。通过营养评价可了解儿童实际的营养状况，根据评价结果针对性地采取措施，从而改善机体的营养状况，减少营养性疾病的发生。

（二）营养状况评价与营养风险筛查

营养状况评价和营养风险筛查是相互区别的：①营养风险筛查是一个快速识别患儿营养状况的过程，欧洲临床营养和代谢学会（the European Society for Clinical Nutrition and Metabolism，ESPEN）提出营养风险筛查工具应包含的内容：当前的营养状况如何、营养状况是否稳定、营养状况是否会恶化、疾病是否会加速营养状况的恶化。通过简单有效的筛查工具，可了解患儿是否存在营养不良的风险，根据其风险级别采取不同的干预措施。营养状况评价则是一个相对复杂且耗时的过程，它和其他的诊断一样，是根据病史、体格检查和实验室检查作出的综合判断。通过详细的营养状况评价，可明确营养不良的类型及程度，为下一步制定营养支持方案提供依据。②营养状况评估只能反映患儿当前的营养状况（如营养不良），却不能对潜在的营养不良的风险进行评估和预测。而营养风险筛查与临床结局密切相关，通过营养风险筛查可预测潜在的营养不良的风险对临床结局的影响，从而通过营养支持改善临床转归。

营养状况评估和营养风险筛查也是相互联系的：①营养风险筛查是营养管理的第一步，也是确定患儿有无营养问题的第一步。当筛查结果提示患儿存在营养风险时，则需进一步行更全面详细的营养状况评价，以明确患儿是否需要采取营养干预和确定营养支持的方案。②两者的结果都可以作为营养状况监测指标，定期检测上述指标，将患儿前后测量值进行比较，可评估营养支持的疗效。

（三）儿童营养状况评价

儿童营养状况评价包括临床检查、体格测量、膳食调查以及实验室检查四个部分。

1. 临床检查

通过病史采集和体格检查来了解患儿是否存在营养不良。

（1）病史采集：详细询问患儿既往的健康状况及患病史，并评价疾病的严重程度。了解患儿生长发育史和近日的喂养史，年长儿应注意询问有无挑食、偏食等不良饮食习惯。

（2）体格检查：营养素缺乏或过剩通常会出现相应的症状和体征，通过体格检查可发现这些症状和体征。如皮肤干燥、毛囊角化提示维生素 A 缺乏；颅骨软化、方颅、鸡胸、串珠肋、O 形腿、X 形腿提示维生素 D 缺乏；舟状甲提示铁摄入不足；甲状腺肿大提示碘摄入不足或过多。值得注意的是，同一营养素缺乏可有多种不同的症状和体征，不同的营养素缺乏又可有某些相同的症状和体征，因此，在疾病诊断时注意鉴别，结合临床进行综合分析。

2. **体格测量**　通过测量体重、身高（长）、头围、胸围、上臂围、皮褶厚度等体格生长常用指标，能大致地了解患儿的营养摄入与生长发育情况。将测量值与相应的正常值比较，即可作出患儿营养状况的初步评价。

（1）体格生长常用指标：

1）体重和身高（长）：最常用也是最重要的体格生长指标，可反映患儿近期或较长一段时间营养状况。3 岁以下婴幼儿立位测量身高不易准确，可仰卧位测量身长。

2）头围和胸围：经眉弓上缘、枕骨结节左右对称绕头一周为头围，可反映大脑和颅骨发育情况，对 2 岁以内的儿童意义较大。平乳头下缘经肩胛骨下缘平绕胸一周为胸围，可反映肺和胸廓发育情况。

3）上臂围和皮褶厚度：经肩峰与鹰嘴连线中点绕上臂一周为上臂围，代表肌肉、骨骼、皮下脂肪和皮肤的生长，可用于筛查 1 ~ 5 岁儿童的营养状况。通过测量皮下脂肪厚度（皮褶厚度）可推算出全身脂肪的含量，可测量的部位有三头肌、肩胛下、腹部等，需要使用皮褶钳来测量。

（2）体格生长评价：为了客观准确地评价患儿体格生长情况，需要有统一公认的参考标准。目前常用的参考标准有：① WHO 推荐美国国家卫生统计中心（NCHS）的不同年龄不同性别体重身高（长）标准参考值作为国际参考值；②国家卫生健康委员会推荐《2005 年第四次九市儿童体格发育调查》数据作为中国儿童参考值。

常用的体格发育评价方法有标准差法、百分位法、指数法、曲线图法等。

1）标准差法：正常儿童生长发育状况多呈正态分布，因此标准差法是目前最常用的体格生长评价方法。以平均值加减标准差（$X \pm SD$）来表示。因 95.4% 的儿童生长发育状况在 $X \pm 2SD$ 范围内，因此通常认为 $X \pm 2SD$ 为正常范围，$< X\text{-}2SD$ 为营养不良，$> X + 2SD$ 为营养过剩（肥胖），其中营养状况偏差严重度划分为：$< X\text{-}（2 ~ 3）SD$ 或 $> X +（2 ~ 3）SD$ 为中度，$< X\text{-}3SD$ 或 $> X + 3SD$ 为重度。营养不良有三种分型，为体重不足（低体重）、生长迟缓和消瘦，可采用以下三种指标进行评估：①年龄别体重（W/A）$< X\text{-}2SD$：体重不足（低体重），主要反映患儿过去或近期营养不良，但不能区分急性和慢性营养不良；②年龄别身高（H/A）$< X\text{-}2SD$：生长迟缓，主要反映患儿长期慢性营养不良；③身高别体重（W/H）$< X\text{-}2SD$：消瘦，主要反映患儿近期急性营养不良。

2）百分位法：适用于正态和非正态分布状况。当变量值呈正态分布时，百分位法和标准差法两者相应数值接近。当变量值呈非正态分布时，百分位法比标准差法能更准确地反映变量值的分布情况。因 P₃ ~ P₉₇ 包括了总体的 95%，因此通常以 P₃ ~ P₉₇ 为正常范围。

3）指数法：根据人体各部分之间有一定的比例，用数学公式将几项有关体格发育的指标联系起来，用来评价营养状况和生长发育规律的一种评价方法。常用的指标有身高胸围指数、身高坐高指数、体质指数（BMI）。体质指数 BMI = 体重（kg）/[身高（m）]²，可间接反映体型和身材的匀称度，被公认是反映蛋白质热量营养不良以及肥胖症的可靠指标。儿童的 BMI 随年龄而变化，应用 BMI 作为评价指标时需要采用根据不同年龄和性别制定的 BMI 参照标准。

4）曲线图法：根据儿童某项生长发育指标的增长速度绘制而成的曲线图，通过其变化规律反映个体或群体的营养及发育水平。目前，国内外普遍应用的小儿生长发育图就是一种曲线图。

3. 膳食调查　通过对患儿每天进餐次数，摄入食物的种类和数量等调查，根据食物成分表计算出每人每日摄入的能量和营养素的量，并与推荐每日供给量进行比较，以评价膳食质量能否满足机体营养需求，针对膳食调查过程中存在的问题，作出相应的膳食指导。

（1）膳食调查方法：膳食调查方法主要有称重法、记账法、回顾法和化学分析法，可根据要求选择不同的方法。其中 24 小时膳食回顾法简单易行，耗时短，是临床上最常用的获取个人摄食摄入量的调查方法。此法是由被调查者尽可能准确地回顾过去 24 小时实际的膳食摄入情况，并对其食物摄入量进行计算和评价。因结果易受被调查者短期记忆的影响而不准确，一般连续调查 3 天以提高准确性。

（2）膳食营养评价：

1）能量与营养素：能量与营养素摄入量与全国推荐摄入量相比较。一般认为，能量及各种营养素的摄入量应占供给量标准的 90%。低于标准 80% 为供给不足，长期供给不足会导致营养不良；低于 60% 则认为是能量和营养素缺乏，会对机体造成严重的影响。

2）三大供能营养素供给比例：对能量的评价不仅要看其总量，还要看其来源。一般认为能量来源于三大产热营养素的适宜比例为：蛋白质供能占总能量的 12%～15%，脂肪供能占 30%～32%，碳水化合物供能占 50%～60%。年龄越小，蛋白质的供能比例越高。由于儿童正处于生长发育的旺盛阶段，在总蛋白满足标准的基础上，还应保证优质蛋白质（动物性蛋白及植物豆类）的摄入量占总蛋白质的 1/3 以上。

3）膳食能量分布：一日三餐及午后点心能量分配应适宜，一般为早餐能量占一日总能量的 20%～25%，中餐占 35%～40%，午后点心占 10%，晚餐占 30%。

4. 实验室检查　通过生物化学方法测定患儿体液或排泄物中各种营养素及其代谢产物或其他有关的化学成分的水平，可了解营养素在体内储存和代谢情况，以评价患儿的营养状况。实验室生化指标往往较临床症状和体征更早出现异常，检测相应的实生化指标有助于疾病的早期诊断和治疗。目前常用于评价营养状况的实验室指标有：白蛋白、前白蛋白、视黄醇结合蛋白、转铁蛋白、淋巴细胞计数和微量营养素等。

三、营养支持策略

营养支持，也称为营养治疗，是指在患儿不能经口摄入营养或经口摄入营养不足的情况下，通过肠内、肠外途径补充或提供维持机体正常生理功能和内环境稳定所必需的营养素，以达到预防或纠正营养不良、维持营养平衡的目的。合并喂养和吞咽障碍的患儿普遍需要营养治疗，即在正确进行营养风险筛查、充分评定患儿营养状况后，制定合理的营养支持策略，针对性地给予营养干预，包括选择合适的营养支持途径和营养制剂，尽可能避免或减少并发症的发生。合理有效的营养支持在保护脏器、减少并发症、控制感染及促进机体康复等方面起着重要作用。

人体一切生命活动需要消耗能量，为了避免营养支持出现营养不足或过剩的现象，在给予营养干预前，应了解不同疾病及代谢状态下的患儿能量消耗，使供给能量尽可能地接近目标热量，以保障能量供需平衡。一般来说，儿童每日总能量消耗量包括基础代谢、食物生热效应、生长、活动和排泄 5 个方面，其中基础代谢是机体维持基本生理活动所消耗的能量，在每日总能量消耗量中所占比例最大，且年龄越小，比例越大。由于基础代谢的测定程序较复杂，现常用静息能量消耗（resting energy expenditure，REE）代替。目前国际上公认的测定 REE 的金标准是间接测热法（indirect calorimetry，IC），但由于设备或条件的限制，IC 法在国内外并没被广泛使用，在我国更是仅在少数一线城市的儿童专科医院应用，且主要用于科研。如果没有条件进行 IC 测定，还可选用能量消耗计算公式估算每日能量需求，如 Schofield 公式。

四、肠外营养

肠外营养（parenteral nutrition，PN）是指通过肠道以外的通路即静脉途径把营养物质直

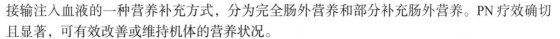
接输注入血液的一种营养补充方式，分为完全肠外营养和部分补充肠外营养。PN疗效确切且显著，可有效改善或维持机体的营养状况。

（一）适应证与禁忌证

1. 适应证　凡是需要营养支持，但又不能接受肠内营养或经肠内营养能量摄入不足的患儿均可选择肠外营养。

（1）因摄入不足或能量消耗增加，5天以上经肠内营养未能达到机体需求量的患儿；

（2）严重胃肠道功能障碍或不能耐受肠内营养的患儿。

2. 禁忌证　休克、严重水电解质紊乱和酸碱平衡紊乱者，未纠治时禁用以营养支持为目的的补液。

（二）肠外营养制剂

肠外营养制剂没有统一的配方，但一般都含有人体所需的全部营养素，如碳水化合物、脂肪乳、氨基酸、水、电解质、维生素及微量元素等人体基本营养素，以维持机体正常的代谢活动。配制肠外营养制剂时，应根据患儿的年龄、病情等因素综合判断。

全合一（all-in-one，AIO）营养液，也称全营养混合液（total nutrient admixture，TNA），是临床上常用的肠外营养制剂，是指将人体所需的全部营养素在严格无菌的环境下按要求配制于3L营养袋中，再将其经静脉途径输入人体。TNA可有效提高碳水化合物、氨基酸及脂肪乳的利用率，同一时间均匀地将各种营养物质输入体内，显著减少了对血管的刺激性，降低了细菌污染、空气栓塞、渗透性利尿的发生率。此外，为确保安全性和有效性，不主张在肠外营养液中添加药物。

（三）肠外营养途径

肠外营养途径主要有中心静脉途径和周围静脉途径。

1. 中心静脉途径　适用于长期（＞2周）肠外营养，需高渗透压营养液的患儿。

2. 周围静脉途径　适用于短期（＜2周）肠外营养支持的患儿。

（四）肠外营养的并发症

根据性质和发生原因可分为置管并发症、代谢并发症、脏器并发症及感染并发症。

肠外营养不经过胃肠道途径直接把营养物质注入血液，参与体循环，不符合人体的生理状态，并发症较多，不宜长期使用。因此，在进行一段时间肠外营养后应逐渐向肠内营养过渡。

五、肠内营养

肠内营养（enteral nutrition，EN）是指通过胃肠道途径供给营养物质的一种营养支持方式。根据"只要肠道有功能，就用肠道；如果部分肠道有功能，就用这部分肠道；如果部分肠道有部分功能，也要用这部分肠道"的原则，营养治疗首选肠内营养。与PN相比，EN不仅价格低廉、使用方便，而且提供的营养素经肠道吸收利用，在维持肠黏膜结构和屏障功能完整性、减少肠道细菌易位，调节机体免疫和保护器官方面具有重要意义。如果患儿胃肠道功能保留，但不能或不愿经口摄食、或摄食量不足以满足机体营养需求时，实施肠内营养可能是其维持机体代谢，避免营养风险和营养不良的最好选择。

（一）适应证与禁忌证

1. 适应证

通常经口摄入不足持续3～7日可作为肠内营养支持的指征，但对于能量储备明显不足

（如体重显著下降）或者分解代谢旺盛的患儿，应尽早进行营养干预。

（1）经口摄食能力降低：①神经系统疾病，如昏迷、严重智力迟缓、脑瘫并影响口腔面部运动；②解剖异常，如头面部肿瘤、严重畸形如食管气管瘘；

（2）经口摄入不足：①能量需要增加，如严重烧伤、多发性创伤和败血症等；②食欲减退，如肿瘤、内分泌疾病、胃食管反流和神经性厌食等；

（3）吸收障碍或代谢异常：①吸收障碍，如慢性腹泻、短肠综合征、炎症性肠病等；②代谢性疾病，如苯丙酮尿症和糖原贮积病等；③其他疾病，如食物过敏、胰腺炎和乳糜症等。

2. 禁忌证

（1）完全性肠梗阻，如肠闭锁等先天性消化道畸形；

（2）坏死性小肠结肠炎；

（3）由于衰竭、严重感染、创伤及手术后消化道麻痹所致的肠功能障碍；

（4）高流量小肠瘘。

此外，如上腭 - 面部手术等有可能增加机会性感染的情况则为管饲的相对禁忌证。

（二）肠内营养制剂

肠内营养制剂根据来源方式可分为自制匀浆膳和商业化的肠内营养制剂。商业化制剂根据其组成又可分为多聚配方、低聚和单体配方、专病配方及组件配方四种类型，见表 6-40。

1. 多聚配方　该类制剂由完整的营养素组成，营养全面，以整蛋白或蛋白质游离物为氮源，需要消化才能吸收，成本低、渗透压接近等渗、口感较好、患儿易耐受，适用于胃肠道功能正常的患儿，是临床上应用最广泛的肠内营养制剂。除了普通标准配方外，还可含有部分特定营养素成分，如膳食纤维、不同的能量密度配方等，组成了特殊的多聚配方，其各自的适应证也不尽相同。

2. 低聚和单体配方　该类制剂具有不需消化或仅需稍消化即可吸收，无渣或含渣少，不含乳糖的优点，但口感差，渗透压高，易引起腹泻。适用于胃肠道消化、吸收功能障碍的患儿。

3. 专病配方　该类制剂是为各种疾病或器官功能受损患儿设计的专用制剂，可满足不同病理状态下的机体代谢需求，包括肾病、肝病、肺病、糖尿病等专用制剂。

4. 组件配方　该类制剂是仅以某种或某类营养素为主的肠内营养制剂，可对完全型营养制剂进行补充或强化；亦可将两种或两种以上的组件制剂配制成组件配方，以满足患儿的特殊需要。主要有蛋白质、脂肪、碳水化合物等组件制剂。

表 6-40　1 岁以上儿童肠内营养制剂选择

类型	亚型	成分特性	适应证
多聚配方	标准型	营养素分布与正常饮食相同	胃肠道功能正常
	高蛋白型	蛋白质 > 总能量的 15%	高分解代谢状态、创伤愈合期
	高能量密度型	1.5 ~ 2kcal/ml	液体受限、电解质不平衡
	富含纤维型	5 ~ 15g/L 肠内营养乳剂（TPF）	肠道功能紊乱
低聚配方	部分水解型肽类	成分丰富	消化和吸收功能受损
要素配方	游离氨基酸	一种或多种营养素被水解	

类型	亚型	成分特性	适应证
专病配方	肾病专用	低蛋白、低电解质负荷	肾衰竭
	肝病专用	高支链氨基酸(BCAA)、低肠内营养粉剂(AA)、低电解质	肝性脑病
	肺病专用	高脂肪含量	急性呼吸窘迫综合征
	糖尿病专用	低总胆固醇(CHO)负荷	糖尿病
	促进免疫型	精氨酸、谷氨酰胺、ω-3 脂肪酸、抗氧化物	免疫受损
组件配方	蛋白质	酪蛋白分解为游离氨基酸	增加氮摄入
	脂肪	鱼油、橄榄油分解为中链甘油三酯(MCT)	提高能量/必需脂肪酸
	碳水化合物	麦芽糖糊精,水解玉米淀粉	提高能量,增加可口性

需要注意的是,以上的肠内营养配方制剂多用于 1 岁以上的患儿。1 岁以下的患儿,即使是合并感染后顽固性腹泻的患儿,母乳仍是最佳选择。据文献报道,母乳中的乳糖并不是此类患儿腹泻的主要因素,感染本身和感染所导致的分泌性腹泻才是腹泻的主要原因,而母乳中的免疫物质也更有利于疾病的恢复;如果仍担心食物过敏问题,还可通过让患儿母亲避免摄入易导致婴儿过敏的食物的办法来解决,而不必停止母乳喂养。此外,市场上还有多种婴儿配方奶粉可供婴儿选用,见表 6-41。由于婴儿口运动功能尚未发育成熟,管饲期间应注意鼓励患儿非营养性吸吮。

表 6-41　婴儿期肠内营养制剂选择

制剂描述	适应证/用途	禁忌证/注意事项
母乳	健康或患病的婴儿	某些先天代谢性疾病;可通过母乳传播的感染性疾病或药物 出生时为早产儿的婴儿根据需要可推荐母乳强化剂
基于牛乳的配方奶,强化铁配方	健康婴儿	牛乳蛋白不耐受;乳糖不耐受;需要使用特定配方的疾病
基于牛乳的免乳糖配方奶	乳糖酶缺乏或乳糖不耐受	牛乳蛋白不耐受;半乳糖血症
基于牛乳,低电解质/矿物质配方	低钙血症/高磷血症肾脏疾病	牛乳蛋白不耐受;该配方奶为低铁配方,需从其他地方补充铁
基于牛乳的高 MCT 配方奶	严重脂肪吸收障碍乳糜胸、乳糜腹和乳糜泻	长期使用应监测有无必需脂肪酸缺乏
基于牛乳的 2 段配方奶	婴儿添加辅食后	与母乳或标准的 1 岁内配方奶相比并无优越性(美国儿科学会)
大豆蛋白奶粉(不含牛乳蛋白,不含乳糖)	半乳糖血症;遗传性或一过性乳糖酶缺乏;IgE 介导的牛乳蛋白过敏;素食者	出生体重低于 1 800g,预防肠痉挛或过敏;牛乳蛋白所致小肠结肠炎或肠病
酪蛋白水解配方奶粉	过敏;整蛋白过敏	注意:严重牛乳蛋白过敏者,可能对乳清蛋白水解配方奶有反应
氨基酸配方奶粉	吸收障碍(胃肠道或肝脏疾病)	
特殊氨基酸配方奶	先天代谢性疾病	营养不均衡,必须在医生指导下使用

（三）肠内营养途径与方法

肠内营养途径包括口饲和管饲，其中管饲又包括鼻胃置管、鼻空肠置管、胃造口、空肠造口等。

1. **口饲** 吞咽障碍患儿的最终康复目标是安全有效地经口摄入营养。对于部分摄食吞咽障碍的患儿，可通过调整食物性状等代偿方法，实现经口进食，详见第五章相关内容。当不能口服或口服时间过长、摄入量过少不足以满足机体生长需求时，应选择管饲喂养。

2. **管饲** 管饲是指通过胃肠管或造瘘管提供营养物质至胃肠内的一种方式。管饲途径的选择需考虑多种因素，包括患儿年龄、疾病情况、预计肠内营养的时间、气道保护能力、气道清除能力、发生误吸的风险、胃肠解剖和功能情况、是否美观及患儿对管饲的依从性等。如果预计肠内营养的时间较短（< 6 周），可选择鼻胃置管喂养，价格低廉、容易放置、并发症少，是临床上最常用的方式。但鼻胃置管存在反流与误吸的风险，胃排空延迟的患儿可选择鼻空肠置管。因长时间鼻胃 / 空肠置管会压迫消化道黏膜，降低食管下括约肌压力，增加呼吸系统并发症的风险，如预计患儿需持续鼻饲超过 2 个月，应考虑胃造口或空肠造口置管。根据患儿情况选择合适的管饲输注方式。

（1）一次性投给：用注射器将营养液缓慢注入喂养管内，每次不超过 200ml，每日 6 ~ 8 次。该方法操作简便，但易引起腹胀、恶心、呕吐、反流与误吸。鼻饲应循序渐进，开始时速度要慢、鼻饲液要少而清淡，以后可逐渐增加营养液的浓度、剂量及推注速度，但每次注食量一般不超过 200ml（含水在内），两次注食间隔时间不少于 2 小时。

（2）连续经泵输注：即将营养液引入滴注管，滴注管与鼻饲管连接，通过营养泵控制营养液泵入速度的一种方法。适用于胃食管反流、胃排空延迟、胃肠动力不足、吸收障碍或间歇喂养不耐受的患儿。根据患儿对营养液的耐受程度、血糖值、营养液的性质、胃残留量确定滴注速度，一般以 60 ~ 80ml/h 的恒速泵入。滴注过程中应每小时检查滴注液的滴注速度，还可使用营养加温器保持营养液的温度在 38 ~ 40℃。

（3）间歇性重力输注：将配置好的营养液经输液管与胃肠喂养管连接，营养液借重力缓慢滴注到胃肠道内，每次不超过 200ml，每日 4 ~ 6 次，此法的优点是类似于正常的进食，符合患儿进食的生理机制，避免了夜间的持续喂养，减少了胃内残留，也减少了反流和误吸而致吸入性肺炎的发生。

六、管饲喂养方法

（一）鼻饲管喂养

1. **概述** 鼻饲管喂养是指将导管经鼻腔插入胃部，并通过导管向胃内灌注流质食物、营养液、水和药物的喂养方法，如图 6-73。适用于需短期（< 6 周）营养支持的患儿。鼻饲管喂养较为符合生理喂养，管置于胃内，对营养液渗透压的缓冲能力强，但可增加反流与误吸的发生率。

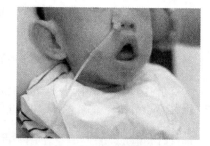

图 6-73 留置鼻饲管

2. **操作步骤**

（1）评估患儿的病情、意识状态、配合程度、鼻腔通畅度，有无鼻中隔偏曲、鼻腔炎症以及有无鼻饲管喂养的禁忌证等。

（2）告知家属鼻饲管喂养的目的，留置鼻饲管的方法及注意事项，取得其配合。

（3）佩戴手套、检查胃管是否通畅，胃管置管的长度为鼻尖—耳垂—剑突的距离或前额发际到剑突的距离，用石蜡棉球擦拭导管前端。

（4）左手扶患儿头部，右手用镊子夹起胃管前端插入一侧鼻孔，嘱患儿配合做吞咽动作，将胃管缓慢推至预定的长度；若小儿不能配合吞咽，可在插管前将患儿头部后仰，当胃管插入会厌部时，用左手将患儿头部托起，使下颌靠近胸骨柄（增大咽喉通道的弧度），缓慢插入胃管至预定的长度。置管后需确认导管是否在胃内，可通过抽吸胃液法、听诊器听气过水声法、把胃管末端放入水中观察有无气泡冒出等三种方法来判断。

（5）置管后须妥善固定并用笔在导管末端做好刻度标识，观察并记录鼻饲管外露长度以保证正常的插入长度。

3. 注意事项

（1）鼻饲用具每餐后清洗，每日消毒1次，管饲空针每日更换。

（2）气管插管或气管切开患儿，管饲时气囊须处于充气状态。

（3）鼻饲过程中观察患儿有无呛咳、呼吸困难、恶心、呕吐等症状，如出现上述症状应立即停止鼻饲，并及时吸出口鼻腔及呼吸道内的误吸物。

（4）食物温度以38～40℃为宜，即置于前臂内侧皮肤而不觉烫。鼻饲食物温度过高易烫伤胃黏膜，温度过低易导致腹泻等胃肠道并发症。

（5）每次鼻饲后须保持原喂食体位30～60分钟方可恢复平卧位。

（6）观察患儿大便次数及性质，有无腹胀、恶心、呕吐等情况。

（7）保持口腔清洁，防止口腔感染，可给予2～3次/d口腔护理。硅胶胃管至少每3周更换1次。

（8）并发症及其处理，见表6-42。

表6-42　并发症及其处理

并发症	原因	处理
脱管与堵管	1. 脱管多因患儿在感觉不舒服或烦躁时自行拔除，或固定不当在翻身时不慎脱落。 2. 堵管多因食物未完全磨碎、管径和管孔过小。	1. 选择粗细适中、柔软、稳定性好的鼻胃管。 2. 妥善固定鼻饲管。 3. 每次输注前均用温开水冲洗鼻饲管。
呃逆、恶心与呕吐	鼻饲注入的量过大、速度过快、温度过高或过低。	1. 减慢推注速度，遵循少量开始、逐渐递增的原则。 2. 鼻饲食物温度保持在38～40℃为宜。
胃潴留	长期卧床，患儿胃肠动力减弱，导致胃排空延迟，消化功能减退；或两餐间隔时间短、喂食量过多，导致过多的食物潴留于胃内。	每次推注流食前先抽吸，以了解胃是否已排空。
误吸	1. 长期置管可引起贲门括约肌弛缓和收缩障碍，导致贲门相对闭锁不全。 2. 喂食方法不正确：喂食推注速度过快，喂食后立即平卧。	1. 进食前应先给予口腔护理，痰液较多者给予吸痰护理，吸痰时动作应轻柔，尽量减少刺激。 2. 进食中应抬高床头至少30°。 3. 进食后保持坐位至少30分钟。

4. 应用评价　鼻饲管喂养侵入性小，操作简单易行。但存在的不足是患儿不易耐受、容易自行拔管。长期置管容易压迫鼻、咽腔黏膜，增加鼻腔损伤的风险，且可降低食管下括约肌压力，容易引起反流，咽反射消失者可增加误吸口腔分泌物的风险。

（二）间歇置管法

1. 概述　间歇置管法是指不将导管持续留置于胃内，根据需要间歇经口或经鼻途径将导管插入食管或胃内，营养物质通过导管注入，进食结束后即拔除导管的方法。它弥补了患儿对留置鼻饲管不易耐受的缺点，避免了持续置管对消化道黏膜的压迫，减少了反流与误吸的发生。

2. 操作流程

（1）评估：吞咽治疗师对患儿进行详细的评估，排除禁忌证后，确定间歇置管的方式。

（2）知情同意：向患儿家属说明置管的目的、方法，取得家属同意，签署知情同意书。若患儿意识清醒且能理解，应尽量取得患儿的配合并帮助其缓解紧张情绪。

（3）患儿体位：采取坐位或半卧位（床头至少摇高30°，避免头后仰）。

（4）导管的选择：根据患儿的实际情况选择合适的导管：婴儿可使用一次性胃管，如图6-74A所示为2.0mm（6号）胃管，此外还有2.7mm（8号）、3.3mm（10号）、4.0mm（12号）胃管可以选择；较大的患儿可以直接使用12号或14号球囊导尿管或胃管。图6-74B所示为14号硅胶球囊导尿管。还可以使用曾氏口腔营养管，见图6-74C，此管的末端有四个孔，利于食物的通过。

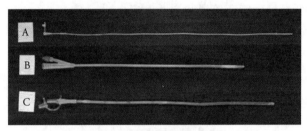

图6-74　间歇置管法的导管

（5）操作准备：

1）衣帽整齐、洗手、戴口罩。

2）物品准备：治疗车、清洁治疗盘、导管、50ml注射器、纱布、手套、胶布、手电筒、根据医嘱准备好的流质食物（如牛奶，温度38～48℃为宜），适量温开水。

3）将上述物品按使用顺序摆放在治疗车上。

4）将治疗车推至患儿床旁，核对床号、姓名，再次评估适应证。

5）插管前进行口腔护理，清除口腔内的分泌物，观察患儿口腔是否有伤口等。

（6）操作步骤（以经口至食管管饲法为例），如图6-75、视频6-21。

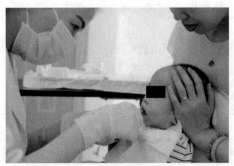

视频6-21
间歇置管法的
操作

图6-75　间歇置管法的操作

1）将无菌治疗巾铺于患儿颌下。

2）洗手，戴手套，检查导管及注射器。

3）一手托住导管，另一手握持导管的前端，湿润导管前端后，嘱患儿张口或辅助患儿张口，沿着一侧口角缓缓插入。

4）当导管到达咽喉部时，嘱患儿做吞咽动作，在患儿吞咽时顺势将导管插至食管；若患儿无法配合或意识障碍，应扶住其头部，使下颌骨尽量靠近胸骨柄，再缓缓插入。

5）当导管插入不畅或患儿出现恶心、呕吐时，需停止插管，让患儿缓慢地深呼吸，待不适感缓解后再继续，同时检查导管是否盘曲在口腔内；若患儿出现呛咳、呼吸困难、发绀等现象，应立即拔出导管，待患儿症状改善后再重新插入。

6）判断是否误入气道：插入预定长度时（婴儿 25cm，儿童 25～30cm），检查导管是否在食管内，此时可左右转动、上下提插导管，观察患儿有无不适；或将导管末端置于盛水的碗内，观察有无气泡逸出；或用注射器注入少量的温水（不少于10ml）观察患儿有无出现呛咳。

7）确定导管在食管内后，用胶布固定导管于患儿嘴角旁。

8）用注射器注入流质食物，根据患儿的情况按一定的注射速度和进食量推送。最后注入少量温水冲洗导管。

9）将导管的末端反折，拔出，操作过程应缓慢、轻柔。

10）清洁面部，协助患儿取半坐卧位，休息 30～60 分钟，交代注意事项。

11）整理用物，清洗导管，自然晾干以便下次使用。

12）规范洗手，记录患儿摄入量、出量及营养状态。

3. 注意事项

（1）患儿间歇插管置管方式（经鼻或经口）应由治疗师、医生、护士共同决定，并在医嘱上备注。

（2）雾化吸入、翻身拍背等操作应在喂食前或喂食后两小时进行。

（3）间歇性插管用药时，应先将药物研磨、充分溶解后再注入，注入前后均应用 20ml 饮用水冲洗导管。

（4）可从患儿患侧插入导管，以减轻插管带来的不适感。

（5）间歇性插管喂食后，应保持半卧位 30～60 分钟，避免食物反流；胃食管反流的患儿，睡前 2～3 小时内尽量避免喂食。白天进食量较少的患儿，可以考虑晚上留置胃管。

4. 应用评价 相较于传统的鼻饲管喂养和胃/空肠造瘘管喂食，间歇置管法操作简单、安全，且不会对皮肤黏膜造成压迫，可降低鼻腔及胃黏膜溃疡的风险；因管道不进入胃部，可减少消化道出血、长期置管刺激膈神经导致的呃逆，降低贲门松弛的食管反流风险；降低误吸性肺炎、营养不良的发生风险；除进食时间外，其他时间不留置导管，符合生理规律，可减少患儿的不良情绪，不影响患儿的吞咽训练及日常活动，有助于患儿更好更快地回归家庭和社会。但是间歇置管法须多次插管，有损伤鼻腔、咽腔黏膜的风险，且增加了治疗师及患儿家属的工作量。此外，患儿家属自行插管喂养存在一定的风险。

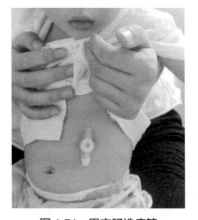

图 6-76 胃空肠造瘘管

（三）胃造瘘管喂食

1. **概述** 胃造瘘管喂食指在内镜协助下，于腹壁、胃壁造口置管后，将营养物质直接注入胃内，实现肠内营养的方法，如图 6-76。适用于需长期（＞ 2 个月）肠内营养的患儿。

2. **适应证** 对长期不能经口进食但消化功能仍尚存者，神经性厌食者，身体情况较差，需要较快增强体质者（如：食管及舌部、口腔、咽部恶性肿瘤晚期患者，渐冻人，外伤造成头部受损引起的昏迷或需要增强营养的一些晚期恶性肿瘤的患者等）均可适用。

3. **禁忌证**

（1）严重心肺功能障碍不能耐受手术者。

（2）胃弥漫性恶性肿瘤或胃大部切除后胃的解剖形态和解剖位置发生改变，在 X 线下不能找到安全穿刺途径者。

（3）严重凝血功能障碍，有术中大出血可能者。

（4）病情危重，生命体征不稳，预计生存时间过短（一般小于 1 周），无造瘘必要者。

（5）肝脏体积过大，覆盖胃前壁，无安全穿刺空间者。

（6）前腹壁和胃壁间有遮挡物，二者不能完全贴近者。

4. **胃造瘘管喂食注意事项**

（1）每次喂食前回抽胃内容物，以确定造瘘管在胃内。

（2）喂食的营养液温度 38 ~ 40℃，放于前臂内侧而不觉烫，方可注入。

（3）经皮内镜胃造口术（percutaneous endoscopic gastrostomy，PEG）术后 12 ~ 24 小时开始从造瘘口注入 50ml 温开水，2 小时后再注入 50ml，如无不适，可给予米汤、牛奶、整蛋白型肠内营养剂（能全素）等营养液。喂食量逐渐增加至 200ml，观察意识变化，有无出汗、心悸等症状。

（4）营养液的选用应由低浓度开始，无不适后再逐渐增加营养液的浓度。

（5）定期监测血糖和电解质，并注意观察患者有无脱水的表现，如皮肤干燥、眼窝凹陷。

（6）持续滴注时每 4 小时检查胃内容物排空情况，若残留量大于 150ml，暂停滴注。每 4 ~ 6 小时用 20ml 温开水冲洗造瘘管，以预防管路堵塞。

（7）常见并发症及其处理，见表 6-43。

表 6-43　并发症及其处理

并发症	原因	处理
造瘘口感染	最常见。导管固定不当、固定器过紧或过松、皮肤接触胃液等，可能会导致瘘口周围皮肤的损伤	1. 术前预防性使用抗生素 2. 每天换药清洁造瘘口 3. 避免过度牵拉导管内部和外部的固定器，使外固定器和皮肤的距离至少保持 0.5cm
管腔堵塞	食物研磨不充分或过稠	更换管道，切勿用压力过高的水流冲洗管腔或用导丝再通管道
腹泻	1. 营养液配制不当：脂肪含量过多或营养液渗透压过高 2. 注食速度过快 3. 营养液温度过低	1. 选择易消化吸收、脂肪含量低的食物，当餐配制，防止污染 2. 注意调节注食的速度和食物温度

并发症	原因	处理
误吸	1. 注食体位不当 2. 吸痰刺激 3. 胃潴留	1. 注食过程和注食后 30 ~ 60min 取半坐卧位 2. 合理安排吸痰时间,注食前进行彻底地吸痰,注食后 1h 内尽量不吸痰 3. 胃排空不良者可使用促胃肠动力药

5. 应用评价　PEG 可在喂养的同时进行胃肠减压,适合于需要长期留置营养管的重症患儿。该法减少了因留置管导致鼻咽与上呼吸道感染的并发症,以及反流与误吸的风险;同时造瘘管管道内径大于鼻胃管,因此能输送更多的营养物质,且不易堵塞;从美观角度上讲,PEG 也更易被患者接受。

胃造瘘管喂食的劣势:不符合生理状态,为有创性治疗方法;置管难度大;照护困难。

(四)不同管饲喂养方法的对比

留置鼻饲管、胃造瘘管与间歇置管法是临床上常见的管饲方式,三者各有利弊,应结合患儿的实际情况选择合适的肠内营养途径。三种鼻饲方式的对比见表 6-44。

表 6-44　吞咽障碍患者三种营养法的对比

	留置鼻饲管喂养	胃造瘘法	间歇置管法
置管时间	持续留置	持续留置	< 10min/次,3 ~ 4次/d(婴儿则由其进食次数确定)
每次灌注量	一般 200ml,但需根据年龄、营养需求等确定	根据年龄、营养需求等确定	300 ~ 400ml(婴儿则根据其进食量确定)
每日灌注次数	> 5 次	约 5 次	3 ~ 4次/d
置入端位置	鼻腔	上腹壁	口腔或鼻腔
末端位置	胃或空肠	胃或空肠	食管中段或胃
对通气的影响	影响鼻通气	没有影响	没有影响
贲门功能	可造成贲门松弛	没有影响	没有影响
吸入性肺炎	易发生	不增加发生率	不增加发生可能
吞咽功能	不保留	不保留	最大化保留
工作量	不增加	不增加	增加

(张盘德　陈丽珊)

第五节　儿童窒息的处理

一、概述

窒息(asphyxia)是指喉或气管的骤然梗阻,造成吸气性呼吸困难,严重者可导致全身各器官组织缺氧,二氧化碳潴留而引起组织细胞代谢障碍、脑损伤、心动过缓甚至死亡。小儿窒息是儿科和耳鼻喉科常见急症,及时实施抢救,可挽救患儿的生命。

二、窒息的类型和病因

婴幼儿窒息的主要原因是异物误吸。由于婴幼儿消化系统发育不完善,食管弹力组织及肌层发育不完全,且胃呈水平位,贲门肌发育差,而幽门肌发育良好,易出现溢乳。婴幼儿呼吸道特点为气管及支气管相对狭窄，软骨柔软，缺乏弹力组织，右侧支气管由气管直接延伸，异物易直接进入右侧支气管，且咳嗽反射功能还不健全，容易将食物呛入气管而不能及时排除，引起窒息。

（一）婴幼儿期呕吐

世界卫生组织数据显示，新生儿窒息死亡占婴儿死亡的 20% ~ 30%。婴幼儿呕吐是导致窒息的主要原因，包括：

①非器质性疾病：如喂养不当、次数太频、乳头孔太大、温度不适宜、小儿过度哭闹、咽下羊水等。②器质性疾病：如胃食管反流、肠套叠、斜疝、腹股沟疝嵌顿、肠道内外感染、中枢神经病变、食管闭锁、先天性幽门肥厚或狭窄、肠闭锁、先天性巨结肠。③感染：胃肠炎、肺炎、尿路感染等。

（二）异物吸入气管

呼吸道异物导致的窒息多发生于 5 岁以下儿童，其中 3 岁以下占 60% ~ 70%。气管异物多因小儿喉的保护功能尚不健全，在吃东西时常有嬉闹的不良习惯；或躺着进食；儿童磨牙尚未萌出，咀嚼功能不够；年幼无知，拿到东西就往口中放等。异物以植物性异物占多数，如花生、瓜子、蚕豆、黄豆等，此外还有其他物品，如鱼刺、肉骨头、塑料笔套、纽扣、铁钉等。

（三）被褥闷窒

婴幼儿多因护理不当，如被子盖住面部或乳房堵住口鼻造成窒息死亡，一般发生在晚上睡眠时，常见于 2 ~ 4 个月的婴儿。

（四）其他

部分患儿可因舌后坠、喉水肿、严重的支气管哮喘及肺部疾病造成气道阻塞。

三、临床表现

异物落入气管时，最突出的症状是剧烈的刺激性呛咳。气管或支气管被异物部分阻塞，可出现气急，憋气，也可因一侧支气管阻塞，而另一侧吸入空气较多，而形成肺气肿。较大的或棱角小的异物（如大枣）可导致气管阻塞，短时间内即可发生窒息而死亡。

（一）新生儿窒息表现

1. 窒息先兆　有导致窒息的高危因素。

2. 窒息判断　出生时有严重呼吸抑制，至生后 1min 仍不能建立有效自主呼吸且 Apgar 评分 ≤ 7 分；持续至出生后 5min 仍不能建立有效自主呼吸且 Apgar 评分 ≤ 7 分；或出生时 Apgar 评分不低，但至出生后 5min 降至 ≤ 7 分；脐动脉血气分析 pH < 7.15。

（二）小儿窒息表现

1. 窒息的先兆　进食过程中或进食后突然出现呼吸困难，或呼吸带有杂声，像被扼住喉咙。

2. 窒息症状　①不能啼哭或说话；②咳嗽不出和憋气感；③皮肤、口唇周颜色发紫或苍白；④瞳孔散大，意识丧失、呼吸心跳减慢或停止；⑤大小便失禁等。

（三）窒息分级

1. 轻度窒息　无缺氧缺血性脏器损伤。

2. 重度窒息　有缺氧缺血性脏器损伤。

四、窒息的处理措施

尽早确诊，及时消除呼吸道阻塞的危险因素，是呼吸道异物梗阻抢救成功的关键。一般认为呼吸道完全梗阻的最佳抢救时间为 4～6min。

（一）气管异物的现场急救

气管、支气管异物的病情程度与多种因素有关，如异物位置、异物种类、气道阻塞程度等。当家长发现儿童吸入异物或者有可疑异物吸入病史，需立即送医。儿童气道较为狭窄，因此尽量不要用手去挖取异物，以免将异物推入气道更深处。在等待急救的同时，可先鼓励儿童自行咳嗽咳出异物，若失败可用手法协助异物排出，常用的方法是海姆立克急救法（Heimlich emergency），该方法是外科医生海姆立克教授发明的一种简便易行、易掌握的急救法。

1. 原理　通过冲击腹部 - 膈肌下软组织，产生向上的气压，以压迫两肺下部，从而驱使肺部残留空气形成一股气流。这股有冲击性、方向性的气流，能驱除堵住气管的食物硬块等异物，使气流通畅，见图 6-77。根据这一原理，海姆立克急救法有以下几种操作方式。

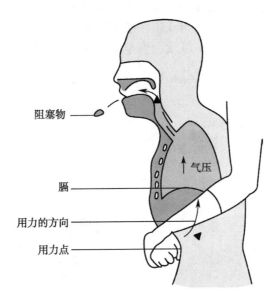

图 6-77　海姆立克急救法原理图

2. 操作方法

（1）拍背法：适用于 1 岁以下孩子。把孩子抱起来，一只手置于孩子的两侧颧骨，手臂贴着孩子的前胸，另一只手托住孩子后颈部，让其脸朝下，趴在操作人员大腿上。俯卧下，操作者一手托住孩子的头颈部，另一手使用手掌根部拍打儿童背部两肩胛骨间位置，连续拍 5～6 次，并观察是否将异物吐出，见图 6-78。

对于窒息的新生儿，操作者一手置于新生儿两侧颧骨，手臂紧贴着新生儿前胸，让其脸朝下，身体趴在操作者一手臂上；用另一手手掌根部在新生儿背部两肩胛骨间拍击，利用冲击力使气道、食管的羊水、胎粪排出，在拍击过程中需要严格掌握力度，见图 6-79。

（2）压胸法：对于昏迷的患儿，应先让患儿仰卧于坚硬的地面或床板上，操作者用一只手在患儿腹部正中线脐与剑突之间向上加压，另一手则放于患儿胸壁，适当向上向内加压 5 次，从而使患儿胸、腹腔内的压力升高，反复操作至异物排出，见图 6-80。

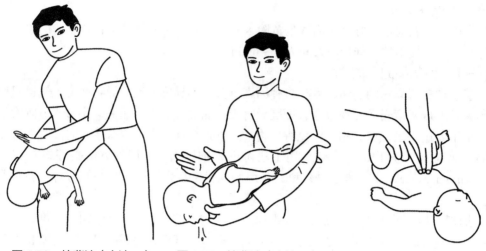

图 6-78　拍背法（方法一）　　图 6-79　拍背法（方法二）　　图 6-80　压胸法

（3）腹部推压法：适用于超过 1 岁，且意识清醒的儿童。操作者在患儿背后，双臂环抱患儿，一手握拳，使拇指掌指关节突出点顶住患儿腹部正中脐上部位，另一手的手掌压在拳头上，连续快速向内、向上推压 6～10 次，直至异物被排出，见文末彩图 6-81。

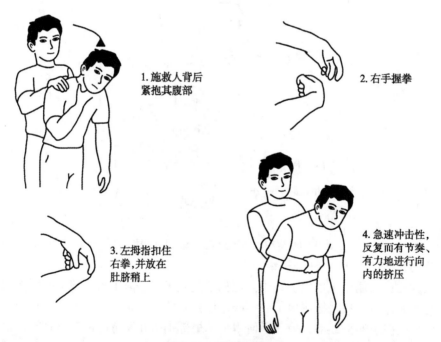

1. 施救人背后紧抱其腹部

2. 右手握拳

3. 左拇指扣住右拳，并放在肚脐稍上

4. 急速冲击性，反复而有节奏、有力地进行向内的挤压

图 6-81　腹部推压法

3. 器械法　对于口腔、咽喉部和气管异物窒息患儿，除某些采用手指或长塑料钳清除堵塞物或异物外，对深部异物需采用喉镜下取物、行气管插管气管内清吸等。效果仍不满意且缺氧明显者，应立即行气管切开术。

（二）呕吐窒息的处理

对呕吐引起的窒息，处理原则为：①保持气道通畅；②恢复循环；③药物治疗；④评估。首先应立即给患者头低脚高位、拍背、去枕平卧、松解衣领，头偏向一侧；迅速清除口、鼻腔呕吐物，建立通畅气道，严防呕吐物被吸入气管而引起再次窒息；其次，如果患者胃食管反流物过多，应予负压吸引器进行抽吸。吸引过程中，应注意时刻观察患者面色、呼吸、心率、呼吸道是否畅通。必要时给予吸氧。同时评估病情，严重者立即联系医生进一步急救处理。

（三）窒息后心肺复苏

复苏遵循以下几点原则：

A（airway）畅通呼吸道：是首要的抢救措施，也是抢救成功的关键一步。有指征时需气管插管，可采用喉镜下气管内清除异物。

B（breathing）建立呼吸：即复苏囊、面罩或气管插管气压通气。

C（circulation）促进循环：在使用面罩或插管下的加压给氧后，心率仍在 60 次 /min 以下，应继续进行胸外按压。

D（drug）药物治疗：A、B、C 三大步 90s 后，心率仍 < 60 次 /min，则应使用药物治疗。主要药物有肾上腺素、扩容剂、碳酸氢钠。

五、儿童窒息的预防

预防是使小儿窒息发生率和死亡率明显下降的最重要手段。预防措施包括宣传教育、调整喂养和儿童摄食吞咽技术、改进产品设计、改造不安全的环境等。其中教育是最有效的途径，医护人员应通过宣传教育，行为干预等措施帮助儿童及其家长掌握卫生保健知识，采纳有利于健康的行为，远离意外伤害。指导家长正确地喂养方法，减少避免因喂养不当引起婴儿呕吐；婴幼儿进食时，家长应在场看护，不让孩子躺着进食，不逗引孩子，让孩子集中注意力进食，不要给孩子难以咀嚼和吞咽的大颗食物、太光滑没有黏性的丸状食物；不要养成将杂物放在口内含吸等不良习惯。因各种疾病引起的呕吐，应到医院查明原因，针对不同病因治疗，严防呕吐引起的窒息；养成儿童睡眠、饮食卫生的好习惯，睡觉时盖被应在颈部下。一旦发现有异物吸入，立即处理，严防窒息。

（陈丽珊　吴春林）

第六节　误吸与吸入性肺炎

一、概述

误吸是指食物或口腔分泌物通过声门进入气管的过程，分为显性误吸与隐性误吸，显性误吸伴有咳嗽，而隐性误吸不伴咳嗽。误吸的病因有很多，如文末彩图 6-82 所示，各种疾病引起的口咽期功能异常（紫色箭头）、中枢神经系统功能障碍导致吞咽功能障碍（绿色箭头）以及胃食管反流（蓝色箭头）均能引起误吸。若误吸进入气管的分泌物形成气管阻塞，会引起呼吸困难，误吸物积聚在支气管很容易引起支气管炎，甚至吸入性肺炎。

吸入性肺炎（aspiration pneumonia，AP）是指吸入口咽分泌物、食物或胃内容物、其他刺激性物质所致肺实质的炎症。北美危重病峰会误吸共识定义吸入性肺炎是指由吸入物介导的肺实质性炎症，存在影像学改变。误吸进入呼吸道的物质有：吞咽的液体、食

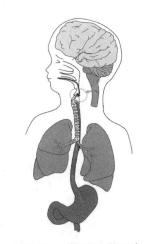

图 6-82　引起误吸的因素

物，吞咽后残留在口腔、咽腔的食物残渣，胃食管反流或呕吐的胃酸、胃内容物等。根据吸入物的性质，通常将吸入性肺炎分为三类，一类为吸入物直接损伤肺组织引起肺的化学性炎症，如吸入胃酸之后出现的肺炎（Mendelson 综合征）；另一类为吸入固体物质引起阻塞性肺不张和炎症；第三类为吸入含有病原体的各种异物入肺引起的感染性肺炎，此类最为常见。

二、流行病学

儿童吞咽功能障碍常由各种先天性疾病导致。其中脑瘫导致吞咽障碍的概率极高，且由于口腔反射异常、吞咽动作不协调、呼吸功能下降等引起食物或唾液误吸，进而导致吸入性肺炎。有文献报道 26% ~ 70% 的脑瘫儿童存在误吸。Rogers 等研究发现，90 例脑瘫患儿的 VFSS 结果显示有 34 例存在误吸，且隐性误吸占的比例高达 97%，可见脑瘫患儿是吸入性肺炎的高危人群。

Hirsch 等通过美国儿科健康信息系统（Pediatric Health Information System）分析在 2009 年至 2014 年之间 47 家医院住院确诊的吸入性肺炎和社区获得性肺炎（CAP）资料，在为期 6 年的研究期内，共有 121 489 例 CAP 住院儿童，因吸入性肺炎住院的儿童达 12 097 例，占 9.9%。

与成人相比，儿童往往更容易出现隐性误吸，有学者推断是儿童咽喉部结构发育未成熟以及吞咽呼吸协调不良所导致。Weir 等使用 VFSS 对 300 名平均 1.4 岁的吞咽障碍患儿进行检查，结果发现 102 名（34%）患儿存在误吸，且 81% 的误吸是无明显症状的隐性误吸。60 例（20%）患儿存在吸入性肺炎，即 58% 的误吸患者发展为吸入性肺炎，表明吞咽障碍与吸入性肺炎存在明显的相关性。Pavithran J 回顾性分析 88 例经 VFSS 检查确诊进入吞咽困难诊所的儿童。结果口咽部吞咽困难占 61.3%（54 例），吸入性肺炎的发生率为 39.8%（35 例）。

三、病因

吸入性肺炎的主要病因为：吞咽功能障碍、防御能力下降、致炎物质、细菌增加（图 6-83）。

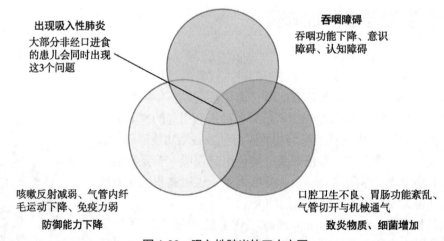

出现吸入性肺炎
大部分非经口进食的患儿会同时出现这3个问题

吞咽障碍
吞咽功能下降、意识障碍、认知障碍

咳嗽反射减弱、气管内纤毛运动下降、免疫力弱
防御能力下降

口腔卫生不良、胃肠功能紊乱、气管切开与机械通气
致炎物质、细菌增加

图 6-83　吸入性肺炎的三大主因

（一）吞咽功能障碍

各种疾病引起的中枢性、周围性功能损伤导致吞咽器官运动障碍、咽喉部感觉异常，使

吞咽的生理反射机制被破坏，其时序性、协调性不同程度地受到影响，致使误吸的产生。引起吞咽障碍的因素包括早产、先天性吞咽器官或消化道畸形、先天／后天引起的吞咽中枢或周围神经受损、胃肠功能紊乱、意识障碍和认知障碍等。此外，药物使用不当也会增加患儿误吸的风险。

1. **意识障碍**　意识障碍导致的误吸常与张口反射下降、咳嗽反射减弱、胃排空延迟、贲门括约肌阀门作用下降、体位调节能力丧失以及抵御咽喉部分泌物及胃内容物反流入呼吸道的能力下降等有关。

2. **神经系统疾病**　神经系统疾病导致的吞咽障碍有以下特征：①吞咽启动延迟；②口腔期不协调；③咽缩肌肌力下降；④咽清除能力下降；⑤渗漏等。

3. **肌肉障碍**　由于口咽肌肉失神经支配，或肌肉本身问题，吞咽的生理反射机制被破坏，吞咽的时序性、协调性也不同程度地受到影响。

（二）防御能力下降

1. **咳嗽反射**　咳嗽反射是指当各种化学或机械性物质刺激喉、气管黏膜上皮细胞内感受器时，引起腹、胸和喉部一系列肌肉收缩，从而产生强大的呼气气流，清除气道内黏液和异物的过程。生理状态下，它是重要的气道防御性反射；而病理状态下，咳嗽反射敏感性下降、自主咳嗽力度减弱，从而容易引起吸入性肺炎。大部分年龄低于51周的吞咽障碍患儿由于咳嗽反射发育不成熟而产生隐性误吸，一般可随生长发育而自愈。

2. **纤毛运动**　正常机制下（图6-84），受到外来刺激时，气管与支气管壁细胞的纤毛会进行缓慢地摆动运动，将外来异物往声门方向传输，最终以痰液的形式排出或在食管消化。有反复肺部感染或空气干燥时，纤毛运动会减少，异物无法排出。

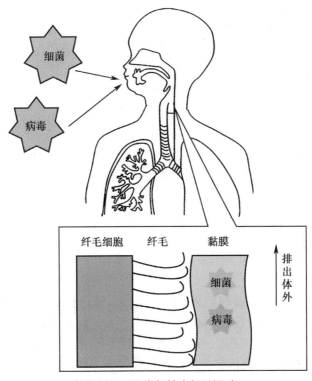

图 6-84　正常气管内纤毛运动

3. **免疫功能** 长期吞咽障碍的患儿，其胃肠道吸收功能紊乱，会引发营养不良，造成免疫功能下降，从而容易诱发感染。

（三）致炎物质、细菌增加

1. **口腔卫生不良** 唾液是维持口腔正常的细菌平衡非常重要的物质，可以有效清除口咽部细菌。吞咽障碍患儿如长期未经口进食，缺乏口腔护理，则容易导致唾液中的菌群生长，当发生唾液或口腔残留食物误吸时，会导致肺部的细菌感染。

2. **胃肠功能紊乱** 胃食管反流、食管闭锁、气管食管瘘等可导致进食后胃内容物反流或分流入气管，其中胃食管反流是胃肠功能紊乱中最常见的误吸因素。由于缺乏足够的反射来保护呼吸道，呕吐导致胃内容物反流到咽喉部而引起误吸。

3. **长期管饲** 推注食物的速度过快和每餐喂食量过多可使胃内压力增高，从而导致胃食管反流。有学者研究发现，输注速度过快极易引起误吸，应采用匀速缓慢推注来降低误吸发生率。留置鼻饲管改变了食管原有的生理环境，使得食管相对关闭不全，在呕吐、吸痰或进食体位不当时易导致胃内容物反流，造成误吸；另一方面作为异物刺激口咽部使分泌物增多，增加误吸的机会。

4. **气管切开与机械通气** 气管切开造成误吸的主要原因是进行气管切开术后气道阻力下降，无法在吞咽过程中产生正性声门下压，且气管套管的存在阻碍了正常的喉上抬运动。一方面口、鼻分泌物容易被误吸；另一方面聚集在声门下、气管套管气囊上的咽喉部定植菌易顺着气管套管进入下呼吸道。此外，机械通气还会增加腹压，也可使胃内容物反流而致误吸。

四、临床表现

（一）临床症状和病史

误吸后的临床表现可无明显症状，也可因吸入肺部引起气管痉挛、呼吸窘迫甚至呼吸衰竭等。误吸的典型临床症状为剧烈呛咳、呕吐，甚至窒息。显性误吸可进一步发展成急性气管支气管炎、吸入性肺炎等，反复发生隐性误吸可致慢性支气管炎、慢性咽喉炎。

吸入性肺炎的临床表现主要为咳嗽、呕吐、发热、喘息，严重时可出现呼吸困难等症状。胸部影像学呈片状肺泡渗出影，两肺可及多发广泛病灶，以中下肺野多见，常表现为肺间质或实质改变、毛玻璃样改变及团块样病变。

Thomson J 等回顾性研究了美国儿科健康信息系统数据库中 2007 年至 2012 年 40 所儿童医院的 27 455 例神经系统疾病儿童合并肺炎的住院儿童，将肺炎分为吸入性或非吸入性。结果吸入性肺炎的患儿比非吸入性肺炎的患儿并发症发生率更高（34.0%$vs.$15.2%）、住院时间明显更长（中位数：5 天 $vs.$3 天）、转 ICU 比例更高（4.3%$vs.$1.5%）、30 天再入院率高（17.4%$vs.$6.8%）。

刘金荣等统计吸入性肺炎患儿的症状发生率，咳嗽 100%、发热 60%、呼吸困难 60%、喘息 20%。

1. **咳嗽** 咳嗽是误吸最典型的临床症状，是当误咽的食物或液体进入喉前庭，但未进入声带以下时，机体为了保证气道安全产生的一种反射性保护动作。但吞咽障碍患儿咽喉部的黏膜敏感性下降、咳嗽力量减弱，且支气管的纤毛和肺泡巨噬细胞不具备足够清除能力，导致肺炎的发生率大大增加。痰液多为白痰或脓痰。

2. **喘鸣、呼吸困难** 在进食过程中或进食后出现呼吸音增粗，音调相对较高的喘鸣音，明显感觉气道存在分泌物堵塞，这可能是误吸引起的支气管痉挛和哮喘。目前有研究表明，血氧饱和度下降也是误吸的临床表现之一，但由于假阴性较高，不能作为判断标准。

3. **发热** 患儿出现反复发热，多表现为中低热，体温39℃以下，发生寒战者少见。若患儿反复出现下呼吸道感染（支气管炎、肺炎），即使没有发生呛咳的情况，也需考虑是否为误吸所引起。

4. **其他不典型症状** 食欲减退、厌食、倦怠不适、活动能力下降、急性意识障碍、恶心、呕吐、体重减轻等。或仅表现为原有基础疾病的恶化或恢复缓慢。胃肠道症状多见，如呕吐、呛奶、腹泻、腹胀等，其中呕吐和呛奶也是吸入性肺炎的致病因素。

患儿发病前多有误吸病史以及相关的危险因素。应注意相比成人，儿童患者较多存在隐性误吸。因此，在询问病史时除了前文提及的因素，还需注意以下情况：①口咽期吞咽障碍；②口腔护理较差；③长期卧床；④非经口进食；⑤合并多种疾病，使用多种药物；⑥吸入性肺炎史；⑦气管切开。

（二）体格检查

吸入性肺炎的体征与一般肺炎相似，但仍有其特殊性，体格检查时可有如下体征：少见典型的肺实变体征，病变部可出现语颤增强，叩诊实音。听诊时，部分患儿可听到肺部湿啰音或者干鸣音。

若出现脓胸可呈胸腔积液体征，如叩诊时呈浊音，听诊时呼吸音低，呈水泡音等。

（三）辅助检查

1. **化验检查** 对吸入性肺炎患者常规做血常规、电解质、C反应蛋白、炎症指标检查。

2. **病原学检查** 采集痰液、气管吸取物、肺泡灌洗液等做细菌培养和鉴定，同时进行药物敏感试验对明确细菌性病原和指导治疗有意义。

3. **影像学检查**

（1）X线表现：吸入1~2个小时后两肺会出现散在不规则片状边缘模糊阴影。肺内病变分布与误吸时的体位有关。一般仰卧位时患儿发生吸入性肺炎，最常见部位是上叶后段、下叶背段，半卧位或坐位时患儿发生吸入性肺炎，最常见部位是下叶肺底段。图6-85中是一名睡眠时胃食管反流所致右上肺肺炎的患儿。

发生肺水肿时，两肺出现的片状、云絮状阴影会融合成大片状，从两肺门向外扩散，以两肺中内带为明显，与心源性急性肺水肿的X线表现相似，但心脏大小和外形正常，也无肺静脉高压征象。

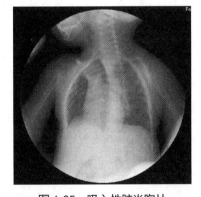

图6-85 吸入性肺炎胸片

（2）CT表现：CT检查发现气道内阻塞异物为吸入性肺炎的直接征象，并可据此确定吸入物的类型和所在位置。炎症以下肺背侧为主，可表现为磨玻璃影、肺实变、支气管血管束增厚、胸腔积液及肺不张等。如图6-86表现为双肺大片磨玻璃阴影，这是吸入性肺炎的典型CT表现。

4. **误吸和吸入性肺炎的生物学标志物检查** 目前常用的生物学标志物包括胃蛋白酶测定、吞噬脂质的肺泡巨噬

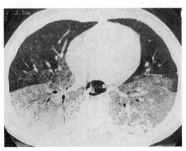

图6-86 胸部CT

细胞计数法、可溶性髓样细胞触发受体 -1 检测法、患者呼出气冷凝液中白细胞三烯检测法及一些潜在的生物学标志物，可以辅助诊断是否有误吸或吸入性肺炎。标本为支气管肺泡灌洗液、痰液、血清等。

五、诊断

（一）误吸的判断

下列情况提示误吸的发生：①进食时嗓音发生改变；②吞咽过程中或吞咽后咳嗽；③呼吸时存在痰声和咕咕声；④胸部及颈部听诊闻及异常的呼吸音；⑤进食后突然气喘、呼吸困难，严重者可出现发绀，甚至窒息。此外，需注意误吸发生的时间——①吞咽前误吸：在口腔准备期或口腔期，吞咽前，食物或液体直接掉入咽腔或气道。②吞咽中误吸：在咽期，各种原因引起的喉上抬不足，导致会厌无法翻转或封闭不全，食物或液体最终进入气道。③吞咽后误吸：患儿存在胃食管结构异常或功能障碍，导致食物从胃食管反流至咽腔，引起误吸。

提示有化学性或阻塞性吸入性肺炎的情况：①突发呼吸困难；②低热；③发绀；④肺部散在湿啰音；⑤严重的低氧血症；⑥胸片显示病灶及其周围浸润影。

气管 - 食管瘘是一种罕见且严重的结构畸形，典型症状为出生后出现口腔分泌物增多，进食后呕吐、呛咳、发绀甚至呼吸困难，两肺闻及湿啰音，伴哮鸣音，逐步进展为吸入性肺炎及肺不张，严重者可发生呼吸窘迫综合征。

（二）吸入性肺炎的诊断

目前临床上对吸入性肺炎的诊断多依靠临床表现，但目前尚无统一的诊断标准，也无辅助检查的"金标准"。一般认为应在满足肺炎诊断标准外，还需满足：有明确的误吸病史；饮水、进食呛咳或呕吐后呛咳；餐后反流史；痰中混有食物残渣；气管镜发现气管和 / 或支气管内含有食物残渣。根据误吸物的不同分为三类：化学性炎症、阻塞性不张、感染性肺炎。根据发生地点的不同，分为社区获得性吸入性肺炎（CAP）、医疗相关性吸入性肺炎（HCAP）及医院获得性吸入性肺炎（HAP）三类。

有文献推荐的诊断标准——经胸部影像学检测肺部新出现或发生进展性、浸润性病变，同时合并下列 2 个或 2 个以上的临床感染症状：①发热 > 38℃；②新出现咳嗽、咳痰或原有呼吸道疾病症状加重，伴或不伴胸痛；③肺实变体征和 / 或湿啰音；④外周血白细胞 > 10×10^9/L 或 < 4×10^9/L。

六、康复评估

（一）吞咽功能评定

在吞咽功能评估中，可根据患儿的评定结果初步判断是否存在误吸风险。具体表现如下：

1. 吸吮障碍；

2. 口腔运动评估中舌根控制能力下降；

3. 吞咽启动延迟、喉上抬幅度下降；

4. 吞咽反射的减弱或消失，咳嗽能力下降；

5. 摄食评估中咽下食物后听诊发现湿啰音、音质改变或血氧饱和度下降 3%。

若出现以上症状应尽早进行仪器评估，避免病情进一步发展。

（二）吞咽造影检查

在吞咽造影中可直观判断是否有误吸，并且可以使用 Rosenbek 误吸程度分级对误吸严重程度进行评判。在 VFSS 过程中若出现误吸可见食物沿气管、支气管呈线条状或点状分布，且可随呼吸或咳嗽上下移动，如文末彩图 6-87 箭头所示。

（三）纤维内镜检查

纤维支气管镜和纤维胃镜是判断误吸及化学性肺炎较为准确的方法。纤维支气管镜检查中见支气管红斑改变，则为胃酸腐蚀导致。可同时在胃内注入染料来观察有无反流和误吸。

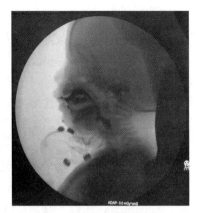

图 6-87　吞咽造影检查

（四）染色测定

调配亚甲蓝与食物混合，患儿进食后一旦发生误吸，蓝染食物会出现在呼吸道黏膜，严重者出现胸部蓝染，其敏感性为 90%，但仍有一定的假阴性。

七、治疗策略

在选择治疗策略前，首先要明确治疗的着重点不是有无误吸，而是误吸严重程度，即误吸是否在患儿的机体的可承受范围之内。在 VFSS 中常发现存在误吸，却没有引起肺炎，也没有明显症状的情况。这是因为机体的防御机制产生了重要的作用，也有可能是因为误吸量较少。因此我们可以根据患儿的临床症状、影像学检查、病理生理检查等判断：①误吸的严重程度及误吸量的多少；②误吸过程中是否存在有效的咳嗽；③通过调整进食姿势、食物性状、一口量、进食速度、辅助手法等，误吸是否减少或消失；④唾液误吸是否存在及其严重程度。

若在吞咽造影检查中发现患儿存在大量误吸，且是隐性误吸，或者患儿即使能咳嗽，但咳嗽无力和延迟，无法将异物排出，则可以认为误吸不能被防御机制所抵御，需要改变进食方式以预防吸入性肺炎，危及生命时需要马上进行体位排痰、吸痰，甚至气管切开术等以保持呼吸道通畅。出现以下情况需考虑误吸已不在可承受范围内：①反复支气管炎/肺炎，且没有上呼吸道感染症状，无传染性肺炎接触史；②反复发热；③CRP 高于正常值并持续升高；④经口摄食过程中/后出现明显喘鸣与呼吸困难；⑤胸部 CT 的慢性病变，特别是与心脏阴影重合的病变，单纯通过 X 线检查难以分辨；⑥吞咽造影检查中高风险表现。

相反地，如果在造影下发现少量误吸，但患儿吞咽功能良好，且无任何临床症状的情况，或者通过调整进食姿势、体位等方法后误吸消失的情况，则认为误吸是可承受的范围内，具体的治疗策略如下。

（一）减少误吸与吸入性肺炎的发生

1. **吞咽功能训练**　根据患儿的吞咽功能评估结果设定针对性的治疗方案，以改善吞咽功能，从而有效地减少误吸的发生率。

（1）姿势调整：减少误吸发生的首要措施。临床实践中，最好在吞咽造影下，观察吞咽姿势（头颈部姿势及躯干姿势）的有效性，然后选取对患儿有效的姿势进行训练。具体的姿势建议是：

1）头颈部过度后仰的姿势会使吞咽变得困难，易发生误吸；原则上，头颈部保持中立位或轻微的前屈位是可减少误吸的发生。但作为吞咽代偿策略时，头颈部轻微后屈有助于食管打开，促进食物进入食管。

2）躯干过度向后倾斜，造成的姿势不稳定感觉会使患儿紧张，也可诱发头部后仰，增加误吸的发生，一般而言，多选择在躯干垂直位或半坐卧位下进行吞咽。

（2）食物调整：吞咽造影下喂食不同性状及一口量的食物并对患儿的吞咽功能及误吸情况进行观察，以选择最合适的食物。一般而言，糊状食物不易误吸，而液状食物相对容易误吸，所以应先进食糊状食物，待吞咽功能明显改善后再逐渐过渡至普通食物及液状食物。

（3）吞咽时，照护者的喂养节奏及儿童的摄食节奏也相当重要，节奏平缓地吞咽，可减轻误吸的发生，且进食时间不宜过长，否则会增加误吸的风险。

（4）在应用姿势及食物调整等代偿吞咽疗法无效后，可应用吞咽气道保护手法，以增加患儿口、舌、咽等结构的活动范围，增强运动力度，提高患儿对感觉和运动协调性的自主控制，避免误吸、保护气道，具体的方法请参考第五章。

（5）增强咽反射：用冰棉签或气脉冲刺激腭咽弓、腭舌弓、咽后壁等部位，刺激应快速且准确，以增强口腔感觉输入，促进吞咽功能发展，减少误吸的发生。

（6）增强咳嗽反射：操作者双手放于患儿腹部，配合患儿的呼吸，以增强患儿腹压，增强患儿将误吸食物咳出的能力。

2. **安全进食**　而对于符合经口进食条件的患儿，首先需选择合适的进食体位，再具体选择对应的食物及其性状、一口量、进食速度、放置在口腔的位置、辅具等。不同于成人，儿童食物的选择更需关注其喜好。由于缺乏口腔感觉输入，大部分吞咽障碍的儿童会存在口腔感知觉障碍。若患儿进食其厌恶的食物，会引起口腔运动功能下降、吞咽启动困难或食物残留在梨状隐窝，一旦诱发呕吐反射，将大大提高误吸的风险。

而对于误吸量较多，且不能经口进食的患儿，应尽早根据情况选择不同途径的管饲喂食，并留意注食过程中是否存在反流，且进食后应保持坐位半小时及定时护理管道，具体参考第五章第四节。管饲限制了患儿的食物类型，所以需要喂养者根据不同年龄段儿童的营养需求，合理搭配食物种类，保证营养均衡。

3. **口腔护理**　口腔护理是最为简便有效的预防吸入性肺炎的方法。在患儿长牙前，家长就可以使用蘸有生理盐水的纱布擦拭患儿牙龈，出牙后可使用儿童专用牙刷、牙线等工具清洁牙齿、舌背、颊部，使用口护吸痰管清洁口腔，调整导致口干的药物，增加唾液量；如果怀疑有任何的口腔科疾病，需进行相应口腔检查和治疗。

4. **气管插管及机械通气的护理**

（1）更换敷料垫：应每日及时更换纱布敷料垫，更换时应加强无菌观念，用盐水棉签清拭皮肤上的分泌物，用酒精棉签消毒伤口区皮肤。

（2）体位：气管插管行有创机械通气时，应抬高床头30°~45°，出现分泌物过多的情况时需要及时吸痰。

（3）清洁套管：内套管应每天清洗后煮沸消毒2次以上，小儿气管切开套管较小，易被分泌物堵塞，具体清洗次数主要取决于痰液的量和黏稠度。禁止将棉签或纸巾伸入套管内擦拭，以防掉入气道内引起窒息，避免毛巾、衣物等遮盖气管套管引起窒息。

（4）清理气管套管内的滞留物：气管切开患儿的气管壁与气管导管气囊之间的间隙容易积累大量细菌，分泌液一旦进入肺部，容易引起肺炎。低压气囊气管导管的使用，在一定程度上可以避免上述情况的发生，但滞留物可通过充盈气囊皱褶处流入呼吸道产生误吸。目前临床中也有使用在气囊上增加一个吸痰管的气管套管。通过此吸痰管定时抽痰，可有效减少积聚在气囊上的痰液。

（5）气囊的护理：气囊需要定时放气，以免压迫气道时间过长引起损伤。

一般每 4 ~ 6 小时放气 3 ~ 5 分钟。放气前需要彻底清理痰液以及气囊上的分泌物，以防流入气管。气囊放气或充气应匀速缓慢，以免刺激支气管壁黏膜诱发咳嗽。

5. 管饲的护理

（1）确保鼻饲管位置：每次间歇置管或定期更换鼻饲管前均需检查鼻饲管的位置。部分婴幼儿咳嗽反射发育不成熟，即使鼻饲管进入呼吸道也不会有强烈反应。传统检查方法是回抽胃内容物、听诊、观察水下气泡、测量鼻外部鼻饲管长度等。但这些方法的可信度有限，影像学才是确定胃管置入的金标准。

（2）评估胃残余量：胃残余量过多可增加反流和误吸的风险，可以通过回抽胃内容物的方法来确定胃残余量。

（3）合适的体位：一般建议坐位或半坐卧位，此体位能加速胃排空，有利于维持胃肠生理位置，使食物在一定时间内被充分消化吸收；避免胃对膈肌及肝脏组织的压迫，利于患儿呼吸。管饲后保持原体位 1 ~ 2 小时，可避免体位变化引起反流。

（4）及时清洁与更换：每次管饲后应清洁相关用具，定期更换鼻饲管、造瘘管，避免长时间使用导致细菌积聚。

（5）合理安排吸痰时间：管饲前应给患儿进行较彻底吸痰，管饲后 1 小时内尽量不吸痰。

6. 胃食管反流的处理　除了调整进食体位、增加食物黏稠度外，部分胃食管反流的患儿还需要进行药物治疗，具体参考第十三章。

（二）误吸的紧急处理

1. 处理原则　一旦发现患儿发生误吸，应尽快调整体位，头部偏向一侧，清理残留在口腔和咽喉部的液体和食物。必要时，作气管插管和支气管镜灌洗，静脉使用抗生素以预防肺炎发生，严密观察肺部情况，如发生吸入性肺炎，则按其治疗原则给予相应处理。

2. 处理方法　根据误吸物的不同选用不同的方法。

（1）液体误吸：根据不同年龄患儿，选择粗细适宜的吸痰管。吸痰时动作要轻柔，儿童吸引负压限于 10.64 ~ 15.96 kPa，婴儿吸引负压最好控制在 7.98 ~ 10.64 kPa，吸痰管插入的深度也不可过深，避免深部大负压吸引，必要时可湿化气道后再吸痰。每次抽吸时间不宜长于 15s，多次抽吸也需要一定的间隔时间。

（2）固体误吸：

1）大块物体阻塞在喉或咽：建议采用 Heimlich 手法，快速用力挤压上腹部，迫使膈肌上抬压缩肺内气体排出误吸颗粒。

2）误吸小体积颗粒不会引起严重的气道梗阻，主要治疗方法是吸出异物，通常采用纤维支气管镜检查或支气管内镜来操作。

（三）吸入性肺炎的治疗

1. 药物治疗

（1）抗菌药物治疗：明确为细菌感染或病毒感染继发细菌感染的患儿应使用抗菌药物。安全和有效是选择抗菌药物的首要原则。治疗前需根据病原体选用抗生素，由于咳痰时检查厌氧菌无意义，所以常用的方法为气管内吸出物，支气管吸出物或脓胸液体的定量培养。轻症患儿可选用口服抗菌药物；重症肺炎或因呕吐等致口服难以吸收的患儿，可考虑胃肠道外抗菌药物治疗，并且适宜静脉联合用药。

（2）糖皮质激素：可减少炎症渗出，解除支气管痉挛，改善血管通透性和微循环，降低颅内压。使用指征为：①严重喘憋或呼吸衰竭；②全身中毒症状明显；③合并感染中毒性休克；④出现脑水肿；⑤胸腔短期有较大量渗出。上述情况可短期应用激素，可用甲泼尼龙 1~2mg/（kg·d）、琥珀酸氢化可的松 5~10mg/（kg·d）或用地塞米松 0.1~0.3mg/（kg·d）加入静脉滴注，疗程 3~5 天。

2. **物理因子治疗**　物理因子治疗的目的是增强机体免疫能力，控制感染，促进炎症吸收，缓解症状，缩短病程，预防并发症等。主要包括高频电疗法、超声雾化吸入、光疗法等。

3. **肺康复**　肺康复内容包括体位管理、物理因子治疗（超短波治疗，低中频电呼吸肌刺激）、气道清洁和咳嗽训练、呼吸控制训练和运动训练，可适量安排有氧运动训练。

（四）家庭指导

对可经口进食的患儿，喂食者需要注意尽量在坐位及头部屈曲位下进行喂食，根据治疗师的推荐选择食物性状，且进食后保持原姿势半小时以上，避免体位变化引起误吸。而对非经口进食的患儿，不宜食物注入流速过快，若存在胃食管反流则可少量多餐。如果患儿存在气管切开，需要家属及时护理气管套管和更换纱布辅料，避免气道感染。吸入性肺炎是吞咽障碍患儿最为常见且危险的疾病，需要家属配合医生，谨遵医嘱，做好日常护理，使患儿尽早康复。

（周惠嫦　陈丽珊　黎艳紫）

第七节　厌食和拒食

一、概述

婴幼儿喂养中出现的拒食（food refusal）、厌食（anorexia）、挑食等摄食障碍已成为一个棘手的问题，其中发生率最高的是厌食。长期厌食、拒食会导致儿童营养不良，最终会影响小儿的生长发育，包括各器官系统和体格发育。厌食多见于 1~6 岁小儿，个别可延及学龄期。近年来，小儿厌食拒食有日渐增多趋势。

（一）概念

厌食症是指儿童较长时间见食不贪，食欲不振，饮食少思或不思饮食的一种疾病，严重者可发展为拒食。拒食指婴幼儿的口腔、咽喉在器质及功能上没有问题，但拒绝进食大部分食物（甚至包括水）。就餐时表现出哭闹、丢弃食物、不张嘴、不吞咽、饭后吐出等，无法摄取足够营养。拒食不是一种疾病，而是一种异常摄食行为；而神经性厌食症，是患者自己有意造成的体重明显下降至正常生理标准体重以下，并极力维持这种状态的一种心理生理障碍，多见于青少年。

（二）流行病学及病因

约有 25% 的正常婴儿以及 40%~80% 的发育异常婴儿会出现拒食情况。不过，大多数属于暂时性，是一种发育变化，很少被诊断为摄食异常。

一项对 349 名有喂养问题的儿童研究发现有 117 名（34%）儿童拒食。拒食儿童中最常见的医学病因诊断是胃食管反流（69%），其次是心肺疾病（33%）、神经系统疾病（25%）、食物过敏（15%）、解剖异常（14%，如腭裂、胸骨缺损、气管食管瘘）等。而后续研究显示拒食症患病率下降，234 名有喂养问题的儿童中有 43 名拒食（18%），拒食的病因中胃食管反流为 53%、神经系统疾病和心肺疾病为 30%。

在发育障碍儿童中，喂养和进食问题的患病率高达 35%。而许多研究中被确定有拒食的儿童也常常被诊断为发育障碍。有人在 20 名厌食拒食的婴儿（例如不进食，进餐时哭泣）中发现 12 名婴儿患有发育障碍。

小儿厌食的病因包括生理的、心理的相互作用，且受环境、社会、文化等多因素的影响。其病因除与急、慢性感染性疾病及药物影响有关外，还与喂养方式、饮食习惯、精神心理、社会环境、自然环境等因素有关。如未及时添加辅食、饮食习惯不良或饮食结构不合理，婴幼儿时期断奶过晚，使小儿对母乳产生过分的依恋，不易接受其他食物。患胃肠炎、胃食管反流病、消化性溃疡、肝炎或结核等病时，厌食尤其突出。甲状腺激素水平下降和铁、锌缺乏是厌食症发病的重要因素。精神因素也是儿童厌食不可忽视的原因。

婴幼儿出现拒食有多种原因。过敏、心理上的拒绝、疾病因素、外科手术等医疗因素、偏食、食欲低下、经管依赖症（tube dependence）、饮食恐惧症等都可能引起拒食（表 6-45）。所以在被确认为拒绝饮食时，为了确定原因，尽可能详细询问可能导致拒绝饮食的经过是很重要的。

表 6-45　可能引起拒食的原因

表现	原因
感觉异常	· 婴幼儿时期手指等感觉体验不足 · 脑部发育不良等障碍 · 其他
心理上的拒绝	· 照顾者曾强迫患儿吃东西 · 拒绝特定的器具(勺子、毛巾、杯子、碗等) · 拒绝特定的照顾者(母亲等) · 其他
外科手术等医疗因素	· 对面部、口腔、食管等的外科治疗和反复的处理
偏食	· 只拒绝特定食物 · 特定的味道、气味、粗糙的食物
食欲低下、丧失	· 吃饭时间间隔超过 3～4 小时也不想吃 · 其他
经管依赖症	· 婴幼儿时期的空腹-饱腹的体验不足、味觉体验不足 · 不接受有味道的食物,但是可以喝水和茶等
饮食恐惧症	· 有过进食时窒息事故等恐怖体验 · 原因不明
疾病因素	胃肠炎、胃食管反流病、消化性溃疡、肝炎或结核等

（三）临床表现

厌食、拒食主要表现在生理、心理及行为三方面。生理异常主要表现为极度消瘦，常伴随营养不良、代谢和睡眠障碍等一系列症状。患儿出现头昏眼花、心悸、体位性低血压、胃肠道饱胀、胀气、便秘、腹痛和恶心等；心理异常主要表现为抑郁、焦虑、恐惧、情绪不稳、强迫观念、个性改变、注意力和记忆力减退等情绪；行为异常主要表现为害怕或拒绝进食、偏食、挑食、行为退缩等。

二、诊断和评估要点

小儿厌食症标准（《诸福棠实用儿科学》第8版）：消化功能紊乱引起的食欲降低，食量减少，持续2周以上，伴有腹胀或腹痛，恶心，呕吐，口臭，大便稀或秘结，味酸、臭，并排除器质性疾病、精神因素及药物性因素的影响。

吞咽造影检查可以评估口腔运动功能和误吸情况，但无法判断患儿是否愿意进食。如果患儿摄取食物不足，必须在问诊时询问进食的食物形态、摄取量、味道、温度等，也要确认是否发生过噎呛或误吸，详细询问进食情况以及观察实际进食情况相当重要。必须了解进食时间、气氛及父母照顾孩子的方式，家长的情绪和精神状态也会影响孩子的进食心理。通过观察孩子的进食情况，充分理解孩子的进食行为，这对于正确的判断是很重要的。

触觉超敏和心理拒绝需要区别判断。触觉超敏是儿童拒绝口颜面部被触碰或允许触碰但表现出不适、推开、害怕、面部扭曲或唇部收缩等。心理拒绝是由过去不愉快的经历和体验、长期情绪不稳定等情况引起的，未发生直接触碰也会出现拒绝行为。两者的区别详见表6-46。评估从离正中线最远的手指开始，依次对手臂、肩膀、脖子、面部、口腔周围、嘴唇、口腔内进行检查。触觉超敏和心理拒绝的治疗方法不同，触觉超敏需要进行脱敏治疗，心理拒绝则需要寻找到引起拒食的根本原因，再进行相对应的心理干预。

表6-46　心理拒绝和触觉超敏的区别

	心理拒绝	触觉超敏
原因	过去不愉快的经历等(例:用勺子撬开嘴巴)	不明、感觉体验不足
诱发因素	看到物体和人靠近,听到声音(视觉、听觉刺激等)	直接接触皮肤和黏膜(触觉刺激)
触摸嘴巴时的反应	闭上嘴,转头躲避	张开嘴,吐舌的同时身体后仰
基础疾病	染色体异常 多发性畸形	脑性瘫痪 重度精神发育迟缓
运动功能障碍	没有运动功能障碍	伴有肌肉紧张异常的重度运动功能障碍
改善法	切断引起的刺激	反复给予弱的触觉刺激

评估是否有胃食管反流病或其他基础疾病也相当重要。必须确认是否有恶心呕吐情况，进食中、后是否有呛咳，是否有脸色变化，是否有流汗、心动过速等自律神经症状。Chatoor将拒食的诊断依据整理成表（表6-47），包含伴随其他身体疾病的摄食异常。另外，对于婴幼儿的拒食，有一种较简便的诊断依据，见表6-48。

表6-47　拒食的诊断依据

1. 意识状态的调节异常造成
·难以达到或维持足以平静摄食的清醒状态,表现出困乏、过度兴奋及不悦
·从新生儿期开始就有摄食困难问题
·无法正常增加体重,甚至体重减少

2. 婴幼儿无食欲症
·1 个月以上拒绝摄取足量食物
·拒食容易发生在 6 个月左右或是自己独立进食的时期(3 岁左右)
·不表示肚子饿,对食物不感兴趣,但很喜欢探索,非常喜欢和照顾者互动
·有明显的发育迟缓
·拒食并非由心理创伤造成
·拒食并非由身体的潜在疾病造成

3. 对味道、气味、性状等感觉上的过度敏感
·拒吃某种特定的味道、气味的食物
·拒吃某种特定的性状、颜色的食物
·只接受某种特定的食物
·营养不足或口腔运动能力发育迟缓

4. 并发症造成
·进食过程中突然感到不适而拒绝进食
·药物治疗可以改善,但无法解决进食问题

5. 心理创伤造成
·由窒息、强烈呕吐等心理创伤,或者由插管、吸痰等操作反复刺激口腔、咽腔、消化道造成不适
·只能使用特定的进食工具进食,或只在特定状态或时间才进食
·在特定的情景、进食环境或姿势下拒绝进食任何食物
·因拒食导致营养不良

表 6-48　婴幼儿拒食的诊断依据

1. 连续拒食达 1 个月以上

2. 没有明显的可能造成拒食的器质性疾病,或者器质性疾病的药物治疗无效

3. 未满 2 岁时发作

4. 有以下的其中 1 种情况
· 病态的摄食行为(夜间进食、频繁进食、强迫式的进食、机械式的进食)
· 预期性的呕吐

三、治疗策略

(一)治疗目标

改变进食态度和行为,纠正对食物的不良认知,建立正常的饮食行为习惯,恢复营养状况,维持正常体重。

(二)治疗方法

1. **认知和行为矫正**　通过扭转思维、信念和行为,改变患儿对食物的不良认知,允许患儿在进食过程中深呼吸以缓解紧张情绪,并辅以用餐后的表扬和奖励。婴幼儿某些不良生活行为可能会加剧拒食情绪,如睡眠不足会抑制进食中枢,消化液分泌和胃肠道蠕动减少而引起情绪波动影响食欲。对于主动进食的行为多给予肯定和鼓励,以达到正强化目的。而对于不进食的行为宜采取淡化处理,即不批评、不关注、无所谓的态度,防止拒食行为加剧。

2. **脱敏治疗**　治疗顺序可以从超敏部位中最远离正中线的远端开始,逐渐移动到正中线附近,如手、肩、颈、脸、口腔周围、嘴唇、口腔内的顺序。手法应轻、慢、稳。治疗过

程中，要在同一部位给予长时间弱（轻）的感觉刺激。训练的方法是治疗师用手对患儿进行反复轻微的刺激。比如，暂时把手放在患儿身上，等患儿慢慢平静下来，放开手，然后再次触摸。从接触到平静下来要持续接触 10 秒以上。如果马上移动触碰的部位，或是用让患儿难以接受的接触方式，反而会刺激皮肤，加剧超敏的症状。上述脱敏训练方法要重复 10 次以上，每天 2～3 次。由于脱敏治疗是不愉快的体验，所以建议在正常进食以外的时间进行。

3. **心理治疗** 心理问题引起厌食和拒食的情况比较多，照顾者曾在患儿不愿意进食的情况下强迫其吃东西是主要原因。性格外向的患儿尽量在相同年龄的孩子的集体生活环境中进行训练。但性格内向的患儿喜欢安静的环境，如果进入热闹、活跃的集体环境，反而会变得难以适应，拒食症状更严重。患儿家长常由于患儿吃饭问题备感压力，患儿可能会通过观察家长的焦虑反应而产生对进食的恐惧。因此，心理干预不仅需要减轻患儿恐惧，还需减轻父母对孩子拒绝进食的焦虑。

4. **摄食训练** 即使在患儿不想进食时，家长也需和患儿一起用餐，让患儿感受用餐的快乐气氛，培养其对饮食的兴趣。进食时可选用材料为硅胶、浅、小的勺子，从患儿可以接受的食物开始训练，按比例逐渐增加不同性状、气味的食物，让患儿慢慢接受原本抗拒的食物。如患儿不张口，可将勺子轻压下唇，带动患儿张口，同时需避免刺激上唇诱发异常反应。进食器具和食物性状均需要根据口腔器官的发育程度进行选择。

5. **营养治疗** 对于已造成严重营养不良等后果的患儿，可进行规范的营养治疗。由专职营养师制定食谱，必要时辅以医疗干预手段，避免家庭饮食习惯对患儿的持续影响。治疗期间应少食多餐、定时定量、逐步增量，使机体得到饥饱感的反复刺激，促进条件反射的形成和正常进食习惯的建立。

6. **药物治疗** 如患儿确诊为缺乏锌、铁等某些微量元素导致的拒食，应尽早实施药物干预；对于胃食管反流导致的食管酸度上升，可用碱性药物加以纠正；对精神因素引起的拒食，可选用治疗精神疾病的药物，且需配合心理干预。

7. **中医治疗** 祖国医学认为脾胃功能失调是本病主要病机，情志不遂恐吓意外、肝郁乘脾、脾失健运是常见发病原因，气虚和气滞是发病的重要环节。辨证施治，采用中药内服、推拿按摩、针灸、穴位贴敷等方法治疗，效果较好。

（三）家庭指导

家长在食谱上的调整不应操之过急，避免强迫进食，斥责拒食的孩子，让孩子逐渐接触其他食物，降低对特定食物的厌恶心理。不要因为孩子不想进食就加以斥责，或表现出厌恶的表情。家长可以和孩子进行情景互动游戏，让患儿感受到进食是一件开心有趣的活动。

仅仅依靠家庭指导不能完全消除拒食症状，可随着孩子年纪的增长，将其置于不同外部环境中进行干预，如送孩子到幼儿园，在用餐的场合，让孩子和同龄孩子一起参与，借此使孩子感到开心、对食物有兴趣及模仿同龄孩子的进食行为，减轻拒食症状。另外，在指导老师和其他孩子的鼓励和带动下，孩子的拒食症状会渐渐缓解。

（周惠嫦　张盘德　黄燕婷）

参考文献

[1] Trulsson M, Johansson RS. Orofacial mechanoreceptors in humans: encoding characteristics and responses during natural orofacial behaviors[J]. Behavioural Brain Res，2002，135(1-2): 27-33.

[2] Mistry S,Rothwell JC,Thompson DG,et al.Modulation of human cortical swallowing motor pathways after pleasant and aversive taste stimuli[J]. American Journal of Physiology,2006,291(4):666-671.

[3] Barlow SM. Oral and respiratory control for preterm feeding[J]. Curr Opin Otolaryngol Head Neck Surg,2009,17(3):179-186.

[4] 金汉珍，黄德珉，官希吉 . 实用新生儿学 [M].3 版 . 北京：人民卫生出版社，2003：63-65，192-202.

[5] Morris SE，Klein MD. 摂食スキルの発達と障 [M]. 金子芳洋，译 . 東京 : 医歯薬出版 .2009.

[6] 黄昭鸣，卢红云 . 口部运动学 [M]. 上海：华东师范大学出版社，2010.

[7] Wahab NA ,Jones RD,Huckabee ML. Effects of olfactory and gustatory stimuli on the biomechanics of swallowing[J].Physiology & Behavior,2011,102(5):485-490.

[8] Gereau SA，Navarro GC，Cluterio B，et al. Selection of pedi atric patients for use of the Passy-Muir valve for speech production[J].Int J Pediatr Otorhinolaryngol 1996;35(1):11-17.

[9] Lieu JEC,Muntz HR,Prater D,et al.Passy-Muir valve in children with tracheotomy[J]. Int J Pediatr Otorhinolaryngol,1999,50(3):197-203.

[10] Brigger MT,Hartnick CJ.Drilling speaking valves: a modification to improve vocalization in tracheostomy dependent children[J].Laryngoscope,2010, 119(1):176-179.

[11] Riggall K, Forlini C, Carter A, et al. Researchers' perspectives on scientific and ethical issues with transcranial direct current stimulation: An international survey[J]. Sci Rep, 2015,8(2):360-377.

[12] Greene ZM,Davenport J,Fitzgerald S,et al.Tracheostomy speaking valve modification in children: A standardized approach leads to widespread use[J]. Pediatric Pulmonology,2019,54(4):428-435.

[13] Zabih W , Holler T , Syed F , et al. The Use of Speaking Valves in Children With Tracheostomy Tubes: What is the Scope of the Literature[J]. Respir Care, 2017,62(12):1594-1601.

[14] Woodnorth GH.Assessing and managing medically fragile children: tracheostomy and ventilatory support[J]. Lang Speech Hear Serv Sch,2004,35(4):363-372.

[15] Brigger MT, Hartnick CJ. Drilling speaking valves: a modification to improve vocalization in tracheostomy dependent children. Laryngoscope，2009，119(1):176-179.

[16] Tweedie D J , Cooke J , Stephenson KA , et al. Paediatric tracheostomy tubes: Recent developments and our current practice[J]. J Laryngol Otol, 2018, 132(11):961-968.

[17] Buckland A,Jackson L,Ilich T,et al.Drilling speaking valves to promote phonation in tracheostomy‐dependent children[J].The Laryngoscope,2012, 122(10):2316-2322.

[18] Brooks L,Figueroa J,Edwards T, et al. Passy muir valve tolerance in medically complex infants and children: Are there predictors for success?[J]. The Laryngoscope, 2019,130(11):632-639.

[19] 谢纯青，温红梅，万桂芳，等 . 说话瓣膜配合综合性吞咽康复在气管切开后患儿中的应用 1 例报道 [J]. 中国康复理论与实践，2015，（11）：1315-1318.

[20] 万桂芳，窦祖林，丘卫红，等 . 说话瓣膜的应用对气管切开并吞咽障碍患者渗漏和误吸的影响 [J]. 中国康复医学杂志，2012，27（10）：949-951.

[21] 窦祖林 . 吞咽障碍评估与治疗 [M].2 版 . 北京：人民卫生出版社，2017.

[22] 万桂芳，张庆苏 . 吞咽障碍康复治疗技术 [M]. 北京：人民卫生出版社，2019.

[23] NDDT Force，AD Association.National Dysphagia Diet: Standardization for Optimal Care[M]. Chicago: American Dietetic Association, 2002.

[24] DAO Australia，The Speech Pathology Association of Australia Limited.Texture-modified foods and thickened fluids as used for individuals with dysphagia: Australian standardised labels and definitions[J]. Nutrition & Dietetics,2007,64(2):53-76.

[25] The dysphagia diet committee of the Japanese Society of Dysphagia Rehabilitation. The Japanese Dysphagia diet [J].Jpn J Dysphagia Rehabil, 2013,17:255–267.

[26] Steele CM , Hanson B, Lam P, et al. International dysphagia diet standardisation initiative (iddsi): categorisation framework, labels and terminology[C]// European Society for Swallowing Disorders Congress.2015.

[27] Woods CW,Oliver T,Lewis K，et al. Development of necrotizing enterocolitis in premature infants receiving thickened feeds using SimplyThick (R)[J]. J PERINATOL, 2012,32(2):150-152.

[28] Vilardell N,Rofes L,Arreola V,et al. A comparative study between modified starch and xanthan gum thickeners in post-stroke oropharyngeal dysphagia[J]. Dysphagia,2016,31(2):169-179.

[29] Shewan HM，Stokes JR..Handbook of Food Structure Development[M]. Cambridge ：Royal Society of Chemistry,2019.

[30] Thomas M,Ricardo LC,Karen C.Clinical Management of Swallowing Disorders[M].3rd.Sab Diego:Plural Publishing, 2012.

[31] Beal J,Silverman B,Bellant J,et al. Late Onset Necrotizing Enterocolitis in Infants following Use of a Xanthan Gum-Containing Thickening Agent[J]. Journal of Pediatrics, 2012, 161(2):354-356.

[32] 钟磊，吴柳拿，周烈，等.吞咽障碍者增稠流体食品流变学研究进展 [J]. 食品科学 ,2018,39(01):313-319.

[33] 吕孟菊，吕露露，刘晓静，等.食品流变学在吞咽障碍患者饮食制订中的研究进展 [J]. 现代临床护理，2018，17(4)：81-85.

[34] 张树新，杜青，王欢，等.康复辅具对小儿脑瘫康复治疗效果探讨 [J]. 中华全科医师杂志，2012,11（10）：753-756.

[35] Terzi N,Orlikowski D,Aegerter P,et al.Breathing–Swallowing Interaction in Neuromuscular Patients[J]. American Journal of Respiratory & Critical Care Medicine,2007,175(3):269-276.

[36] Crisp KD,Case LE,Kravitz RM,et al.Training,detraining,and retraining: Two 12-week respiratory muscle training regimens in a child with infantile-onset Pompe disease[J]. Journal of Pediatric Rehabilitation Medicine, 2020,13(1):71-80.

[37] Gross RD, Trapani-Hanasewych M. Breathing and Swallowing: The Next Frontier[J]. Semin Speech Lang,2017,38(2)：87-95.

[38] 侯梅，孙殿荣，金国圣.儿童呼吸系统疾病重症康复 [J]. 中国实用儿科杂志，2018，33（8）：578-583.

[39] 王芳，陈璐，姚志清，等.呼吸训练在吞咽障碍患者中应用效果的系统评价 [J]. 中华现代护理杂志，2019，25（7）：844-848.

[40] 刘邦亮，朱美兰，刘惠宇，等.呼吸与吞咽间的交互关系及其应用 [J]. 中国康复理论与实践，2018，24（10）：1165-1168.

[41] 陈卓铭.言语治疗 [M]. 北京：电子工业出版社，2019.

[42] 窦祖林.吞咽障碍评估与治疗 [M].2 版 . 北京：人民卫生出版社，2017.

[43] 万桂芳，张庆苏.吞咽障碍康复治疗技术 [M]. 北京：人民卫生出版社，2019.

[44] 喻鹏铭，车国卫.成人和儿童呼吸与心脏问题的物理治疗 [M].4 版 . 北京：北京大学医学出版社，2011.

[45] 于洁.儿科学 [M].6 版 . 北京：人民卫生出版社，2011.

[46] 章稼，王晓臣 . 运动治疗技术 [M].2 版 . 北京：人民卫生出版社，2014.

[47] 中华医学会围产医学分会新生儿复苏学组 . 新生儿窒息诊断的专家共识 [J]. 中华围产医学杂志，2016，19（1）：3-6.

[48] 刘元生 . 误吸的海氏急救法 [J]. 临床心电学杂志，2017，26（1）：75.

[49] 秦晓莎 . 婴幼儿呼吸道异物的护理 [J]. 实用临床护理学杂志，2018，3（45）：93-100.

[50] 肖强 . 儿童呼吸道异物诊治进展 [J]. 临床小儿外科杂志，2015，14（6）：547-549.

[51] 王玉彬 . 异物卡喉海氏急救法的应用 [J]. 健康必读，2018,32：246.

[52] 杨芳 . 海姆立克手法在分娩过程中清理新生儿呼吸道的应用 [J]. 母婴世界，2017，19：77.

[53] 郑小英 . 幼儿气管异物不要急，海姆立克法帮助您！[J]. 妇幼天地，2019，19：153.

[54] Seddon PC,Khan Y.Respiratory problems in children with neurological impairment[J]. Archives of disease in childhood,2003,88(1):75-78.

[55] Sullivan PB,Morrice JS,Vernon-Roberts A,et al.Does gastrostomy tube feeding in children with cerebral palsy increase the risk of respiratory morbidity?[J]. Archives of Disease in Childhood,2006,91(6):478-482.

[56] Erasmus CE,Van HK,Rotteveel JJ,et al.Clinical practice: swallowing problems in cerebral palsy[J]. european journal of pediatrics,2012,171(3):409-414.

[57] Paul E,Marik. Aspiration Syndromes: Aspiration Pneumonia and Pneumonitis[J]. Hospital Practice,2001,38(1):35-42.

[58] Tomás Franquet, Ana Giménez,Nuria Rosón, et al. Aspiration diseases: findings,pitfalls,and differential diagnosis[J]. Radiographics,2000,20(3):673-685.

[59] 王卫平，孙锟，常立文 . 儿科学 [M]. 北京：人民卫生出版社，2018.

[60] Weir KA,Mcmahon S,Taylor S,et al.Oropharyngeal Aspiration and Silent Aspiration in Children[J]. Chest, 2011,140(3):589-597.

[61] Hirsch AW,Monuteaux MC,Fruchtman G,et al.Characteristics of Children Hospitalized With Aspiration Pneumonia[J]. Hosp Pediatr, 2016, 6(11):659-666.

[62] Pavithran J,Puthiyottil IV,Narayan M,et al. Observations from a pediatric dysphagia clinic: Characteristics of children at risk of aspiration pneumonia[J]. The Laryngoscope, 2019;129(11) :2614-2618.

[63] 张红兵，张香美，王晓娟，等 . 婴幼儿拒食症病因及干预措施研究进展 [J]. 中国儿童保健杂志 ,2014,22(5):497-499.

[64] Tume L,Jinks A.Endotracheal suctioning in children with severe traumatic brain injury: a literature review[J]. Nursing in Critical Care,2010,13(5):232-240.

[65] Waller G,Mountford VA,Tatham M,et al. Attitudes towards psychotherapy manuals among clinicians treating eating disorders[J]. Behaviour Research & Therapy, 2013, 51(12):840-844.

[66] Chatoor I，郑毅，丁宗一 . 婴幼儿喂养障碍 [J]. 中国循证儿科杂志，2008，3（2）：81-85.

[67] Ebeling H,Tapanainen P,Joutsenoja A,et al.A practice guideline for treatment of eating disorders in children and adolescents[J]. Annals of Medicine, 2003,35(7): 488-501.

[68] Walmsley,Russell S.Refeeding syndrome: Screening,incidence,and treatment during parenteral nutrition[J]. Journal of Gastroenterology & Hepatology,2013,28(s4):113-117.

[69] Hulst JM，Wart Z，Hop WC，et al.Dutch national survey to test the STRONGkids nutritional risk screening tool in hospitalized children [J].Clin Nutr，2010，29（1）:106-111.

[70] Gerasimimidis K，Keane O，Macleod I，et al. A four－stage evaluation of the paediatric Yorkhill malnutrition score in a tertiary paediatric hospital and a district general hospital[J].British Journal of Nutrition，2010，104（5）:751-756.

[71] 张景凤. 拒食精神病人的心理特征及护理措施 [J]. 山东精神医学，1994,3:64-66.

[72] 王焕芹，赵永红，刘翠英. 精神病人拒食的原因及护理对策 [J]. 中华行为医学与脑科学杂志,2001,10(4):379-379.

[73] 白雪艳. 小儿推拿对小儿厌食症的疗效分析 [J]. 临床医药文献电子杂志，2020，7（5）：65.

[74] 秦玉梅，韩丽文. 住院精神病人拒食的护理 (附 28 例报告)[J]. 蛇志,1996,8(3):38-38.

[75] 那彬. 小儿厌食症的中医药诊治探讨 [J]. 中国医药指南，2020, 18(1):189-189.

[76] 宋晓日.1451 例儿童饮食情况探讨分析 [J]. 中国妇幼保健，2007（21）：3034-3035.

[77] 中华医学会肠外肠内营养学分会儿科协作组. 中国儿科肠内肠外营养支持临床应用指南 [J]. 中华儿科杂志，2010，48(6)：436-441.

[78] Rydell,A.-M,Dahl, 等. 对早期拒食儿童在青春期的随访 [J]. 世界核心医学期刊文摘 (儿科学分册)，2006，3:20-20.

[79] 王官仁，喻毅军，谢超英. 儿童拒食现象的观察与分析 [J]. 中国初级卫生保健，1987(10)：21-24.

[80] 田角胜，向井美惠. 小児の摂食嚥下リハビリテーション [M]. 東京：医歯出版株式会社，2014.

[81] 北住映二，尾本和彦，藤島一郎. 子どもの摂食・嚥下障害ーその理解と援助の実際 [M]. 東京：永井書店，2013.

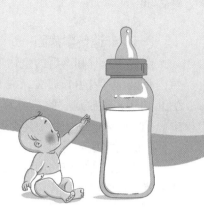

第七章
脑性瘫痪

第一节 概述

一、定义

脑性瘫痪（cerebral palsy，CP）简称脑瘫，是一组由于发育中的胎儿或婴儿脑非进行性损伤所引起的持续存在的运动和姿势发育障碍综合征，导致活动受限。由发育不成熟的大脑（产前、产时或产后）、先天性发育缺陷（畸形、宫内感染）或获得性（早产、低出生体重、窒息、缺氧缺血性脑病、核黄疸、外伤、感染）等非进行性脑损伤所致。

脑性瘫痪可同时伴有一种或多种其他功能障碍或并发症，最常见的有运动障碍、伴或不伴有感知觉和智力缺陷、癫痫、言语障碍、视听觉障碍、吞咽障碍和行为异常等，也可发生继发性肌肉萎缩、挛缩和骨、关节的变形或脱位等损伤。

二、流行病学

脑性瘫痪全球范围内报道的患病率约为 1.5‰ ~ 4‰，其中早产儿的患病率远高于足月儿，且胎龄越小，出生体重越轻，患病率越高，尽管早产儿发生脑性瘫痪的风险较高，但早产儿在脑性瘫痪患者中占比不到一半，见表 7-1。高达 90% 的脑瘫儿童有某种进食或吞咽问题，若不能有效地治疗吞咽困难，可能会产生严重的后果，包括进食技能不成熟、发育不良、生活质量下降、脱水、呼吸系统衰竭和吸入性肺炎。

表 7-1　脑性瘫痪在早产儿中的患病率

影响因素		活产儿中患病率
胎龄	胎龄小于 28 周	82‰
	胎龄 28 ~ 31 周	活产儿中 43‰
	胎龄 32 ~ 36 周	活产儿中 6.8‰
	胎龄大于 36 周	活产儿中 1.4‰
出生体重	小于 1 500g	活产儿中 59.2‰
	1 500 ~ 2 499g	活产儿中 10.2‰
	大于 2 500g	活产儿中 1.33‰

三、发病因素

脑瘫的病因高度复杂，涉及非遗传学和遗传学因素，特别是产前、产时和产后的单个或多个危险因素的相互作用。根据是否涉及遗传学因素分为遗传学病因和非遗传学病因，根据脑损伤和脑发育缺陷的时间分为三个阶段，即出生前、围生期和出生后。

（一）非遗传学病因

产前、产时和产后的生物学和环境因素等非遗传学病因仍然是脑瘫的主要高危因素。如宫内感染、宫内生长迟缓、绒毛膜羊膜炎、先天性脑发育畸形、早产和低出生体重、各种新生儿脑病、败血症、胎儿或新生儿脑卒中等；婴儿期各种脑炎或脑病、中毒、创伤、脑卒中。脑瘫临床诊断中将上述高危因素作为重要参考条件，必须通过详细病史询问获得。

（二）遗传学病因

遗传因素占脑瘫病因的 20% ~ 30%，涉及多种复杂机制，包括易感基因多态性、单基因病、拷贝数变异（copy number variants，CNVs）等。

（三）胎儿期因素

1. **母体因素** 母亲孕期的不良生活习惯（如吸烟、酗酒）、先兆流产、用药、孕期感染、母亲智力落后、母亲营养障碍等。

2. **遗传因素** 如基因突变等。

（四）围产期因素

1. **缺氧缺血性脑病变** 早产、窒息、呼吸功能疾病等。

2. **高胆红素血症** 血型不合、早产、感染、消化道疾病等。

3. **分娩外伤**

（五）出生后因素

产后因素可与产前、产时因素重叠，但创伤、感染、惊厥、缺氧缺血性脑病、颅内出血、脑积水、胆红素脑病、中毒等被认为是主要因素。

四、临床分型和分级

按运动障碍类型及瘫痪部位进行分型，按粗大运动功能分级系统进行分级。

（一）临床分型

1. **痉挛型（spastic）** 占脑瘫人群的 70% ~ 80%，以锥体系受损为主，包括皮质运动区损伤。根据瘫痪部位，痉挛型脑瘫可分为以下几种情况：

（1）双瘫：四肢受累，上肢轻，下肢重。

（2）偏瘫：一侧肢体受累。

（3）四肢瘫：四肢受累，上、下肢受累程度相似。

2. **不随意运动型（dyskinetic）** 包括手足徐动型（athetoid）和肌张力障碍型（dystonic），以锥体外系受损为主。不随意运动增多，表现为手足徐动，舞蹈样动作，肌张力不全，震颤等。

3. **共济失调型（ataxic）** 该型以小脑受损为主。

4. **混合型（mixed）** 为 2 种或 2 种以上类型临床表现同时存在，多以一种类型的表现为主。

另外，肌张力低下型（hypotonic）曾被单独列为一种分型，但由于这个阶段往往是其他类型的过渡形式，后期逐渐转为上述类型，因此被取消。不过此型在摄食吞咽障碍中具有典型表现，故仍列出单独讨论。

（二）临床分级

目前临床分级推荐采用粗大运动功能分级系统（gross motor function classification system，GMFCS）。GMFCS 是根据脑瘫儿童运动功能受限随年龄变化的规律所设计的分级系统，共分为 5 个年龄组（0～2 岁；2～4 岁；4～6 岁；6～12 岁；12～18 岁），每个年龄组根据患儿运动功能从高至低分为 5 个级别（Ⅰ级、Ⅱ级、Ⅲ级、Ⅳ级、Ⅴ级）。

第二节　临床表现

一、脑性瘫痪的临床表现

无论哪种类型的脑瘫，均具有非进行性脑损伤或发育障碍的特点。临床表现多以运动发育落后、姿势及运动模式异常、原始反射延迟或消失、立直（矫正）反射及平衡反应延迟出现、肌张力异常为主。不同类型脑瘫的临床表现，见表 7-2。

表 7-2　不同类型脑瘫的临床表现

分型	临床表现	体征	损伤部位
痉挛型	上肢屈曲、内旋、内收、拇指内收、握拳 躯干前屈、圆背坐（拱背坐） 髋关节屈曲、膝关节屈曲、下肢内收、内旋、交叉、尖足、剪刀步、足外翻	腱反射亢进 踝阵挛（+） 折刀征（+） 锥体束征（+）	皮层运动区、锥体系
不随意运动型	不随意运动为主 非对称姿势 肌张力变化 对刺激反应敏感、表情奇特、颈不稳定 构音与发音障碍、流涎、摄食困难 婴儿期多表现为肌张力低下可伴有手足徐动和/或舞蹈症	腱反射正常 锥体外系征（+） 紧张性迷路反射（TLR）（+） 非对称性紧张性颈反射（ATNR）（+）	锥体外系、基底节
强直型	肢体僵硬、活动减少 肌张力增强呈持续性 被动运动时屈曲或伸展均有抵抗 抵抗在缓慢运动时最大	肌张力呈铅管状或齿轮增高	锥体外系
肌张力低下型	肌张力低，仰卧位呈蛙状体位，W 状上肢 关节活动度大 对折坐位	围巾征（+） 跟耳试验（+）	
共济失调型	意向性震颤及眼球震颤 平衡障碍站立时重心在足跟部，基底宽 醉酒步态 运动速度慢、不协调，头部分离动作差 肌张力可偏低	闭目难立（+） 指鼻试验（+）	小脑

二、摄食吞咽障碍的特点

正常儿童的摄食吞咽发育过程按照反射阶段→前离乳期→离乳期→离乳后期的方式过渡。而神经系统疾病的患儿可直接出现感觉、反射、运动异常等问题。脑性瘫痪患儿的摄食吞咽障碍不只是一般的发育停滞，也可能是神经因素导致发育方向转变或在发育中出现异常状态，如图 7-1 虚线箭头所示。因此，治疗时需要在减少神经系统异常的同时促进正常的发育，由于共济失调型脑瘫与痉挛型脑瘫的摄食吞咽特征类似，因此以下主要介绍痉挛型脑瘫、不随意运动型脑瘫、肌张力低下型脑瘫的摄食吞咽障碍临床特征。

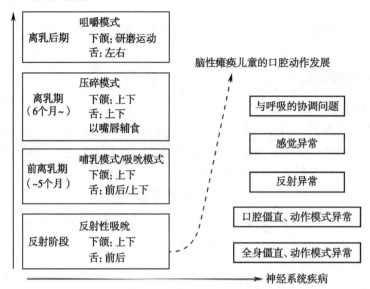

图 7-1　摄食吞咽在神经系统上的问题

（一）神经系统表现

1. **姿势动作异常**　脑瘫患儿因肌张力异常（过高、过低、突发性的张力变化）以及动作模式异常，使口腔器官无法稳定地保持在固定位置，妨碍感觉的接收及动作的执行。以下为常见类型脑瘫儿童的姿势特点（图 7-2，表 7-3）。

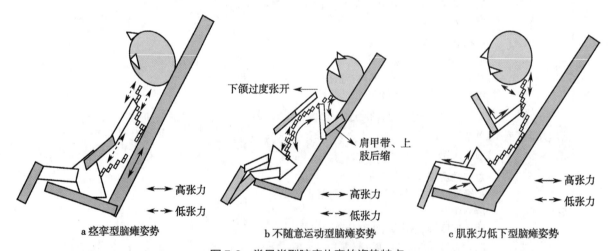

图 7-2　常见类型脑瘫儿童的姿势特点

表 7-3　不同类型脑瘫儿童的姿势障碍特点和表现

障碍	分型		
	痉挛型	不随意运动型	肌张力低下型
姿势障碍特点	基调:高张力 屈、伸肌群同时收缩,不能灵活变换姿势	基调:高张力与低张力之间波动 缺乏稳定性	基调:低张力 难以抗重力做伸展活动

续表

障碍	分型		
	痉挛型	不随意运动型	肌张力低下型
临床表现	多采取屈曲姿势，颈部缩短，头稍后仰，误吸风险增加 手抬起困难、僵硬，常呈握拳状	全身伸展模式，头后仰，呈非对称姿势 手朝后，拿勺时过度用力、不放开，或突然伸手、摇晃	姿势维持障碍，头颈前屈或后仰，四肢支撑较困难 双手活动困难

2. **摄食吞咽功能与运动功能障碍**

（1）感觉障碍：口腔感觉障碍可影响脑瘫儿童的口腔运动功能和进食心理行为，不同分型脑瘫儿童的感觉障碍表现各异，即使同一分型也表现不一，痉挛型脑瘫多见感觉超敏和感觉防御，不随意运动型多见感觉超载，肌张力低下型脑瘫多见反应低下，大部分患儿可为混合型感觉障碍。

（2）运动障碍：脑瘫儿童多伴有口腔运动障碍，如吐舌（tongue thrust），即在口腔处理食物时，舌伸出口腔外的情况，不同分型的脑瘫患儿吐舌原因和表现不尽相同。常见摄食吞咽感觉障碍与运动障碍表现，见表 7-4。

表 7-4　常见摄食吞咽感觉障碍与运动障碍表现

分型	口腔感觉障碍特点	口腔运动障碍特点
痉挛型	· 感觉超敏，表现为患儿厌恶餐具和食物接触口腔，不愿意张口；不咀嚼，呕吐表现明显 · 感觉防御，患儿有不愉快进食经历。进食兴趣不高，拒食	· 口腔整体处于高张力，口腔不能与头颈分离运动，运动范围小，保留原始反射 · 下颌后缩、下颌紧绷、紧张性咬合反射、张口受限、活动减少，难以产生分离运动和咀嚼动作 · 舌后缩、舌活动范围减小，吐舌现象 · 上唇后缩和噘嘴，唇活动减少
不随意运动型	· 感觉超载进食时容易分心，多动	· 协调性运动差 · 下颌不稳、下颌偏移、活动过度、不能产生分级运动 · 唇颊肌功能下降，流涎、食物外流和口腔残留 · 舌控制能力下降，吐舌现象
肌张力低下型	反应低下，分辨食物能力低下 流涎 偏爱硬质、味重的食物	· 下颌不稳，咀嚼障碍 · 舌后缩无力，食物及转运能力不足食团搅拌和输送障碍，舌后坠 · 唇颊活动少，吸吮无力 · 腭咽闭合不全，鼻腔反流 · 吞咽启动困难或延迟，以隐性误吸多见

3. **呼吸功能障碍**　肌张力过高可出现下颌后缩和舌后缩，加重咽腔、喉腔狭窄及气道狭窄，影响胸廓活动和呼吸功能，进一步导致胃食管反流以及反流性食管炎，食管炎引起的刺激感，又反回来加重肌肉张力和摄食吞咽障碍，见表 7-5。

表 7-5　常见呼吸功能障碍

分型	呼吸障碍表现
痉挛型脑瘫	· 肌张力高，下颌和舌后缩，引起腔、喉腔狭窄及气管狭窄 · 胸廓活动受限 · 呼吸障碍

分型	呼吸障碍表现
不随意运动型	· 由于姿势和肌张力的波动,患儿难以保持上呼吸道通畅和获得协调的胸腹式呼吸 · 强烈的角弓反张可致换气障碍、进食误吸,甚至呼吸停止
肌张力低下型	· 舌后坠,易导致呼吸道堵塞 · 肺扩张收缩弹性能力下降,肺换气能力低下 · 呼吸肌无力,咳嗽力量差

（二）生长发育过程的表现

1. **发育停滞、迟滞** 由于中枢神经系统损伤,脑性瘫痪儿童在发育尚未成熟的阶段停滞或发育较同龄儿童落后。重症患儿初期的吸吮 - 吞咽反射及咳嗽反射弱,部分患儿需依赖管饲营养,吞咽次数减少,吞咽肌群锻炼减少。

2. **与神经学异常的相互作用** 不同类型的脑性瘫痪摄食吞咽障碍不同,患儿的吞咽异常是发育落后和神经损伤相互作用的结果。如患儿的舌运动技巧落后,导致异常的运动模式,长期异常的运动模式又进一步限制口腔的运动发育。

3. **发育不均衡** 脑瘫患儿可表现出高度的口腔运动水平和不成熟的运动模式共存的情况,即不同摄食技巧的发育水平有差异。如咀嚼功能水平可达到 6 个月水平,而吮吸功能仍停留在 1 个月水平。因此评估和治疗时应注意患儿不同摄食情况下的运动模式。

第三节 诊断及评估要点

一、诊断要点

婴幼儿时期的脑发育最旺盛,可塑性强,代偿能力强,接受治疗后效果好,因此早期发现异常,早期干预和治疗十分重要。早期发现异常,不等于过早和急于诊断脑瘫。脑瘫确诊年龄通常为 1～2 岁,甚至 5 岁。近年来随着方法学的进展,采用颅脑 MRI 及标准化神经学和运动评估,可以在校正年龄 5 月龄之前作出脑瘫诊断或风险预测。脑性瘫痪的诊断应当同时具备以下四个必备条件,而参考条件有助于寻找病因。

（一）必备条件

1. **中枢性运动障碍持续存在** 婴幼儿脑发育早期（不成熟期）发生抬头、翻身、坐、爬、站和走等大运动功能和精细运动功能障碍,或显著发育落后。功能障碍是持久性、非进行性的,但并非一成不变,轻症可逐渐缓解,重症亦可逐渐加重,最后可致肌肉、关节的继发性损伤。

2. **运动和姿势发育异常** 包括动态和静态,以及俯卧位、仰卧位、坐位和立位时的姿势异常,应根据不同年龄段的姿势发育而判断。运动时出现运动模式的异常。

3. **反射发育异常** 主要表现为原始反射延缓消失和立直反射（如保护性伸展反射）及平衡反应的延迟出现或不出现,可有病理反射阳性。

4. **肌张力及肌力异常** 大多数脑瘫患儿的肌力是降低的;痉挛型脑瘫肌张力增高、不随意运动型脑瘫肌张力动态变化（在兴奋或运动时增高,安静时减低）。可通过检查腱反射、静止性肌张力、姿势性肌张力和运动性肌张力来判断。

（二）参考条件

1. 引起脑性瘫痪的病因学依据。

2. 头颅影像学佐证。

二、摄食吞咽障碍评估要点

（一）姿势评估

姿势异常和呼吸功能减弱可对摄食吞咽产生不良影响，增加误吸风险。不良姿势可限制胸腔和腹部（膈肌）的运动，降低呼吸效率和减少呼吸量。由于感觉异常、全身的姿势紧张、口腔的紧张、异常反射、情绪等因素相互依存，全身的异常姿势对口腔机能产生不良影响。如头后仰可致张口过度及舌肌紧张。全身的紧张状态可导致超敏和增强紧张性咬合反射。因此需评估患儿进食的姿势。

1. **静观**　观察患儿的姿势和状态，躯干和头颈部的位置、倾斜角度，姿势维持能力。

2. **坐姿**　可否坐在床上、椅子上，使用坐姿固定椅时是否可以保持姿势，足底与地面的接触状态。

3. **上肢运动功能**　抓握方法、操作灵活性以及辅助器具的使用。

（二）口腔感觉功能评估

1. **整体感觉评估**　通过游戏对患儿的嗅觉、视觉、听觉、触觉、前庭觉、本体感觉等进行整体评估。

2. **口腔触觉评估**　评估患儿是否存在口腔感觉超敏、低敏、感觉超载等异常情况。包括观察是否存在吃手指、舔玩具的行为。接触觉检查部位依次从腕、肩、头、颜面、口腔周围、口唇、口腔内进行。

3. **进食感觉评估**　包括味觉、温度觉、食物质地的喜好。

（三）口腔运动功能评估

1. **唇闭合功能**　评估静观及运动时的唇部功能。

2. **舌运动**　上下运动、左右运动、咀嚼时的搅拌运动；是否存在吐舌行为。

3. **下颌运动**　上下运动、咀嚼时的环旋运动、下颌的稳定性、是否张口过度、张力性咬合反射的检查等。对张口困难的患儿，可观察患儿打哈欠时下颌的张口情况，如出现张口受限，需考虑下颌关节活动障碍，并转诊口腔外科排除器质性病变。如打哈欠时下颌可张大，但进食时不能，需考虑是否出现拒食或咬合反射增强的问题。

4. **吞咽过程**　安全性（是否呛咳、隐性误吸）、有效性（吞咽次数、食物残留情况）、吞咽反射。

口腔运动功能随年龄增长而趋向成熟，但有些小儿发育迟缓，难以达到正常年龄的进食功能水平。口腔运动功能以及吞咽反射情况是评估的重点。

（四）摄食评估

针对脑瘫的不同类型，调整进食姿势、食物性状、一口量等，观察患儿的吞咽情况，如在患儿摄食时（勺子、杯子、吸管）观察唇部闭合功能，是否存在闭唇后咀嚼的功能，详见第四章。

（五）仪器检查

对脑瘫患儿进行的仪器检查内容包括吸入性风险评估、肺部情况、口咽部功能等。仪器检查包括吞咽造影检查、纤维喉镜检查以及超声检查等。

第四节 治疗策略

一、治疗原则

（一）早期发现异常表现，早期干预

0～1岁是大脑发育最迅速和代偿能力较强的时期，早期发现异常表现、早期干预是取得最佳康复效果的关键。

（二）不同年龄段康复治疗目标及策略

应以患儿为中心，组织医生、治疗师、护士、教师等各学科组成的团队进行综合性康复，并将专业的康复治疗融入脑瘫患儿日常生活活动中，提倡康复训练与游戏相结合，并逐渐向社区康复过渡。

1. 婴儿期策略 重点围绕对婴儿身心发育的全面促进、正常运动功能的建立及异常运动模式的抑制开展康复，多以神经发育学技术联合应用感觉运动与感觉整合技术为主。

2 幼儿期策略 此期智力、语言、思维和社交能力发育日渐增速，但运动发育存在未成熟性和不均衡性，治疗的重点应围绕感觉障碍、运动功能障碍特点开展，同时注重心理及社会功能发育。

3. 学龄前期策略 此期康复是为入学做准备，采用诱导及主动运动训练、引导式教育。

4. 学龄期策略 康复治疗重点应放在学会如何使用辅助用具，如何增强自理能力和学校学习能力等。

5. 青春期策略 肌肉骨骼的继发性损伤（二次损伤）多于青春期发生，应根据具体情况采用辅助器具或手术治疗。

二、治疗方法

（一）一般治疗

1. 姿势调整 姿势调整是对脑性瘫痪等中枢性运动障碍儿童进行所有治疗的前提。姿势控制的困难除了影响进食，还带来了各种各样的影响。因此对脑瘫儿童进行姿势调整是一个重要的治疗策略，姿势调整可分为进食的姿势调整和日常的良肢位摆放，日常的良肢位摆放可参考本章节家庭指导的内容，以下介绍患儿的进食姿势调整策略，见表7-6。

表7-6 各型脑瘫患儿进食姿势调整策略

策略	分型		
	痉挛型	不随意运动型	肌张力低下型
进食姿势调整要点	伸展躯干、四肢以增加运动范围 稳定骨盆，增加髋关节活动 促进头颈与躯干分离	对称地调整核心肌群，缓解骨盆周围的肌张力 增加躯干支撑面积，提高整体稳定性	头部中立位 提高肌张力，避免选取抗重力的姿势 使用辅具提供足够的支撑面
注意事项	对声音变化敏感 应平缓细心变换姿势	对感觉刺激、情绪变化、环境变化敏感 应减少视觉冲击、播放安静音乐	觉醒度低，表情变化少 通过改变姿势增加刺激输入

（1）痉挛型脑瘫：半坐卧位，缓解下肢和骨盆周围的紧张性，稳定骨盆，打开胸廓，伸展躯干和四肢，活动躯干以缓解髋关节周围肌肉的紧张，维持头部于中立位，促进头部与躯干的分离，维持颈部微前屈，但避免过度屈曲和过度开口，如图7-3。

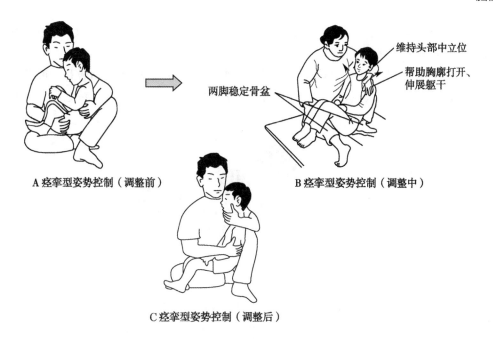

A 痉挛型姿势控制（调整前）　　　　　　B 痉挛型姿势控制（调整中）

维持头部中立位

帮助胸廓打开、伸展躯干

两脚稳定骨盆

C 痉挛型姿势控制（调整后）

图7-3　痉挛型姿势调整

A. 调整前；B. 调整中；C. 调整后

（2）不随意运动型脑瘫：治疗师可在坐骨、大腿、足底、躯干前面形成支撑面，引导双侧肩胛带向前运动，提高整体稳定性。通过患儿髋关节的屈曲帮助躯干前屈，缓解背部紧张，对称地调整核心肌群，缓解骨盆周围肌肉的张力。手控制头部前屈，缓解头颈部过分后仰，维持姿势对称，促进下颌闭合，如图7-4。

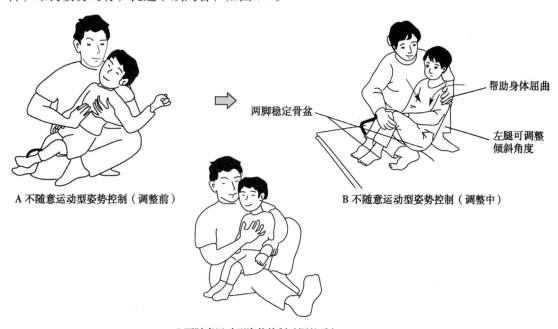

A 不随意运动型姿势控制（调整前）　　　　　B 不随意运动型姿势控制（调整中）

帮助身体屈曲

左腿可调整倾斜角度

两脚稳定骨盆

C 不随意运动型姿势控制（调整后）

图7-4　不随意运动型姿势调整

A. 调整前；B. 调整中；C. 调整后

（3）肌张力低下型脑瘫：治疗师从侧面稳定骨盆和固定躯干，一手支撑肩部，用操作者的身体支撑另一侧的肩部，如图7-5。

2. 口腔感觉和运动治疗　脑瘫患儿的感觉治疗一般需要全身感觉刺激和口腔感觉刺激相结合，而口腔运动治疗是脑瘫患儿摄食吞咽治疗的重要部分，常见的感觉和运动障碍治疗，见表7-7。

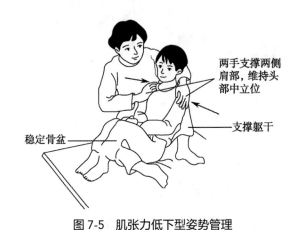

两手支撑两侧肩部，维持头部中立位

支撑躯干

稳定骨盆

图7-5　肌张力低下型姿势管理

表7-7　常见类型脑瘫患儿感觉障碍和运动障碍治疗策略

分型	感觉治疗策略	运动治疗策略
痉挛型脑瘫	重点以改善感觉超敏和感觉防御为主： · 减敏：从过敏性低逐渐往过敏性高的部位移动，手法应缓慢且平稳 · 减轻感觉防御：利用前庭觉、本体觉、深触觉、巴洛克音乐治疗等，避免诱发反应过度 · 食物调整：选择味道淡、温热、细软食物 · 摄食工具：选择质软餐具	缓解肌张力过高的情况 · 降低下颌肌肉的高张力，缓解张力性咬合反射 · 降低唇颊肌张力，促进唇部闭合 · 降低舌的高肌张力，减少舌后缩
不随意运动型脑瘫	重点以减轻口腔防御为主： · 减少感觉刺激，包括视、听、嗅、味、触等 · 从宁静逐渐过渡到喧哗嘈杂的地方 · 运用荡秋千等前庭刺激活动安抚患儿 · 可结合音乐、讲故事或读故事书等方式分散注意力	以肌肉运动控制为主 · 下颌稳定性训练 · 下颌、舌、唇部的控制训练
肌张力低下型脑瘫	重点以提高口腔感觉为主： · 整体感觉刺激 · 按摩和振动：应轻快、强烈刺激 · 口腔探索活动：鼓励用牙龈、牙齿、唇、舌感受外形简单的玩具或餐具；过渡到探索不同形状和质地的食物提高口腔感觉分辨功能。 · 温度刺激法 · 食物刺激法	以增强肌力训练为主 · 加强口腔感觉刺激以带动运动

（1）痉挛型脑瘫患儿：以缓解超敏和肌张力过高为主，促进分离运动，如图7-6。

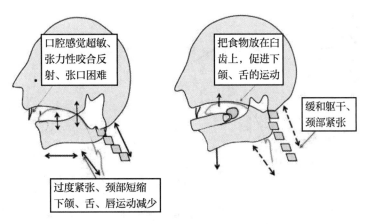

图 7-6　口腔超敏、高张力的处理策略

1）纠正下颌异常：

①降低下颌周围肌肉的高张力：通过康复训练提高躯干稳定性，降低与下颌紧绷相关的全身屈肌张力；轻而稳地挤压颞下颌关节；为患儿提供正确下颌位置的舒适感。

②降低张力性咬合反射：张力性咬合反射的两个影响因素是躯干及头部的张力增高和口腔超敏，因此需要施行姿势策略和感觉策略。把柔软、有弹性的东西分阶段放在牙齿和牙龈之间，促进感觉适应，如奶嘴、婴儿牙刷、硅胶勺子等。另外，把食物包裹在纱布里，放在磨牙间，引导下颌运动。也可利用勺子靠近时，引起的患儿反射性张口，引导下颌的自主张合。借助 K 点刺激诱导张口困难患儿张口，同时在磨牙处放入食物，用 K 点刺激诱导咀嚼运动（图 7-7）。

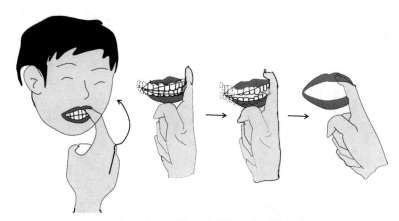

图 7-7　咬合反射强烈时的 K 点刺激方式

2）唇颊训练：

①降低唇颊肌张力：治疗师将手指放入口腔内的颊部，慢慢伸展脸颊。如颊肌张力过高造成上唇上拉，可从鼻翼附近，轻轻将颊部与唇部往下拉（图 7-8）。通过吸吮、游戏等牵拉唇部，可减轻唇后缩。如用奶嘴刺激上唇（图 7-9），或用双手牵拉上唇纠正唇部后缩（图 7-10）。

②促进唇部闭合：利用勺子刺激患儿上唇诱导唇部闭合，慢慢将勺子抽出，促进患儿吞咽。

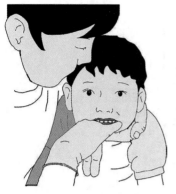 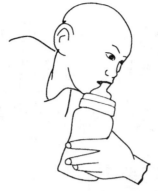 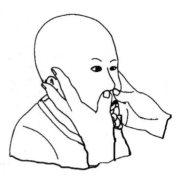

图7-8　伸展颊部　　　　　　图7-9　奶嘴刺激上唇　　　　　图7-10　纠正上唇后缩

3）舌训练：

①降低舌的高张力：用手指让下颌底部保持稳定，以减轻下颌底部到舌的高张力。

②舌后缩：采用俯卧位减轻舌、下颌后缩，并用手指诱导舌向前活动。

（2）不随意运动型脑瘫

1）下颌运动训练：可分别从侧面和前面协助下颌闭合，提高进食与口腔训练时，下颌的稳定性控制，避免下颌的活动范围过大。通过纱布或棉棒等训练自然咬合功能，发展咬合位下颌稳定，如图7-11。

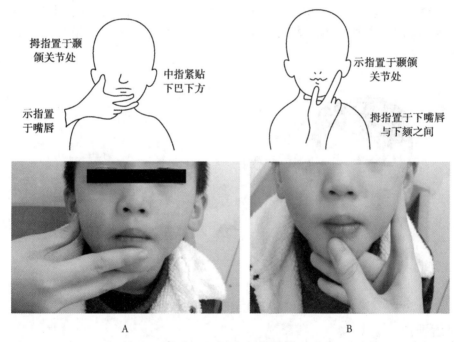

图7-11　下颌运动的控制

A. 从侧方帮助控制；B. 从前方帮助控制

2）唇颊闭合训练：

①被动活动：用手法在支撑下颌的同时带动唇颊闭合。

②主动控制：嘱患儿唇部闭合，鼓腮，维持5秒，然后放松，可使用吸吮、吸管吸豆子等方法诱导。

③肌内效贴扎技术：对伴有流涎的患儿可应用"I"形或"Y"形贴布来改善口部、颈部等相关肌群的协调运动。

3）舌训练：改善吐舌现象。舌外伸的性质不同，其对策也不同（文末彩图 7-12）。

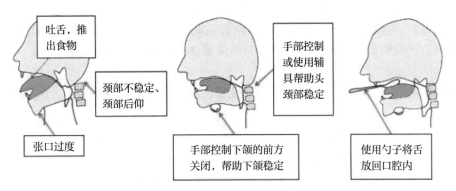

图 7-12　吐舌的处理方法

①舌低张力，吐舌反应不强烈的类型：通过稳定下颌促进口腔闭合来减少舌外伸。将勺子放入口中，将舌向下推动回到口腔中，随后引导下颌闭合，避免舌外伸。

②张口过多，舌不断外伸的类型：该类型下颌上下摆动过多而闭合较少。治疗策略是先稳定下颌，强调下颌向闭合位方向运动，通过控制下颌来减少吐舌行为。

③肌肉紧张性高、舌外伸强直型：通过稳定下颌，降低舌的肌张力。尝试借助勺背使棒状舌头变扁平，减少舌前伸。

4）腭咽闭合训练：含住一根吸管（封闭另一端）做吸吮动作，或在水杯中放一根吸管，让患儿含着吸管做吸水动作，如图 7-13。

（3）肌张力低下型脑瘫：以增加感觉输入和提高肌力为主，如图 7-14。

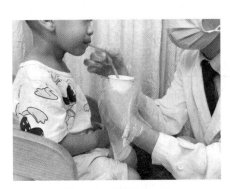

图 7-13　用吸管吸水

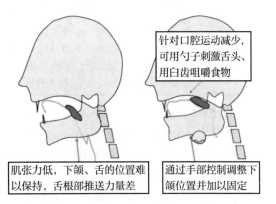

图 7-14　口腔肌张力低、口腔活动减少的对策

1）下颌训练：

①咬肌力量训练：把示指和中指的指腹放在口腔内两侧颊部及下颌第二磨牙处以旋转方式进行按压，以促进神经肌肉的运动，诱导下颌张合和引出咀嚼动作。

②咀嚼训练：把口肌工具咬牙胶棒或饼干、番薯干（外裹纱布）等质硬食物横放于下颌第二磨牙处进行咬合练习，以提升下颌稳定性及分级调控能力。

2）唇颊训练：

①颊肌力量训练：用手指或蘸酸奶的棉签刺激内侧颊肌，结合奶瓶和手法诱发吸吮动作，注意抑制舌前伸，引导用唇而不是用舌吸吮。当肌力上升后，可适当用手指给颊部提供阻力。

②唇肌力量训练：利用棒棒糖、冰棒或冰棉签诱发抿唇咂唇动作，适当时予以一定阻力。

3）舌训练：在固定下颌的情况下，利用蘸酸奶的棉签带动舌的前后左右摆动，或把食物置于两侧磨牙或嘴角，辅以手法带动舌向侧向运动，适当时予以一定阻力。

4）腭部训练：

①利用海绵棒或冰块刺激上腭、腭弓，位置逐渐往后，刺激软腭上抬，出现呕吐反应就可停止刺激；

②利用吸吮浓稠酸奶或稀糊等食物提高吸吮、吞咽、呼吸三者协调性，从而改善软腭在进食过程中的时序关系及协调能力。

3. **摄食训练**　直接摄食训练是脑瘫患儿非常重要的辅助手段。由于运动发育的停滞和神经系统的症状，儿童的口运动偏离了正常的运动模式。选择适合患儿的食物性状、喂食方式、摄食工具等，有利于降低误吸，提高吞咽效率，同时促进患儿进食技能，详见第六章。

4. **呼吸功能训练**，见表7-8。

表7-8　呼吸训练方法

分型	呼吸训练方法
痉挛型脑瘫	颈部放松训练：轻柔的手法放松颈部肌肉,也可通过活动颈部起到放松作用 体位管理：对因舌后坠和下颌后缩引起的呼吸异常,取侧卧、俯卧于喂养者大腿上或楔形垫上,并用手轻轻地将其下颌向前拉伸,充分打开气道
不随意运动型脑瘫	深呼吸训练：患儿模仿治疗师深吸气,慢慢呼出,可用吹口琴、吹肥皂泡、吸管等来进行训练 · 口、鼻分离呼吸训练：引导患儿分别用口和用鼻子呼吸,可借助撕成条状的薄纸辅助训练 · 吸吮训练：通过吸吮不同管径和性状的液体,提升患儿吞咽时换气能力,改善吸吮、吞咽、呼吸三者间的协调
肌张力低下型脑瘫	· 体位调整：避免因体位不当导致舌后坠或下颌后缩 · 促进肌耐力：增加儿童的体能及强化心肺功能 · 腹式呼吸：增强膈肌力量,可按压其腹部给予辅助,并结合吹蜡烛、吹水、吹泡泡等吹气训练

5. **神经易化技术**　包括Bobath技术（博巴斯技术）、Brunnstrom技术（布伦斯特伦技术）、本体促进技术（proprioceptive neuromuscular facilitation，PNF）、Vojta（沃伊塔）治疗技术、Rood（鲁德）治疗技术等，其中Bobath技术和Vojta治疗技术对年龄越小的患儿效果更佳。

6. **运动治疗**　包括渐进抗阻训练、关节活动度训练、关节松动技术、减重步态训练、平衡功能训练、核心稳定性训练、运动再学习、运动控制疗法等。

7. **作业治疗**　包括促进认知功能发育训练、日常生活活动能力训练、手功能训练、视觉功能训练、手眼协调能力训练、书写能力训练、游戏活动、强制性诱导疗法、镜像视觉反馈疗法等。

8. **物理因子治疗**

（1）电刺激疗法：常用的电刺激疗法有TENS（经皮神经电刺激疗法）、NMES（神经肌肉电刺激），主要作用为缓解脑瘫患儿的肢体和躯干肌肉的痉挛、提高肌力，进而改善运动异常及姿势异常。用于吞咽障碍的神经肌肉电刺激，可以提高肌肉肌力和耐力、改善吞咽模式，治疗时应根据患儿的脑瘫类型和临床表现，选取合适的刺激参数和靶向肌肉，并根据患儿耐受情况选择电刺激时间。

（2）生物反馈疗法：目前已被广泛应用于各种类型脑瘫患儿的康复治疗，脑瘫患儿可根据反馈信息对骨骼肌进行放松训练或对瘫痪肌群进行运动功能训练。

（3）经颅磁刺激技术：脑瘫患儿一项有效的辅助治疗方法，但对婴幼儿的安全性尚不明确。

（4）水疗：适合于所有脑瘫患儿，适宜安排在物理治疗师（Physiotherapist，PT）、作业治疗师（occupational therapist，OT）、言语治疗师（speech therapist，ST）训练前进行，有利于提高训练效果，也可防止患者过度疲劳。

（5）蜡疗：对痉挛型脑瘫更为有效。

（6）光疗：光疗可以有效降低肌张力。

9. **辅助技术**　包括辅助器具和矫形器，适当的辅助技术对于提高和保持治疗效果、矫正异常姿势、建立正常的运动模式、防止畸形进一步加重和提高患儿的日常生活活动能力起到重要作用。

10. **传统康复治疗方法**　包括推拿、针刺（头皮针和体针）、灸法、中药治疗、中药熏蒸等，可起到调理气血、通经活络、促进运动及神经功能发育、改善体质、增强免疫等功能。

（二）药物治疗

1. **缓解痉挛的药物**　包括缓解局灶性痉挛和缓解全面性痉挛的药物。

（1）缓解局灶性痉挛药物：神经肌肉阻滞剂（A型肉毒毒素）和化学去神经支配（苯酚、乙醇）。其中A型肉毒毒素注射是一种有效、安全的缓解痉挛的治疗技术，缓解下肢痉挛的效果优于上肢。

（2）缓解全面性痉挛药物：口服药物（苯二氮䓬类、丹曲林、巴氯芬、替扎尼定）和巴氯芬鞘内注射。

2. **双膦酸盐类药物、维生素D和钙补充剂**　脑瘫患儿因负重、营养和抗惊厥药应用等因素，常出现低骨密度和骨质疏松，易造成骨折，故临床上使用维生素D、钙补充剂和双膦酸盐等相应药物来改善脑瘫患儿骨密度。

3. **神经生长因子**　神经生长因子具有促进神经元存活、轴突定向再生、髓鞘生成和促进有效连接，恢复感觉、运动和认知功能的作用，但在脑瘫儿童的应用缺乏大样本研究。

（三）手术治疗

1. **矫形手术**　选择合适的时机进行矫形手术可以缓解肌肉痉挛、平衡肌力、矫正畸形、调整肢体负重力线、改善运动功能，为康复治疗创造有利条件。

2. **巴氯芬鞘内注射**　巴氯芬鞘内注射是严重痉挛型脑瘫儿童治疗的一种选择。

3. **周围神经微创手术**　对保守治疗无效的痉挛型脑瘫，可选择周围神经切断术，这是治疗痉挛型脑瘫安全有效的手术方法，可降低肌张力、纠正痉挛性畸形、改善运动功能。

（四）家庭指导

1. **口腔护理**　口腔运动功能减弱，口腔食物残留可导致细菌滋生和龋齿，因此需要指导家长进行口腔清洁，定期进行牙科保健。

2. **摄食指导**　根据患儿的进食功能情况，指导家长在家进行合适的口肌练习和喂食，且喂食时食物应处于患儿可视的最佳位置，促进进食。

3. **皮肤护理** 包括由于流涎、大小便控制障碍导致的皮肤问题，家长在日常护理中需要及时更换围巾或尿布，清洁皮肤和涂上护肤霜。

4. **日常的良肢位摆放** 家长或照顾者在患儿的良肢位摆放中起到很重要的作用，有利于改善患儿姿势异常，见表 7-9。

表 7-9　良肢位摆放方法

良肢位		方法
抱法	痉挛型	目的:缓解内收肌痉挛 方法:家长一手托住患儿臀部,另一手扶住其肩背部,并侧抱在怀中,将内收肌痉挛的双腿分开在家长身体两侧,轻度屈曲外展
	不随意运动型	目的:保持姿势和体位的稳定性和对称性 方法:让患儿呈"抱球"姿势,使其双腿靠拢,髋、膝关节屈曲,护理人员两手前伸抱住患者的双膝,头前屈;然后将患儿抱在胸前,注意抑制患儿肢体的不自主运动,保持患儿的四肢躯干居中对称,面部朝前,双腿屈曲后尽量靠近胸部
	肌力低下型	用双手托住患儿臀部,使其背部依靠在照顾者胸前,以防日后发生脊柱后突或侧弯畸形
卧位	侧卧位	适合各种类型脑瘫,特别是具有非对称性紧张性颈反射(ATNR)的儿童,可抑制原始反射
	俯卧位	有利于促进头部控制,降低肌张力 对严重肌张力增高的儿童,可使用支撑垫和滚筒,固定头部,弯曲髋部,保持骨盆在中立位。
坐位		坐位:家长坐(跪)在患儿后面,用自己胸腹部顶住患儿腰背部,保持儿童的脊柱正直,髋、踝屈曲 90°,减轻脊柱后凸。对于头控不佳的患儿,可采用角椅提供头部支撑
跪位		让儿童双膝部靠拢,大腿与小腿成 90°,髋关节充分伸展,躯干与大腿呈 180°,家长给予必要的扶持
站立		家长在儿童后面,用双手扶住儿童骨盆两侧,让儿童尽可能双腿直立,骨盆保持中立位,可保持静态站立姿势,并逐步过渡至站立时头、躯干、四肢等进行随意活动

第五节　个案分析

一、病例资料

患儿邓某某，男，1 岁 1 个月，G1P1，胎龄 39 周 + 3 天，顺产，出生体重 3.15kg，出生时出现窒息，经抢救治疗，病情好转，确立诊断为：缺氧缺血性脑病。患儿出生后 10 月龄诊断为痉挛型四肢瘫，至今仍不会坐、爬、翻身，曾去多家医院进行康复。现因"吞咽障碍"由父母带来就诊，家长代诉在患儿喂养过程中出现吞咽困难，经口进食量不足，间有呛咳，且拒绝进食米糊，无咀嚼动作，留置鼻饲管维持营养。

二、评估方法

（一）进食姿势评估

患儿呈紧张性屈曲姿势，头向前屈曲，呈半开口状态，从肩胛带至颈部呈紧缩状态。母亲扶抱体位下进食，紧张性屈曲姿势有所减轻。

（二）摄食吞咽评估

1. **先行期** 视觉上认同勺子并张口，但张口幅度小，并且使用质地较硬的勺子或食物时出现张力性咬合反射。当患儿看到讨厌的食物或闻到刺激性味道的食物时,口腔感觉呈现超敏状态,出现拒绝食物的反应。

2. **口腔准备期、口腔期** 上唇抿食能力不佳,闭唇不佳,食物进入口腔后,以下颌和舌的上下运动为主,运动范围减小,吞咽动作不明显。进食配方奶时能引出吸吮动作,但吸吮 - 吞咽协调性不足,且有溢奶状况。进食质地较硬的食物时,未见有效的咀嚼运动,出现大量残留口腔的情况。

3. **咽期** 舌根下降和后缩能力不佳,且舌骨前移与喉部上抬不足,推送食物动力不足,造成食物残留口腔。软腭上抬与后缩不足,腭咽闭锁不全,食物出现反流入鼻腔。患儿咽反射、呕吐反射均减弱,咳嗽力量减弱。而且,患儿处理糊状食物与液体食物时,口腔活动无差异,因此在进食液体食物时相对容易发生误吸的情况。

(三)吞咽造影检查

患儿接受吞咽造影检查,在家属抱持下取直立正位和侧位相,使用奶、米粉和造影剂调配成 IDDSI 1 级和 2 级食物,用勺子喂食,观察患儿进食情况。

1. **进食 IDDSI 2 级食物** 舌前伸外推食物,进入口腔的食物较少出现咀嚼运动,部分食物能被运送,但速度慢,吞咽启动延迟,会厌谷、梨状隐窝存在残留,吞咽后出现反流入鼻腔的情况。

2. **进食 IDDSI 1 级食物** 唇闭合较差,大量食物流出口腔外;且舌控制不佳,少量食物进入气管,出现显性误吸,但咳嗽力量欠佳。

三、摄食吞咽治疗方案

(一)姿势调整

1. 缓解躯干、骨盆周围的紧张,通过下肢的运动,改善髋关节活动度,提高骨盆的运动范围及灵活性;

2. 稳定骨盆,增加躯干上部的活动能力,伸展胸廓,外展上肢,避免躯干屈曲,引导伸展;

3. 头部和躯干的过度紧张会阻碍口腔肌肉的运动,导致咀嚼及吞咽能力下降。在训练和进食前,须稳定头颈部,通过前后左右放松颈部,或左右旋转颈部,降低颈部紧张性,促进头颈部分离活动,有效改善吞咽功能。

(二)口腔功能训练

1. 在口腔内处理、运送、吞咽的过程中,通过手部控制稳定头部,帮助口腔前方闭合,但是不应过分强调闭合位,会阻碍下颌、舌的运动。

2. **口腔感觉训练** 对于高敏型口腔功能障碍以及口腔原始反射残存的患儿,需先进行口腔功能训练,帮助口周及口腔脱敏,抑制原始反射。

(1)利用口部按摩器如海绵棒,或利用手指按摩辅助口周及口腔内肌群减敏;从口周开始,过渡至两侧唇颊,再进入口腔内部,速度应平缓,逐渐降低紧张度。

(2)待患儿敏感度有所下降,可给予冰棉签或蘸酸奶棉签对舌、硬腭、软腭、唇颊部进行刺激。

3. **针对下颌肌肉痉挛的小儿可采用**

(1)牵张法:缓慢细心地将食物质地适中的食物放于患儿切齿间令其咬住,逐渐牵张下颌关节使其张口,持续 1 ~ 3 分钟;

(2)当肌肉高度紧张、张力性咬合反射残留时,可对高度紧张的肌肉进行轻柔按摩刺激，可降低肌紧张，使咬肌放松。

4. 咀嚼训练

（1）双手按摩两侧臼齿牙龈，并将硅胶勺分别置于两侧臼齿刺激咬合，同时手法带动下颌作咀嚼运动。

（2）把软糖包裹在纱布里，从两侧颊部缓慢放至臼齿上，使其产生反射性的下颌上下运动，改善咀嚼功能，待运动数次后，将软糖吐出，辅助闭唇促进唾液吞咽。

5. 舌运动训练

（1）伸舌活动困难时，可用小勺凸面轻压舌背使舌平展，稍微用力，同时可以轻微震动使舌慢慢向外伸出。难以主动伸舌或舌伸展不充分时，治疗师可用纱布轻轻包裹舌前 1/2，用外力向外拉，做伸舌运动。

（2）蘸酸奶的棉签或冰棉签按压舌根、舌体以提高舌肌力量，并带动舌的运动及辅助闭唇时加强舌推送的吞咽运动。

（3）利用不同食物性状的食物作用于两侧牙槽，带动舌头的搅拌动作。

6. 唇颊训练

（1）手法按摩唇周，摄食训练中辅助其做唇闭合动作。

（2）冰棉签刺激唇颊部内侧以及口腔周围，刺激应轻柔、平缓。

（三）食物性状的选择

食物性状由口腔运动的水平决定，相反，通过适当选择食物性状促进口腔运动功能。根据该患儿的口腔运动功能水平，应选择黏性较低的糊状食物，促进舌前后运动；对于液体食物，可减少一口量至 2ml，或采用吸管或小勺子饮用，或稍微增加黏稠度等。

（四）咽部置管刺激技术

患儿取抱坐位，治疗前先进行口腔清洁，清除分泌物。采用直径为 2.0mm（F6）的一次性鼻饲管，经口插入胃管 6cm 的长度至舌根部位（吞咽造影检查时测量出患儿中切齿至咽后壁的距离约为 6cm）。针管每次注入冰奶 5ml，注入速度应缓慢均匀，强化患儿吞咽动作。治疗过程中持续使用血氧饱和度仪监测，如发现血氧饱和度在治疗前的基础值下降 3%，立即终止治疗。

（五）神经肌肉电刺激治疗

采用双向方波，脉宽 250μs，频率 35Hz，通断比为 1∶1，直径 15mm 的圆形电极片。双通道同时刺激，通道一放置于双侧下颌舌骨肌，通道二放置于甲状舌骨肌，以感觉刺激为主，引起肌肉收缩，以改善吞咽功能。

四、治疗效果（康复治疗 3 个月后进行评估）

家长代诉患儿进食配方奶时呛咳情况减少，无溢奶现象，可接受进食糊状食物，喂食稍有硬度的食物时可观察到下颌有咀嚼动作。

（一）进食姿势评估

全身紧张性屈曲状态有所减缓，口腔及口腔周围肌张力降低，在坐姿辅助椅下可维持坐位姿势下进食。

（二）摄食吞咽评估

1. 先行期　食物性状的接受度增高，高敏状态有所减轻；张口范围增加，张力性咬合反射仍偶有出现。

2. 口腔准备期、口腔期　上唇抿食能力提升，但依然存在流涎情况；食物进入口腔后，下颌张合运动改善，出现咀嚼运动；舌上下、前后运动范围增加，肌力增加，但灵活性欠佳，搅拌食物存在困难。

3. **咽期** 吞咽启动速度增快，吞咽动作协调性增高；但软腭上抬不足，仍存在鼻咽反流。

（三）吞咽造影检查

患儿接受吞咽造影检查，在家属抱持下取直立正位和侧位相，使用奶、米粉和造影剂调配成 IDDSI 1 级和 2 级食物，用勺子喂食，观察患儿进食情况。

1. **进食 IDDSI 2 级食物** 唇闭合欠佳，可见咀嚼运动，舌能运送食物到咽腔，吞咽启动正常，未看见食物进入气管，会厌谷、梨状隐窝残留较少，吞咽后仍有少量食物反流入鼻腔。

2. **进食 IDDSI 1 级食物** 唇闭合不佳，可见食物流出口腔外，舌根控制能力不足，少量食物进入气管。

五、讨论

患儿经过 3 个月的吞咽功能训练，全身异常姿势有所改善，口腔及口腔周围肌张力同样降低，吞咽器官的运动范围及运动力量增强。流涎情况依然存在，咀嚼运动欠佳，舌根控制及舌灵活性仍需提升。后续治疗目标侧重于促进头颈部分离运动，减轻全身肌张力；改善舌根控制及舌灵活性，增加液体进食的安全性；刺激口轮匝肌和咬肌，改善流涎情况及咀嚼运动等。

（杨海芳　陈丽珊　袁家健　周惠嫦）

参考文献

[1] 窦祖林.吞咽障碍评估与治疗[M].2版.北京：人民卫生出版社，2017.

[2] 务学正.脑瘫儿的疗育[M].郑州：郑州大学出版社，2009.

[3] Hirvonen M,Ojala R,Korhonen P,et al.Cerebral palsy among children born moderately and late preterm[J]. Pediatrics,2014,134(6):1584-1593.

[4] Hjern A,Thorngren-Jerneck K.Perinatal complications and socio-economic differences in cerebral palsy in Sweden–a national cohort study[J].BMC Pediatrics,2008,8(1):49-55.

[5] Platt MJ，Christine C, Geraldine S，et al.Trends in cerebral palsy among infants of very low birthweight(<1500 g) or born prematurely(<32 weeks) in 16 European centres:a database study[J].Lancet,2007,369(9555):43-50.

[6] Robertson CMT,Watt MJ,Yasui Y.Changes in the Prevalence of Cerebral Palsy for Children Born Very Prematurely Within a Population-Based Program Over 30 Years[J].Jama,2007,297(24):2733-2740.

[7] Nelson KB.The epidemiology of cerebral palsy in term infants[J]. Mental Retardation and Developmental Disabilities Research Reviews, 2002, 8(3).:146-150.

[8] Hankins GDV,Speer M.Defining the pathogenesis and pathophysiology of neonatal encephalopathy and cerebral palsy[J].Obstetrics & Gynecology,2003,102(3):628-636.

[9] Ellenberg JH,Nelson KB.The association of cerebral palsy with birth asphyxia:a definitional quagmire[J]. Developmental Medicine & Child Neurology,2013,55(3):210-216.

[10] Pharoah PO. Prevalence and pathogenesis of congenital anomalies in cerebral palsy[J]. Arch Dis Child Fetal Neonatal Ed, 2007, 92(6):F489-493. Mette CT,Wilcox AJ,Lie RT,et al. Familial risk of cerebral palsy: population based cohort study[J]. Bmj,2014,349:4294-4302.

[11] Kuroda MM,Weck ME,Sarwark JF,et al. Association of Apolipoprotein E Genotype and Cerebral Palsy in Children[J]. Pediatrics,2007,119(2):306-313.

[12] Lien E,Andersen G,Bao Y,et al.Genes determining the severity of cerebral palsy:the role of single nucleotide polymorphisms on the amount and structure of apolipoprotein E[J].Acta Paediatrica,2015,104(7):701-706.

[13] Gibson CS , Maclennan AH, Hague WM, et al. Associations Between Inherited Thrombophilias, Gestational Age, and Cerebral Palsy[J]. American journal of obstetrics and gynecology, 2005, 193(4):1437.

[14] Pediatrics A A O . Fetal and maternal candidate single nucleotide polymorphism associations with cerebral palsy: a case-control study[J]. Pediatrics, 2012, 129(2):414-423.

[15] Gibson C S,Maclennan A H, Goldwater P N,et al.The association between inherited cytokine polymorphisms and cerebral palsy[J].American Journal of Obstetrics & Gynecology,2006,194(3):1437.

[16] Bonellie S R,Currie D,Chalmers J.Comparison of risk factors for cerebral palsy in twins and singletons[J]. Developmental Medicine & Child Neurology,2005,47(9):587-591.

[17] Pharoah POD.Cerebral palsy in the surviving twin associated with infant death of the co-twin[J].Archives of Disease in Childhood Fetal & Neonatal Edition,2001,84(2):111-116.

[18] Ortega ADOL, Ciamponi AL, Mendes FM,et al.Assessment scale of the oral motor performance of children and adolescents with neurological damages[J]. Journal of Oral Rehabilitation, 2010, 36(9):653-659.

[19] 李晓捷 . 实用小儿脑性瘫痪康复治疗技术 [M]. 北京：人民卫生出版社，2009.

[20] 侯梅，傅平，张红，等 . 脑瘫患儿口运动障碍的治疗方法与疗效评价 [J]. 中国康复理论与实践，2004，10（1）：57-58.

[21] 侯梅，姜艳平，杨会娟 . 脑瘫患儿吞咽障碍和口运动特点及其临床评定 [J]. 中华物理医学与康复杂志，2011，33（12）：902-905.

[22] 大西幸子，孙启良 . 摄食·吞咽障碍康复实用技术 [M]. 赵峻，译 . 北京：中国医药科技出版社，2000.

[23] 刘萍，纪树荣 . 手足徐动型脑瘫患儿的自控训练 [J]. 中国康复理论与实践，2004，10（10）：627-627.

[24] Arvedson,J C.Feeding children with cerebral palsy and swallowing difficulties[J].European Journal of Clinical Nutrition,2013,67:9-12.

[25] Monbaliu E,Himmelmann K,Lin J P,et al.Clinical presentation and management of dyskinetic cerebral palsy[J]. Lancet Neurology,2017,16(9):741-749.

[26] 周文萍，余波，刘合建，等 . 不随意运动型脑性瘫痪的康复研究进展 [J]. 中国康复理论与实践，2014，5：404-407.

[27] 田角胜，向井美惠 . 小児の摂食嚥下リハビリテーション [M]. 東京：医歯出版株式会社，2014.

[28] 刘素哲，周一青，赵健 . 口饲与鼻饲喂养对极低出生体重儿呼吸的影响 [J]. 护理实践与研究，2005，2（4）：13.

[29] 卢红云，黄昭鸣 . 口部运动治疗学 [M]. 上海：华东师范大学出版社，2010.

[30] Arvedson J C . Assessment of pediatric dysphagia and feeding disorders: clinical and instrumental approaches[J]. Developmental Disabilities Research Reviews, 2010, 14(2):118-127.

[31] 司徒妙琼，李智英，谢巧庆，等 . 口腔运动干预对吸吮吞咽功能障碍早产儿喂养表现的影响 [J]. 现代临床护理，2016，15（3）：36-39.

[32] Boiron M,Nobrega L D,Roux S,et al.Effects of oral stimulation and oral support on non-nutritive sucking and feeding performance in preterm infants[J]. Developmental Medicine & Child Neurology,2010,49(6):439-444.

[33] Hirata G C,Santos R S.Rehabilitation of oropharyngeal dysphagia in children with cerebral palsy:A systematic review of the speech therapy approach[J].International Archives of Otorhinolaryngology,2012,16(3):396-399.

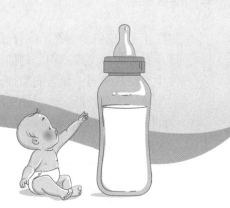

第八章

唇腭裂

第一节 概述

唇腭裂是口腔颌面部最常见的先天性畸形，影响着患者口腔颌面部诸多器官的形态与功能，给患者身心健康和家庭生活造成严重的影响，明显降低生活质量。目前唇腭裂的发病机制尚不清楚，研究显示可能与遗传、母体怀孕期间胚胎环境、营养因素及外源性致畸剂暴露等因素影响有关，至今缺乏有效的预防措施。

对唇腭裂的治疗，在20世纪40年代以前，普遍以手术修复作为唯一的治疗方案。但随着患者以高鼻音、鼻漏气和代偿性发音为特征的腭裂语音、畸形的颌面鼻唇形态和严重的殆畸形等越来越多的出现，并影响患者身心健康时，医疗专家们意识到必须通过多种治疗组合的方式，才能从根本上解决。单一的外科手术不能达到的全面康复，从而进入了唇腭裂序列治疗（interdisciplinary team care for cleft lip and palate）的崭新模式。

唇裂的影响在于患者唇鼻部组织结构缺损和畸形，导致面容异常。与唇裂不同，腭裂最大的影响是由于不同程度的腭部骨组织和软组织的缺损和畸形，口鼻腔相通，造成患者吮吸、进食及语音语言等多项功能障碍，影响患者的日常生活、学习和工作，易造成患者的心理障碍。由于唇腭裂严重影响人口生存质量，已于2012年被我国列入大病保障和救助范畴。

一、流行病学

"唇腭裂"为统称，分为唇裂、腭裂和唇腭裂（图8-1）。其主要表现为不同程度的唇部、腭部的软硬组织裂开，造成面型、咀嚼、吞咽、呼吸、语音等功能障碍，患病率约为1/1 000，可因人种、性别的不同而有所差异。唇腭裂的患病率（prevalence）要高于单纯性唇裂和腭裂。不同的研究显示，唇腭裂的发生率约为0.2‰～2.3‰，单纯性腭裂的发生率约为0.1‰～1.1‰。不同研究所呈现的不同的发生率主要是因为纳入标准（如活产、死胎、妊

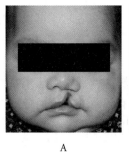 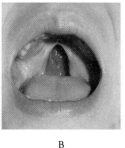 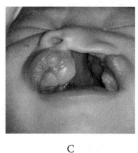

A B C

图 8-1 唇腭裂

A.唇裂；B.腭裂；C.唇腭裂

娠终止），病例的选择（综合征或非综合征）及数据的来源（医院或社区）不同所致。此外，还存在种族和民族差别。例如，美国得克萨斯州的一项研究表明，白种人女性的子女唇腭裂发生率要低于同一地区的黑种人女性的子女，黑种人、西班牙和葡萄牙女性的子女单纯腭裂的发生率明显较低。太平洋岛和亚洲人口面裂的发生率要高于白种人，同时亚洲的不同地区（如菲律宾）唇腭裂和单纯腭裂的发生率也不同。

根据最新流调显示，我国新生儿唇腭裂的总发生率为 1.67‰，有上升趋势；单纯性腭裂的发生率约为 0.27‰，单纯唇裂发生率为 0.56‰，唇腭裂的发生率为 0.82‰，男女性别比为 1.5∶1，男性多于女性。中国拥有世界上最多数量的唇腭裂患者人群。

（一）胚胎发育

口腔颌面部的发育始于胚胎发育的第 3 周，此时胚胎长 3mm 左右，前脑的下端及腹面膨大，形成额鼻突，同时由第一对鳃弓分叉发育而形成上下颌突，以后发育为原始口腔。第 5 周时，额鼻突的下缘两侧形成嗅窝，嗅窝即为原始鼻腔。第 7 周时，嗅窝底破裂而形成鼻孔。左右侧上颌突与外侧鼻突相连形成鼻孔底及上唇；两侧内侧鼻突相连形成鼻小柱、人中及前颌。同时，下颌突也向内侧生长并在中线相连而形成下颌。至此形成了原始口腔。胚胎发育至第 8 周时，胎儿的面部初步完成。同时，左右上颌突的内面形成继发腭突。两侧的继发腭突在中线融合而形成硬腭和软腭。胚胎发育的第 12 周左右，形成鼻梁、鼻尖、鼻中隔和左右两个鼻道，至此，胎儿的口和鼻即具备成人的形态结构。

（二）唇裂、面裂和腭裂的形成

胎儿发育成形的前 12 周，若受到某种因素的影响而使各胚突的正常发育及融合受到干扰时，就有可能使胎儿发生各种不同的相应畸形。例如，唇正中裂、单侧唇裂、双侧唇裂、牙槽突裂、面横裂、面斜裂等。

腭裂的形成与唇裂相似，同样为胚突融合不全或完全不融合所致。如原发腭突未能在一侧与继发腭突融合，则可形成单侧腭裂，如果未能与两侧继发腭突融合，则形成双侧腭裂；如在前颌部分未能融合，则形成牙槽突裂。

二、发病因素

目前唇腭裂的发病因素尚未完全明了，可为多种因素的影响而非单一因素所致。

（一）遗传因素

遗传学研究认为唇裂、面裂、腭裂属于多基因遗传性疾病。唇腭裂畸形与遗传有一定的关系，部分患者在直系或旁系亲属中可发现类似畸形。

（二）营养因素

各种原因造成妇女怀孕期间缺乏维生素 A、B_2 及泛酸、叶酸等时，可以发生包括腭裂在内的各种畸形。

（三）感染和损伤

临床研究发现，母体在怀孕初期子宫如果遇到某些创伤，特别是引起子宫及邻近部位的损伤，例如不全人工流产或不科学的药物堕胎等，均能影响胚胎的发育而导致畸形。母体在妊娠初期，罹患病毒感染性疾病，如风疹等，也可能影响胚胎的发育而诱发畸形。

（四）内分泌的影响

在妊娠期，孕妇因生理性、精神性及损伤性等原因引起体内肾上腺皮质激素分泌增加，可诱发先天性畸形。

（五）药物因素

多数药物进入母体后都能通过胎盘进入胚胎，有些药物具有致畸风险，如环磷酰胺、甲氨蝶呤、苯妥英钠、抗组胺药物、美可洛嗪（敏克静）、沙利度胺等均可能致胎儿的畸形。

（六）物理因素

胎儿发育时期，如孕妇频繁接触放射线或微波等有可能影响胎儿的生长发育而导致唇腭裂的发生。

（七）烟酒因素

流行病学调查资料显示，妇女妊娠早期大量吸烟（包括被动吸烟）及酗酒，其子女唇腭裂的发生率高于无烟酒嗜好的妇女。

三、唇腭裂患儿喂养问题

（一）喂养困难的表现

进食是人体生长发育的基础，也是每一个唇腭裂新生儿最先面对的问题。唇腭裂患儿，由于唇部和腭部的裂隙，口鼻腔连通，口腔不能形成负压，造成吞咽或者吸吮困难，尤其在出生最初一段时间，患儿可能会在吸奶时或打嗝时出现胃内容物经鼻腔反流，这会令产科的医护人员和患儿父母焦虑和恐惧，担心影响患儿的呼吸、进食，甚至因为误吸而导致的更严重的并发症。还有一些综合征性的唇腭裂患儿，会面临更严峻的喂养问题，比如，Pierre Robin 序列征患儿（图 8-2），因为小下颌、舌后坠和气道堵塞，并常常伴发宽大的腭部裂隙，可导致气道阻塞，无法吸吮进食，这类患儿需要特殊的照顾。有严重的气道堵塞的患儿，需要安置经鼻腔插入的胃管，保证患儿获得充足必要的营养。

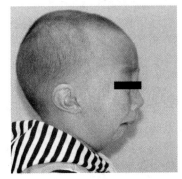

图 8-2　Pierre Robin 序列征患儿

1. **吸吮无力**　这是唇腭裂患儿最常见的喂养和吞咽问题。唇裂患儿由于唇部的裂隙，往往无法包裹奶嘴，口唇前部形成空隙，导致吸吮无力。腭裂患儿口内上腭的裂隙，无法形成口内密闭，无法产生口内负压，因此无法吮吸。唇腭裂患儿，唇部和口内双重的间隙，可导致不能吮吸。

2. **进食反流**　因为口唇的裂隙，吸吮无力，患儿进食的同时会吸入过多空气，因此唇腭裂患儿在进食中和进食后极易出现食物经口鼻反流，导致呛咳、误吸。

3. **进食量少**　因为吸吮费力和进食反流，唇腭裂患儿每次进食量低于正常婴幼儿，导致患儿营养不良，从而影响身体发育，甚至影响手术时机。

4. **进食疲劳**　唇腭裂患儿为了对抗无法形成口腔负压的影响，每次进食时通过增加吮吸的频率和时间，以获得相应的进食量，造成进食疲劳。

5. **口腔感知觉障碍**　部分综合征性患儿可出现反应低下，嗅觉和味觉发育缓慢，表现为对乳头或者奶嘴不敏感，似乎对食物不感兴趣。

（二）喂养困难的原因

1. **获得有效吮吸负压不足、吸吮困难**　由于唇部或腭部裂开，生理结构缺陷，口腔与鼻腔相通，口腔不能形成一个完整的密闭结构而无法产生有效吮吸所需负压。

2. **舌头后缩导致吸吮困难**　腭裂患儿，由于腭部裂开，肌肉的分布和附着异常，部分肌肉可能过度发育或发育不足而导致肌张力的改变，舌头后缩，同时舌上抬，可能覆盖裂隙。舌后缩致婴儿在含吸乳头或奶嘴时，舌头不能有效地包裹奶嘴而致吸吮困难。

3. **软腭长度不足致吸吮、吞咽困难**　腭裂患儿软腭缩短，或者因为肌张力的影响，让其在抬升时不能与咽后壁接触。

4. **神经发育不足，软腭部分或完全麻痹**　部分综合征性唇腭裂患儿，会因神经发育不足，软腭部分或完全麻痹出现吞咽功能的失调。

第二节　评估要点

进食是婴幼儿与生俱有的本能，婴幼儿进食过程涉及一系列完整的、协调的动作，包括吸吮、吞咽和呼吸。吸吮是进食的第一步，婴幼儿必须借助密闭的口腔产生负压，才能将牛奶或者母乳吸入嘴里。唇腭裂患儿的进食问题，不是由于神经性疾病或者吞咽肌张力低下导致的吞咽困难，而主要是器官先天性结构缺陷的影响导致的吸吮困难、液体反流，而不同的裂隙位置、裂隙程度，直接影响患儿的进食，因此评估时需要充分考虑畸形程度与喂养进食关系。

一、畸形程度对进食的影响

正常进食的第一要素就是正常的口腔结构，唇腭裂患儿口唇和上腭的畸形程度与患儿进食吞咽困难程度成正比，即畸形越轻，影响越小，畸形越重，影响越大。例如，单纯唇裂的患儿往往可以正常吸吮母乳或奶瓶，没有明显的喂养困难，而唇腭裂患儿，尤其是完全性唇腭裂，唇部的裂隙会影响对奶嘴和乳头的包裹，腭部裂隙造成口腔无法产生负压，不能吮吸，或者吞咽时，腭咽口不能关闭，液体反流。因此，需要结合畸形类别按照单侧唇裂、双侧唇裂、腭裂、单侧完全性唇腭裂、双侧完全性唇腭裂的分类，评估是否能吮吸、吸吮能力、吞咽能力、是否反流。

二、口腔感知觉的发育

吞咽进食需要建立在感知觉基础上，绝大部分唇腭裂患儿口腔感知觉正常，觅食反射、吸吮反射、吞咽反射等正常，部分综合征性患儿可出现反应低下，嗅觉和味觉发育缓慢，表现为对乳头或者奶嘴不敏感，似乎对食物不感兴趣，因此评估中需要观察患儿对奶瓶和食物的反应，比如，将装有牛奶的奶嘴靠近患儿的嘴唇，观察是否能闻到食物的气味，对奶液反应是否敏捷，是否主动探索奶嘴。

婴幼儿出生后即能分辨味觉，喜欢甜味，拒绝苦味和酸味是本能，对综合征性唇腭裂患儿需要评估对母乳、奶液味道的反应。尤其在新生儿，在尝到了母乳和奶液的香甜味道后，是否能迅速反应，进而快速吸吮。

三、吞咽运动协调性

婴幼儿进食吞咽的第一步是口唇对奶嘴或乳头的探索和包裹，初生的唇裂患儿，口轮匝肌断裂，包裹奶嘴困难，尤其是完全性唇裂，裂隙宽，两侧唇分离，无法固定奶嘴。腭裂患儿，由于口腔不能完全封闭，吸吮时不能形成负压，吸吮、吞咽与呼吸节奏混乱，同时舌后缩，无法协助嘴唇的包裹行为，很难控制奶液，口咽控制和协调能力差，容易出现奶汁反流误吸，因此，观察患儿对奶嘴的包裹稳定性、吸吮力量、吞咽呼吸的节奏，是观察吞咽协调性的主要内容。一般婴幼儿每吞咽 2～3 次就呼吸一次，如果患儿有挥手、举手或用手推奶瓶，提示有呛咳或误吸的危险。

四、吸吮能力

吸吮包括非营养性吸吮和营养性吸吮。评估非营养性吸吮能力可运用棉签、空奶嘴或手指进行评估，观察其闭唇、吸吮力度、维持时间、吸吞比例；营养性吸吮评估可运用乳头或不同型号的奶嘴（有牛奶）进行喂食，观察其闭唇、舌头运动、吸吮力度、维持时间、速度、吸吞比例。

五、喂养方式

婴幼儿的喂养方式主要包括母乳喂养和奶瓶喂养，大多数唇裂或唇裂合并牙槽突裂的患儿可以具备正常的吮吸功能，因此可以母乳喂养，在母乳量足够的情况下，也可以完全满足患儿生理需要。母乳喂养的患儿，需要注意评估母乳量和患儿有效吸吮能力。

腭裂和唇腭裂患儿由于腭部的裂隙，不能保持口腔负压，对母亲的乳房或奶嘴无法形成有效吮吸或者吮吸无力，所以，大部分不能进行单一的、直接的母乳喂养，需要辅助奶瓶喂养，因此需要专用奶瓶（图 8-3）。这种奶瓶由特殊的硅胶材质制成，瓶身柔软，喂养者可以通过挤压瓶身，把液体送进患儿口内，而患儿无须费力吸吮。奶嘴上端呈十字孔，形成单向流动的阀门，可以控制奶汁流速，以保证合适的流量。

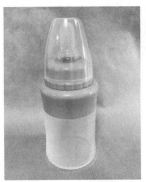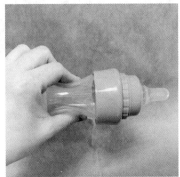

图 8-3　唇腭裂专用硅胶奶瓶

六、喂食体位

不同的喂食体位，可能减轻或加重患儿的吸吮或喂养困难。例如，平躺体位，患儿头部后仰，颈部过度伸展，会加重吸吮难度，并且吸入的液体直接流至喉部后份，更容易引起反流误吸，而较为竖直的体位，可以避免这些风险。所以喂食时最好把患儿以 45°竖立在臂弯（图 8-4），较大一些的患儿可选择头部前倾而坐，减小鼻腔反流的概率。

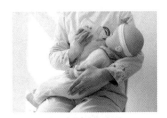

图 8-4　适宜的喂食体位

七、喂食时间与速度

长时间的喂食可诱发呕吐，增加患儿体能消耗，患儿容易疲惫，进而影响能量的摄入。喂食时间建议控制在 30 分钟左右，母乳喂食每次间隔时间为 2～3 小时左右，奶粉喂养患儿间隔时间为 3～4 小时。

正常的进食是配合呼吸的很有节奏的吸吮、吞咽，奶汁随着有规律的节奏顺利进入患儿口腔内，如果患儿看起来很紧张，进食节奏不规则，有短暂停顿，则提示患儿有反流呛咳的风险。

八、进食量

婴儿喂食量可按婴儿每千克体重计算，新生儿建议每 24 小时最低喂食量不低于 130 ~ 150ml/kg。出生后 1 ~ 2 个月期间，一般情况下建议每天进食 600 ~ 900ml 左右为宜，每天分 7 次吃，每次 100 ~ 120ml；2 ~ 3 个月龄，每日进食量应控制在 900ml 以内，一天喂 6 次左右，每次不超过 150ml。3 ~ 4 个月龄，一天喂 5 次，每日的总奶量保持在 1 000ml 以内。唇腭裂患儿的每日进食总量在参照普通婴幼儿标准上可增加喂食次数并减少每次喂食量。

九、反流与呛奶

在喂养过程中，唇腭裂患儿出现奶液从鼻腔里反流是很常见的，一旦发生，应该立即停止喂食，马上竖立患儿，擦净口鼻处的奶液，用柔软干燥的毛巾或纸巾清洁鼻腔和口腔内的奶液，拍背。

当患儿吸吮吞咽节奏不协调，吸食过急过快、喂食过饱、喂完后未有效拍背打嗝，以及体位放置不当等，均可导致患儿呛奶。呛奶严重时可引起误吸致窒息，危及患儿生命，此时必须立即停止喂食，将患儿趴在母亲腿上拍背，直到缓解（图 8-5）。

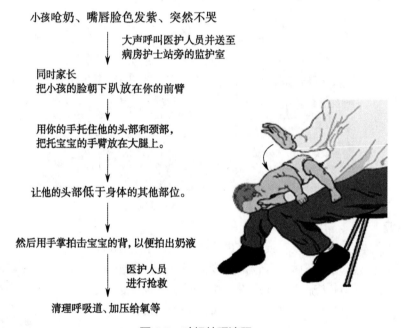

图 8-5　呛奶处理流程

十、全身营养状况

唇腭裂患儿有喂养不足和体重过轻的风险，直接导致患儿营养摄取不足、呼吸道疾病增多等，建议每周测一次体重，直到达到理想体重。四川大学华西口腔医院唇腭裂治疗中心研究显示，唇腭裂儿童体格生长水平落后现象较普遍，体重、身高（身长）、头围、胸围、体质指数（BMI）和腹部皮褶厚度 6 项指标，均未达到 2005 年卫生部制定评价儿童生长水准的"全国九市标准"。在婴儿、幼儿、学龄前、学龄期体格生长水平落后于同龄正常儿童，特别是 5 岁以下儿童表现尤为突出，体格生长发育迟缓率为 29%，大大高于正常群体儿童的 9.9%。

定期定时测体重、身高等发育指标，观察患儿全身发育状况，及时对喂养方式、营养管理进行指导和干预。

第三节 治疗策略

唇腭裂患儿的喂养对家庭和新生儿中心是一个巨大的挑战和压力。治疗师要指导新生儿科医护人员和患儿家庭正确的喂养方法并帮助他们成功掌握喂养的技巧，帮助患儿顺利进食。

一、治疗目标

（一）建立正确的喂养方式

唇腭裂患儿通常都可以接受经口喂养，而不需要鼻饲管道。不尝试经口喂养，就立即采用经口管喂或者鼻饲胃管属于过度喂养。而且，这些喂养措施可能导致患儿抵触经口喂养，使得母乳或奶瓶喂养变得十分困难，甚至丧失吞咽、咀嚼功能，而导致更严重的并发症。因此要鼓励父母选取正确的喂养方式，帮助患儿顺利度过出生后第一个月，尽快适应母乳或者奶瓶喂养。

（二）合理的喂食速度和量

唇腭裂患儿早期进食缓慢，每次喂食量较少，必须耐心细致，需要增加喂食次数，控制好每次喂食量，帮助患儿养成正确的进食习惯和行为。

（三）均衡的营养，满足身体发育

为了满足患儿生长发育的需要，并尽早达到手术必需体重等各项生理指标，需要参照普通婴幼儿喂养标准，保证每日需求量，按时添加辅食，均衡营养，促进生长发育。

（四）改善吞咽功能

增强大脑对口腔结构的意识，促使口腔感知正常化，并进一步提高全身感觉统合功能。改善口腔器官的运动能力，提高口腔器官的主动活动范围、协调性及灵活性，从而达到可改善吞咽的能力。

二、吞咽治疗

（一）口肌训练

1. 口部感知系统的训练　应用 SRJ 专业的震动按摩棒，外接海绵刷头对患儿口周及口腔内进行按摩刺激。

2. 口部肌肉训练　应用 SRJ 专业的咀嚼训练器进行下颌骨力量训练；用下颌骨分级调控咬牙胶棒进行下颌骨的稳定性练习；应用舌训练器进行舌尖的两侧转移和舌的后缩练习，应用层次吹气笛进行合唇、舌后缩及腭咽闭合功能训练。

3. 吸吮无力训练　前后往返按摩舌面，从前往后按摩硬腭到软腭、上下牙龈及其外侧，从后往前按摩颊肌。按摩后给予空奶嘴或蘸饮料的棉签刺激吸吮动作出现。在喂奶前进行训练，涂一些果酱，进入口中放在舌头的上方，轻轻地滑过舌头以及牙床，刺激动作的产生，确定奶嘴放置在舌头上方，并做帮助下颌上抬的动作压迫腭咽弓，规律的压力释放，将协助牛奶的流出并诱发正常的吸吮动作。

（二）电刺激

1. 神经肌肉电刺激　应用低频脉冲电刺激骨骼肌或平滑肌以恢复其运动功能的方法，在吞咽障碍治疗的临床应用非常广泛，主要目标是强化力量减弱的肌肉，帮助恢复运动控

制。电极放置的选择对电刺激的疗效有着重要影响，可针对患儿存在的问题而选择不同的方案。例如，可将一对电极放置于下颌舌骨肌，另一对电极可放置于两侧口角或咬肌处，目的是带动舌头的向前运动，加强唇闭合能力。或者一对电极放置于下颌舌骨肌，一对电极放置于甲状舌骨肌，改善吞咽的协调性。

2. **感应电疗法**　针对患儿仍然存在的口部肌肉问题，运用感应电疗法相对应的对口腔内外进行电刺激。应用手持式电棒结合感应电疗法，可对口腔外的肌肉进行针对性的靶向刺激，还可对舌、软腭等口腔内器官进行直接刺激与治疗，弥补了表面电刺激的局限性，对患儿的口腔肌肉功能起到关键性作用。

三、喂养方式

（一）母乳喂养

适合唇裂和伴发轻度腭裂患儿，可按以下步骤进行母乳喂养。

1. 首先清洁乳房和乳头，并加以按摩和热敷，使乳汁容易吸出。

2. 乳头凸出后再将乳头送到患儿嘴边，让患儿吸吮，并用手托住整个乳房，避免乳头滑出。

3. 在患儿吸吮时，可用食指轻轻堵住唇部裂隙，协助唇部封闭包裹乳头。

4. 若察觉患儿吸吮乳汁力量不足，可用手掌由乳房根部向前缓慢挤压，采用挤喂方式，使乳汁缓慢进入患儿口腔，减轻患儿吸食阻力，注意挤压的速度要结合患儿吞咽节奏。

（二）奶瓶喂养

适用于所有唇腭裂及母乳喂养不足的患儿。

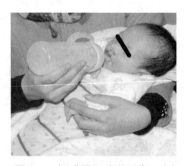

1. 选择塑胶或者硅胶特制奶瓶，瓶身可以挤压。

2. 选用质地柔软优质的乳胶奶嘴，其前端为十字形的开口，形成单向阀门，在受到挤压时才会打开，患儿不易被呛到。

3. 购买带有排气孔及节流器的"唇腭裂专用奶瓶"。

4. 奶嘴放置于患儿一侧口角，有利于包裹和固定奶嘴（图 8-6）。

图 8-6　奶嘴置于患儿口角一侧

（三）汤匙喂养

此方法主要用于术后患儿，以避免增加唇腭部伤口张力，减轻疼痛的影响。部分裂隙过宽的患儿同样适用。

1. 选用浅底匙而不宜采用深底匙，还有一种专门的汤匙奶瓶，也适用于唇腭裂患儿（图 8-7）。

2. 最初盛取少量奶液及食物，以后逐渐增加。

3. 喂食时将患儿抱在腿上或坐在婴儿椅中。可试着将勺子放在患儿嘴唇上停留一定时间，以鼓励患儿用唇部和舌头移动食物。对于腭裂术后患儿，喂食时一定要轻轻将汤匙放在唇部，避免将汤匙过多伸进口腔而触碰到腭部伤口。

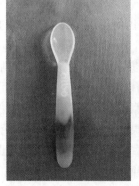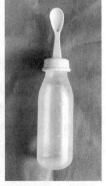

A　　　　　　　　　B

图 8-7　汤匙喂养

A. 浅底汤匙；B. 汤匙奶瓶

（四）滴管喂食

适用于严重的完全性唇腭裂、部分综合征新生儿，例如 Pierre Robin 序列征、Treacher Collins 综合征（特雷彻·柯林斯综合征），以及部分唇裂术后患儿，利用吸管将奶液滴入患儿口内喂养（图8-8）。注意滴管喂食，费力而且喂食时间过长，除非特殊唇腭裂患儿，确实无法进行母乳和奶瓶喂食，否则不特别推荐。

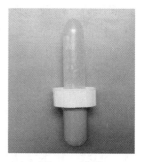

图 8-8　滴管

（五）腭护板辅助

部分裂隙过宽的完全性唇腭裂患儿，可佩戴术前矫治器（图8-9），腭托可覆盖全部牙槽嵴和硬软腭，分隔口鼻腔，使口腔内形成有效负压。且减轻舌后缩和上抬运动，显著改善喂食困难。

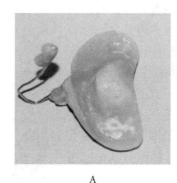
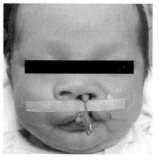

A B

图 8-9　腭护板

A.腭护板；B.患儿佩戴腭护板

四、家庭指导

每一个家庭里的父母承担大部分的喂养责任，因此给予他们正确的喂食指导，不仅仅有助于患儿的喂养，也有利于建立融洽的亲子关系。

（一）给予正确的喂养知识

面对刚刚降生的唇腭裂患儿，父母往往手足无措，不知道该怎样喂食，同时父母对于患儿所带有的先天性畸形的愧疚感和知识缺乏，加重他们对喂养的焦虑、恐惧。孩子能不能吃东西？母乳还是奶瓶喂养？呛奶怎么办？孩子一边吃奶一边从鼻子反流，会不会有危险？诸如此类的问题严重干扰患儿的喂养。医护人员，应正确给家长解释喂养问题，让家长充分了解唇腭裂孩子的喂养要点和注意事项，让他们了解，只要掌握了喂食的技巧，患儿完全可以正常进食。再针对患儿的具体情况正确示范喂养方法，协助产妇和新生儿成功进食，掌握喂食的技巧，并选择适宜的喂养方式。

单纯唇裂的患儿虽然其口鼻腔不相通，吸吮时口腔能够保持正常的负压，但是由于嘴唇的缺损，特别是不完全性唇裂，吸吮乳头或奶嘴时容易漏气导致吸吮不成功。此时可指导母亲用手指指腹堵住嘴唇缺损的部分，使口腔形成一个密闭的环境，患儿可顺利地吸出奶水。

（二）常见问题

1. 母乳或者奶瓶喂养的方法，详细见本节第三部分"喂养方式"的相关内容。

2. 拍嗝的方法

因婴幼儿的胃部和喉部还没有发育成熟，尤其是胃部，呈横位水平状态，同时贲门部位肌肉发育不成熟，较松弛。当患儿喂食后，由于胃里下部是奶，上部是空气，所以就会造成胃部压力，出现溢奶、吐奶现象，如果家长不注意，完全有可能会吸入到气管内，引起窒息。因此喂食后必须及时帮患儿拍背打嗝，把气体排出。注意，不同年龄的患儿需要不同的拍嗝时机，新生儿喂食 30～50ml 时就需要进行一次拍嗝，然后继续喂食；大龄的婴儿可以在进食完成后再拍嗝。

（1）直立式：这是最常用的拍嗝方式。母亲把患儿直立抱在胸部，让患儿的头靠在家长的一侧肩膀上，一只手拖住患儿臀部下方，另一只手用前臂的力量将婴儿轻扣在胸前，手掌窝成空心状，用手掌从患儿下半背部起拍，由下往上轻拍婴儿的背部，促使其打嗝（图 8-10）。注意拍背的力量不能太重，也不可太轻，一般拍 1～2 分钟左右后，就能听到患儿打嗝，听到打嗝声后，再继续拍 3～5 分钟左右，在整个过程中患儿会间断打嗝，当胃内气体基本释放后，再拍 1～2 分钟后停止拍背。还需要注意的是，直立式拍嗝，家长的身体不要捂住婴儿的口和鼻，以免引起窒息。

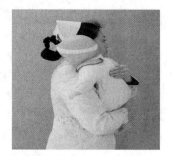

图 8-10　直立拍嗝

（2）端坐式：母亲坐着，让婴儿坐在大腿上，母亲一只手托着婴儿的头，另一只手轻拍婴儿的上背部（图 8-11）。为婴儿准备好小毛巾，防止吐奶。如果拍打几次之后都没打嗝，应考虑先抚摸再拍打。

（3）侧趴式：母亲坐好双腿合拢，将婴儿横放，让其侧趴在腿上，头部略朝下。母亲以一只手扶住婴儿下半身，另一只手轻拍其上背部即可（图 8-12）。这个姿势比较适合较小的婴儿，为了防止婴儿滑落，要适当用力把其身体固定在母亲腿上。

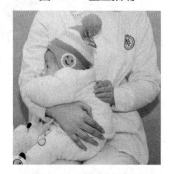

图 8-11　端坐式拍嗝

3. 母乳次数　一般情况下，越早开始让患儿吸食母乳越好。正常的足月新生唇腭裂患儿出生后半小时内即可让母亲喂奶，这可有效促进母乳分泌。在最初的几天，母乳分泌量较少，只要按需哺喂就可以，即婴儿一醒来拱着嘴想吃，就喂食。

一两个月内患儿的母乳喂食可以不定时，按患儿需要进行哺喂。此后根据婴儿睡眠习惯可白天每 2～3 小时哺喂一次；夜

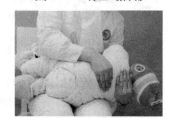

图 8-12　侧趴式拍嗝

间则 3～4 小时哺喂一次，有利于母婴休息。四五个月后可减到每日 5 次，每次哺乳 15～20 分钟，以患儿吃饱为准。但一定要做到每次哺喂让患儿吸空至少一侧乳房，不剩余乳，否则会导致泌乳逐渐减少。

4. 手术前后不改变喂养习惯　研究表明，患儿术后仍然可以沿用术前的喂养习惯，不需要特意改变其喂养方式及喂养习惯。

5. 辅食添加　随着患儿的成长，需适当添加辅食（表 8-1），添加物可弥补单纯奶制品营养的不足，也可锻炼婴儿胃肠道功能、咀嚼等生理功能。

表 8-1 辅食添加表

月龄	添加辅食	供给的营养素
1 ~ 3 个月		维生素 A、C
	鱼肝油制剂	矿物质，维生素 A、D
		补充热能
4 ~ 6 个月	蛋黄、鱼泥、豆腐、菜泥、水果泥	动物植物蛋白质、铁、维生素、纤维素、矿物质
	粥、烂面、饼干、蛋、鱼、肉末	补充热能、动物蛋白质
7 ~ 9 个月		铁、锌、维生素
	稠粥、软饭、挂面、馒头	供给热能、维生素
10 ~ 12 个月	面包豆制品、碎肉、油	维生素、蛋白质、矿物质、纤维素

第四节 个案分析

一、唇裂患儿的母乳喂养

（一）基本情况

乐乐，女孩，剖宫产后 10 天，左侧完全性唇裂。患儿上唇裂开，不能包裹乳头，无法吸吮母乳，自出生后采用唇腭裂专用奶瓶喂养，但母亲乳汁丰富，表示希望母乳喂养。

（二）专科检查

左侧完全性唇裂，最大裂隙宽度达 8mm，无腭裂。

（三）体格检查

患儿身长 47.5cm，体重 3.7kg，达到正常标准，呼吸、吸吮反射正常，其余各生理指标正常。

（四）相关知识

单纯唇裂的患儿，无明显综合征，在母乳充足的情况下，完全应该进行母乳喂养。该类患儿不能母乳的主要原因是唇部的裂隙，破坏了上唇的连续性和完整性，不能包裹乳头，口腔不能封闭，导致吸吮无力，而并非患儿有吞咽困难。指导家长采用合适的母乳策略，即可以解决。

（五）喂食步骤

1. 指导母亲清洁双手，并用温水清洁乳房和乳头，以清洁无絮纱布或者毛巾擦干。

2. 指导母亲用一侧手掌从后向前，缓慢推压乳房，使乳汁流出。

3. 将患儿以 45° 斜抱体位，抱在胸前，头颈部靠着上臂下 1/3，头部稍高，下颌稍低，身体不要蜷曲。

4. 母亲用手托起乳房，将乳头送到患儿非裂隙侧的口角，避开裂隙，让患儿用嘴唇和舌包裹，并稳定含住乳头。

5. 确定患儿嘴唇稳定住乳头后，将乳房组织向患儿唇部推送，以填满裂隙，协助封闭口腔，产生负压，并用手掌托住整个乳房，避免乳头滑出。

6. 患儿在顺利吸食到乳汁后，迅速主动吸吮。

7. 患儿主动吮吸后，母亲需要观察患儿是否能顺利吸出乳汁，吮吸的力度和有效性。

8. 患儿吸吮正常的情况下，母亲可用手掌挤压乳房，保证足够的乳汁进入患儿口腔，减轻患儿吸食负重。

9. 指导母亲主动观察患儿的吸吮力量、速度变化、进食情绪和吞咽声音。若患儿吸吮减慢时，停止挤压乳房，注意挤压的速度要结合患儿吞咽节奏。

10. 患儿体重 3.7kg，该患儿当日总喂食量约为 130ml×3.7，总量 481ml，可分为 7 次喂食，每次 70ml，时间控制为半小时以内，吸食 10min 左右中途可以休息暂停 1~2min。患儿吸食速度明显减慢，感觉在用舌尖向外推乳头，表示患儿已经吃饱了，小心拔出乳头，将患儿竖立，拍嗝。

11. 因为有了成功母乳喂食的体验，患儿和母亲迅速建立起母乳喂养的方式。

（六）注意事项

非综合征性唇腭裂患儿的母乳喂养并不困难，大部分家长或非专科治疗师只是因为不了解唇腭裂的疾病特征而对喂养产生恐惧，给予充分地知识讲解是建立正确母乳喂养的关键。

1. **讲解唇裂畸形与喂养的关系** 大部分家长缺乏唇腭裂基本常识，尤其是出生阶段，家长往往对畸形形态产生恐惧和自责，而忽略了喂养问题。患儿前三个月的生长发育非常重要，适宜的体格达标是修复手术的前提，因此需要让家长了解畸形与发育、喂养的关系。

2. **消除恐惧** 尚未手术的新生唇腭裂患儿，吸吮时因为口腔气压不足，显得很费力，有时出现面红耳赤甚至呛咳，而吸出的奶量少，家长担心患儿体力不足或者因为费力吸吮而影响到其他机能，因此轻易放弃母乳而采用奶瓶喂养。治疗师可通过协助，指导母乳，让患儿家长消除恐惧，顺利掌握母乳技巧。

3. **遵循循序渐进的规则** 唇腭裂患儿适应口唇缺陷逐步掌握吸吮技巧，母亲学会协助患儿吸吮，达到顺利母乳需要一个过程，从基本动作流程，逐渐学会掌握。

4. **注意母乳量和时间** 患儿为新生儿，须遵照千克体重喂养标准和时间，严格控制。

5. **母乳完毕，务必拍嗝** 以避免乳汁反流，导致呛咳。

二、综合征性腭裂患儿的喂养

（一）基本情况

豆豆，男孩，30 天，足月儿，出生时体重 3.17kg，硬软腭裂，不能吸食母乳和奶瓶，自出生后一直以滴管喂食，现体重 3.2kg，寻求喂养帮助。

（二）专科检查

Pierre Robin 序列征，腭部呈 U 形裂隙，裂隙宽，小下颌，舌后坠。

（三）体格检查

体温、脉搏、心率、血红蛋白等各项生理指标正常，吞咽和觅食反射正常，肌张力正常，呼吸音粗，可平卧睡觉，有轻微鼾声，血氧饱和度波动于 80%~90%。

（四）相关知识

1. **气道问题** Pierre Robin 序列征患儿伴发多种先天性畸形，包括腭裂、小下颌、舌后坠和气道堵塞，常常伴有喂养困难和气道问题。Pierre Robin 序列征患儿在出生后的最初阶段可能需要气道支持和治疗。新生儿因为小下颌和舌体后坠而造成气道堵塞，通常会出现张口呼吸、点头呼吸以及锁骨下、胸骨下凹、肋间隙的凹陷等"三凹征"。当血氧饱和度下降，患儿可能出现发绀，若不能缓解，发绀将变得越来越严重，危及生命。大部分 Pierre Robin 序列征患儿通常不需要特别的手术干预，通过慢慢移动患儿，改变患儿的体位，轻轻托起患儿的下颌角或将手指伸进口腔以刺激吮吸反射，有助于舌体向前移动，缓解气道堵塞。美国儿科协会出版的 Pierre Robin 序列征患儿的指南推荐"在睡眠、更换尿布和日常护理时，要保持俯卧位"。

2. 喂养问题　在出生后的最初 3 个月，Pierre Robin 序列征患儿存在显著的吞咽障碍和喂养风险，部分严重的患儿可出现呼吸费力、吸吮能力低下、吞咽不协调等，有严重的气道堵塞的 Pierre Robin 序列征患儿需要安置经鼻腔插入的胃管，给予必要的营养支持，直到舌后坠缓解，气道通气稳定，可以过渡到经口喂养和联合鼻饲管喂，观察气道情况，再撤除胃管，完全经口喂养。

（五）个案分析

Pierre Robin 序列征患儿与同龄的健康儿童相比，在呼吸和吮吸过程中，当舌体向前移动以及伴随面部和颈部的肌肉收缩运动，需要更多的力量。在开始喂食之前，需要观察患儿气道堵塞的症状和体征。在患儿吮吸时，将一根手指伸进患儿的嘴里，感觉舌体的位置，并观察，当患儿吮吸时舌体向前移动，呼吸不畅的情况是否有缓解，这反映舌后坠的情况。

本案例患儿，血氧饱和度无下降趋势，虽然呼吸音粗，但无点头样呼吸和三凹征，能平卧，仅仅出现不能奶奶和反流等喂养困难，由于滴管喂养，导致每日摄入量不足，患儿出生后 30 天，体重无增长。目前计划，尝试奶瓶喂养。注意尝试奶瓶喂养需要特别小心和少量进食。

（六）喂养步骤

1. 检查奶瓶和奶嘴。选择优质橡胶或者硅胶奶嘴，柔软富有弹性，近似母乳的感觉，须呈"十"字形开口，以便控制出奶量，不至于一下子涌进患儿口内。奶瓶须为硅胶质地，回弹性好，有利于患儿家长控制挤压的力量和速度。在给患儿喂食前先装入温水，尝试挤压的手感，并检查在不同挤压力量下奶嘴的通畅性和奶液的出量。

2. 用清洁消毒的手指或奶嘴，伸入患儿的口内试探，观察患儿的反应。

3. 患儿反应很好，用舌舔舐，说明口腔感觉正常，就尝试使用刚才检查过的奶瓶装入少量温水，轻轻挤压瓶身 1 次，让温水进入患儿口腔，停止挤压，瓶身回弹，患儿顺利吞咽，再次重复，观察患儿反应，患儿轻松吞咽，再重复，反复十次，停止 1～2 分钟左右，观察患儿反应。

4. 患儿进食温水正常后，将 50ml 温热奶液装入奶瓶，准备正式喂食。

5. 将患儿竖立 90° 抱起，颏部稍微向下，轻轻向下牵开下颌，以便观察到舌体。

6. 奶液温度控制在 40℃ 左右为宜，将奶瓶平放，放到患儿唇边，引导患儿的舌前移，试图包裹奶嘴，再轻轻将奶嘴顶端送至舌面上方，注意不要卡进腭部裂隙。

7. 轻轻挤压奶瓶，控制奶汁滴速和量，减轻患儿吸吮费力。

8. 患儿开始吮吸，仔细观察其呼吸、面色和吞咽进程，并将手指移至下颌，轻轻向前牵拉下颌。患儿有节奏地吮吸，并且呼吸平稳，奶液缓慢均匀地进入患儿口内，并顺利吞咽。

9. 喂食过程中，奶瓶尽量放置于舌面前部，引导患儿舌尖前移，避免加重舌后坠风险。

10. 当奶液快被吸完时，小心缓慢地，把奶嘴移到一侧口角再从患儿嘴里移开，不可猛然抽离，以免吸入空气。

11. 延长竖立拍嗝的时间，注意观察患儿面色与呼吸。

（七）注意事项

Pierre Robin 序列征患儿比其他唇腭裂患儿有更高的喂食风险。而最大的风险在于呼吸道梗阻窒息，因此喂食中须密切观察患儿面色、进食速度、体位姿势、呼吸频率等。

1. 如果患儿出现呼吸不畅或吮吸暂停、面部表情紧张，必须立即停止喂食，将患儿置于俯卧位，面部转向下，保持呼吸通畅。

2. 觉察到患儿疲惫，吸食无力，应结束喂食。

3. 奶嘴不可卡入腭部裂隙中，否则会增加呛咳风险。

4. 必须遵循少量分次喂养的原则。

5. 当多次正常奶瓶喂食，患儿情况逐渐稳定时，应教父母喂养的技巧，并且协助他们喂养。

6. 教会父母识别气道堵塞的症状和体征，以及安全处理气道问题。

（尹　恒）

参考文献

[1] Agarwal A,Rana V,Shafi S.A feeding appliance for a newborn baby with cleft lip and palate[J].Natl Maxillofac Surg.2010,1(1):91-93.

[2] V Martin V, Greatrex-White S.An evaluation of factors influencing feeding in babies with a cleft palate with and without a cleft lip[J]. Journal of child health care : for professionals working with children in the hospital and community, 2014,18(1):72-83.

[3] Jones JE,Henderson L,Avery DR.Use of a feeding obturator for infants with severe cleft lip and palate[J]. Special Care in Dentistry,1982,2(3):116-120.

[4] Gailey DG.Feeding Infants with Cleft and the Postoperative Cleft Management[J]. Oral and maxillofacial surgery clinics of North America,2016,28(2):153-159.

[5] Trenouth MJ,Campbell AN.Questionnaire evaluation of feeding methods for cleft lip and palate neonates[J]. International Journal of Paediatric Dentistry,2010,6(4):241-244.

[6] Bauer B S.Cleft Palate Speech Management: A Multidisciplinary Approach[J]. Plastic and Reconstructive Surgery, 1997, 99(2):584.

[7] Sally J.PF，JudithE.TC,Michael P.K,et al.The clinician's Guide to treating cleft palate speech[M].2nd.San Francisco: Philadelphia:Mosby Elsever,2006.

[8] Losee JE,Kirschner RE. 唇腭裂综合治疗学 [M]. 石冰，郑谦，译 . 北京：人民卫生出版社，2011.

[9] 石冰，尹恒 . 语音评估在腭裂外科治疗中的应用 [J]. 口腔颌面外科杂志，2014，24（1）：1-3.

[10] 李杨，尹恒 . 腭裂语音评估与治疗 [M]. 北京：人民军医出版社，2015.

[11] 石冰，郑谦 . 唇腭裂与面裂就医指南 [M]. 北京：科学出版社，2017.

[12] 窦祖林 . 吞咽障碍评估与治疗 [M]. 北京：人民卫生出版社，2009.

[13] 龚彩霞 . 唇腭裂的护理 [M]. 北京：人民军医出版社，2015.

[14] 窦祖林 . 中国吞咽障碍评估与治疗专家共识 [J]. 中华物理医学与康复杂志，2017，39（12）：881-887.

[15] 毛孝容 . 唇腭裂患儿喂养方式及生长发育研究进展 [J]. 广东牙病防治，2018，20（8）：446-448.

第九章

声带麻痹

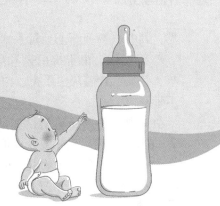

第一节 概述

一、定义

声带麻痹（vocal cord paralysis，VCP）是指喉内肌不同程度地失去神经支配导致声带活动受限或固定、声带运动障碍，多因炎症、肿瘤、机械性压迫、外伤等引起。声带麻痹是一种临床表现，而不是一个独立的疾病，因左侧喉返神经行程较长，较易受损伤，故左侧声带麻痹多见。小儿 VCP 的主要特征为哭声嘶哑、无力、吸吮呛咳或伴有喉喘鸣，还可发生喉梗阻窒息。大部分患儿的声带功能可随年龄增长自行恢复，时间一般在 6 个月以内，也研究有报道在 11 年后才恢复的。声带麻痹严重者，其呼吸、发音功能、喂养及生长发育均受影响，甚至威胁生命。

二、流行病学

儿童声带麻痹多同时伴有其他系统的先天异常，先天性声带麻痹发病率占先天性喉部疾病的 10%，仅次于喉软化症。儿童声带麻痹多出现于 2 岁以前，无性别偏向。

三、发病因素

声带麻痹的原因可分为先天性与后天性两类。

（一）先天性

1. 神经源性病变　中枢神经系统病变如 Arnold-Chiari 畸形（阿诺德-基亚里畸形）、脑积水、脊髓膜脊髓膨出、脑脊髓膜膨出等，会牵拉或压迫迷走、喉返神经或损伤其神经核团，导致声带麻痹。其中以 Arnold-Chiari 畸形（Ⅱ型）最为常见，约占 1/3 的病例。

2. 先天性心血管系统的异常　目前已有研究证明先心病，如室间隔缺损、法洛四联症的心脏扩大、主动脉扩大、双主动脉弓、动脉导管未闭等，均可影响喉返神经，引起声带麻痹。

3. 先天性畸形　咽喉、食管、气管、支气管是从第 3、4、5、6 鳃弓发育而来，关系密切，因此这些部位的先天性畸形大多同时存在声带麻痹。先天性声带麻痹的患儿常伴有声门下狭窄、喉软化症、喉裂、纵隔的支气管囊肿、膈疝、腭裂、食管囊肿、支气管食管瘘、食管闭锁或二重畸形等。

（二）后天性

1. 外伤

（1）产伤：约占所有外伤的 5%~20%，多在胎儿出生时造成，臀位接生时不正当地扭转、牵拉、伸展胎儿颈部，均可造成喉返神经损伤，呈一时性或永久性声带麻痹。

（2）医源性因素：主要是因手术导致迷走神经或喉返神经损伤，以单侧声带麻痹最为多见，其中 50% 见于心血管手术（多见于动脉导管未闭接扎术）。

2. 感染 由于抗菌素和免疫疗法的应用，已减少了因感染而造成的声带麻痹。百日咳、脑炎、脊髓灰白质炎、白喉、狂犬病、破伤风、梅毒与肉毒中毒（botulism）均可造成声带麻痹。

3. 特发性声带麻痹 多发生于病毒感染后，由周围神经炎引起，类似贝尔麻痹。常在 2~6 个月声带活动恢复。此原因为小儿声带麻痹的第二位，并以双侧声带麻痹为主。

4. 其他因素 儿童声带麻痹通常作为多系统异常的一种表现，常与中枢神经系统病变、心血管及肺部异常等并存。如某些侵犯喉神经及其径路的疾病、核黄疸、多发性硬化症。

四、分类

分为单侧声带麻痹（unilateral vocal cord paralysis，UVCP）和双侧声带麻痹（bilateral vocal cord paralysis，BVCP），左侧喉返神经走行较右侧长，更容易受损伤，所以单侧声带麻痹多发生于左侧。声带麻痹程度分为完全麻痹和不完全麻痹。完全麻痹为内收肌和外展肌功能完全丧失，声带固定；不完全麻痹为外展功能丧失，声带不能外展，可以内收，详见分类（表9-1）。不同位置的声带麻痹的划分（图9-1）、不同位置的声带麻痹的对应功能及作用（表9-2）以及喉镜下的不同功能的声门像（文末彩图9-2）如下。

表 9-1 声带麻痹分类

类型	声带运动表现
单侧不完全麻痹	主要为声带外展障碍，症状多不显著。间接喉镜下见一侧声带居近中线位，吸气时不能外展，发音时可闭合。
单侧完全性麻痹	患侧声带外展及内收功能均消失。检查见声带固定于旁中位，杓状软骨前倾，患侧声带较健侧低，发音时声带不能闭合，发音嘶哑无力。
双侧不完全性麻痹	少见，多为甲状腺手术或喉外伤所致。两侧声带均不能外展而相互近于中线，声门呈小裂隙状，患者平静时可无症状，但在体力活动时常感呼吸困难。一旦有上呼吸道感染，可出现严重呼吸困难。
双侧完全性麻痹	两侧声带居旁中位，既不能闭合，也不能外展，发音嘶哑无力，一般呼吸正常，但食物、唾液易误吸入下呼吸道，引起呛咳。
双侧声带内收性麻痹	多见于功能性失音，发音时声带不能内收，但咳嗽有声。

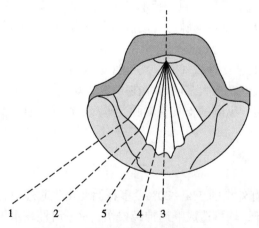

图 9-1 不同位置声带麻痹的划分

表 9-2　不同划分位置的声带麻痹的对应功能及作用

序号	位置	功能	作用喉肌	麻痹喉肌
1	完全外展	深吸气	外展肌	无内收肌
2	轻外展位	平静呼吸	外展肌	外展肌
3	正中位	发音	内收肌	内收肌
4	旁正中位	耳语	环甲肌	外展肌
5	中间位	发音困难	无	全部

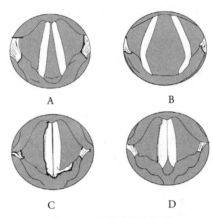

图 9-2　喉镜下的声门像

A.正常呼吸时的中间位；B.用力呼吸时；C.发声位（声门闭合）；D.耳语音时声带位

五、临床表现

（一）喉鸣及声嘶

不同于成人声带麻痹的患者，儿童声带麻痹最常见的症状是喉鸣。单侧声带麻痹患儿主要表现为：轻度喉鸣伴气息样的嘶哑声，气息样哭声。双侧声带麻痹患儿喉鸣更为严重，常表现为高调喉喘鸣伴呼吸困难，严重者伴发绀、三凹征及呼吸暂停等，且与单侧声带麻痹相比，双侧声带麻痹患儿更易合并心脏或神经系统异常。

（二）吞咽障碍

先天性声带麻痹的患儿一般出生后会出现不同程度喂养困难或误吸。导致声带麻痹患儿吞咽障碍的主要原因是：周围神经受损引起的喉腔黏膜感觉低下及肌力下降。喉内肌及喉外肌肌力下降，导致进食时声带不能及时关闭，此时进入喉前庭的异物由于咳嗽反射消失或减弱不能及时排出，进而引起静息性误吸。

（三）不同类型声带麻痹的临床表现

1. **单侧不完全麻痹**　主要为声带外展障碍，症状多不显著。间接喉镜下见一侧声带居近中线位，吸气时不能外展，发音时声带可闭合。

2. **单侧完全性麻痹**　患侧声带外展及内收功能均消失。检查见声带固定于旁中位，杓状软骨前倾，患侧声带较健侧低，发音时声带不能闭合，发音嘶哑无力。

3. **双侧不完全性麻痹**　少见，多因甲状腺手术或喉外伤所致。两侧声带均不能外展而相互近于中线，声门呈小裂隙状，患者平静时可无症状，但在体力活动时常感呼吸困难。

4. **双侧完全性麻痹**　两侧声带居旁中位，既不能闭合，也不能外展，发音嘶哑无力，一般呼吸正常，但食物和唾液易误吸，引起呛咳。

5. 双侧声带内收性麻痹　多见于功能性失音，发音时声带不能内收，但咳嗽有声。

（四）不同神经损伤后的临床表现

1. 喉返神经不完全损伤　主要为外展肌瘫痪。发生在单侧者，可有短暂声嘶，剧烈运动时自觉呼吸困难。如为双侧外展肌麻痹，则出现吸入性呼吸困难，喉喘鸣，甚至窒息。间接喉镜检查吸气时一侧或两侧声带固定于旁中位不能外展，发音时声带仍可内收闭合。

2. 喉返神经完全损伤　内收及外展肌均瘫痪。单侧者发音嘶哑，说话费力并有漏气感。检查见患侧声带固定于旁中位。后期健侧声带代偿性向患侧靠拢，症状可改善。两侧喉返神经完全麻痹者较少见，可有声音嘶哑，低沉如耳语，发音费力，双声带固定于旁中位，不能闭合及外展。

3. 喉上神经损伤　环甲肌瘫痪。声音低弱而粗，发高音困难，如为双侧性损害则有咽喉部感觉障碍，饮食易呛入下呼吸道。检查可见声带张弛改变，声带松弛皱缩，边缘呈波浪状或沟状，声门闭合时有裂隙。

4. 喉返神经和喉上神经联合损伤　喉内肌全瘫痪。单侧性者发音嘶哑，检查见患侧声带固定于中间位，以后因健侧声带代偿，发音可稍改善，双侧性者症状同喉返神经完全麻痹且更重。同时伴进食呛咳。检查见双声带固定于中间位。

第二节　诊断与评估要点

一、诊断

依据声带麻痹的临床表现及伴发症状，结合相关检查作出诊断。常用的辅助检查手段有喉镜、喉部超声波检查、喉部影像学检查、喉肌电图等。

（一）喉镜检查

喉镜检查是儿童声带麻痹诊断的重要方法之一。通过喉镜观察可以判断声带动态运动情况及喉部、上呼吸道潜在结构的异常。

1. 纤维喉镜检查　对已有喉喘鸣症状的患儿，确诊的依据是清醒状态下进行纤维喉镜检查。VCP患儿镜内可见：一侧或双侧声带固定于旁正中位或中间位，或声带活动明显减少，杓状软骨形态正常。但大部分患儿难以配合进行喉部检查，且由于咽喉部分泌物潴留或杓状软骨区域黏膜水肿遮挡声门，这些因素都会降低纤维喉镜检查的成功率及准确性。

2. 直接喉镜检查　对不能配合纤维喉镜检查的患儿，可以选择全身麻醉下直接喉镜检查，但应在较浅麻醉下进行动态评估。检查过程中可以同时进行杓状软骨的触诊，排除外环杓关节脱位引起的声带运动不良，并可进一步鉴别双侧声带麻痹与声门后部瘢痕粘连。

（二）超声波检查

喉部超声波作为一种实用的辅助检查手段，以安全无创的特点，已常规应用于儿童声带麻痹的诊断及随诊观察中。儿童甲状软骨板未钙化，喉部超声检查可以清晰显示甲状软骨、声带、杓状软骨等喉部重要结构并实时观察声带运动，且无放射性损害。

对左侧声带麻痹的患儿，除了喉部超声波检查外，应尽早进行心脏超声检查，排查心脏疾病。

（三）影像学检查

喉部 CT 和 MRI 等影像学检查能够较清晰地显示成人喉部整体结构，而儿童喉部软骨未骨化，难以与周围软组织区分，且不能观察发声的动态变化，因此在儿童声带麻痹诊断中作用有限。

声带麻痹的病因中先天性心脏病及神经源性病变占较大的比例，因此对有相关症状的 VCP 患儿应进行头部、颈部、胸部影像学检查明确病因，治疗原发病。

（四）喉肌电图检查

儿童喉肌电图检查常需要在全麻下进行，主要检测环甲肌及甲杓肌。尽管喉肌电图对儿童声带麻痹诊断的敏感性较高，但由于儿童喉部没有完全发育，患儿配合程度差等因素影响，目前儿童喉肌电图尚无法在临床广泛开展。

二、评估要点

治疗师在评估声带麻痹患儿时应了解详细的病史、既往治疗及疗效情况、喉部异常特征及相关全身其他系统变化，初步判断患儿是否适合进行康复。进行临床吞咽评估时需注意对比咽喉部两侧的感觉以及运动功能。若吞咽反射存在减弱或消失，应尽早进行 VFSS 判断是否存在隐性误吸。

第三节　治疗策略及预后

一、治疗目标和策略

儿童声带麻痹治疗的关键是确保气道通畅，若症状仍无缓解可进行气管切开术或声带切开术等。防止误咽；积极治疗原发病，以免影响生长发育。

二、治疗方法

（一）一般治疗

1. **保证呼吸道通畅**　当患儿呼吸道被分泌物阻塞时，应及时拍背、吸痰，清理气道异物。若无改善且呼吸困难，应尽快进行手术治疗。

2. **嗓音治疗**　适用 2 岁以上配合程度良好的患儿，包括腹式呼吸训练、共鸣集中法、硬起音发声练习，通过嗓音训练使声带得到最大化的气流支持、改善发声情况。

3. **吞咽治疗**

（1）咽腔感觉刺激：可使用冰棉签快速刷擦咽后壁，增强感知觉，然后让患儿吮吸棉签，并辅助门德尔松手法，促进喉部运动。

（2）电刺激：应用感应电疗法联合手持式电棒对咽后壁进行刺激，增强咽缩肌的力量，同时加强咽腔的感知觉。对于吞咽反射较弱或消失的患儿，可选择腭咽弓刺激。

（3）体位调整：适用于单侧声带麻痹的患儿。患儿坐位，含住小口食物，向声带麻痹一侧转头低头，将食物咽下，若一口难以全部咽下，保持头位不动，重复吞咽 1～2 次，直到将食物全部咽下。

（4）食物调整：鉴于声带麻痹的患儿咽喉部黏膜的感觉减弱，进食时可选择温度稍高或稍低的食物或饮品，让患儿在吞咽过程充分感知食物。

4. **中医治疗**　多采用针刺和推拿，常选穴位有人迎、风池、翳风、合谷穴等，主要目的为行气活血，提高声带血供、促进新陈代谢。

5. **药物治疗** 主要包括改善血液循环、营养神经、激素类药物及中药制剂等。

（二）手术治疗

1. **儿童单侧声带麻痹的手术方式** 由于神经麻痹，患侧声带肌肉很可能会萎缩变小，可选用声带注射填充手术。其操作简便，不会对喉部结构产生不可逆的影响，因此可以作为儿童单侧声带麻痹手术治疗的首选。对经保守治疗或观察 6 个月以上无恢复，喉返神经完全麻痹，且环杓关节无固定者，则需行喉神经手术，其目的是选择性地使麻痹的声带内收肌重新获得神经支配，从而恢复喉的生理性发声功能。

2. **儿童双侧声带麻痹的手术方式** 近 50% 双侧声带麻痹患儿需要外科介入治疗，主要治疗目标是改善患儿的通气，在呼吸道扩大与发音质量保留之间平衡的控制。目前双侧声带麻痹的手术方案中包括：支撑喉镜 CO_2 激光手术、声带外移和杓状软骨固定术、气管切开术。其中短期快速初步处理双侧声带麻痹的手术方式是气管切开术。

三、家庭指导

医护人员应指导家属：

1. 学会观察患儿呼吸状况，如有恶化应及时处理。

2. 喂食速度不宜过快，可调整进食体位、一口量、食物温度等来避免误吸。

3. 关注患儿音质随着年龄增长是否改善，尽早介入治疗。

第四节 个案分析

一、病例资料

宗某，女，12 个月龄，因"喘鸣、吞咽困难、肺炎"来门诊就诊。患儿为孕 37 周剖宫产娩出，出生体重 2.5kg，无窒息抢救史。出生后因为"高调喉喘鸣伴呼吸困难，严重时可见发绀、三凹征"在儿科重症监护治疗病房诊治，纤维喉镜下可见：鼻腔大量黏涕，下达下咽，见大量分泌物，双侧声带无明显活动，表面稍水肿，诊断为双侧声带麻痹。专科检查：皮肤弹性差，精神疲倦，皮肤黏膜及唇周见发绀，呼吸促，鼻翼扇动，咽部充血，双侧扁桃体无肿大，吸气时三凹征（＋），双肺呼吸音粗，可闻及喉鸣音及湿啰音。患儿因喉喘鸣伴呼吸困难、吞咽功能障碍、喂养困难、发育落后和反复肺炎等，现请协助康复治疗。

二、吞咽评估

（一）吞咽评估

患儿间歇置管进食，唇、脸颊、下颌部肌力下降，唇颊不能包裹奶嘴，无法诱出吸吮动作，且口腔整体感觉低敏，用蘸奶的棉签刺激，无吸吮动作产生，呕吐反射保留，吞咽反射、咳嗽反射减弱。

（二）吞咽造影检查

患儿在家属抱持下取直立正位和侧位，使用碘水（成分为安射力 320 碘佛醇）和奶粉调制成 IDDSI 1 级食物，并用奶瓶或勺子让患儿咽下，观察患儿进食情况。结果显示，患儿进食 IDDSI 1 级食物时，上、下唇闭合不佳，吸吮能力较差，舌肌运动差，腭咽闭合差，部分造影剂反流入鼻腔。会厌谷及梨状窝有较多残留，可见少量造影剂进入气管内，患儿无呛咳，存在隐性误吸，部分造影剂进入食管内。

（三）主要问题

（1）呼吸功能障碍。

（2）咽反射、咳嗽反射减弱，存在隐性误吸。

（3）整体肌力、感知觉下降。

三、治疗方法

（一）体位管理

良好的体位有助于提高患儿的呼吸功能，日常管理中多采用俯卧位和侧卧位。

（二）呼吸训练

使用蝶形运动操训练，改善患儿呼吸功能，10 次 / 组，2 组 /d。

（三）口肌训练

1. **吮吸训练**　治疗师两手拇指置于患儿颊肌内侧，其余四指自然放在两侧脸颊处，轻轻按揉后两手同时由后往前牵拉聚拢，2min/ 次，1 次 /d。

2. **舌肌抗组训练**

（1）使用压舌板分别给予舌体两侧、舌根阻力，进行舌肌抗阻训练，2min/ 次，1 次 /d。

（2）使用湿纱布包裹患儿舌体的前 1/3，然后牵伸舌体，引导患儿做主动后缩动作，5 次 / 组，2 组 /d。

3. **口腔感知觉训练**

（1）口腔外刺激：使用冰块对口周、脸颊、喉部两侧快速轻叩击，1min/ 次，1 次 /d。

（2）口腔内刺激：对舌根、软腭等区域进行冰刺激，可强化吞咽中枢的感觉输入，更好地诱导患儿吞咽反射的产生，2min/ 次，1 次 /d。

（四）电刺激

1. **神经肌肉电刺激治疗**　应用双向三角波，波宽 0.5ms，频率 30Hz，通断比 3∶1，电极分别置于颈后部与舌骨上肌群。输出强度以诱导出吞咽动作为宜，10min/ 次，1 次 /d。

2. **口腔内外低频脉冲电刺激**　可使用手持电棒对口腔内外肌群，进行精准的刺激，3～5min/ 次，1 次 /d。具体选择部位如下：

（1）天突：提高患儿咳嗽力量，减少误吸。

（2）舌内肌群、外肌群：改善舌体推送能力以及喉上抬幅度，减少残留量。

（3）唇颊：改善吸吮能力。

四、结果

经过两个月的治疗，患儿的呼吸功能、咳嗽能力、口腔感知觉均较前改善，但肌力仍偏低下，仅能经口进食稀米糊、30ml/ 顿，营养主要来源仍是管饲。VFSS 下可见，进食 IDDSI 2 级食物时，部分食物残留在会厌谷，再次吞咽后可清除，大部分食物进入食管，未见明显误吸。建议家属回家喂养时，放慢速度，减少一口量，确保前一口吞下后再继续喂食。

（章成国　周惠嫦　梁　鹏　黄燕婷）

参考文献 --

[1] 徐捷，吴淋蓉，沈志森，等 . 双侧声带麻痹的治疗进展 [J]. 国际耳鼻咽喉头颈外科杂志,2019,43(5):273-276.

[2] 许栋岳，李克勇 . 单侧声带麻痹的病因及治疗 [J]. 临床耳鼻咽喉头颈外科杂志 , 2016, 30(5):423-426.

[3] 尹德佩，窦训武，徐秋琴，等 . 婴幼儿及儿童声带麻痹 42 例病因分析 [J]. 听力学及言语疾病杂志,

2019, 27（1）: 49-52.

[4] 段博, 倪祎华, 戴玉琼, 等. 儿童声带麻痹 207 例临床分析 [J]. 中华耳鼻咽喉头颈外科杂志, 2018, 53（11）: 847-850.

[5] 段博, 倪祎华, 许政敏, 等. 儿童右侧声带麻痹 11 例临床分析 [J]. 中国眼耳鼻喉科杂志, 2017, 17（6）: 415-417.

[6] 张薇, 唐力行, 赵靖, 等. 儿童食管异物致气管食管瘘的临床表现及原因分析 [J]. 临床和实验医学杂志, 2019, 18(24):2671-2675.

[7] 徐文. 儿童声带麻痹的诊断与治疗 [J]. 中华耳鼻咽喉头颈外科杂志, 2013, 48（8）: 701-704.

[8] 储进, 周莉. 新生儿、婴幼儿、儿童声带麻痹的病因分析及治疗 [J]. 中国实用医药, 2014, 17: 118-119.

[9] 徐文. 儿童声带麻痹 [J]. 中国医学文摘（耳鼻咽喉科学）, 2009, 24（3）: 123-124.

[10] 金娟, 曹孟宸, 李蕊, 等. 新生儿声带麻痹 22 例临床分析 [J]. 河南医学研究, 2019, 28(5):38-42.

[11] 李为, 戴秀华, 程占刚, 等. 新生儿声带麻痹临床分析 [J]. 中国新生儿科杂志, 2011,26(03):192-193.

[12] 许栋岳, 李克勇. 单侧声带麻痹的病因及治疗 [J]. 临床耳鼻咽喉头颈外科杂志, 2016, 30(5): 423-426.

[13] 王丽鸣. 中医综合疗法治疗特发性单侧声带麻痹 15 例 [J]. 中医临床研究, 2010, 16(2): 94-95.

[14] 李健杰, 韩宝杰. 针刺治疗单侧声带麻痹 1 例 [J]. 福建中医药, 2013, 44（1）: 42-42.

[15] 梅祥胜. 针刺推拿结合语音发声训练治疗单侧声带麻痹 19 例 [J]. 中医研究, 2008, 21（7）: 54-56.

[16] Sapundzhiev N,Lichtenberger G,Eckel HE,et al. Surgery of adult bilateral vocal fold paralysis in adduction: history and trends[J]. European Archives of Oto-Rhino-Laryngology,2008,265(12):1501-1514.

[17] Young VN,Rosen CA. Arytenoid and posterior vocal fold surgery for bilateral vocal fold immobility[J]. Curr Opin Otolaryngol Head Neck Surg,2011,19(6): 422-427.

[18] Cheung NH,Napolitano LM. Tracheostomy: epidemiology, indications,timing,technique,and outcomes[J]. Respir Care,2014,59(6): 895-915.

[19] De Campora E,Camaioni A,Corradini C,et al. Thornell's approach for arytenoidectomy in the surgical treatment of bilateral abductor paralysis; personal experience and results[J]. The Journal of Laryngology & Otology,1985,99(4):379-382.

[20] Ossoff R,Karlan M,Sisson G.Posterior commissure laryngoscope for carbon dioxide laser surgery[J]. Annals of Otology Rhinology & Laryngology,1983,92(4):361.

[21] Karkos PD,Stavrakas M.Minimizing revision rates with the "Π" technique for bilateral vocal fold immobility: A new technique combining carbon dioxide and diode laser[J]. Head Neck,2016,38(5): 801-803.

[22] Googe B,Nida A,Schweinfurth J.Coblator Arytenoidectomy in the Treatment of Bilateral Vocal Cord Paralysis[J]. Case Reports in Otolaryngology,2015,2015(10):1-3.

[23] Wassermann K,Mathen F,Eckel H E.Concurrent glottic and tracheal stenoses: restoration of airway continuity in end-stage malignant disease[J]. Annals of Otology Rhinology & Laryngology,2001,110(4):349-355.

[24] Lichtenberger G.Reversible Lateralization of the Paralyzed Vocal Cord without Tracheostomy[J]. The Annals of otology,rhinology,and laryngology,2002,111(1):21-26.

[25] Woodson G.Arytenoid abduction for bilateral vocal fold immobility[J].Current Opinion in Otolaryngology & Head & Neck Surgery,2011,19(6):428-433.

[26] 侯薇, 张铁英. 特发性声带麻痹 20 例临床分析 [J]. 山西医药杂志, 2012, 41（20）: 1057-1058.

第十章
早产儿

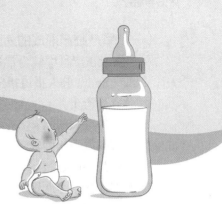

第一节 概述

一、定义

胎龄在 37 足周以前出生的活产婴儿称为早产儿（premature infant）。出生体重大部分在 2 500g 以下，身长在 46cm 以下，头围在 33cm 以下。早产是多病因引起的一种综合征，是造成新生儿死亡和发病最主要的原因。据报道，世界范围内的早产率约为 11%，也就是说，每年约有 1 500 万早产儿出生。

二、分类

（一）根据病因分类

根据早产的病因可以分为自发性早产和治疗性早产两种。

1. 自发性早产 自发性早产也称为特发性早产，包括胎膜完整早产和未足月胎膜早破（preterm premature rupture of the membranes，PPROM）。在发达国家，自发性早产约占早产的 60%。

2. 治疗性早产 治疗性早产为医源性或复杂的病理产科因素需提前终止妊娠者。如产妇并发前置胎盘、胎盘早剥等导致产前出血，子痫前期或子痫等妊娠期特有疾病，妊娠合并内外科疾病等母体因素；或胎儿出现宫内窘迫、胎儿生长受限、胎儿畸形、多胎妊娠等胎儿因素，必须立即终止妊娠而导致的早产。

（二）根据孕龄分类

由于分娩时的孕龄和新生儿的出生体重是目前评价早产儿结局和预后的标准，因此人们根据孕龄将早产分为 3 个亚类。

1. 极早早产 发生在妊娠未满 28 周的早产为极早早产（extremely preterm birth），占 5%。

2. 早期早产 发生在妊娠满 28 周未满 32 周的早产为早期早产（early preterm birth，EPB），占 10%。

3. 轻型早产 发生在妊娠满 32 周未满 37 周的早产为轻型早产（mild preterm birth），占 85%。也有学者将其进一步划分：将满 32 周未满 34 周称为中型早产（moderate preterm birth），而将满 34 周未满 37 周的早产才称作轻型早产（mild preterm birth）。

三、发病因素

目前临床上大都认为导致早产的病因十分复杂，至今仍然未被国内外的医学学者准确阐明，但学术界倾向于将引起早产的病因归结为两大类：分别为自发性早产和治疗性早产，其中自发性早产又分为未足月分娩发作和未足月胎膜早破。

（一）早产临产形成的病因

早产临产在产科中较为常见，据统计，其大约在全部早产患儿中占比 45%，因此需重点关注。国外 Smith 等人报道指出，引起早产临产的病因主要包括：

1. 具有早产史。

2. 产妇的妊娠间隔 < 8 个月或者 > 5 年。

3. 产妇的妊娠年龄较正常者过小（大）。

4. 诊断为多胎妊娠。

5. 产妇存在较为严重的生殖道感染抑或是全身性炎症。

6. 产妇存在子宫病理性扩张。

7. 出现蜕膜出血。

8. 前置胎盘或胎盘早剥，抑或是胎盘的功能减退等胎盘因素。

9. 环境因素或者不良生活习惯（吸烟、酗酒等）。

10. 免疫因素。

（二）未足月胎膜早破性早产的病因

此类早产主要是指由于产妇体内的胎膜早破，在未足 37 周前即已分娩的一种类型，其大约在全部早产患者中占比 30%。Di Fiore 等人报道指出，导致此类早产的病因主要有：

1. 产妇的胎膜早破史。

2. 产妇营养不良。

3. 产妇有吸烟史。

4. 产妇的宫颈功能不全。

5. 存在纵隔子宫和单 / 双角子宫等子宫畸形。

6. 存在宫内感染或者细菌性阴道病。

7. 缺乏微量元素或者维生素。

8. 出现羊水过多或者多胎妊娠等导致子宫过度膨胀。

9. 受到外力打击。

10. 通过辅助生殖技术而受孕者。

（三）治疗性早产形成的病因

治疗性早产是指由于母体或胎儿自身的健康因素而无法继续妊娠，在未足 37 周时通过引产或者剖宫产的方式终止妊娠。Pejovi 等人报道指出，治疗性早产在全部早产患儿中占比 25%。其主要病因包括以下几个方面：

1. 子痫前期或子痫。

2. 有胎儿窘迫抑或是胎儿生长受限。

3. 产妇体内羊水过少（多）。

4. 具有胎盘早剥。

5. 具有前置胎盘或不明原因导致的出血症状。

6. 血型不合性溶血。

7. 胎儿具有先天缺陷。

8. 其他的妊娠合并症或者并发症。

四、临床表现

早产儿由于神经系统、呼吸系统、消化系统、循环系统等发育不成熟，容易出现吸吮无力、吸吮疲劳、吸吮-吞咽-呼吸不协调等摄食吞咽功能障碍。据有关数据显示，约有四成早产儿存在不同程度的摄食吞咽障碍。

（一）吸吮困难

早产儿中极易出现吸吮困难现象，主要表现为吸吮动作不协调，吸吮力量不足，吸吮速度慢、频率低以及停顿多。

（二）吞咽动作启动延迟

此类早产儿一般合并缺氧窒息史，或者肌张力低下、口腔感觉障碍的早产儿容易出现这一症状。

（三）吸吮-吞咽-呼吸协调障碍

吸吮-吞咽-呼吸不协调是早产儿摄食吞咽障碍中最常见的症状。由于早产儿呼吸速率偏快，吸吮和吞咽节律性不稳定，甚至是无规则地吸吮和吞咽，极易出现吸吮-吞咽-呼吸协调障碍，导致血氧含量降低，出现发绀等。

（四）呛咳

患先天性喉软骨软化症的早产儿由于气道保护不足，进食时容易出现呛咳，进而出现反流现象。除此之外，吸吮-吞咽-呼吸协调障碍的早产儿由于吸吮、吞咽与呼吸之间不协调也容易出现呛咳，进食姿势不正确同样也会引起呛咳。

（五）反流

反流包括鼻腔反流和口腔反流，早产儿多为胃食管反流导致的口腔反流。

（六）进食速度慢，用时长

早产儿由于易疲劳，进食中期和后期进食速度明显慢于足月儿，进食时间长。因此，在早产儿喂养工具的选取和喂食时间控制上与足月儿有所不同。

（七）长期依赖鼻饲管喂养

由于早产儿吸吮-吞咽功能不成熟，早期未能安全经口进食，为了保证能摄入足够的营养，常常需要通过鼻饲管进行喂养。

第二节 诊断和评估要点

一、评估前资料收集

包括患儿基本信息、入院诊断、相关检查结果（影像及电生理检查等）、进食方式、进食分量、进食总量、进食时间、反流情况、唾液情况、痰液情况、大便情况、体重增长情况、进食时的精神状态、不同觉醒状态下的喂食表现、进食时与进食后的表现（行为、情绪、面色、呼吸、音质等）、喂食时与非喂食时的行为差异、吐奶和溢奶情况、打嗝情况、呼吸声、睡眠情况、喂食记录（包括喂养者、喂养时间、喂养地点、进食量）等。

二、生理状况评估

包括呼吸功能、心率、血氧饱和度以及觉醒状态四个部分。

呼吸功能评估包括呼吸的声音、呼吸的方式以及呼吸速率，呼吸速率正常范围为 40～60 次/min，若呼吸速率高于正常范围，容易出现窒息现象，如面色发绀。

心率的观察包括安静时、进食时的心跳速度，是否存在心动过速或过缓等，足月新生儿正常心率在 120～140 次/min，早产儿心率一般较足月儿快。

血氧饱和度不宜小于 90%，而且要注意血氧饱和度下降出现的时间节点，是进食前、进食时还是进食后，不同的时间节点出现血氧饱和度下降提示存在不同的问题。

觉醒状态包括六个，分别为深睡期（deep sleep）、浅睡期（light sleep）、昏沉嗜睡期（drowsy or semi-dozing）、安静清醒期（quiet alert）、活动清醒期（active alert）、哭泣（crying）（详见表 10-1）。

另外可通过安德森行为状态量表（Anderson behavioral state scale，ABSS）（详见表 10-2）对患者行为状态进行记录，ABSS 较常规的六个觉醒状态更为详细。本量表非量化积分表，仅用于记录患者检查过程中的觉醒状态，有利于检查者判断是否需要调整患者进食过程中的觉醒状态来提高进食质量。一般来说，最佳进食状态是安静清醒期和活动清醒期或者是 ABSS 中的状态 6、7、8。如果进食状态处于这几种状态以外，可以通过调整觉醒状态来帮助患儿更好地进食。如部分早产儿进食期间常处于昏沉嗜睡期或浅睡期（或是 ABSS 中的状态 3、4、5），进食效率低，训练中可通过多种方式提高早产儿觉醒度来提高进食效率。

表 10-1 婴儿六个觉醒状态

觉醒状态	描述
深睡期	身体活动几乎没有；顺畅规律地呼吸；脸部和眼部几乎没有活动；很难被叫醒；如果被叫醒，很快又入睡；有时候会突然出现惊吓或吸吮的动作；对于外界刺激，一般而言没有特别的反应；不建议进行侵入性活动；喂食通常不会成功
浅睡期	身体有较少的小幅度的动作；不规律地呼吸；脸部可能出现表情；眼皮下可能会出现眼球活动；对外在刺激一般会有反应；不难被叫醒；可能难以喂食
昏沉嗜睡期	身体有一些小幅度的动作；不规律的呼吸；眼睛半开半闭；眼神呆滞；反应迟钝；对外界活动没有兴趣；比较容易被叫醒，但有可能会再次睡着；有时难以判断是处于睡着还是醒着的状态
安静清醒期	少量的身体活动；规律地呼吸；眼睛完全睁开，反应较好；容易注意到环境刺激；喂食的好时机；大部分新生儿在熟睡过后都可以出现这种状态
活动清醒期	大量的身体活动；不规律地呼吸；面部表情活动度大；对环境刺激比较敏感；会发出各种信息：想吃奶、要换姿势、烦躁不安、难以安静等

觉醒状态	描述
哭泣	大量的身体活动;不规律的呼吸;面部呈现不悦的表情;对环境刺激比较敏感;需要安慰

表 10-2 安德森行为状态评估量表（ABSS）

	眼睛睁开或闭合
12 大哭	呼吸极度延长;有声/无声地哭泣;全身绷紧(脸涨红,拳头紧握)
11 哭	呼气延长;有声/无声地哭泣;身体稍紧张(脸红)
10 烦躁	面色正常;单一或频繁的呼气轻度延长;抽泣(要哭的表情;哼唧声)
	眼睛睁开
9 非常活跃的觉醒	全身运动(头和躯干扭来扭去,头转来转去)
8 活动觉醒	全身运动(头和躯干缓慢或轻微地扭动)
7 安静觉醒	视线不固定,可跟随转动;头、脸、前臂、手、手指、小腿、足、脚趾无动作或有轻微而缓慢的运动
6 清醒的不活动状态	眼睛睁开、安静且有神、目光集中或跟随转动;头、脸、前臂、手、手指、小腿、足、脚趾无动作或有轻微而缓慢的运动
	眼睛睁开或缓慢地闭上
5 瞌睡	安静或有些许活动;目光呆滞、迟钝,眼皮沉重
	眼睛闭合
4 非常浅的睡眠	全身运动(头和躯干扭来扭去,头转来转去)
3 浅睡眠	全部肢体运动(头和躯干缓慢或轻微地扭动)
2 不规则深睡眠	不规则呼吸;没有或仅有轻微的动作;头、脸、前臂、手、手指、小腿、足、脚趾无动作或有轻微而缓慢的运动(短暂的呼吸暂停)
1 规则的深睡眠	规律且平稳的深呼吸;没有或仅有微弱的动作;眼球不会快速移动(手指、脚趾或嘴巴有轻微的活动)

注：全部肢体运动包括肩膀、臀部；前臂、小腿包括肘、膝。

在任何介入活动后，先等待2分钟，再进行第一次的状态评估。

在30秒内记录达到的最高状态。

如果出现状态6，即使出现更高状态，依然记录为状态6。

当打开眼罩时，除非眼睛看上去是睁开的，不然都假设其眼睛是闭合的。

状态2至状态12的呼吸均为不规则。

（引自：彭文涛.早产儿经口喂养准备的临床研究.北京协和医学院博士学位论文，2010）

三、口颜面部结构检查

通过直接观察法观察，包括面部的对称性，唇部结构完整性，下颌的大小，口腔黏膜有无破损，舌头的大小、形状，硬腭、软腭、悬雍垂、腭咽弓的完整性，硬腭的高度，以及口腔分泌物等。

四、神经系统评估

神经系统评估包括相关反射检查、相关脑神经检查、肌张力评定、新生儿神经行为评定四个方面。

（一）口腔反射检查

新生儿有与生俱来的几项口腔反射，其中包括觅食反射、吸吮反射、吞咽反射、呕吐反射、挺舌反射以及咬合反射等。这些反射中，除呕吐反射与新生儿吞咽摄食无直接关系外，其他均与新生儿摄食吞咽密切相关。详见第二章儿童摄食吞咽发育相关内容。

1. **觅食反射**

定义：是新生儿无条件反射的一种。当新生儿面颊触到母亲乳房或其他部位时，即可出现寻觅乳头的动作。

方法：刺激嘴唇周围或脸颊。

表现：头部向刺激方向横向转动，张开嘴巴，找寻食物来源。

2. **吸吮反射**

定义：是哺乳动物及人类婴儿先天具有的反射之一，也是新生儿无条件反射的一种。当用乳头或手指碰新生儿的口唇时，会相应出现口唇及舌的吸吮蠕动。

方法：把手指、棉签、奶嘴或乳头放进新生儿口腔内。

表现：出现口唇皱缩、舌头前后运动的吸吮动作。

3. **吞咽反射**

定义：是指新生儿反射的一种。食物进入口中，引起的一系列有关肌肉的反射性、顺序性收缩反应。目的是使食物由口腔进入胃内。

方法：食物进入口腔后半部分而引发。

表现：喉上抬，会厌下盖，声带闭合，食管上括约肌放松，食团进入食管。

4. **呕吐反射**

定义：胃内容物和部分小肠内容物通过食管反流出口腔的一种复杂的反射动作。人在呕吐前常出现恶心、流涎、呼吸急迫和心跳快而不规则等症状。

方法：刺激舌后 2/3 部分或者咽后壁引发。

表现：舌向前伸，咽壁肌肉收缩，软腭提升。

5. **挺舌反射**

定义：挺舌反射是一种非条件反射，属于先天性行为。

方法：刺激舌前半部引发。

表现：舌头向前伸，推出口腔的食物。

（二）脑神经检查

通过将食物摆放在口腔内的不同位置，观察被检查者的反应，进而对脑神经进行评估，检查的脑神经包括三叉神经（Ⅴ）、面神经（Ⅶ）、舌咽神经（Ⅸ）、迷走神经（Ⅹ）以及舌下神经（Ⅻ）（详见表 10-3）。

表 10-3　喂养试验对脑神经的评估

脑神经	刺激部位	正常反应	病理反应
Ⅴ	食物在舌上	咀嚼开始	不能形成食团

脑神经	刺激部位	正常反应	病理反应
Ⅶ	吮吸 食物在下唇 微笑动作	口唇聚缩 唇封闭 上下唇收缩	唇难封闭 唇难运动 唇难收缩或不对称
Ⅸ Ⅹ	食物在口后部	2s 内吞咽 软腭上升	吞咽延迟 鼻咽反流
Ⅻ	食物在舌	舌可变形、 变尖、伸出	舌难变薄 上升、无力、萎缩

（三）肌张力评定

肌张力评定主要着重在整体，如是否因上下肢或躯干肌张力过高引起异常姿势，从而影响了喂食姿势；是否因口部肌肉肌张力过高而导致开口困难；是否因肌张力过低导致闭唇困难、舌头过度前伸等问题。

五、感觉评估

感觉是大脑对直接作用于感觉器官的客观事物的个别属性的反映。感觉包括外部感觉和内部感觉，其中外部感觉包括视觉、听觉、嗅觉、味觉以及肤觉（触觉），内部感觉包括运动觉、平衡觉以及机体觉。

在新生儿吞咽评定中，感觉评估侧重于评估新生儿的触觉，包括躯干、四肢及口腔内外。感觉评估有三大原则，一是检查部位由远端到近端，如由手指末端开始检查，接着到前臂、上臂、颈部再到口腔外部等；二是由外部到内部，先检查口腔外部感觉，再检查口腔内部感觉；三是刺激量由小到大，通过合理利用检查工具，控制刺激程度进行检查，检查工具可选择徒手、不同材质手套、棉签以及不同材质的感觉工具。

通过观察新生儿的面部表情、肢体运动反应、行为状态等进行判定触觉的程度，一般分为正常、高敏、低敏、混合型四种。针对不同的结果，采取不同的治疗方法。

六、口腔运动功能评估

口腔运动功能评估一般分为唇部运动、下颌运动及舌部运动评估。

早产儿唇部运动评估主要包括圆唇动作、对奶嘴或乳头包裹性以及唇部力量三方面。圆唇动作可通过直接观察唇部皱褶；对奶嘴或乳头包裹性的好与差可通过观察唇部是否内缩和直接摄食时是否会从嘴角漏奶进行判断；唇部力量可直接用手指或安抚奶嘴进行非营养性吸吮检查时直接得出，或用奶瓶进行直接摄食时往外拉奶瓶进行判断。

早产儿下颌运动评估主要观察吸吮时下颌的开闭是否困难、开闭是否协调、下颌开闭的速率是否一致、下颌运动速度如何、喂奶时是否会主动打开下颌、下颌对奶嘴的包裹性是否完好等。

早产儿舌部运动评估需要观察在吸吮期间，舌部是否能够卷舌形成舌槽、是否会伸舌过度而超过下唇、舌头前后运动是否有节律性、舌部是否会吐舌或舌部后缩明显、舌部力量是否减弱、舌部结构是否对称以及是否偏向一侧等。

在国外常用且适用于早产儿口腔运动评估的量表包括新生儿口腔运动评估量表（neonatal oral-motor assessment scale，NOMAS）、口腔动作评估表（schedule for oral-motor assessment，SOMA）等。

NOMAS 是一个新生儿口腔运动评估表，可用于筛查口腔运动有障碍的新生儿或早产儿。主要是通过评估下颌骨和舌头运动的特点来进行筛查，从而得出新生儿或早产儿的口腔运动能力是正常、失调还是障碍，一共 28 个条目，详见第四章第三节"客观评定"相关内容。

口腔动作评估表（SOMA）适用于婴幼儿，评估目的是筛查出口腔运动障碍的婴幼儿。该评估主要是通过观察婴幼儿进食不同质地的食物，以及使用不同的喂食工具进行喂养时，其唇部、下颌、舌头的运动情况，同时观察唾液的处理情况、对食物的反应（是否厌恶或拒食）、对喂食工具的接受程度等。

喂养前技巧发展检核表（developmental pre-feeding checklist）适用于出生至两岁婴幼儿，用于了解婴幼儿在喂食情况下其口腔运动能力。检查内容分为两部分：①观察婴幼儿口腔运动的发展是否正常，与其生理年龄相符；②从喂食姿势、食物质地、食物量及其口腔运动能力的角度，观察其各种能力在出生至两岁之间的发展情况。

七、吸吮功能评估

吸吮功能评估分为非营养性吸吮（non-nutritive suck，NNS）评估和营养性吸吮（nutritive suck，NS）评估。吸吮机制有两种，一种是负压机制，另一种是正压机制。正压机制多在腭裂婴儿中出现，大部分婴儿都是运用吸吮的负压机制，即通过舌与下颌向下移动，增加口腔空间，口腔内压降低，奶从高压（乳房/奶瓶）流向低压（口腔）。

吸吮功能并非新生儿出生后才具备的，早在胎儿期就已出现吸吮动作，在孕 9 周左右口腔已出现微小的动作，孕 13 周时出现早期的吸吮动作，孕 27～28 周时出现非营养性吸吮，孕 32～34 周时出现营养性吸吮，只是此时的营养性吸吮并不成熟，到孕 40 周时，营养性吸吮才达到成熟期。通过非营养性吸吮和营养性吸吮的动作发展历程、运动速率、吸吮模式、诱导刺激、需要的觉醒程度以及吸吮 - 吞咽 - 呼吸比率等来评估新生儿的吸吮功能（表 10-4）。非营养性吸吮运用安抚奶嘴、指套或手指进行评估，观察其闭唇、吸吮力度、维持时间、吸吞比例等。营养性吸吮则直接通过奶瓶或母乳喂养直接摄食评估。

表 10-4 非营养性吸吮（NNS）和营养性吸吮（NS）

	NNS	NS
发展历程	27—28 周：微弱、单一的吸吮，较长的、多变的停顿时间。随机、无组织性。 约 30 周：短，但较稳定的吸吮，较长、不规则的停顿时间。 约 34 周：较长吸吮，规律的停顿时间。 37 周以上：稳定的吸吮速率，在 6～8 次吸吮内有间歇地吞咽动作	在子宫内约 3 个月时已出现吸吮和吞咽，但未有呼吸。 于 32 周时，吸吮 - 吞咽 - 呼吸（SSB）的协调性已经形成（吸 3～5 次吞一下），平顺的 1：1：1 的比例逐渐成熟，于 37 周时可有成熟的模式。 乳房喂食 SSB 协调性比奶瓶喂养时较早出现
速率	每秒 2 次吸吮	每秒 1 次吸吮
模式	交替性吸吮，吸吮（4～13 次）后休息一段时间（3～10s）再吸吮	开始时为连续吸吮（10～30 次），在喂食后期有较多的停顿
刺激	把手指或奶嘴放入口中会出现吸吮动作	把乳头或奶嘴放入口中，婴儿能从乳房或奶瓶中吸吮出液体
觉醒度	除了熟睡和哭皆可诱导出来	清醒时可有效发声

	NNS	NS
喂食	NNS 可协助早产儿诱发最初的 NS,但良好的 NNS 不保证可有效诱发出 NS	吸吮诱发吞咽
吸吮 - 吞咽 - 呼吸比率	(6 ~ 8):1:1	1:1:1(常态)
呼吸	对早产儿、不哭的婴儿,可促进其血氧量增加。呼吸频率、每分钟换气量不变	经口喂食时,早产儿呼吸频率、每分钟换气量会降低。呼吸暂停、发绀相对较容易发生
神经损伤指标	可用于评估潜在性的神经损伤婴儿	对觉醒度及环境干扰较敏感,相对于 NNS 来看不适于评估潜在的神经损伤婴儿

八、吞咽功能评估

新生儿的吞咽功能并非出生后才具备的,早在孕 10 ~ 14 周时就出现吞咽反射,到孕 32 周就达到成熟。因而,在早产儿摄食吞咽障碍中,由于吞咽功能障碍引起的摄食吞咽障碍少于因吸吮功能障碍所引起的摄食吞咽问题,尤其是孕 32 ~ 36 周出生的早产儿。

早产儿吞咽功能评估主要通过颈部听诊、舌骨上抬幅度、吞咽频率、吞咽间隔时间以及是否呛咳进行直接观察和判断。颈部听诊可把婴儿专用听诊器放于舌骨位置以及喉部软骨位置(主要是甲状软骨),主要是用于筛查早产儿是否存在先天性喉软骨软化症以及判断吞咽动作所产生的"咕噜"声的音质。早产儿营养性吸吮的吸吮 - 吞咽频率一般不能达到 1:1,一般为(2 ~ 5):1,非营养性吸吮的吸吮 - 吞咽频率为(6 ~ 8):1。

九、辅助检查

辅助检查有电子纤维喉镜检查,电视荧光放射吞咽功能检查,超声检查和测压检查等,详见第四章第五节"仪器检查"相关内容。

第三节 治疗策略

早产儿在吞咽障碍和喂养问题上存在一些与足月新生儿不同的地方,尤其是早产儿的易疲劳性和吸吮 - 吞咽 - 呼吸不协调,因此针对不同的喂养困难问题,需要有不同的处理方式。

一、进食参与度

一般来说,早产儿进食的最佳状态是安静清醒期和活动清醒期(或者是 ABSS 中的第 6、7、8、9 种状态),对于嗜睡期的婴儿,可在进食前,通过活动的肩、肘、髋、膝关节,帮助婴儿侧身或者翻身至俯卧位、用湿毛巾帮婴儿擦眼睛或者擦脸等方式来提高其觉醒度。对于进食时容易出现烦躁不安、哭闹的婴儿,进食前可以通过减少影响情绪的环境干扰因素,如调整光线、控制噪声等;也可以用婴儿抱被把婴儿脖子以下的身体部位包裹起来,一方面可以减少进食过程中不必要的身体活动,另一方面也可以给婴儿一定的安全感。

二、吸吮问题

一般来说,吸吮功能在孕 40 周时才能达到成熟,而吞咽功能在孕 32 周就已经成熟,因此,早产儿常常因吸吮功能不成熟而出现问题,而且出现吸吮问题的概率要比出现吞咽问题的概率要高。具体处理方法详见下表 10-5。

表 10-5　吸吮问题的处理方法

吸吮问题	处理方法
无吸吮动作	1. 手法按摩口腔外部　用双手或包被固定婴儿头部,两拇指指腹放在婴儿双侧的咀嚼肌位置,由外至内打圈式按摩 1 ~ 2 分钟;接着用示指和中指指尖敲击唇周;然后用指尖或感知棒刺激上下唇瓣,诱导唇部动作
	2. 口腔内感觉刺激　用棉签或海绵棒刺激双侧脸颊内部、上下唇内侧、舌部及上腭,诱导舌部动作及下颌动作
	3. 把手洗干净,将示指放入婴儿口中,轻压舌体并往外牵拉舌部,拇指和其余三指同时将口腔两侧的咀嚼肌向外牵拉,做出模拟吸吮的动作
吸吮无力	1. 口腔内感觉刺激(同上)
	2. 把手洗干净,将一只手指或安抚奶嘴放进患儿口中,当婴儿出现吸吮动作时,将手指或安抚奶嘴往外拉做出对抗动作。也可以在进食时进行对抗训练,但注意要在进食前期进行
	3. 非营养性吸吮练习
吸吮不协调	1. 将一只手指或安抚奶嘴放入口内,节律性地向内推和向外拉,但注意不用拉出至口外
	2. 用指腹碰触舌的中部,每秒 1 ~ 2 次,向下压舌 4 ~ 6 次
	3. 非营养性吸吮练习

三、吞咽问题

对于无吞咽动作、吞咽反射减弱、吞咽无力、喉上抬不足的早产儿,通常会采用以下几种方法进行治疗:

1. 利用吸吮动作来诱导吞咽动作的发生　一般使用安抚奶嘴或者手指进行非营养性吸吮训练,约吸吮 8 ~ 10 下,接着辅助喉上抬,即用手指轻捏住甲状软骨,让甲状软骨往下颌方向移动。

2. 利用冰棉棒刺激前咽门弓,提高吞咽反射的敏感度和反射速度　若早产儿舌体上抵上腭,不容易刺激到前咽门弓,也可刺激 K 点位置,K 点位置位于臼齿后三角的后上方。刺激后,拿出冰棉棒,同时辅助下颌上抬、唇闭合、喉上抬。

对于吞咽无力或吞咽动作慢、吞咽频率低、停顿次数多的早产儿,建议在婴儿吞咽时给予辅助,如下颌支持、手法帮助喉上抬:在婴儿吞咽食物时,用手指轻捏住甲状软骨向前向上运动,即让甲状软骨向下颌的方向移动。

四、协调性问题

协调性问题是指早产儿进食时吸吮 - 吞咽 - 呼吸三者的不协调,主要表现在吞咽时容易发生呛咳、发绀、血氧浓度下降等问题。针对早产儿吸吮 - 吞咽 - 呼吸不协调的问题,通常会通过人为干预的方法来协助其建立正确的吸吮 - 吞咽 - 呼吸模式。具体操作如下:

1. 进食前,了解早产儿的呼吸功能,确保呼吸无障碍。

2. 进食前,观察早产儿自主处理唾液的能力。

3. 进食前,利用安抚奶嘴或手指观察早产儿吸吮能力,是否协调并有力。

4. 进食前,利用安抚奶嘴或手指观察早产儿吞咽唾液时的喉上抬能力,并记录吸吮 - 吞咽的比例。

5. 进食时,使用适合的进食工具,记录婴儿的吸吮 - 吞咽比、连续吸吮 - 吞咽次数以及血氧饱和度、呛咳等情况。如若婴儿出现血氧饱和度下降，须人为打破负压机制，停止吸吮，让婴儿进行呼吸。因此，记录吸 - 吞比以及出现血氧饱和度下降的节点非常重要，根据这些信息可对婴儿进食过程中吸吮多少次或吞咽多少次需要停顿休息做出判断，让婴儿调整进食规律。打破负压机制一般分为三种方式，一是把奶嘴侧向一边，二是把奶嘴拉出一半，但仍有部分在口中，三是直接把奶嘴拉出；如果是母乳哺乳，则采用第二、三种方式。

五、感觉问题

对于早产儿口腔感觉问题，可以通过棉签或海绵棒作为工具进行干预，一般刺激部位包括口周、嘴唇、唇内侧、牙槽、舌面、舌边以及上腭。对于口腔内感觉低敏的早产儿，刺激需轻快，否则反之。对于呕吐反射亢进的早产儿，需要注意刺激舌头时的部位和面积。

除使用工具外，也可通过手法进行干预。针对感觉低敏的早产儿，一般采用敲击类手法为主，手法轻快。针对感觉高敏的早产儿，一般使用的手法以深压、重压为主，手法缓慢。

六、喂养工具的选择

除上述的处理方法外，对于早产儿来说喂养工具的选择也是非常重要的。对于吸吮能力欠佳的早产儿，在选择奶嘴时更偏向于乳胶奶嘴，因为乳胶奶嘴质地偏软，容易挤压，可避免早产儿在吸吮的时候过多消耗能量。奶嘴又分小圆洞、中圆洞、十字开口、Y 字开口等，对于早产儿，尤其是吞咽能力欠佳、容易呛咳的婴儿，需要控制好进食液体的流速，可选择在不挤压的情况下以每秒 1 滴的速度流出液体的奶嘴。对于呛咳明显的婴儿，且通过调整喂食姿势和喂食工具无效时，可以通过增加液体的黏稠度来调节流速。对于吸吮能力欠佳、但吞咽能力较好的早产儿，为让婴儿体验进食感觉，保持吞咽功能，诱导吸吮，可选取挤压式奶瓶进行喂养。

另外，还可以使用特定的医用灌食器进行喂食，定量进行，便于观察婴儿的进食情况及疗效判断。

七、其他

除上述处理策略外，针对早产儿口腔感觉问题、胃食管反流等问题，通常还需要对喂养人进行家庭指导来帮助改善。如对于吸吮停顿次数多、停顿时间长的婴儿，会建议喂养人在喂奶时使用瓶身较重的奶瓶进行喂养，或者进食时通过转动奶嘴来提醒婴儿吸吮等。部分早产儿极易出现吐奶、溢奶情况，则要指导喂养人注意喂养姿势和进食后帮助婴儿排出多余气体，俗称扫风。还有部分早产儿进食时间过长，可以采取少量多餐的策略，以避免早产儿过于疲劳。

对于肌力、肌张力偏低的早产儿，可以通过运动训练、支持策略来促进进食功能。运动训练主要是通过被动活动婴儿的四肢及躯干，多使用促进肌肉收缩的手法进行，还包括早期的俯卧位抬头练习等。支持策略包括进食时对婴儿脸颊及下颌提供支持，让婴儿更容易包裹奶嘴；对于肌力肌张力低下的婴儿，还可以通过包被包裹以及用抱枕支撑婴儿躯干等方式让婴儿进食过程中能有足够的支撑和良好的进食体位。

第四节　个案分析

一、病例资料

患儿，男，孕 30 + 3 周，经阴道娩出。Apgar 评分：8 分。入院查体：体温 36.5℃，脉搏 137 次 /min，呼吸 56 次 /min，血压 65/36mmHg，体重 1.68kg，身长 42cm，腹平软，肠鸣音未闻及。四肢肌力及肌张力低下，觅食、吸吮反射减弱明显，经口喂养困难。入院诊断：早产儿，低出生体重儿，新生儿肺炎。患儿现 26 天大，生理指标稳定，四肢肌力及肌张力低下，经吞咽评估显示存在吸吮功能障碍，觅食、吸吮、吞咽反射均能引出，吸吮力量不足，进食时 ABSS 处于第 5 种状态（瞌睡），每次能经口进食 3ml 早产奶，用时约 15 分钟，能自主处理唾液，未见明显呛咳。

二、治疗方法

包括手法按摩口腔外部、口腔内感觉刺激、非营养性吸吮训练、运动训练、提高进食觉醒度、直接摄食训练等治疗方法，每次于哺乳前 30min 进行。

（一）手法按摩口腔外部

用双手或包被固定婴儿头部，两拇指指腹放在婴儿双侧的咀嚼肌位置，由外至内打圈式按摩约 1 分钟；接着用示指和中指指尖敲击唇周；然后用指尖或感知棒刺激上下唇瓣，诱导唇部动作，每次 2 分钟。

（二）口腔内感觉刺激

用棉签或海绵棒刺激双侧脸颊内部、上下唇内侧、舌部及上腭，诱导舌部动作及下颌动作，每次 1 分钟。

（三）非营养性吸吮训练

将无孔安抚奶嘴或洗干净的手指放入早产儿口中，让其吸吮并与其作对抗练习，增强吸吮力量，每次 3 分钟。

（四）运动训练

被动活动宝宝四肢，包括肩、肘、腕、髋、膝、踝关节，用轻柔的敲击手法轻敲宝宝的四肢肌肉，让宝宝俯卧位趴在包被上，每次 2 分钟。

（五）直接摄食训练

选取质地偏软、圆洞的早产儿奶嘴，奶嘴流速以每秒 1 滴为宜，用包被包裹好宝宝整个躯干及四肢，并把抱枕放于宝宝腰背部作为支撑，用手轻托宝宝下颌、轻捏脸颊，让宝宝更轻易地包裹奶嘴进食。如果宝宝停顿较多，可通过转动奶嘴来提醒宝宝。若尝试多次不成功，甚至宝宝进食过程中睡着了，则停止喂食。喂奶时间原则上应不超过 30 分钟。

三、结果

患儿治疗的第七天每顿经口进食量达到 20ml，余鼻饲。治疗第 14 天可完全经口摄食足够奶量，不需鼻饲，早期的吞咽治疗能有效提高早产儿的进食能力。但该患儿四肢肌力和肌张力仍然偏低，需继续运动训练。

（梁姗姗）

参考文献 --

[1] ACOG.American College of Obstetricians and Gynecologists.Practice Bulletin management of preterm labor[J]. Obstet Gynecol，2016,127:e29-e38.

[2] Kedzierska-Markowicz A,Krekora M,Biesiada L,et al. Evaluation of the correlation between IL-1β,IL-8,IFN-γ cytokine concentration in cervico-vaginal fluid and the risk of preterm delivery[J]. Ginekol Pol,2015,86(11): 821-826.

[3] Vink J, Feltovich H. Cervical etiology of spontaneous preterm birth[J]. Seminars in fetal & neonatal medicine,2016,21(2):106-112.

[4] Smith A,Allen VM,Walsh J,et al. Is Preterm Premature Rupture of Membranes Latency Influenced by Single Versus Multiple Agent Antibiotic Prophylaxis in Group B Streptococcus Positive Women Delivering Preterm[J]. J Obstet Gynaecol Can,2015,37(9): 777-783.

[5] Tejada BMD,Othenin-Girard V,Irion O.Prevention of preterm birth with vaginal progesterone in women with preterm labor: which are the evidences?[J]. Revue médicale suisse,2015,11(492):2004,2006-8,2010.

[6] Di Fiore JM,Poets CF,Gauda E,et al. Cardiorespiratory events in preterm infants: etiology and monitoring technologies[J]. Journal of perinatology: official journal of the California Perinatal Association,2016,36(3): 165-171.

[7] Zheng JS,Guan Y,Zhao Y,et al. Pre-conceptional intake of folic acid supplements is inversely associated with risk of preterm birth and small-for-gestational-age birth:a prospective cohort study[J]. Br J Nutr,2016, 115(3): 509-516.

[8] Pejović B, Erić-Marinković J, Pejović M,et al. Detection of acute kidney injury in premature asphyxiated neonates by serum neutrophil gelatinase-associated lipocalin (sNGAL)--sensitivity and specificity of a potential new biomarker[J]. Biochemia Medica,2015,25(3):450-459.

[9] Delorme P,Goffinet F, Ancel PY,et al. Cause of Preterm Birth as a Prognostic Factor for Mortality[J]. Obstetrics & Gynecology,2016,127(1):40.

[10] Murray AB,Marjorie MP. A Pilot Study of Oral-Motor Dysfunction in "At-Risk" Infants[J]. Physical & Occupational Therapy in Pediatrics,1985,5(4),13-25.

[11] Morris SE，Klein MD. Pre Feeding Skills. A Comprehensive Resource for Mealtime Development [M].2nd ed. San Antonio:TX.2000.

[12] 彭文涛 . 早产儿经口喂养准备的临床研究 [D]. 北京：中国协和医科大学，2010.

[13] 程英升，尚克中 . 儿童的喂食和吞咽障碍问题 [J]. 世界华人消化杂志，2002，10（11）：1314-1319.

第十一章
唐氏综合征

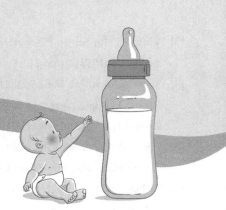

一、定义

唐氏综合征（Down syndrome，DS）即21-三体综合征，又称先天愚型或Down's综合征，是由于染色体异常（在减数分裂的后期，21号染色体未分离，多了一条21号染色体）而导致的先天性疾病。1866年，John Langdon Down医生第一次对唐氏综合征患儿具有相似的面部特征等典型体征进行完整的描述，因此这一综合征以其名字命名。1959年Lejeune等人证实了唐氏综合征是由染色体异常而导致的。主要临床特征为：智力低下、特殊面容和生长发育迟缓、喂养困难，并伴有多种畸形（心脏及消化道畸形较为常见）。

二、流行病学

唐氏综合征是小儿染色体病中最常见的一种，母亲怀孕年龄愈大，发生率愈高。国外报道，新生儿发生率为0.7%~2%，母龄35岁新生儿发生率约1/300，40岁约1/100，45岁可高达1/50。

三、发病因素和分型

唐氏综合征患病率高低与种族、生活水平等没有直接联系，发病机制是染色体变异，导致染色体异常的原因比较复杂，已知孕妇的年龄比较大、卵巢功能减退、卵子老化是产生唐氏综合征的主要原因，个别患儿的发生与家族遗传因素有关。此外，妊娠早期受到一些化学物质损伤或者病毒感染、放射性损伤等，也可能成为唐氏综合征的诱发因素。

按照21号染色体核型分析可将唐氏综合征患儿分为三型，其中标准型和易位型在临床上不易区别，嵌合型的临床表现差异悬殊，视正常细胞株所占的百分比而定，可以从接近正常到典型表型。

（1）标准型：患儿体细胞染色体为47条，有一条额外的21号染色体，核型为47，XX（或XY）+21，此型占全部病例的95%。其发生机制系因亲代（多数为母方）的生殖细胞染色体在减数分裂时不分离所致。双亲外周血淋巴细胞核型都正常。

（2）易位型：约占2.5%~5%，多为罗伯逊易位（Robertsonian translocation），是只发生在近端着丝粒染色体的一种相互易位，亦称着丝粒融合，其额外的21号染色体长臂易位到另一近端着丝粒染色体上。

（3）嵌合体型：约占本症的2%~4%，患儿体内有两种以上细胞株（以两种为多见），一株正常，另一株为21-三体细胞，本型是因受精卵在早期分裂过程中染色体不分离所引起，临床表现随正常细胞所占百分比而定。

四、临床表现

（一）生长发育特征

1. **特殊面容**　出生时即有明显的特殊面容，如眼距宽、鼻根低平、眼裂小、眼外侧上斜、内眦赘皮、外耳小，舌胖，常伸出口外，流涎多。

2. **智力低下**　患儿多数智力低下，大多是中度精神发育迟滞。

3. **生长发育迟缓**　患儿出生的身长和体重均较正常儿低，生后体格发育、动作发育均缓慢，肌张力低下。扁平头型，颈短、皮肤松弛，骨龄常落后于年龄，出牙延迟且常错位，头发细软且较少，前囟闭合晚，顶枕中线可有第三囟门。

4. **行为表现**　性情温和，喜欢笑和模仿一些简单的动作，少数患者易激惹、任性、多动，甚至有破坏攻击行为。某些患者则具有畏缩倾向，伴紧张姿势。

5. **呼吸道感染**　呼吸道感染是唐氏综合征患儿就诊和住院的主要原因，可能与先天性心脏病、自身免疫、囊性纤维化、早产、神经肌肉疾病，气道、鼻窦或咽管的异常解剖有关。另外，喉裂、喉软化、气管环、气管支气管炎发生率高，包括肺发育不良和肺泡减少，导致长期肺部感染，使呼吸道问题恶化。

6. **伴发畸形**　四肢短，由于韧带松弛，关节可过度弯曲，小指中节骨发育不良使小指向内弯曲，指骨短，手掌三叉点向远端移位，手掌的横向纹路只有一条，指纹为弓状，表现为通贯掌（图 11-1）。脚趾第一趾与第二趾之间间隔较大，蹲趾球部约半数患儿呈弓形皮纹。

7. **并发症**　高达 40% 患儿伴有先天性心脏病，其中心内膜不全比例较高。轻者无症状，重者可有活动后呼吸困难、发绀、晕厥等。另外，患儿不成熟的免疫系统和肥胖倾向，常会造成胃食管反流病和并发各种感染，预后一般较差，50% 于 5 岁前死亡，

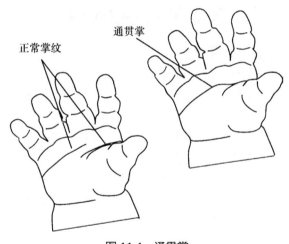

图 11-1　通贯掌

8% 寿命超过 40 岁，2.6% 超过 50 岁，患者平均寿命 16.2 岁。部分患儿由于口腔呼吸和舌侧低张力可能导致严重的阻塞性睡眠呼吸暂停。

（二）摄食吞咽障碍特征

唐氏综合征患儿普遍存在不同程度的吞咽障碍。据报道，唐氏综合征患儿中 63.8% 存在口腔运动功能障碍，20.3% 存在口腔感知觉障碍。A. Jackson 等回顾性分析 158 例平均年龄 2.1 岁的唐氏综合征患儿，通过 VFSS 发现 84.1% 存在口腔期吞咽障碍、56.3% 患儿存在咽期吞咽障碍。出现摄食吞咽障碍的主要原因是面部发育不全、巨舌、鼻咽狭窄、腭裂缩短等解剖异常症状，口腔探索与运动协调能力差。大多数唐氏患儿的咀嚼和吞咽基本功能受损，而且喂养困难会持续到成年。

1. 口腔期

（1）张口呼吸：一方面由于患儿牙齿畸形，下颌骨下降，唇部闭合困难，舌位于下牙齿前方，患儿通过前推下颌以减轻口腔不适。另一方面，由于免疫缺陷合并鼻腔气道狭窄，容

易患上呼吸道疾病，因此患儿经常出现张口呼吸。

（2）吸吮能力弱：双唇闭合能力弱、舌运动力量差，影响吮吸 - 吞咽 - 呼吸协调能力。

（3）舌胖：唐氏综合征的儿童舌体结构并没有比一般儿童大，但由于腭弓高窄，唇、舌力量低下，导致口腔结构空间小，舌体处于口腔前部低位，造成"巨舌"的现象。

（4）咀嚼障碍：由于韧带松弛造成颞下颌关节松弛，咀嚼肌肌力低，牙齿畸形导致口腔结构和功能的异常，影响咀嚼功能。

（5）流涎：由于咀嚼肌和面部表情肌张力低下，会出现流涎症状。

（6）口腔感知觉障碍：由于口腔整体张力低，缺乏足够口腔感觉输入，导致口腔感知觉障碍。

（7）进食行为异常：认知障碍、颜面肌发育不全、牙齿缺陷等共同作用导致唐氏综合征儿童的进食行为异常，表现为严重偏食，喜可以快速咀嚼以及快速吞咽的食物。

2. **咽期** 由于咽部肌力下降，喉上抬幅度减少，导致渗漏、误吸、咽部残留。一些唐氏综合征患儿存在免疫缺陷，增加误吸和肺炎风险。

第二节 诊断和评估要点

一、诊断要点

（一）产前筛查

产前筛查（prenatal screen）是采用简便可行的检查方法，对母儿危害严重的遗传病、胎儿先天性畸形、胎儿染色体病或妊娠期并发症进行筛查，是降低胎儿出生缺陷的重要先行步骤。目前广泛应用产前筛查的疾病主要有唐氏综合征、地中海贫血、胎儿畸形等。唐氏综合征产前筛查的方法如下所述。

1. **血清学指标** 包括甲胎蛋白（AFP）、游离雌三醇（uE_3）、人绒毛膜促性腺激素（β-hCG）、妊娠相关血浆蛋白 -A、抑制素 A、解聚素金属蛋白酶 12 等。

2. **超声指标** 胎儿颈后透明层厚度、鼻骨、股骨及肱骨的长度、心室强光斑、心血管畸形等。

3. **无创产前筛查**（noninvasive prenatal testing，NIPT） 作为近年快速兴起的产前筛查新技术，具有准确性高、灵敏度高、假阳性率低等优势，大多应用于高风险唐氏综合征的孕妇，同时也适用于预产年龄 < 35 岁的孕妇。

（二）产前确诊

对于预产年龄过高（≥ 35 岁）、年龄过小（< 20 岁）、父亲年龄过高或夫妻一方携带染色体异常等高危因素时，需采取有创性产前诊断，这是产前诊断唐氏综合征的金标准，包括绒毛穿刺活检法、羊膜穿刺术、脐带血穿刺术等，进行胎儿细胞染色体核型分析。

（三）出生后诊断

唐氏综合征的特殊面容、手的特点和智能低下虽然能为临床诊断提供重要线索，但是诊断的建立必须有赖于染色体核型分析。对已经确诊的患儿，主要进行出生缺陷检查，包括超声、胸部 X 线检查、MRI（检测心脏缺陷、消化器官和泌尿生殖系统问题等）、呼吸道功能评估、听力检测、视力检查、营养评估、康复评定等。

二、吞咽功能评估要点

（一）主观资料收集

1. **病史** 了解父母双方怀孕时年龄、唐氏筛查结果、分娩史、药物使用情况；生长发育情况：体重、身高、头围、牙齿。

2. **喂养史** 母乳喂养情况、是否使用奶瓶喂养、辅食添加情况。

3. **吞咽摄食表现** 食物质地选择、进食兴趣、是否存在偏食行为、进餐频率与进食时长等任何与进食有关的问题。

（二）口腔功能评估

唐氏综合征患儿应重点侧重于口腔器官的运动、感知觉评估及口腔解剖结构的观察。由于患儿可能存在偏食的情况，因此评估时应采用患儿喜欢或熟悉的食物，评估时应观察患儿静态时的流涎情况、下颌和唇闭合情况，并根据年龄选择不同食物评估唇闭合、舌运动、下颌咬合能力、口腔分离运动、口腔感知觉、吮吸 - 吞咽 - 呼吸协调等功能。详细请参考第四章第三节"客观评定"相关内容。

（三）喂食评估

喂食评估是不可或缺的一个环节，主要目标之一是确定儿童的喂养问题与技能缺陷的相关程度。在评估中，治疗师需观察患儿的摄食姿势、对食物的选择偏向、咀嚼能力、吮吸能力、对食团的包裹和运送能力、吞咽模式等。患儿家庭也应该配合录制喂养相关视频，以便治疗师更客观分析患儿的进食功能。

（四）吞咽造影检查

部分患儿由于低张力的原因，可能存在隐性误吸的情况，如发现患儿存在误吸风险，建议进行 VFSS 检查，详见第四章第三节仪器检查相关内容。

第三节 治疗策略

一、治疗目标和策略

对于唐氏综合征，目前临床上尚无理想的治疗方法，只能在疾病各阶段根据患者不同临床表现进行对症治疗，如提高免疫力、预防呼吸道感染、改善肢体运动功能、吞咽功能、言语认知功能等，并建议尽早诊断、尽早干预、尽早治疗。

二、治疗方法

（一）一般治疗

1. **口部肌肉定位治疗** 口部肌肉定位治疗目前在唐氏综合征儿童中的应用较为常见，相关研究结果显示，该方法能有效改善唐氏综合征儿童的流涎症状，提高下颌的稳定性，促进舌后缩能力。具体治疗方法包括口部感知觉系统训练、下颌稳定性训练、唇部和舌力量训练，详见第六章第一节"间接训练"相关内容。

2. **调整姿势策略** 唐氏综合征小儿因肌张力低，难以维持良好的姿势，因此需要选用稳定、接触面积较大的进食姿势。婴幼儿时期可选用扶抱姿势，角度稍直立，把患儿抱在怀中。能独坐的儿童，坐在可调节的座椅上，并使用适宜桌板支撑患儿上肢，增加进食的参与度。

3. **选择合适的进食器具** 由于唐氏综合征患儿生长发育落后，较迟掌握使用进食餐具的技巧，治疗师可通过改变抓握方式、增大握柄、餐具增设防滑垫等方式帮助患儿进行摄食。

4. 肌张力低下的训练　通常需要物理治疗师及作业治疗师共同介入，全身整体肌张力的改善有利于间接改善口部肌张力低下的情况，同时也有利于促进儿童参与到进食任务中，增强进食兴趣。

5. 佩戴腭器械　对于一些患儿，早期可用器械治疗刺激唇部和舌头。腭器械（Castillo-Morales plate）上有一个小吸环，促进舌上抬并诱导下颌上抬，并改善唇部运动。每次佩戴15~60分钟，每天2~3次。如果佩戴时间过长，它不再刺激患儿产生异物感，则难以诱发口腔运动。该技术有助于改善嘴部的位置和力量，减少流涎及舌前伸，促进鼻腔呼吸、纠正下颌前突和张口习惯，进而改善吞咽和咀嚼功能。早期干预（3个月到4岁之间）效果最好，但需注意的是应根据患儿生长发育情况调整大小。

（二）药物治疗

对症治疗。由于唐氏综合征患儿大多伴有先天性心脏病，在对症用药时，需要考虑患儿的心功能。

（三）手术治疗

对伴有先天性心脏病、胃肠道或其他畸形的患儿，可考虑手术矫治。关于手术时机，目前观点比较一致：建议早期手术干预，最好在1岁内行心脏手术，有报道认为超过1岁行心脏手术的病死率是1岁内的2倍。

三、家庭指导

1. 保持良好的口腔清洁习惯　由于患儿免疫力低下，进食后使用洁牙手指套帮小儿口腔清洁，可减少口腔细菌滋生，并可借此机会增加口腔感知觉输入。

2. 喂养技巧　喂食时应具备足够的耐心，速度宜慢。奶瓶喂养时，如患儿无吸吮动作，应轻轻移动奶嘴刺激口腔颊部；汤勺喂食时，一次喂食不宜过多，待吞咽完毕后再喂下一口。喂完后检查口腔是否有残留，防止误吸和呛咳。

3. 增强体质　唐氏综合征患儿因进食量过多、肌肉张力低、活动量少，而生长速度比正常小孩慢，容易造成肥胖。因此要合理膳食，适当运动，作息规律增强免疫力。

第四节　个案分析

一、病例资料

患儿，男，五岁，出生时即诊断为唐氏综合征，智力障碍，运动发育落后。无其他特殊生理缺陷和重大疾病。3岁时接受韦克斯勒儿童智力测验，总智商得分为41。体查：身高93cm，体重14.6kg，先天愚儿面貌，面圆而扁平，眼裂上斜，眼距宽，鼻梁低平，腭弓高，双手通贯掌，手指短小，小指只有一条褶纹，脚趾短粗，双侧睾丸小，阴茎短小，心、肺无杂音，体格发育稍胖，反应迟钝。

二、吞咽评估

患儿下颌肌群张力低下、半张口位，下颌的咬合及运动需大部分协助才能完成。唇部开闭需少许帮助，圆唇、展唇需要大量辅助。喜欢玩舌头，舌前后运动须给予示范或指导方可完成，但舌上下、左右及绕唇运动均较差。构音不清，进食不愿意咀嚼，喜好软食，就餐时间长，伴有流涎现象。

主要的吞咽问题：唇、颊、舌、下颌肌张力和肌力低；口腔运动能力落后、协调性下降；摄入食物性状单一。

三、治疗方法

（一）口腔运动功能训练

1. 下颌训练

（1）咀嚼训练：用纱布包裹食物放在患儿两侧臼齿上，配合下颌控制法带动下颌的上下、左右运动。食物性状从软逐渐过渡到较硬质地，如：橘子→雪梨→苹果，且选择水分含量较多的食物，可促进患儿主动咬合和吞咽。

（2）下颌分级控制训练：渐进性使用不同型号下颌训练咬牙棒置于患儿磨牙间，嘱其维持从 2s 过渡至 5s，以锻炼下颌的稳定性，10min/ 次，1～2 次 /d。

2. 唇部训练

（1）圆唇训练：使用棒棒糖轻轻刷擦患儿的舌面及两侧脸颊，嘱其用力吮吸棒棒糖，治疗师掌面轻托下颌，拇指与其余四指挤压患儿两侧颊部，提醒并帮助患儿完成吮吸动作。

（2）唇部张闭训练：治疗师两手大拇指分别置于上下唇，其余手指轻托着患儿两侧下颌角，嘱其发"ba"的音，并帮助患儿完成唇部张闭的动作，待肌力进一步提高时，可逐渐减少对下颌骨的支撑。

（3）唇部协调性训练：治疗师将拇指放置在患儿两侧嘴角，嘱其交替发"yi""wu"，并帮助患儿完成展唇、圆唇动作，动作完成频率由慢变快，10min/ 次，1～2 次 /d。

3. 舌的训练
用棉签蘸酸奶或者棒棒糖诱导舌尖进行前后、上下、左右和绕唇运动，充分锻炼舌头的灵活度，每个动作 3～8 次。

（二）口部感知觉训练

1. 穴位按摩
利用本体觉刺激穴位（地仓、下关、颊车、人中、承浆、翳风），提高儿童对下颌、唇的感受能力，每个穴位刺激时长为 3 秒，由浅入深进行刺激，做 3 次。按摩结束后，用双手手指快速地轻轻敲打面部，约 2～3 分钟。

2. 感觉刺激
使用海绵棒、冰棉签快速刷擦唇、脸颊内外、舌等部位，增加口腔感知觉。

（三）神经肌肉电刺激

用吞咽神经肌肉电刺激仪，采用双向方波，脉宽 750μs，频率 55Hz，通断比为 1∶1，直径25mm的圆形电极片，分别置于嘴角两侧，输出强度以能触及肌肉收缩为宜，每次10分钟。

（四）喂食训练

将患儿食物逐步由精细向粗糙转变，锻炼患儿的咀嚼能力，提高口腔感知觉，尽早用杯子喝水，锻炼口腔器官的协调性。

四、结果

经过 3 个月的训练后，患儿的口肌能力改善，口部肌肉力量、下颌稳定性提高，下颌的咬合及运动能自主完成，但持续时间仍需加强。唇部张闭、圆唇、展唇动作能独立完成，且能持续三次以上。舌的灵活度明显改善，但仍需食物的诱导和帮助。饮食方面能逐渐接受质地偏硬的食物。

（杨海芳　陈丽珊）

参考文献

[1] 何春霞.唐氏综合征产前筛查方案的进展研究 [J]. 医疗装备，2017，30（6）：200-201.

[2] Sian TP, Karoline F, Julia Geppert,et al. Accuracy of non-invasive prenatal testing using cell-free DNA for detection of Down, Edwards and Patau syndromes: a systematic review and meta-analysis[J]. BMJ open,2016,6(1) :e010002.

[3] Newberger DS.Down syndrome: prenatal risk assessment and diagnosis[J]. American Family Physician,2000,62(4):825-832.

[4] 卢建成.唐氏综合征产前筛查指标的研究进展分析 [J]. 中国保健营养，2017，27(3):338.

第十二章
儿童孤独症

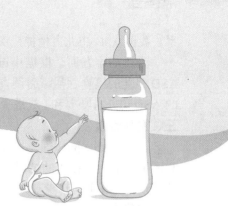

一、定义

孤独症谱系障碍（autism spectrum disorder，ASD），简称孤独症（autism），也称自闭症，是一种常见的神经发育障碍疾病，是一组以社交沟通障碍、兴趣或活动范围狭窄以及重复刻板行为为主要特征的神经发育性障碍，这些症状在儿童早期出现，并且严重影响日常生活。

自 1943 年 Leo Kanner 医师首次报道儿童孤独症以来，有关孤独症及其相关障碍的名称和诊断标准不断变迁。《美国精神疾病诊断统计手册》第 1 版、第 2 版（DSM-Ⅰ、DSM-Ⅱ）的诊断标准中，孤独症被认为是精神分裂症的早期并发症。1970 年，Kolvin 证实孤独症和精神分裂症是独立疾病。在 1980 年的 DSM-Ⅲ 中，孤独症从精神疾病的分类里被清除出来，同时新设了广泛性发育障碍（pervasive developmental disorder，PDD）这一疾病分类。此时的 PDD 包括幼儿期孤独症、小儿期孤独症和非定型 PDD 的亚型三种类型。

简单地说，PDD 儿童临床上表现为：①不和对方有视线接触；②对对方没有任何关心；③在理解对方和表现自我方面都有障碍。1994 年出版的 DSM-Ⅳ 及 2000 年修订的 DSM-Ⅳ-TR 则继续采纳 PDD 范畴，进一步精细化。PDD 数量扩展至 5 个亚类：孤独症、阿斯伯格（Asperger）综合征、未分类的广泛性发育障碍（PDD-NOS）、雷特综合征（Rett 综合征）、童年瓦解性障碍等。

到了 2013 年，DSM 第 5 版（DSM-5），PDD 被 ASD 取代。ASD 是一组以社会交往障碍、重复刻板行为、兴趣和活动狭隘为主要特征的神经发育障碍性综合征，不再定义各种亚型，成为一个仅基于行为和症状，且具有高度异质性的疾病谱系。

二、流行病学

孤独症谱系障碍是一种慢性的、持续终生的神经发育障碍，大多发病于儿童早期。在相当长的一段时间里，ASD 被认为是罕见病，患病率为 1/10 000～4/10 000。20 世纪 80 年代后，欧美国家报道的 ASD 患病率逐渐升高，2000 年后呈现全球性上升现象，如 2009 年英国患病率为 1.57%、日本为 1.64%，美国 2014 年为 1.47%。普遍认为，1984 年 DSM-Ⅳ 和 2013 年 DSM-5 诊断标准的修订以及近年来对 ASD 认识水平的提高是患病率增高的重要原因。一些研究显示全球的患病率为 1% 左右。

中国大陆最早在 1982 年由陶国泰首先报道孤独症案例，从 2000 年起，我国多个省市对 ASD 患病率做过调查，报道的患病率为 0.1%～0.75%，尽管患病率有上升的趋势，但在国际上依然处于较低的水平，原因可能与我国公众和医师对 ASD 的认识和诊断水平不高有关系。我国 ASD 患儿占精神残疾患儿的 36.9%，是导致儿童精神残疾的主要原因之一。

性别差异方面，根据中国疾病预防控制中心最新统计，男女比例为 4 : 1。一项关于 ASD 患儿的摄食吞咽障碍调查显示，婴儿期喂养困难可能是 ASD 患儿的早期症状，约 70% 的 ASD 患儿有喂养和 / 或进食行为问题，其中 36% 患儿的问题较严重。

三、发病因素

目前，ASD 的病因及发病机制尚不明确，多数研究显示 ASD 是遗传因素、免疫学因素和环境因素共同作用的结果。其中，与 ASD 发病有关的基因组发生变异，包括遗传自父母的因素，也有患儿自身基因突变的因素。

四、临床表现

孤独症谱系障碍的主要症状，目前仍以 Kanner 三联征为核心症状，即社会交往障碍、语言交流障碍和刻板重复行为。ASD 患儿的摄食吞咽问题多由上述三大主症引起。

（一）社会交往障碍

1. **缺乏社交凝视、微笑和依恋**　ASD 患儿的一个重要特征是缺乏眼对眼的凝视，通常在婴儿期就表现出对人脸缺乏兴趣，目光空洞、飘忽，注意力涣散。出生后 4 ~ 6 周的婴儿对人脸作出微笑反应，这是最初形成的"社交性微笑"，而患儿极少以笑容来应答别人的笑容，亲吻患儿也不会引起快乐的情绪反应。患儿难以形成和发展正常的依恋关系，对母亲的声音缺乏反应，当母亲离开时，专心于自己的事情，对母亲的离去毫不在意。

2. **交会性注意缺陷**　交会性注意（joint attention）是指儿童调整自己注意的视点，使自己和成人的注意力会聚在同一对象上的能力。孤独症儿童常常不能使用交会性注意来达到愿望，其中表白性注意明显缺陷，要求性注意也有缺陷。当患儿需要某件东西时往往抓着大人的手放在所要的物品上，或者站在所要的东西旁边哭吵，而不会指着这个东西表示要。交会性注意缺陷在年龄小、智力低下的儿童也会出现，但持续时间不长，而 ASD 患儿可持续到学龄期以后，被认为是早期的、特异性的表现。

3. **不能进行正常游戏**　ASD 患儿缺乏象征性游戏，如用积木搭火车、拿棍子当电话、玩"过家家"等，对于合作游戏缺乏兴趣，常常拒绝参加集体游戏。

4. **不能遵守社会规则**　ASD 患儿不了解规则，不懂得约束自己的言行，如不能安静听老师讲课，独自做自己的动作或不能按老师的要求完成任务，对于集体活动不感兴趣。

5. **不能建立伙伴关系**　正常儿童 2 ~ 5 岁开始有了社会交往的需要，伙伴关系开始形成。ASD 患儿对周围环境和别人的活动不感兴趣，常独自玩耍，沉浸于自己感兴趣的事物，在交往中不懂如何对他人反应，常常是简单地抓、拉拽他人，有时出现攻击性行为，如打、咬等，因此也无人愿意和患儿玩。

（二）语言交流障碍

语言交流障碍是大多数 ASD 患儿就诊的第二大主症，语言发展的每个阶段或某个阶段发育迟缓，且有较大障碍。不仅表现在语言表达、语言理解方面，更表现在缺乏实际意义的语言交流上，在每个孤独症儿童身上可有不同的表现特征。

1. **语言表达障碍**

（1）刻板、重复及模仿语言：不理解语言的意义，不把语言作为表达工具，而当作自娱自乐的方式，是刻板行为的一种表现。

（2）不善于描述和表达：话语简短，呈电报式语言；无法描述过去或现在发生的事情。

（3）语音、语调、语速的异常：说话没有语音、节律的变化，语气平淡，无抑扬顿挫、无感情色彩，难以控制说话的音量。

（4）句法结构错误：在表达过程中，不能正确地使用既定的法则和程序组织词语和句子，例如说："好吃的给我要"等。

2. **语言理解障碍**

（1）不能注意并正确理解语言刺激信号的意义：即不能注意听别人说话，也听不懂别人说话的意思。

（2）语义学习障碍：表现为不理解别人言语的意思，指挥模仿，即"鹦鹉学舌"，如周围的某个人说了某些话后，儿童立即全部重复或部分重复这个人的话，就像"复读机"一样，刻板地复述。比如，某人问他："你是谁？"他会即刻说："你是谁？"。有些患儿有意或无意地重复之前所听到或看到过的某些话，不停重复某些字、成语、句子等。

（3）不能根据语言刺激给予正确的语言或动作反应：患儿虽然可以理解简单直白的指令，如"把鞋子拿来"，但不能同时执行相对复杂一点的指令，如"把凳子上的鞋子拿来"。

（4）不能理解双关语等微妙含义的语言，把别人的说话全部当作正面语进行理解，缺乏对语言含义的理解和综合加工，如患儿把玩具往地上乱扔，妈妈以威胁口吻说"你再乱扔试试"，患儿会继续乱扔玩具。

3. **缺乏实际意义的语言交流**　语言交流核心的语用，即正确运用语言的能力。ASD患儿语言运用能力的损害，表现为不能理解语言情境及其社交用途。患儿自言自语，眼睛不看着对方，也不在意对方是否听懂、是否有回答；对别人谈论的主题缺乏理解和应答，偶尔说出一句和谈论中主题无关的内容，使语言失去了交流的意义。

4. **自语乱语**　由于上述的语言障碍，患儿既不能理解别人的语言，又不善于表达自己，缺乏社会学语言交流的能力，封闭在自我世界中。临床上常表现为患儿喃喃自语或突然大声乱语。

5. **非语言交流障碍**　患儿不能理解别人的面部表情和姿势的意义，也不会运用姿势、表情与别人进行交流。与别人的情感交流有障碍，很少微笑，面部表情不丰富，当要求得不到满足时，常会大发脾气、哭闹。缺少感情共鸣，如不会像正常儿童一样可能会跟着其他儿童一起哭笑。

（三）狭隘的兴趣和重复刻板行为

1. **日常生活习惯的刻板化**

（1）不愿改变日常生活习惯：固定地要求环境、日常生活和行为一成不变。

（2）拒绝探索新事物：对外界缺乏感知和理解，缺乏探究性。抗拒接触新事物，对于陌生环境感到不安。

2. **过分专注于某些事物**　患儿对于一般儿童所喜欢的玩具和游戏不感兴趣，而对于某些不作为玩具的物品却特别感兴趣，着迷于单调、重复的事物，如长时间观看旋转着的电扇，重复不停地开灯、关灯等。

3. **行为和情绪异常**　患儿常表现出一些重复、刻板的动作或特殊的姿势，如将手置于胸前凝视、拍手、转圈走等。部分患儿可表现出易兴奋和多动，或有无缘无故的冲动行为，如咬人、自残行为。

4. **摄食吞咽障碍的临床特征**　ASD的患者在进食时，一般都会表现为将食物塞满嘴，不经过充分地咀嚼就整块咽下，从而出现摄食先行期、准备期、口腔期的障碍，容易造成误咽或窒息。一项对 128 名 ASD 儿童进行的调查发现，有摄食障碍的 ASD 儿童中，其障碍多数发生在先行期和准备期，并且主要原因是 ASD 儿童具有的极度偏食、无咀嚼咽下等。

ASD 常见的摄食吞咽障碍包括进食行为问题、感觉加工障碍及进食技能发育缓慢等。摄食吞咽障碍可导致患儿出现营养不良、胃肠道异常等。

（1）进食行为问题：ASD 患儿的进食行为问题特征突出，近 80% 的 ASD 患儿有偏食现象。进食行为问题如此高发，既有患儿的个体因素，也有环境因素，如：患儿的感觉反应超敏或辨别能力差、口腔功能障碍、认知能力下降以及刻板、固执的行为等；家长的态度、食物安排、进食时间以及环境安排不恰当等导致患儿难以应对出现的变化。

进食行为在饮食习惯中起着重要的作用，ASD 患儿比较突出的进食行为问题包括：

1）食物选择障碍：ASD 患儿挑食、不愿意尝试新食物等进食行为的发生率高达 89%，拒绝进食某些质地、气味、温度的食物。ASD 患儿挑食可能与食物的外观有关，能够接受的范围相当有限。一项对 ASD 患儿进食喜好的调查报告中表示：ASD 患儿普遍嗜好米饭、面类和肉类等高热量食物，而不喜欢进食蔬菜、鱼类和水果等食物，其原因可能是口腔感觉异常或食物温度、味道、外观，嗅觉，认知等不同方面的影响。

2）严格的进食程序：患儿要求照顾者每次都用相同的方法制作食物，在固定的进食环境使用相同的进食工具，以刻板的方式或强迫性的方式，按照相同的进食顺序进食等。

3）ASD 患儿在进食时：嘴巴常常塞满食物，含住而不产生咀嚼吞咽动作；或不经过充分咀嚼就整块咽下，容易造成误吸甚至窒息。

4）进食时常会出现玩耍、躁动、无法安静等情况。

（2）感觉功能异常：感官对食物的过度反应会导致患儿产生强烈的自发呕吐、厌恶感，以及对饱腹感的不耐受。感觉反应不足的患儿对饥饿的敏感度降低，对饱足感的感知也降低。ASD 患儿中，味觉超敏或迟钝、口腔内触觉超敏或不足、对气味过于敏感而拒绝进食的现象非常常见。

（3）进食技能发育缓慢：出现的时间多为学习抓握食物的阶段。抓握食物，需要直接用手接触；如果患儿手掌或手指的感觉超敏，则不愿用手抓握方式进食。ASD 患儿常偏爱某些餐具，难以进一步学习使用其他餐具进食；另外，患儿的精细动作、手眼协调能力较差，会导致进食技能不足，例如不能正确使用勺子、筷子等。

第二节　诊断及评估要点

一、诊断要点

2013 年美国精神病学会（American Psychiatry Association，APA）DSM-5 的孤独症诊断标准出台。与 DSM-Ⅳ版本相比，DSM-5 将孤独症、阿斯伯格综合征、未分类的广泛性发育障碍（PDD-NOS）和雷特综合征统称为孤独症谱系障碍；将诊断标准由 DSM-Ⅳ的三大项减为两大项，将语言和非语言的交流障碍并入社交障碍中；对孤独症的严重程度进行一定的划分，DSM-5 尽量将诊断标准化，试图减少由于医生认识和水平差异造成的诊断差异。DSM-5 版本获得了广泛赞誉，是目前最广泛应用的孤独症诊断标准，世界卫生组织（WHO）的 ICD-10 也与 DSM-5 保持了一致。DSM-5 关于 ASD 的诊断标准见表 12-1。

表 12-1　DSM-5 关于 ASD 诊断标准

领域	标准
A. 在各种情景下,持续存在的社会交流和社会交往缺陷,不能用一般的发育迟缓解释,符合右侧 3 项	(1)社会 - 情感互动缺陷:轻者表现为异常的社交接触和不能进行来回对话,中度者表现为缺乏分享兴趣、情绪和情感,社交应答减少,重者完全不能发起社会交往 (2)用于社会交往的非言语交流行为缺陷:轻者表现为言语和非言语交流整合困难,中度者表现为目光接触和肢体语言异常,或在理解和使用非言语交流方面缺陷,重者完全缺乏面部表情或手势 (3)建立或维持与其发育水平相符的人际关系缺陷(与抚养者关系除外):轻者表现为难以调整自身行为以适应不同社交场景,中度者表现为在玩想象性游戏和结交朋友上存在困难,重者明显对他人没有兴趣
B. 行为方式、兴趣或活动内容狭隘、重复,至少符合右侧 2 项	(1)语言、动作或物体运用刻板或重复(如简单刻板动作、回声语言、反复使用物体、怪异语句) (2)过分坚持某些常规、言语或非言语的仪式行为,或对改变过分抵抗(如运动性仪式行为,坚持同样的路线或食物,重复提问,或对细微变化感到极度痛苦) (3)高度狭隘、固定的兴趣,其在强度和关注度上异常(如对不寻常的物品强烈依恋或沉迷,过度局限或持续的兴趣)
C. 症状必须在儿童早期出现(但当对儿童社交需求未超出其受限能力时,症状可能不会完全显现)	
D. 所有症状共同限制和损害了日常功能	

此外,DSM-5 还补充说明,上述症状不能用智力发育缺陷或整体发育迟缓(globe developmental delay)来解释。智力缺陷和孤独症谱系障碍疾病常常并发,只有当其社会交流水平低于其整体发育水平时,才同时给出孤独症谱系障碍和智力缺陷两个诊断。

二、评估要点

(一)进食行为的评估

针对 ASD 患儿的进食行为异常,主要调查挑食的表现;拒绝进食的食物种类;是否需要特定的环境、人、餐具(勺子、筷子、杯子、毛巾等)。这些重要的信息都可通过简易孤独症饮食行为量表在和照顾者的沟通中获取。简易孤独症饮食行为量表(brief autism mealtime behavior inventory,BAMBI)于 2008 年由 Lukens 等通过比较 3 ~ 12 岁 ASD 患儿与非 ASD 患儿的饮食习惯所研发,共 18 个项目,要求照顾者根据过去 6 个月患儿进食行为的具体情况,对各项目进行评分(1 = 从不,2 = 很少,3 = 有时,4 = 经常,5 = 始终)。量表包括三方面的内容:①食物谱狭窄;②拒绝进食的行为;③ ASD 特征相关的喂养问题等。任何一个亚区得分或总得分越高,提示相应的喂养问题越多(表 12-2)。

表 12-2　简易孤独症饮食行为量表(BAMBI)

项目	1	2	3	4	5
1. 进食时哭闹、尖叫					
2. 脸或身体远离食物					
3. 是否能听指令且安静地坐在餐桌前进食					
4. 吐掉口中食物					
5. 进食时的破坏性行为(如扔掉餐具、食物)					

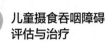

续表

项目	1	2	3	4	5
6. 进食时的自残行为					
7. 进食时是否有干扰					
8. 紧闭嘴巴不愿意进食					
9. 改变进餐时间点的适应情况					
10. 对新的食物的态度					
11. 不喜欢且不进食某些食物					
12. 拒绝进食需要大量咀嚼的食物					
13. 对多样化食物的接受情况					
14. 只喜欢脆的食物					
15. 接受或偏爱多种食物					
16. 喜欢用一种特殊的方式提供食物					
17. 只喜欢甜的食物					
18. 更喜欢用特定的方式烹饪的食物					

（二）感觉功能评估

引起吞咽障碍的感觉异常，有感觉超敏 - 低敏，触觉、味觉、嗅觉、视觉、听觉异常等。ASD 患儿的感觉功能评估可参照表 12-3。

实施时要注意以下事项：

1. **触觉评估**　评估部位应从躯干、手足等末梢开始，逐渐转向口颜面部位，最后进行口腔黏膜的评估。吃手指和吃玩具的经历，以及现在的状况都可能和超敏有关系。婴幼儿通过吃手指和玩具慢慢地减轻咽反射的强度，为摄取固体食物做准备。因此，对拒绝摄食粗糙食物的儿童要评估咽反射的状态。

2. **温度觉评估**　ASD 患儿对温觉变化的适应能力差，不喜欢高热或冰冷的食物，比较偏好常温食物。

3. **味觉评估**　首先问诊喜好和讨厌的食物、饮料等，然后评估对甜味、咸味和酸味等味道的喜好程度。

4. **嗅觉评估**　ASD 患儿常对气味表现出敏感，需特别留意进食环境、食物的气味。

表 12-3　感觉功能评估

触觉	全身(□-□±□+)	手指　　(□-□±□+)
	脸部(□-□±□+)	口腔周围(□-□±□+)
	上唇(□-□±□+)	下唇　　(□-□±□+)
	舌　(□-□±□+)	口腔黏膜(□-□±□+)
	有无过吃手指的行为(□-□+)　现在是否存在(□-□+)	
	有无过吃玩具的行为(□-□+)　现在是否存在(□-□+)	
温度觉	喜欢的温度：□常温　□较冷　□较热	
	不喜欢的温度：□常温　□较冷　□较热	

味觉	喜欢的食物、饮品：_____
	不喜欢的食物、饮品：_____
	喜欢的食物、饮品的味道： □ 甜味　 □ 咸味　 □ 酸味
	不喜欢的食物、饮品的味道：□ 甜味　 □ 咸味　 □ 酸味
嗅觉	

（三）口腔运动功能评估

1. **唇运动功能**　是否可做鼓腮动作，或鼓腮时是否有漏气；进食时是否可用唇将勺子里的食物抿入口中并关闭嘴唇，食物是否从口角流出。

2. **咀嚼功能**　具体摄食评估时，是否出现：①咀嚼不充分就咽下；②填鸭式摄食，口中残留食物，仍然继续往口中填食；③口中积累很多食物但不产生吞咽，此类现象可以通过观察判断，通常记录为"常有"，"偶尔有"或"没有"。

3. **舌运动功能**　吞咽食物时，舌头向上挤向上腭将食物运送到咽喉。此时，如果舌运动不充分不能适当挤压到上腭时，食物很难被咽下或出现吞咽延迟，导致吞咽功能不协调。评估时注意：①观察吞咽前的姿势，测量头部的角度，是否因舌运动功能问题而引起头部代偿运动。②评估舌头向上下左右的运动功能，是否将食物从口中吐出。（详见第四章第三节相关内容）

（四）上肢 - 口腔协调能力评估

对手口协调动作等认知能力的评估也是重要的一项。多数 ASD 患儿手功能发育缓慢，特别是由于感觉统合问题，手口协调动作发育不够完善，导致影响摄食吞咽功能障碍的病例很多。抓握食物的方法、将食物运送至口唇时的上肢动作、摄取食物时手部、颈部和躯干的位置、颈部的旋转和上肢肢体位置变化均是治疗师需要观察及评估的内容。

第三节　治疗策略

狭窄的食物范围，喂养困难以及对食物过分挑剔等表现在孤独症谱系障碍患儿中相当普遍，而有些摄食技能是需要实践学习才可获得。随着幼儿自身的发育和医疗，家庭的适当干预，患儿的刻板行为和感觉异常逐渐减轻，摄食吞咽功能也会有所改善。因此，要根据发育来推测预后，不能强迫治疗。

一、偏食的治疗

（一）寻找偏食的原因

从患儿进食时的行为、进食环境等情况，掌握食物因素（气味、形状、口感、味道、温度、触感等）；环境因素（人、环境、进食工具等）；患儿的生活节奏、理解能力、喜好、食物之外的感觉接受程度、人际关系等，寻找可接受的食物。

（二）不要强迫进食

若强迫患儿进食，可能会遭到强烈反抗，需要提供可让患儿感到放松的环境。可能挑食的原因并不是食物的外观，而是因为感觉障碍，如果此时强迫患儿进食，容易让患儿产生不愉快的回忆。

（三）建立良好的关系

首先，照顾者须认可患儿的努力，营造一个愉快的进食氛围。在进食以外的环境，也要加深和患儿的信任关系，建立一个能够鼓励、促使患儿进食，以及让患儿愿意接受沟通的基础。当患儿成功进食原本拒绝的食物，或在规定时间、地点完成进食，马上给予口头或奖品奖励。

（四）让患儿有心理准备

通过视觉上的辅助，让患儿有心理准备，了解食物种类、进食量、进食时间等。

（五）患儿表现出好动、不镇定的情况时

首先须让患儿在舒适、熟悉的环境中进食，然后提供适合患儿的进食量，促使患儿能够自发改变行动开始进食。身体的动作很难停下来，无法安稳坐着，可能是与感觉问题有关。通过调整桌椅、增加身体与座位的接触面积，或改变支撑面的材质，让患儿能够更容易感受到座位的感觉等。

（六）在进食场合和 ASD 患儿的沟通方式

ASD 患儿在进食时会出现难以表达内心要求、接受或拒绝等想法的情况。即使伴随重度的智力障碍，也希望让患儿至少能具备最低限度的沟通能力。要引导和重视患儿的自主性，促使患儿可表达出想要加餐、想要进食某种食物和已经饱腹，以及拒绝进食某种食物等。

二、口腔运动功能的治疗

（一）口周按摩

拇指指腹顺时针按摩口轮匝肌肌群、下颌肌群和舌肌肌群，可改善本体感觉异常；通过减敏以降低不适的本体感觉输入带动摄食吞咽运动，或增敏以提升感觉输入以减少乱咬东西等不良习惯。

（二）口腔内按摩

徒手对脸颊、牙床区进行按摩，对于低敏的患儿应手法轻快，对于高敏的患儿应手法缓慢。

（三）牙龈按摩

不需要器具，直接用手指对牙龈实施按摩和松动，可提高口腔内感觉、促进唾液分泌和促进牙龈和黏膜血液循环状态。治疗时，要注意不要损伤唇内侧黏膜。具体的操作方法如下：①示指滑入两侧口唇和牙龈之间；②示指的指腹触摸最内侧的牙龈，然后以从内向外的顺序摩擦牙龈。

（四）口肌运动

①下颌训练：示指和中指指腹放在两侧颊部内侧，配合拇指指腹以旋转方式进行按揉，促进咀嚼动作。②唇颊训练：手法按摩增强患儿面颊肌的力量，诱发吸吮、咂唇动作，适当时予以一定阻力，强化摄取食物时的口唇闭合功能。③舌部训练：利用棒棒糖、牛奶棉签，引导舌头上下左右摆动。

三、感觉障碍的治疗

（一）脱敏治疗

治疗师用自己的手掌，以手→前腕→手臂→肩膀→颈部→脸颊→口腔周围→口腔内的顺序对患儿相应位置进行按压（图 12-1、视频 12-1）。进行口腔内脱敏治疗时，手指要以按压脸颊内侧→中线处→下牙龈→中线处→上牙龈→中线处→一侧磨牙处→中线处→另一侧磨牙处的顺序进行（同时刺激脸颊部表面）。

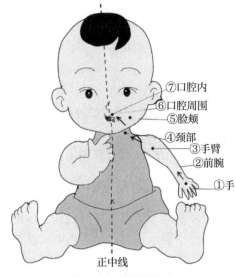

⑦口腔内
⑥口腔周围
⑤脸颊
④颈部
③手臂
②前腕
①手

正中线

图 12-1 脱敏的顺序

视频12-1

视频 12-1
脱敏的顺序

治疗期间，要注意观察皮肤的状态以及是否出现肌紧张现象。注意事项：

（1）触摸身体时，被触摸的皮肤和肌肉出现紧张时可判断为触觉超敏；

（2）脱敏疗法时，一定要从距离身体中心部最远的末梢肢体开始接触，让患儿慢慢适应；

（3）患儿出现拒绝时，也最好不要减轻力度，用整个手掌牢牢地按压治疗部位，让患儿渐渐习惯；

（4）合并有触觉异常或神经系统疾病时，容易引起异常反射和恐惧感。

（二）味觉刺激

利用食物味道诱导唾液分泌，诱发舌头运动及促进吞咽。具体训练方法如下：在下唇内侧涂抹喜欢的味道的食物（如甜味），食物被唾液融化，味道被味蕾感知。味觉的刺激可促进腮腺分泌唾液，促使吞咽反射的诱发。此训练安全性较高，反复实施可改善吞咽功能（图 12-2）。

四、摄食直接训练

（一）进食姿势

大部分 ASD 患儿合并有肌张力低下，下颌总处于打开的状态。在这种状态下吞咽食物时，上下颌闭合不全或受重力影响食物自然流下，但吞咽反射尚未出现，导致误咽。因此，在进食之前要调整患儿的下颌至微收状态，此

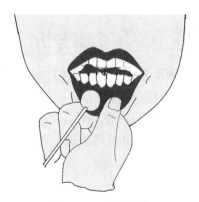

图 12-2 味觉刺激

进食姿势是降低误咽的最有效姿势。在摄取食物吞咽反射被诱发时，为了促进与喉上抬有直接关联的舌骨上肌群活动，治疗师应固定患儿下颌，促进吞咽。

（二）食物调整

食物调整的优点是患儿易感知食物的性质（质地，味道，黏稠度等），同时可根据食物的性质相应改变口唇的动作：①减少并固定一口量，改变食物质地，可改善咀嚼吞咽时造成的吞咽障碍；②改变食物的味道和咀嚼感觉，从而达到减少感觉异常的阻碍因素。具体方法为：在患儿喜欢的食物里添加少量其拒绝的食物，或在喜欢的咀嚼感觉的食物里添加拒绝咀

嚼的食物。

（三）进食环境方面的调节

通过对进食环境的观察，来调节餐桌或椅子等以提高躯干的稳定性，上肢和手指的运动受限时，可以采用特殊形态的餐具以调节手和口的协调性。

五、进食技能发育缓慢的治疗

抓握食物的能力发育迟缓，需要评估手掌和手指是否有感觉超敏情况。若存在感觉超敏，需调查患儿能够接受哪种感觉，以增加除食物外的感觉接受程度。以不强制的方式开始促进自主进食能力的发展，通过治疗改善肘关节、手指等功能，调节和训练摄取食物时手和口的协调运动。

六、家庭指导

有调查报告指出偏食情况会随着年龄的增长而减轻，但一半以上的患儿到了学龄前依然存在偏食。因此，不仅要对处于幼儿期的患儿家长进行早期干预宣教，而且要对学龄期依然存在偏食问题的患儿家长进行适当指导和帮助。

1. 家长须让患儿在婴幼儿时期尽可能接触多样化的食物，提高味觉敏感性。避免长期给患儿喂食单一食物，以防加剧和强化偏食行为。

2. 家长须让患儿从小养成良好进食习惯。坐在餐桌前，照顾者不要追喂，也不要因为患儿出现哭闹，跑动等拒绝进食的行为就更换其他食物或零食妥协，如此会让患儿学会以跑动，哭闹，要零食等方式逃避进食，加剧挑食问题。

3. 进食要求在规定时间、规定地点，进食前诱导儿童将注意力转移到进食上。

4. 6岁以上患儿每日3餐，每餐间隔4~5小时；6岁以下幼儿每日4餐，每餐间隔3~4小时，使患儿产生正常的空腹感；饥饿时先给予拒绝的食物，后给予其接受的食物，让其逐渐接受。

第四节　个案分析

案例1　偏食、感觉功能异常的患儿

一、病例资料

患儿，男，10岁。味觉和嗅觉呈超敏反应，有强烈的偏食行为。在不改变食物形态的情况下，患儿仅愿意进食喜欢的零食。幼儿期，患儿愿意进食鱼、咖喱饭等食物，现在仅进食体积较小的食物，食物体积稍大容易引起呕吐。

二、评估

（一）感觉功能评估结果见表 12-4。

表 12-4　感觉功能评估

触觉	全身(□– ☑± □ +)		手指　　(□– ☑± □ +)
	脸部(□– ☑± □ +)		口腔周围(□– ☑± □ +)
	上唇(□– ☑± □ +)		下唇　　(□– ☑± □ +)
	舌　(□– □± ☑ +)		口腔黏膜(□– □± ☑ +)
	有无过吃手指的行为(□– ☑ +)　现在是否存在(☑– □ +)		
	有无过吃玩具的行为(□– ☑ +)　现在是否存在(☑– □ +)		

温度觉	喜欢的温度： ☑ 常温　□ 较冷　□ 较热		
	不喜欢的温度：□ 常温　□ 较冷　☑ 较热		
味觉	喜欢的食物、饮品： 薯片,面包,可乐等		
	不喜欢的食物、饮品： 烹调过的菜等		
	喜欢的食物、饮品的味道： ☑ 甜味　□ 咸味　□ 酸味		
	不喜欢的食物、饮品的味道：□ 甜味　☑ 咸味　☑ 酸味		
嗅觉	对气味敏感,特别是有刺激性气味的食物。		

（二）口腔运动机能良好

（三）眼与上肢协调性良好

三、治疗目的

改善患儿的感觉功能；患儿能决定进食的食物和进食量，愿意接受其他的食物形态，扩大食谱。

四、治疗方法

1. **味觉刺激法**　进食前，使用少量甜味食物涂抹于下唇内侧刺激并诱发唾液分泌。

2. **筛选并调查患儿愿意进食的食物**

3. 提供一个空碗或空盘子，从盛放少量喜欢的食物开始，逐渐增加进食量，同时明确每天的进食内容和进食量。

4. **与家长保持密切联系**　①督促家长在家庭进食时不再切碎食物，逐渐改变食物的形状与增加食物体积；②家庭进食中，如进食新的食物时须记录，并告知治疗师；③逐渐减少零食量。

5. 了解感觉超敏的特征，不可强行要求。

6. **治疗次数**　康复治疗一般为一周1到2次，一次为20～40分钟。一般的介入时间为3个月到6个月。每个月进行评估，来筛选没达到的治疗目标并进行目标更新。此病例经过一年多的治疗达到以下结果。

五、结果

通过治疗，患儿味觉功能有所改善，且可以进食的食物种类有所增加，可进食不同质地及性状的食物。

六、讨论

此病例属于典型的味觉、嗅觉超敏所引起的偏食而造成的摄食障碍。对于偏食，主要通过调整食物来改善口腔感知觉功能。首先，减少并统一一口量，调整食物种类，调整感觉方面和认知功能因素，改善咀嚼吞咽时造成的吞咽障碍。其次，根据患儿喜好，让其自由选择食物而达到减少感觉功能的阻碍因素。再次，通过进食时认知功能的治疗，提高家长和患儿对进食重要性的理解。最后，提供患儿可以放松，安静进食的环境。

案例2　拒绝进食学校午餐的患儿

一、病例资料

患儿，男，11岁。幼儿期（到5岁）仅进食流质食物。到了学龄期，进食量有所增加，但仍然不足以维持营养。患儿生活作息不稳定，经常睡眠不足；行为固执，刻板。在家进食时，患儿需要被母亲喂食。语言方面，可以说一些单词，但是语言表达存在缺陷，依靠眼神，表情等和老师进行沟通。

二、评估

（一）感觉功能评估结果见表12-5。

表 12-5　感觉功能评估

触觉	全身(□- ☑± □ +)	手指　　(□- ☑± □ +)	
	脸部(□- ☑± □ +)	口腔周围(□- ☑± □ +)	
	上唇(□- ☑± □ +)	下唇　　(□- ☑± □ +)	
	舌　(□- ☑± □ +)	口腔黏膜(□- ☑± ☑ +)	
	有无过吃手指的行为(☑- □ +)　现在是否存在(☑- □ +)		
	有无过吃玩具的行为(☑- □ +)　现在是否存在(☑- □ +)		
温度觉	喜欢的温度：　☑ 常温　□ 较冷　□ 较热		
	不喜欢的温度:□ 常温　□ 较冷　☑ 较热		
味觉	喜欢的食物、饮品：　甜食,甜饮		
	不喜欢的食物、饮品：　水果,黄绿色蔬菜等		
	喜欢的食物、饮品的味道：☑ 甜味　□ 咸味　□ 酸味		
	不喜欢的食物、饮品的味道:□ 甜味　☑ 咸味　☑ 酸味		
嗅觉	良好		

（二）口腔运动功能

1. 口唇闭合功能不佳；

2. 舌肌活动能力下降；

3. 咀嚼功能下降。

（三）眼与上肢协调性良好

三、指导目的

患儿和治疗师建立信任关系，营造轻松愉悦的心情；逐渐进食各种食物，包括拒绝进食的食物。

四、治疗方法

1. 通过对口轮匝肌的训练，强化摄取食物时所必需的口唇闭合功能，通过舌的上下左右的各种被动性训练、主动辅助训练、主动训练、抗阻训练改善咀嚼功能。

2. 未进食过的食物不强求进食，根据患儿情况分阶段使之慢慢接受。例：食物叉到叉子上递给患儿→放到碗里自己拿起吃→自己从盘子里吃。

3. 掌握患儿喜欢进食的食物，并调节食物形状及体积。

4. 治疗师及照顾者应多鼓励患儿，使用有趣的游戏和玩具，增加患儿的进食兴趣。当患儿成功进食先前拒绝的食物，或在规定时间、地点完成进食，应立即给予奖励。

5. 治疗次数：康复治疗一般为一周 1～2 次，一次为 20～40 分钟。一般的介入时长为 3 个月到 6 个月。每个月进行评估，来筛选没达到的治疗目标并进行目标更新。此病例经过一年多的治疗达到以下结果。

五、结果

通过治疗，患儿可用手从盘子里获取一口大食物，且根据患儿喜好食物种类逐渐增加，并且可以在规定时间内完成进食。

六、讨论

此病例口腔功能较弱，咀嚼经验缺乏。因此，首先提高咀嚼肌群功能、口腔闭锁功能较为重要。进食种类经验较少，通过改善食物形状和口味，减少患儿在直观上的拒绝。同时通过鼓励，反馈被患儿正面的信息，增强其信心。

（宫本明　宫本陈敏　周惠嫦　梁　鹏　袁家健）

参考文献

[1] American Psychiatric Association.Desk reference to the diagnostic criteria from DSM-5[M]. Amsterdam：American Psychiatric Publishing，2013.

[2] Lukens CT,Linscheid TR.Development and Validation of an Inventory to Assess Mealtime Behavior Problems in Children with Autism[J]. J Autism Dev Disord,2008,38(2):342-352.

[3] Nadon G, Feldman DE, Dunn W,et al. Association of Sensory Processing and Eating Problems in Children with Autism Spectrum Disorders[J]. Autism Research and Treatment,2011,2011:541926.

[4] 邹小兵，邓红珠.美国精神疾病诊断分类手册第5版"孤独症谱系障碍诊断标准"解读[J].中国实用儿科杂志，2013，28（8）：561-563.

[5] 刘芸，李志斌，徐开寿.2019年加拿大儿科学会立场声明《孤独症谱系障碍诊断性评估标准》解读[J].中国全科医学，2020,8（23）:893-900.

[6] 中华医学会儿科学分会发育行为学组，中国医师协会儿科分会儿童保健专业委员会，儿童孤独症诊断与防治技术和标准研究项目专家组.孤独症谱系障碍患儿常见共患问题的识别与处理原则[J].中华儿科杂志，2018，56（3）:174-178.

[7] 陈亦乔，郄春艳.儿童孤独症谱系障碍饮食行为异常的研究进展[J].国际儿科学杂志，2014，41（2）：161-163.

[8] 周惠嫦，张盘德，陈丽珊，等.口肌训练对自闭症儿童摄食行为的影响[J].中国康复理论与实践，2013，19（7）：647-650.

[9] 阿部道子.自闭症儿の食に関するアンケート調査[J]日本発達障害学会研究大会八病論文集，2008,43:138-139.

第十三章
胃食管反流

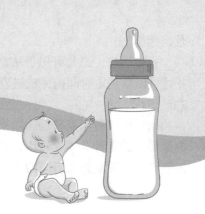

第一节 概述

一、定义

胃食管反流（gastroesophageal reflux，GER）是指胃内容物反流至食管，但未必会引起反流和 / 或呕吐症状。胃食管反流临床上分为生理性 GER 和病理性 GER，两者区别在于反流频率、量，以及是否有并发症。生理性 GER 几乎可发生在任何年龄，常在白天餐时或餐后发生，主要原因是短暂的食管下括约肌（low esophageal sphincter，LES）松弛而导致反流，当食管扩张、胃扩张、腹内压增高和运动等时均可发生。病理性 GER 是由多种因素造成的食管抗反流防御机制功能不全的一种病理现象，当引起烧心等症状时，称为胃食管反流病（gastroesophageal reflux disease，GERD）。2013 年美国 GERD 诊治指南将 GERD 定义为：胃内容物反流至食管或以上部位，进入口腔（包括咽喉）和 / 或肺导致一系列症状和 / 或并发症的一种疾病。中华医学会发布的最新《胃食管反流病基层诊疗指南（实践版·2019）》将 GERD 定义为：胃十二指肠内容物反流入食管引起反酸、烧心等症状，反流也可引起口腔、咽喉、气道等食管邻近的组织损害，出现食管外表现，如哮喘、慢性咳嗽、特发性肺纤维化、声嘶、咽喉炎和牙蚀症等。

二、流行病学

胃食管反流在健康婴儿中较为常见，胃内容物反流至食管几乎每日均有发生，其中部分可反流至口腔。据报道，0 ~ 3 月龄的婴儿中有 50% 每天出现至少 1 次反流，4 个月时达高峰，反流率为 67%，6 ~ 7 月龄时降至 21%，10 ~ 12 个月时，5% 的研究对象仍有反流，12 ~ 18 个月时这些症状基本消失。母乳喂养婴儿的 GERD 发病率低于配方奶喂养的婴儿。尽管全球所有年龄组患者的 GERD 患病率均呈上升趋势，但 GERD 的发生率总体低于 GER。据报道，西欧和北美 GERD 的患病率约在 10% ~ 20%，东亚地区的患病率约为 5.2% ~ 8.5%。

三、发病因素

GERD 是由多种因素造成的以 LES 功能障碍为主的胃食管动力障碍性疾病，直接损害因素是胃酸、胃蛋白酶及胆汁（非结合胆盐和胰酶）等反流物。其病理生理机制主要是食管抗反流防御机制下降和反流物对食管黏膜刺激作用增强。LES 的功能主要表现在三个方面，即静息 LES 压力、LES 对胃内压增高的有力反应和短暂松弛（transit LES relaxation，TLESR）。正常人 LES 静息压力为 10 ~ 30mmHg（1mmHg = 133.322Pa），比胃内压高 5 ~ 10mmHg，成为阻止胃内容物反流入食管的一道屏障。胃内压力增高时，LES 反应性收缩，保持压力超过增高的胃内压力。当食物进入食管后，刺激食管壁上的机械感受器，反射性引起 LES 短暂松弛，允许食物进入胃内。食团进入胃后，LES 收缩，恢复其静息时的张力。当 LES 压力低下和 / 或频发短暂的 LES 松弛时可发生胃内容物反流。生理性 GER 发生前 10 秒有持续 5 ~ 30 秒的 TLESR，而病理性 GER 的 TLESR 较为频发，且持续时间长。在婴儿中，LES 到咽部的距离相对短，卧位时间长，过度的哭闹可增加腹压，引起食管膨胀，加重反流。

食管的正常蠕动是反射性地产生 "原发性" 顺蠕动波，将食物从食管送入胃中。如胃内容物反流到食管，食管功能良好者的食管上端可产生 "继发性" 顺蠕动波，迅速将反流到食管的食物再送入胃内。临床上常可见到 GERD 患儿的食管蠕动振幅低及食管黏膜抗酸能力下降，继发性顺蠕动波减弱或消失，则胃内容物可在逆蠕动波的作用下继续向上而反流溢出。

胃十二指肠协调功能失常，导致胃排空延迟，间接使反流物增加。胃内反流物在食管内停留时间长，易损伤食管黏膜，导致黏膜充血、水肿而引发炎症，导致反流性食管炎、食管溃疡。反流性食管炎和食管溃疡均可引起食管狭窄。

四、临床表现

GERD 可分为非糜烂性反流病（NERD）和糜烂性反流病（ERD）。主要临床表现有呕吐、腹痛、胸骨后疼痛、反酸、反胃等。婴儿大多表现为吐泡沫、溢乳、喂养困难、进食时弓背体位、进食后哭闹、拒食、易激惹、体重增加不良、吞咽困难、睡眠障碍等。部分患儿呈轻度呕吐或喷射性呕吐，常发生在进食后和夜间，如含有少量胆汁，提示伴有十二指肠胃反流；少数患儿可因食管炎出血而有呕血、黑便。1 ~ 5 岁儿童 GERD 常见症状为反胃、呕吐、腹痛、厌食和拒食。而大龄儿童和青少年 GERD 的临床表现与成人相似，典型症状为烧心和反酸。若并发食管狭窄，可表现为严重呕吐和吞咽困难，详见表 13-1。

营养不良也较为常见，表现为体重不增和生长发育迟缓，多因进食后反复呕吐所致。婴幼儿好发呼吸道合并症，如呛咳、声音嘶哑、吸入性肺炎、慢性支气管炎、难治性哮喘等。

表 13-1　儿童 GERD 症状

新生儿 / 婴儿	1 ~ 5 岁	6 ~ 18 岁
➤ 拒食	➤ 上腹痛和 / 或烧心	➤ 烧心
➤ 复发性呕吐	➤ 复发性呕吐	➤ 上腹痛
➤ 体重增长缓慢	➤ 体重减轻	➤ 反流 / 呕吐
➤ 易激惹	➤ 拒食	➤ 胸痛
➤ 睡眠障碍	➤ 吞咽困难 (吞咽痛)	➤ 夜间疼痛 (腹部、胸部)
➤ 呼吸系统症状 (上呼吸道感染、	➤ 喘息或呼吸困难	➤ 吞咽困难
喘息)	➤ 复发性肺炎	➤ 酸嗝
➤ 吞咽困难 (吞咽痛)	➤ 慢性鼻窦炎或中耳炎	➤ 恶心
➤ 弓背体位 (尤其是喂养时)	➤ 上气道症状 (慢性咳嗽、声音嘶哑)	➤ 夜间咳嗽
➤ 窒息、咳嗽或因进食而窒息	➤ 牙腐蚀	➤ 喘息
	➤ 睡眠问题, 疲倦, 易激惹, 行为问题, 注意力不集中	➤ 复发性肺炎
		➤ 清嗓、咽痛、声嘶、口臭
		➤ 慢性鼻窦炎或中耳炎
		➤ 喉炎
		➤ 牙腐蚀
		➤ 睡眠问题, 疲倦, 易激惹, 行为问题, 注意力不集中

重症脑性瘫痪患儿通常伴有 GERD 的症状，并与呼吸障碍形成恶性循环，也是造成摄食

障碍和营养障碍加重的原因，如图 13-1 所示。

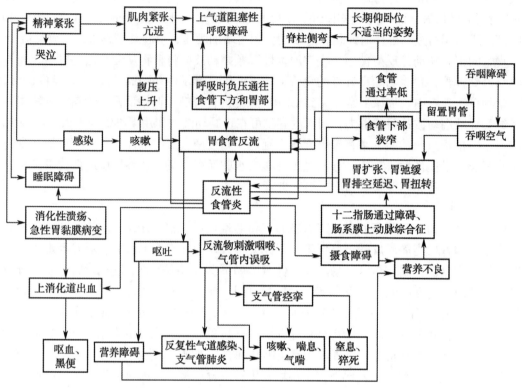

图 13-1　重症患儿胃食管反流病的各项原因与病症

第二节　诊断和评估要点

我国的专家共识意见指出，反流、烧心是 GERD 患者最为常见的典型症状（推荐等级 A⁺占 93.3%，证据等级为高质量）。正是因为 GERD 的特点在于其典型症状突出，国内外多部指南指出，临床医生可根据患者的以上两种典型症状拟诊 GERD。尽管如此，基于症状诊断 GERD 还存在挑战，GERD 诊断问卷（GerdQ）可提高 GERD 的诊断率，确诊尚需要一些辅助检查。临床上用来检查和评估儿童 GERD 的检查方法有以下几种。

一、上消化道造影

上消化道造影一般用于排除儿童上消化道解剖结构异常，但不推荐直接用于 GERD 诊断。儿童或者青少年有吞咽困难病史者可行上消化道造影检查。

二、食管 pH 值监测

连续的腔内食管 pH 监测可用于量化食管反流的频率和持续时间。在儿童主要用于症状不典型而经验性治疗无效的病例诊断，尤其适用于判断不适症状是否与胃食管反流相关，对阐明胃酸反流在食管炎病因学中的作用以及提示 GERD 的其他体征和症状有积极作用。无线 pH 值监测可延长监测时间至 48 小时或 96 小时以提高 GERD 诊断率，尤其适用于无法耐受鼻导管、高度怀疑 GERD 但导管 pH 值监测阴性的患者。

三、食管多通道腔内阻抗

食管多通道腔内阻抗（multichannel intraluminal impedance，MII）是一种较新的胃食管反流病的监测技术，它可以全面监测食管的功能及胃食管反流物的性质和成分。在儿科主要用于以食管外症状为主要表现的 GERD 的诊断。现临床多采用 MII 与 24 小时 pH 结合的 24 小时 pH-MII 监测法（图 13-2）。阻抗 -pH 值监测（pH-impedance monitoring）的优点主要是能够明确所有反流（液体、气体或混合性反流）、所有酸度（酸、弱酸、非酸）、确定反流方向。2017 年 GERD 全球共识（里昂）提出阻抗 -pH 值监测是诊断 GERD 的"金标准"。但是，儿童 24 小时 pH-MII 监测的缺点在于监测时间较长、需置管，部分家长不易接受；另外，该检查价格相对较贵，有时无法鉴别少数吞咽和反流，而且目前尚无统一的儿童诊断标准，这些因素都影响了该项技术的儿童中的应用。

四、胃镜

既往诊断 GERD 主要通过观察有无反流性食管炎的存在，因此胃镜检查是主要的诊断手段，其特异性可达 90%～100%。但近 50%～70% 具有典型症状的 GERD 患者内镜下不伴有食管炎，因此近年来胃镜检查主要用于症状不典型的患者，或用于评估慢性 GERD 的 Barrett 食管（巴雷特食管）。

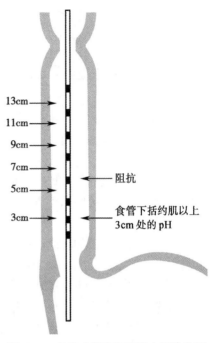

13cm
11cm
9cm
7cm
5cm
3cm

阻抗

食管下括约肌以上 3cm 处的 pH

图 13-2　儿童食管多通道腔内阻抗监测置管示意图

第三节　治疗策略

一、治疗目标和策略

儿童 GERD 治疗的主要目标是促进患儿正常生长和体重增加、缓解症状、促进组织损伤的愈合、预防复发和并发症、提高生活质量。治疗前区分 GER 和 GERD 很重要，在婴幼儿中 GER 很常见，不需要医学干预。治疗策略包括增强抗反流机制和消除反流物对上消化道和呼吸系统的损害作用进行治疗，对患者及其家属进行生活与饮食指导应当同药物疗法并重。手术方法仅适用于对药物治疗无反应的顽固症状或合并危及生命危险的并发症的儿童。若患儿存在吞咽障碍和喂养困难，吞咽康复治疗则尤为重要。

二、治疗方法

（一）一般治疗

1. **体位**　胃食管反流病患儿在日常生活中的姿势管理相当重要，由于婴幼儿的胃呈水平位，因此，采用仰卧位时，原本可通过打嗝排出的空气，会累积在胃部前端难以排出，胃液和食物就比较容易反流；采用俯卧位或抬高上体的姿势，有助于预防胃食管反流的发生，如图 13-3 所示。

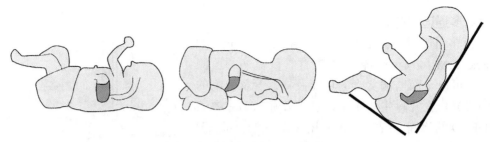

图 13-3　胃食管反流病的姿势管理

俯卧位是经典的抗 GER 的体位，但因为俯卧位及侧卧位可能与婴儿猝死有关，如果处于俯卧位，婴儿一定要保持清醒，并有人看管。因此，目前不推荐新生儿和婴儿睡觉时采用俯卧位和侧卧位。

对于婴儿，在进食时或进食后避免坐位和仰卧位；进食后避免倒置和俯卧位，使其趴在照顾者肩上（直立位）保持 10～20 分钟并轻拍背部数分钟。而对于儿童，进餐后不要立即躺下，睡觉时抬高头部、左侧卧位等以减少反流，还应加强锻炼、减肥，减少被动吸烟等。

上呼吸道狭窄造成狭窄性气喘或呼吸困难的状态时，食管内的负压会因吸气增高而造成胃食管反流或使其恶化，还会严重影响呼吸。为了解决这样的恶性循环，采用前倾姿势和俯卧位的管理相当重要。

2. **喂养方式及饮食结构调整**　新生儿宜少量多餐，以减少胃容量。婴儿以稠奶喂养（配方奶加米糊增稠）。年长儿少量多餐，小儿胃食管反流的治疗以高蛋白低脂饮食为主，晚餐后不宜再喝饮料以免发生反流，避免应用刺激性调味品和摄入降低 LES 张力的食物（巧克力、咖啡及酒类）和药物（异丙肾上腺素、前列腺素、酚妥拉明、阿托品等）。

婴幼儿的喂养方式的改变包括根据年龄和体重调整喂养量和频率（尽可能少食多餐）、增加食物黏稠度等。因对牛奶蛋白过敏可引起类似 GERD 的临床表现，对于有 GERD 症状且母乳喂养的婴儿，母亲须改变饮食习惯，严格限制牛奶和鸡蛋的摄入 2～4 周，而配方奶喂养的婴儿则可采用广泛水解的蛋白质或氨基酸配方奶粉。

由于肥胖症的增多，膳食中脂肪、糖、奶摄入的增加以及缺乏锻炼等原因，儿童 GERD 的发病率明显增加，饮食和行为的调整能够缓解部分 GERD 症状。需避免进食降低 LES 压力、延迟胃排空或引起反流的食物，包括高脂肪饮食、巧克力、薄荷、洋葱、大蒜、酒精、碳酸饮料、番茄等。另外，饮食控制后体重下降也能缓解 GERD 的症状和并发症。

（二）药物治疗

治疗儿童 GERD 的药物主要包括抑酸药、抗酸药及促胃肠动力药，抑酸药包括质子泵抑制剂（PPI）和 H_2 受体拮抗剂（H_2RA）等。其中 PPI 的疗效明显比 H_2RA 和促胃肠动力药好，是缓解症状和预防复发的首选药物。H_2RA 有导致肝脏疾病和男性乳房发育的风险，仅可短期用于儿童 GERD 患者。抗酸剂尤其是含铝剂可能引起骨质减少、软骨病、小细胞性贫血和神经毒性。促胃肠动力药可能有助于提高疗效，但没有足够的证据支持其在儿童 GERD 中的使用。表 13-2 为 2013 年及 2018 年美国儿科学会制定的儿童 GERD 指南中的治疗药物汇总。

1. **质子泵抑制剂**　PPI 是治疗儿童 GERD 的首选药物，其在儿童体内的半衰期较成人短，需按体重计算用量。PPI 短期疗程治疗儿童 GERD，内镜检查治愈率达 40%～100%，症状缓解率达 70% ~ 100%。PPI 短期疗程要获得满意的疗效要求必须足量，且要求在早餐前 15 ~ 30min 一次顿服。因为经过夜间较长时间空腹后壁细胞在早上进餐时的分泌功能最活跃，早餐前顿用 PPI 可通过非竞争性不可逆的对抗作用抑制壁细胞分泌胃酸，效果最好。PPI 用量不足或日总剂量被分次服用，是儿童 PPI 用药最常见的错误。4 个月以下婴儿对 PPI 的代谢能力差，因此建议 1 ~ 9 月龄婴儿应减少用药剂量，防止药物在体内蓄积。短期疗程的时间应为 2 ~ 3 个月。短期 PPI 治疗的不良反应罕见，仅表现为头痛、恶心、便秘、腹泻、瘙痒等。长期应用 PPI 治疗的安全性不确定。效果不佳者可以在早晨服用 1 次 PPI 的基础上，临睡前加用 H_2 受体拮抗剂 1 次，预防夜间酸反流。

各种 PPI 药物的总体疗效相似，但起效快慢和副作用不同。兰索拉唑（lansoprazole）有肠溶胶囊和口腔崩解片两种剂型，两者具有生物学等效性，均适用于反流性食管炎的治疗及维持治疗。口腔崩解片在口腔唾液作用下快速崩解，可以不用水送服，因此尤其适合于婴幼儿和吞咽困难的患者。

2. 组胺 H_2 受体阻断剂　通过阻断胃壁细胞的 H_2 受体来抑制胃酸的分泌从而降低胃酸度。相关研究已经证实 H_2RA（西咪替丁，雷尼替丁，法莫替丁）比安慰剂更有效地缓解 GERD 症状和治愈食管黏膜损伤。研究表明，雷尼替丁以 5mg/kg 的剂量服用后可使婴儿的胃 pH 值升高，其疗程长达 9 ~ 10 小时；另外，该药在 30 分钟内即可起效，可用于急性期缓解症状。H_2RA 副作用包括部分婴儿可能会有头痛、嗜睡等。雷尼替丁具有液体配方，必要时可在婴儿中使用。

3. 促胃肠动力药　甲氧氯普胺可改善胃排空和食管蠕动，并增加食管下括约肌的压力。在 1 个月至 2 岁的儿童中，甲氧氯普胺可减少 GERD 患儿的 pH 监测阳性指标和日常症状，但甲氧氯普胺会导致嗜睡、烦躁、男性乳房发育、溢乳和锥体外系反应等副作用。因此，指南中不建议常规使用。

多潘立酮是一种促动力剂，可增加食管下括约肌的压力并改善胃运动，但由于缺乏有效性研究，在儿科中的应用受到限制。副作用包括偶发的锥体外系症状、增加婴儿的烦躁和肠绞痛以及与部分心血管事件的发生有关，包括 QT 间期延长和室性心律失常。

表 13-2　治疗儿童 GERD 的常用药物剂量

药物	儿童推荐剂量	最大剂量	配方/剂型	年龄
西咪替丁	30 ~ 40mg/(kg·d)	800mg	糖浆	≥ 16 岁
雷尼替丁	5 ~ 10mg/(kg·d)	300mg	薄荷味糖浆，泡腾片	1 月 ~ 16 岁
法莫替丁	1mg/(kg·d)	40mg	樱桃香蕉薄荷味口服混悬液	1 ~ 16 岁
尼扎替丁	10 ~ 20mg/(kg·d)	300mg	泡泡糖口味	≥ 12 岁
奥美拉唑	1 ~ 4mg/(kg·d)	40mg	将胶囊内容物撒在软食上	2 ~ 16 岁
兰索拉唑	2mg/(kg·d)（婴儿）	30mg	将胶囊内容物撒在软食上或果汁中 草莓味崩解片	1 ~ 17 岁
艾司奥美拉唑	10mg/d（体重 < 20kg） 20mg/d（体重 > 20kg）	40mg	将胶囊内容物撒在软食上 通过鼻胃管送入含胶囊内容物的果汁	1 ~ 17 岁

引自 Rosen R, Vandenplas Y, Singendonk M, et al. (2018). Pediatric gastroesophageal reflux clinical practice guidelines: joint recommendations of the North American Society for Pediatric Gastroenterology, Hepatology, and Nutrition (NASPGHAN) and the European Society for Pediatric Gastroenterology, Hepatology, and Nutrition (ESPGHAN). Journal of pediatric gastroenterology and nutrition, 66(3), 516. 表 4. Dosages of most frequently used drugs for the treatment of gastroesophag

（三）手术

1. 食管扩张术　主要用于食管良性狭窄如先天性狭窄、手术后吻合口狭窄、消化性狭窄。

2. Nissen 胃底折叠术　最常用的治疗 GERD 的手术方法，主要用于不能耐受长期药物治疗者或伴有神经系统损害的患儿保守治疗失败后。

3. 胃食管断流术和食管空肠吻合术　被称为"最后考虑的治疗方法"，很少使用。

三、家庭指导

初次就诊时，医护人员需向患儿父母解释什么是 GER 和 GERD 及发病机制，并给予恰当的生活与饮食指导。在明确诊断之前，不应该延长或重复进行药物治疗。

（一）健康婴幼儿出现进食后反流时，给予父母和看护人员的安慰包括：

1. 该症状很常见（发生率为 40%）。

2. 通常在婴幼儿出生后 8 周内出现。

3. 可能会频繁出现症状（约 5% 的患儿可 ≥ 6 次 /d）。

4. 症状通常随着时间而缓解（90% 会在 1 岁前缓解）。

5. 通常不需要进一步的检查或者治疗。

（二）对于有 GER 症状或患有 GERD 的婴幼儿，生活方式的建议包括：

1. 喂养后 30 分钟内保持患儿直立体位。

2. 奶瓶喂养的过程中要始终保持奶嘴里充满奶，以避免患儿在吸奶的同时吞进太多的空气。尝试不同的奶嘴，并找到一个患儿在喂奶时能够很好吸吮的奶嘴。

3. 在喂养时加入米粉可能对患儿有帮助。

4. 在患儿进食过程中即可轻拍患儿背部帮助打嗝，若在患儿进食结束后才拍背打嗝反而会使反流更加频繁。

（三）对于有 GER 症状或患有 GERD 的儿童，生活方式的建议包括：

1. 应避免摄入使 LES 压降低的食物，如油炸及高脂食物、薄荷糖、巧克力、含咖啡因的饮料（如可乐和茶）、柑橘类水果、果汁和番茄制品等。

2. 少量多餐，白天进餐后不宜立即卧床。

3. 为了减少卧位及夜间反流，睡前 3 小时内不宜进食。

4. 若患儿体重超重，则需减重。

（四）其他措施

1. 询问家长患儿正在服用的药物，有些药物可能会降低 LES 压或引起胃排空延迟。

2. 询问医务人员体位改变对孩子可能产生的影响，降低患儿猝死和其他睡眠相关死亡的风险。

（五）如果出现以下任何一种情况，应立即就诊：

1. 反流变成持续性喷射状呕吐。

2. 呕吐物含有胆汁（绿色或者黄绿色）或者呕血（呕吐物中带血）。

3. 有新症状出现，如明显的易激惹症状、喂养困难或生长发育迟缓。

4. 出生一年后仍频繁出现反流症状。

第四节 个案分析

一、病例资料

患儿，女，14月，主诉：拒食五月。患儿自出生以来采用完全母乳喂养，5个月前添加软质婴儿食物后，进食时伴有吞咽困难，进食后出现食物反流入口中，伴非喷射性呕吐、呛咳、烦躁、哭闹，无窒息、喘息，无腹痛、腹胀。患儿母亲予进食后直立体位促进患儿呃逆，反流症状未得到改善。一周后进食软食和流质食物后均出现食物反流入口、非喷射性呕吐、烦躁和哭闹症状。患儿进食困难严重影响母亲生活质量，频繁哺乳令其非常疲惫，无法工作。患儿3月前于外院诊断为"胃食管反流病"，按每日每千克体重5mg服用雷尼替丁糖浆，症状并无明显好转。患儿近3~5个月体重无明显增长，目前体重为5.5kg（低于第三位标准差），身高为55cm（低于第三位标准差）。大小便正常。患儿既往无肺炎病史。发育情况：除身高体重外，其余发育指标与正常同龄人相仿。神经精神发育：3个月抬头，6个月会坐。头颅：头颅大小、形态正常，囟门未闭合。口咽检查：伸舌居中，舌体运动正常，软腭抬举正常，双侧扁桃体Ⅰ度大，未见充血、溃疡及脓点。肺部检查：未见吸气性三凹征；叩诊双侧清音，听诊双肺呼吸音清晰，未闻及干、湿啰音，无胸膜摩擦音，触诊语颤双侧对称等。

二、检查结果

（一）吞咽造影检查

造影下观察患儿吞咽不同黏稠度的食物，观察患儿舌、软腭、咽喉、食管上段括约肌、食管下段括约肌、胃、十二指肠等的解剖结构与生理功能；观察患儿进食各种性状食物时口腔期、咽期、食管期的表现。检查结果提示：该患儿口咽、食管、胃、十二指肠等部位未见明显异常。

（二）食管多通道腔内阻抗-24小时食管pH监测（MII-24h pH）

1. **准备工作** ①插管前7天停用雷尼替丁；②插管前空腹3~6小时，以防止插管引起的恶心、呕吐及误吸；③测量身长，以便定位；④患儿家属签署知情同意书；⑤指导患儿家属注意事项（包括预防患儿自行拔管等）及处理方法；⑥指导患儿家属填写记录日志。

2. **检查结果** 该患儿使用双探头pH监测，结果显示Boix-Ochoa评分阳性，DeMeester评分阳性，显示存在酸性物质反流。食管多通道腔内阻抗结果提示：有酸性反流及非酸性反流。

（三）胃镜检查

因患儿无法配合，故行全麻下胃镜检查。胃镜检查结果：食管黏膜正常，无食管炎征象，食管下括约肌松弛。

根据该患儿的症状、体征和食管多通道腔内阻抗-24小时食管pH监测检查结果，该患儿"胃食管反流病"诊断成立。

三、治疗步骤及过程

（一）一般治疗

1. **进食方式** 患儿入院后即给予鼻饲管进食，但仍然有反流、呛咳等症状，经评估后改为鼻空肠管进食，采用少量多次喂食方式。5天后症状好转，撤除鼻空肠管，改由经口进食。食物由单纯母乳至加入一勺米粉使之变稠，逐步从母乳喂养过渡到婴儿食物喂养。

2. **体位** 嘱家属经常使患儿保持直立位，成人监视下可采取俯卧位，睡眠采用仰卧位。

（二）药物干预

早饭前 30 分钟服用奥美拉唑，按 1.0mg/（kg·d）剂量给药，患儿 5.5kg，给予 5mg，1 次 /d。

（三）家庭干预

治疗师应协同心理咨询师对于乳母产后心理情绪进行评估和干预，缓解母亲焦虑症状。例如与其他乳母讨论沟通育儿经验，为母亲设计减压方案。

四、病例跟踪

患儿五日后反流症状缓解，进食后无吞咽困难、非喷射性呕吐、烦躁、哭闹等症状，予拔除鼻空肠管，改予经口进食少量半流质和软质食物，体重较之前增加 0.15kg。经综合考虑非手术治疗有效，暂不手术。给予患儿家属喂养及生活习惯建议如下：

1. 尝试将婴儿食物软化、细碎化，改变食物的口感和温度，例如调整温度至微热状态，还可添加少量有香味的果汁等促进患儿进食。

2. 注意食物摄入类别和总量，限制油炸及高脂食物、薄荷糖、巧克力、柑橘类水果、果汁和番茄制品的摄入。

3. 少食多餐。

4. 饭后不要立即躺下，或者睡觉。

5. 晚餐不晚于睡前 3 小时。

6. 若反流症状消失，进食正常，可停用药物。不适随诊。

（陈　臻　周惠嫦　张盘德　梁　鹏）

参考文献 ---

[1] Rosen R,Vandenplas Y,Singendonk M,et al.Pediatric Gastroesophageal Reflux Clinical Practice Guidelines:Joint Recommendations of the North American Society for Pediatric Gastroenterology,Hepatology,and Nutrition and the European Society for Pediatric Gastroenterology,Hepatology,and Nutrition[J].J Pediatr Gastroenterol Nutr，2018,66(3):516-554.

[2] Nelson SP,Chen EH,Syniar GM,et al.Prevalence of symptoms of gastroesophageal reflux during childhood:a pediatric practice-based survey.Pediatric Practice Research Group[J].Arch Pediatr Adolesc Med, 2000,154(2): 150-154.

[3] Campanozzi A,Boccia G,Pensabene L,et al.Prevalence and natural history of gastroesophageal reflux:pediatric prospective survey[J].Pediatrics,2009,123(3):779-783.

[4] Nelson SP,Chen EH,Syniar GM,et al.Prevalence of symptoms of gastroesophageal reflux during infancy.A pediatric practice-based survey.Pediatric Practice Research Group[J].Arch Pediatr Adolesc Med,1997,151(6): 569-572.

[5] Nelson SP,Chen EH,Syniar GM,et al.Prevalence of symptoms of gastroesophageal reflux during childhood:a pediatric practice-based survey.Pediatric Practice Research Group[J].Arch Pediatr Adolesc Med,2000,154(2): 150-154.

[6] Rudolph CD,Mazur LJ,Liptak GS,et al.Guidelines for evaluation and treatment of gastroesophageal reflux in infants and children:recommendations of the North American Society for Pediatric Gastroenterology and

Nutrition[J].J Pediatr Gastroenterol Nutr,2001,32(2):1-31.

[7] Sherman PM,Hassall E,Fagundesneto U,et al.A global,evidence-based consensus on the definition of gastroesophageal reflux disease in the pediatric population[J]. Archives De Pédiatrie Organe Officiel De La Sociéte Franaise De Pédiatrie,2010,17(11):1586-1593.

[8] Dent J,El-Serag HB,Wallander MA,et al.Epidemiology of gastro-oesophageal reflux disease:a systematic review[J].Gut,2005,54(5):710-717.

[9] Hye-Kyung J.Epidemiology of Gastroesophageal Reflux Disease in Asia: A Systematic Review[J]. Journal of neurogastroenterology and motility,2011, 17(1):14-27.

[10] Orenstein SR.I Infant GERD: symptoms, reflux episodes & reflux disease, acid & non-acid refllux--implications for treatment with PPIs [J]. Current Gastroenterology Reports,2013,15(11):353.

[11] Semeniuk J,Kaczmarski M.Gastroesophageal reflux in children and adolescents.clinical aspects with special respect to food hypersensitivity[J].Adv Med Sci,2006,51:327-335.

[12] Nielsen RG,Bindslev-Jensen C,Kruse-Andersen S,et al.Severe gastroesophageal reflux disease and cow milk hypersensitivity in infants and children:disease association and evaluation of a new challenge procedure[J].J Pediatr Gastroenterol Nutr,2004,39(4):383-391.

[13] Gupta SK,Hassall E,Chiu YL,et al.Presenting symptoms of nonerosive and erosive esophagitis in pediatric patients[J].Dig Dis Sci.2006,51(5):858-863.

[14] Nelson SP,Chen EH,Syniar GM,et al.Prevalence of symptoms of gastroesophageal reflux during childhood:a pediatric practice-based survey[J].Arch Pediatr Adolesc Med,2000,154(2):150-154.

[15] Malaty HM,O'Malley KJ,Abudayyeh S,et al.Multidimensional measure for gastroesophageal reflux disease (MM-GERD) symptoms in children: a population-based study[J]. Acta Paediatrica,2010,97(9):1292-1297.

[16] Rosen R,Lord C,Nurko S.The sensitivity of multichannel intraluminal impedance and the pH probe in the evaluation of gastroesophageal reflux in children[J].Clin Gastroenterol Hepatol,2006,4(2):167-172.

[17] Olleta L,Sabban JC,Orsi M.Recurrent laryngitis in child:evaluation with multichannel intraluminal impedance[J].Acta Gastroenterol Latinoam,2013,43(1):9-11.

[18] Brigger MT,Sipp JA,Hartnick CJ.Tracheal pH monitoring: A pilot study in tracheostomy dependent children[J]. Int J Pediatr Otorhinolaryngol,2009, 73(7):999-1001.

[19] Shay S,Richter J.Direct comparison of impedance,manometry,and pH Probe in detecting reflux before and after a meal[J].Dig Dis Sci,2005,50(9):1584-1590.

[20] Vandenplas Y,Rudolph CD,Di Lorenzo C,et al.Pediatric gastroesophageal reflux clinical practice guidelines:joint recommendations of the North American Society for Pediatric Gastroenterology,Hepatology,and Nutrition(NASPGHAN) and the European Society for Pediatric Gastroenterology,Hepatology,and Nutrition (ESPGHAN)[J].J Pediatr Gastroenterol Nutr,2009,49(4):498-547.

[21] Jang H S,Lee J S,Lim GY,et al.Correlation of color Doppler sonographic findings with pH measurements in gastroesophageal reflux in children[J].J Clin Ultrasound,2001,29(4):212-217.

[22] Onyeador N,Paul SP,Sandhu BK.Paediatric gastroesophageal reflux clinical practice guidelines[J].Arch Dis Child Educ Pract Ed,2014,99(5):190-193.

[23] Randel A.AAP releases guideline for the management of gastroesophageal reflux in children[J].Am Fam Physician,2014,89(5):395-397.

[24] Cheung T,Wong B,Lam S.Gastro-oesophageal reflux disease in Asia : birth of a 'new' disease?[J]. Drugs,2008,68(4):399-406.

[25] Lightdale JR,Gremse DA.Gastroesophageal reflux:management guidance for the pediatrician[J].Pediatrics,2013, 131(5):1684-1697.

[26] Harnik IG.Gastroesophageal Reflux Disease.In response[J].Ann Intern Med,2015,163(12):959-960.

[27] Craig WR,Hanlon - Dearman A,Sinclair C,et al.Metoclopramide,thickened feedings,and positioning for gastro - oesophageal reflux in children under two years[J]. Cochrane Database of Systematic Reviews,2010,5: 3502.

[28] Mattos AZ,Marchese GM,Fonseca BB,et al.Antisecretory treatment for pediatric gastroesophageal reflux disease-a systematic review[J]. Arq Gastroenterol,2017,54(4):271-280.

[29] Tjon JA,Pe M,Soscia J,et al. Efficacy and safety of proton pump inhibitors in the management of pediatric gastroesophageal reflux disease[J]. Pharmacotherapy, 2013,33(9):956-971.

[30] Buratti S,Kamenwa R,Dohil R,et al. Esophagogastric disconnection following failed fundoplication for the treatment of gastroesophageal reflux disease (GERD) in children with severe neurological impairment[J]. Pediatric Surgery International,2004,20(10):786-790.

[31] 汪忠镐, 吴继敏, 胡志伟, 等 . 中国胃食管反流病多学科诊疗共识 [J]. 中国医学前沿杂志（电子版）, 2019, 11（9）:30-56.

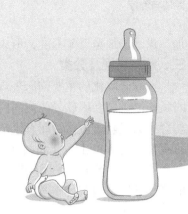

第十四章
喉软骨软化

第一节 概述

一、定义

喉软骨软化（laryngomalacia，congenital laryngeal cartilage softening disease）又称先天性喉软骨发育不良，是指喉部组织（会厌、杓状软骨和杓会厌皱襞）过度软弱、松弛，吸气时喉组织塌陷，堵塞喉腔上口而发生喉喘鸣（图14-1）。其主要特点为吸气时声门上组织脱垂至呼吸道产生吸气性喉喘鸣和上呼吸道梗阻。此外，患儿还可出现胃食管反流、发育不良、吞咽困难、误吸、阻塞性睡眠呼吸暂停和严重的肺动脉高压等症状。喉软骨软化是婴儿先天性喉鸣最常见的原因，约占新生儿喉鸣的50%～75%。本病可引起反复呼吸道感染和发育异常，往往因并发上呼吸道感染时症状表现明显才就诊，漏诊或误诊率高。

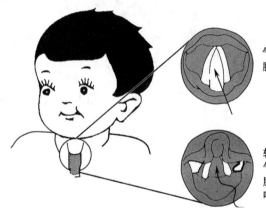

正常喉头气流通过咽腔是安静的

软化的喉头气流通过咽腔使产生哮鸣音

图 14-1 喉软骨发育不良发声

二、发病因素

喉软骨软化的确切病因尚不明确，其发病机制目前主要有以下三种学说。

（一）解剖学说

认为松弛的声门上组织脱垂至喉入口，导致喉喘鸣、气道梗阻甚至窒息，但某些婴儿虽解剖结构异常，却没有呼吸道阻塞的症状，所以该学说有待进一步研究。

（二）软骨学说

认为喉软骨发育不成熟、软化导致吸气时声门上部软组织向喉内塌陷引起的气道梗阻，但有关本病的组织学检查结果不尽相同，支持本学说的证据较少。

（三）神经肌肉学说

认为喉软骨软化可能是中枢神经系统（特指与呼吸相关的脑干核团）发育迟缓、喉失神经支配以及肌肉张力过低等机制所导致的结果。与前两种学说相比，该学说支持证据更为充分。

近年来，有学者认为胃食管反流与喉软骨软化存在密切的联系：患儿发生反流后，由于咽喉部黏膜对酸性物质较敏感，出现声门上组织水肿并塌陷，引起气道阻塞、胸内负压增加，进一步加重反流程度，形成恶性循环。但目前缺乏支持该学说的病理组织学证据。

三、临床表现及分类

喉软骨软化的主要临床表现是吸气性喉喘鸣，表现为吸气时，喉部组织过度软弱，吸气时负压增大，会厌软骨两侧向内向后卷曲，使其皱襞及杓状软骨均吸入喉部，喉部变狭小，杓会厌皱襞随声波振动而发生喉喘鸣，并伴随在进食、哭泣、躁动及仰卧位时加重。这些症状在出生时或出生后几周内开始出现，呈持续性或间歇性加重，在6~8个月时达到高峰，常在12~24个月时消退。近10%严重喉软骨软化的婴幼儿需要手术干预。严重喉软骨软化的婴幼儿除了吸气性喉喘鸣外，还会出现吸气三凹征（文末彩图14-2）、喂养困难、呼吸困难、发育迟缓、胃食管反流等症状。若出现长期缺氧，患儿可因胸骨塌陷而导致漏斗胸及鸡胸。

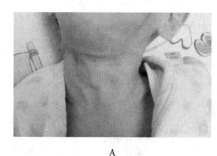
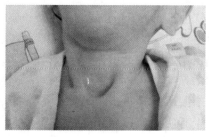

A   B

图 14-2 吸气三凹征

A. 呼气相；B. 吸气相

依据患儿的症状，可将喉软骨软化分为三级。①轻度：轻度吸气性喉喘鸣，伴或不伴喂养时咳嗽。②中度：吸气性喉喘鸣，伴喂养困难，伴或不伴体重下降，无生长停滞，进食时咳嗽或窒息、频繁反流、轻度发绀或呼吸暂停。③重度：包括严重吸气性喉喘鸣，生长停滞，发绀及呼吸困难，漏斗胸，危及生命的呼吸暂停，肺动脉高压或肺心病。

第二节 诊断和评估要点

喉软骨软化的诊断依赖典型病史及喉部检查，若发现特征性的喉部解剖结构异常即可诊断。目前多建议使用纤维喉镜对清醒的患儿进行检查，观察在自然呼吸下喉部组织的动态活动。若喉镜下观察：吸气时会厌两侧和杓会厌皱襞互相接近甚至接触，杓状软骨上松弛组织向声门塌陷，阻塞声门，结合临床即可诊断为"喉软骨软化"。另外，可在喉镜下将金属吸引管置于喉入口处，其吸引负压可引起会厌和杓状软骨向喉腔内脱垂，此称为 Nancy 征阳性，有助于喉软骨的诊断。血清钙、喉部 X 线正侧位片等可协助诊断，必要时也可行胸部 CT 和纤维支气管镜检查，提高确诊率。

特征性的喉部解剖变异也可帮助诊断该疾病。喉软骨软化的分型主要有 5 型（图 14-3）。

Ⅰ型：杓会厌皱襞向内塌陷。

Ⅱ型：长的管状的，"Ω"状会厌，自身卷曲，常与Ⅰ型同时出现（图 14-4）。

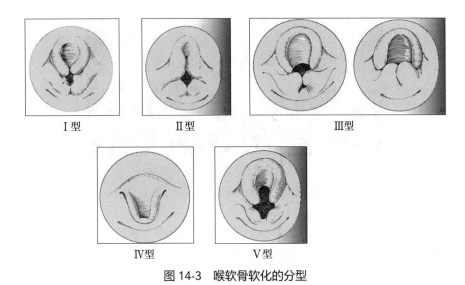

ⅠⅠ型   Ⅱ型   Ⅲ型

Ⅳ型   Ⅴ型

图 14-3 喉软骨软化的分型

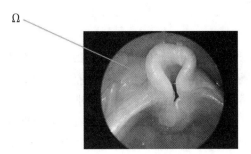

Ω

图 14-4 "Ω" 状会厌

Ⅲ型：楔形软骨及小角软骨向前及向内脱垂，吸气时阻塞喉入口。

Ⅳ型：会厌后移，抵住咽后壁或向内脱垂至声带。

Ⅴ型：杓状会厌襞缩短。

1999 年，Olney 等对喉软骨软化的分型进行了改进（图 14-5），并根据分型总结了不同的术式，对临床更具指导意义（图 14-6）。Ⅰ型：杓状软骨黏膜脱垂。Ⅱ型：杓状会厌襞短缩。Ⅲ型：会厌后移。

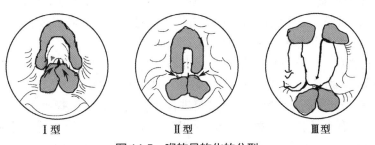

Ⅰ型   Ⅱ型   Ⅲ型

图 14-5 喉软骨软化的分型

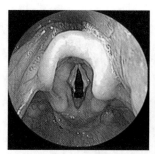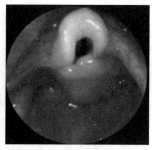

图 14-6　正常会厌与喉软骨软化的会厌

尽管吞咽功能障碍在喉软骨软化中的发生率暂未明确，但在《国际小儿耳鼻喉组织（IPOG）关于喉软骨软化的共识与建议》（2016 年版）中提及：对中、重度的喉软骨软化患儿应进行吞咽评估检查。由于喉软骨软化的吞咽障碍患儿多存在隐性误吸，对比临床吞咽评估，更建议使用 VFSS 或 FEES 进行误吸风险评估，详细的评估内容请参考第四章第五节"仪器检查"。

第三节　治疗策略

一、治疗目标和策略

喉软骨软化治疗的主要目标是保证呼吸道通畅、改善营养状况、促进患儿正常发育、预防呼吸道感染等并发症、提高生活质量。治疗策略包括：①多数轻中度患儿仅需调整体位、预防呼吸道感染、改变喂养方式、服用抑酸药物等一般治疗，在 1 岁左右症状可减轻，2 ~ 3 岁常自愈；②非手术治疗一段时间后症状无改善且存在严重呼吸困难的患儿，应尽早手术治疗。由于呼吸功能与吞咽功能联系密切，因此在制订治疗策略时，吞咽康复是不能忽视的一个环节。

二、治疗方法

（一）一般治疗

1. **体位管理**　喉软骨软化患儿平卧位时呼吸困难症状会加重，俯卧位可减轻或消失，因此日常的体位管理建议采用俯卧位或侧卧位，以保持呼吸道通畅。为避免胃食管反流，进食时可抬高床头 15° ~ 30°，患儿取侧卧位，头下放置小枕头保持中立位，注奶量 50 ~ 100ml，以不引起反流为宜，进食后保持原体位 30min。另外，体位的突然变动容易引起患儿躁动造成呼吸困难，建议变换体位时动作轻柔，尽量避免频繁改变体位。

2. **保证呼吸道通畅**　患儿呼吸道分泌物过多时，应采取合适的体位，并及时给予吸痰、体位排痰等，以保持呼吸道通畅。吸痰过程中注意观察患儿呼吸和脸色的改变，若出现发绀应立即停止吸痰，症状缓解后方可继续。

3. **调整食物性状**　大多数喉骨软化症患儿吞咽效率低，咽腔残留物的清除能力偏弱，所以在选择和调配食物时不宜太过黏稠和松散，一般先从 IDDSI 2 ~ 3 级的食物开始。

4. **口肌训练**　对于长期置管、缺乏口腔进食经验的患儿，治疗师可使用口部振动棒、蘸奶的冰棉签、海绵棒等工具刺激唇、颊、舌部，增强口腔感知觉，适当时手可沾甜味或水果味的液体等增加味觉的刺激。对月龄较小的婴幼儿，可用仿真安慰奶嘴进行吸吮练习。

5. **电刺激治疗**　增强舌骨上肌群力量，促进喉提升，增加咽肌收缩力量与速度，改善感觉反馈和吞咽时序性。

（二）药物治疗

对于存在胃食管反流的患儿可使用抑酸药进行治疗（详情请参考第十三章）。

（三）手术治疗

1. 声门上成形术（supraglottoplasty） 包括单侧或双侧手术，以双侧居多。手术切除杓会厌皱襞、过多的杓黏膜，切除楔形软骨，或将会厌舌面与舌根缝合（会厌固定术），修剪会厌外侧缘等。单侧声门上切除术，缺点是可能需要再次手术。而双侧手术可能会引起声门上狭窄等并发症，因此争议较大。

2. 气管切开术 适用于无法进行声门上成形术或手术失败的重度喉软骨软化患儿。

三、家庭指导

医护人员需对患儿家属进行宣教，强调保持呼吸道通畅的重要性，重点指导家属：观察患儿的呼吸频率、神志、精神状态的方法；掌握正确的体位管理、喂养原则以及食物误吸时的紧急处理方法；加强营养，增强体质，多晒太阳；注意环境卫生和天气变化，预防上呼吸道感染，定期复诊。

第四节 个案分析

一、病例资料

患儿，男，71天。因"咳嗽伴气促6天"入院。患儿G3P4，双胎试管婴儿之小，孕37＋6周，剖宫产，出生体重2.5kg，无窒息抢救史。出生后因"先天性喉喘鸣、呼吸困难"在新生儿重症监护室（NICU）诊治1月余，纤维喉镜下可见：吸气时，杓状软骨黏膜脱垂，诊断为喉软骨软化Ⅰ型（Olney分型），病情好转后转至其他医院治疗。6天前患儿出现咳嗽，为数声轻咳嗽，非犬吠样或刺激性咳嗽，有痰不易咳出，伴气促及哭闹剧烈时发绀，间有流涕、鼻塞，转入儿童重症监护室治疗，诊断为"支气管肺炎、喉软骨软化"。入院查体：体温37℃，脉搏：150次/min，呼吸56次/min。神志清醒，精神疲倦，哭闹剧烈时见口唇及肢端发绀，前囟平坦，呼吸促，吸气三凹征（＋），双肺呼吸音粗，可闻及喉鸣音及湿啰音，吸吮功能下降，经口置管喂养配方奶，摄入量为：90ml/3h。

二、首次吞咽评估

首次吞咽评估结果示：经口留置管饲，口腔整体感觉低敏，使用蘸奶的安抚奶嘴置于舌中部前后滑动时，唇颊不能包裹奶嘴，无法诱导吸吮动作，整体肌力下降。咳嗽反射、咽反射、呕吐反射、咬合反射减弱，觅食反射消失（触及下唇、下颌时无反应）。使用装有3ml奶的小号圆形开口奶瓶，放置于舌中部，重复轻压并向外拉，患儿在奶瓶带动下的吞咽存在启动延迟，呼吸吞咽不协调，每个吞咽动作间停顿时间长，进食过程中存在呛咳，咳嗽力量弱。进食后听诊发现痰鸣音加重，咽腔有液体残留，不能自行清除。

存在的问题：呼吸功能障碍；咳嗽反射、咽反射减弱，觅食反射消失；口腔整体肌力下降；口腔感知觉低敏。

三、治疗方法

（一）调整体位

治疗过程如非特殊均取侧卧位，头部保持中立位。若出现哭闹引起呼吸困难，治疗师可一手帮助其蜷缩放松身体,头部稍后仰确保气道开放,另一手从上往下轻抚患儿背部,安抚患儿情绪,待呼吸情况改善后继续治疗。

(二)呼吸训练

1. **腹式呼吸训练** 取 30° 仰卧位,膝关节下放置小毛巾保持半屈曲位,治疗师将手放置于患儿腹部肚脐感受呼吸频率,然后在呼气时随着腹部逐渐下陷轻轻下压,吸气时不施加任何力量,10 次 / 组,2 组 /d。

2. **蝶形运动操** 取 30° 仰卧位,帮助患儿进行双臂外展和扩胸运动,吸气时外展手臂,呼气时内收,10 次 / 组,2 组 /d。

(三)口肌训练

1. **唇周按摩** 按地仓(右)→承浆→地仓(左)→水沟的顺序,顺时针按揉。使用冰棉签或粗糙的纱布快速地刷擦两侧颊部,增强感知觉,2min/ 次,1 次 /d。

2. **口腔感觉刺激** 把棉签放置在中切牙上方齿龈,从中间往两侧滑动,滑动过程中并向外牵拉唇颊部,1min/ 次,1 次 /d。

3. **吸吮训练** 治疗师一手将蘸有奶或奶粉的安抚奶嘴置于患儿舌中部,由里向外牵拉,另一手同时配合挤压两侧颊部,模拟吸吮动作,2min/ 次,1 次 /d。

4. **舌肌训练** 小指放在患儿的舌中并向下向前施加压力,以带动舌的主动运动,1min/次,1 次 /d。

(四)神经肌肉电刺激治疗

采用双向方波,频率 35Hz,脉宽 250μs,通断比为 1∶1,直径 15mm 的圆形电极片,放置在下颌舌骨肌,输出强度为能触及肌肉收缩为宜,5min/ 次。

四、第二次吞咽评估

治疗 8 天后再次行吞咽评估:患儿在蘸奶的安抚奶嘴带动下出现吮吸动作,唇颊的包裹力量增强,舌出现"波浪形"的推送动作,但吸吮动作持续时间较短。口腔整体肌力增加,感知觉明显改善。觅食反射减弱,咳嗽反射、咽反射、呕吐反射、咬合反射正常。进食前,听诊发现喉部吸气时仍存在阻塞音,但无明显痰鸣音;进食 5ml 奶液时,吸吮 - 吞咽 - 呼吸协调运动,过程顺利,无咳嗽,进食后无痰鸣音。

存在的问题:呼吸功能欠佳,口腔运动耐力不足。

五、治疗方案调整

(一)调整体位

取侧卧位,头部保持中立位。

(二)呼吸训练

1. **腹式呼吸训练** 10 次 / 组,2 组 /d。

2. **蝶形运动操** 取 30° 仰卧位,帮助患儿进行双臂外展和扩胸运动,吸气时外展手臂,呼气时内收,10 次 / 组,2 组 /d。

(三)摄食治疗

喂食前可先进行口周按摩增强感知觉,取扶抱姿势,使用小号圆形开口奶瓶进行喂食,摄食过程中若出现血氧饱和度下降,则暂停,待血氧恢复正常后继续。奶量从 5ml 逐渐增加。

(四)神经肌肉电刺激治疗

采用双向方波,频率 50Hz,脉宽 300μs,通断比为 1∶3,直径 15mm 的圆形电极片,放置在两侧颊肌，输出强度为能触及肌肉收缩为宜，8min/ 次。

六、结果

经过两周的治疗后，患儿口腔肌肉力量增加，感知觉改善，咳嗽能力增强，能主动进食（60ml/ 顿），进食过程血氧饱和度保持平稳，但进食量仍未达到同龄婴儿水平，因此建议家属出院后少量多餐，注意进食体位，可进行适当的运动训练，注意保暖，预防上呼吸道感染。

（周惠嫦　黎艳紫　蔡少诚）

参考文献 --

[1] Simons JP,Greenberg LL,Mehta DK,et al.Laryngomalacia and swallowing function in children[J].Laryngoscope, 2016,126(2):478-484.

[2] Chandra RK,Gerber ME,Holinger LD. Histological insight into the pathogenesis of severe laryngomalacia[J]. International Journal of Pediatric Otorhinolaryngology,2001,61(1):31-38.

[3] Thompson DM.Abnormal Sensorimotor Integrative Function of the Larynx in Congenital Laryngomalacia: A New Theory of Etiology[J]. Laryngoscope,2007, 117(S114):1-33.

[4] Hartl TT,Chadha NK.A Systematic Review of Laryngomalacia and Acid Reflux[J]. Otolaryngol Head Neck Surg,2012,147(4):619-626.

[5] Olney DR,Greinwald JH,Smith RJH,et al.Laryngomalacia and Its Treatment[J]. Laryngoscope,2010,109(11): 1770-1775.

[6] Landry AM,Thompson DM.Laryngomalacia: Disease Presentation,Spectrum, and Management[J]. International Journal of Pediatrics,2012,2012:1-6.

[7] O'Donnell S, Murphy J, Bew S, et al. Aryepiglottoplasty for laryngomalacia: results and recommendations following a case series of 84[J]. Int J Pediatr Otorhinolaryngol, 2007, 71(8):1271-1275.

[8] Roger G , Garabedian EN , Denoyelle F , et al. Severe laryngomalacia: Surgical indications and results in 115 patients[J]. The Laryngoscope, 1995, 105(10):1111-1117.

[9] Carter J,Rahbar R,Brigger M,et al.International Pediatric ORL Group (IPOG) laryngomalacia consensus recommendations[J]. International Journal of Pediatric Otorhinolaryngology, 2016, 86:256-261.

[10] Gasparin M, Schweiger C, Manica D,et al.Accuracy of clinical swallowing evaluation for diagnosis of dysphagia in children with laryngomalacia or glossoptosis[J]. Pediatric Pulmonology,2017,1(52):41-47.

[11] Irace AL,Dombrowski ND,Kawai K,et al.Evaluation of Aspiration in Infants With Laryngomalacia and Recurrent Respiratory and Feeding Difficulties[J]. JAMA Otolaryngol Head Neck Surg,2018,2(145):146-151.

[12] 窦祖林 . 吞咽障碍评估与治疗 [M].2 版 . 北京：人民卫生出版社，2018.

[13] 张娜，徐文 . 儿童喉软化症 [J]. 中国耳鼻咽喉头颈外科，2010，17（3）：61-63.

第十五章
脑外伤

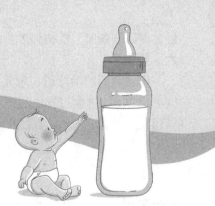

第一节 概述

一、流行病学

儿童创伤性颅脑损伤（traumatic brain injury，TBI）是儿童意外伤害较常见的原因之一，是 14 岁以下儿童死亡的最常见原因，发生率是因癌症和先天性疾病致死原因总和的 2 倍。全球脑外伤年发病率为（15～450）/10 万，目前仍缺乏关于儿童 TBI 的详细流行病学资料。美国疾病控制与预防中心 2009—2010 年的调查数据显示，全美 0～4 岁和 5～14 岁儿童因脑外伤住院的比率分别为 57.7/10 万和 23.1/10 万，其中 50.6% 的儿童会在 6 个月内出现不同程度的后遗症。儿童 TBI 的发生率存在性别差异，男孩约为女孩的 2 倍，但是 5 岁以下的患儿在发生率上性别差异不明显。

颅脑创伤多见于好动的儿童，且这些儿童常有特定的社会经济特点，如多数来自于低收入家庭，在部分地区，父母不在身边的留守儿童也是 TBI 的高发人群。在我国，随着社会的快速发展，儿童户外活动日益增多，但儿童的危险意识淡漠和自我保护能力差，TBI 发生率呈上升趋势。

在脑外伤发生时，因累及神经系统，超过 50% 存活的儿童在 6 个月后仍会而留有不同程度的后遗症，而在受伤后的几年，儿童身体功能和情感缺陷也是显而易见的。由此可见，脑外伤带来的经济损失会直接或间接增加了家庭及社会负担。

二、发病因素

坠落伤和交通事故是儿童 TBI 最主要的致伤原因。年龄越小，坠落伤的比例越大，随着年龄的增长，交通事故意外伤逐渐取代坠落伤成为致伤的主要原因。

（一）按颅脑外伤发生年龄

1. **婴儿期（出生～1 岁）** 以非意外性脑损伤为主，如婴儿摇晃综合征（shaken baby syndrome）及被虐待等；意外性脑损伤以坠落为主，包括坠床或被他人抱起时不小心跌落。

2. **幼儿期（1～3 岁）** 此阶段儿童逐渐学会走路，脑外伤原因除跌落外，多见于走路或骑儿童车摔伤。3 岁以下儿童独立上路的机会较少，故车祸的发生率相对较低，但也有因家长看管不严，致幼儿发生车祸。近年来 4 岁以下孩子因虐待造成头部外伤有增加趋势。

3. **儿童期（4～6 岁）** 为儿童脑外伤的高发阶段。此期儿童已开始独立户外活动，对周围事物备感新鲜，从而增加受伤机会，其中以高处坠落（主要是楼梯，阳台处坠落等）多见。其次是交通事故，包括被撞和乘车未系安全带。

4. **学龄期（7～14 岁）** 进入学龄期，骑自行车摔伤和车祸受伤已开始上升到前两位致伤因素，坠落伤居第三位。

5. **青春期（14～17岁）** 交通事故为首位致伤因素，其次是体育运动相关的损伤。

（二）按季节与环境特征

1. **按季节** 儿童外伤以每年的 5～10 月发生率最高，这与夏、秋季节气候适宜，儿童户外活动机会增多有关。其次是因为学生在暑假期间离开了学校的约束，外出活动频繁且缺乏成人监护，受伤机会增加。

2. **发生地点** 农村儿童受伤人数明显多于城市儿童。城市儿童受伤主要以交通事故多见，农村儿童则以跌坠受伤为主。其原因与儿童所处环境、家长文化素质、安全意识及教育方式有关。

（三）性别特征

国内研究，脑外伤发生率男女比例为（1.75～1.87）：1，但 5 岁以下患儿在发生率性别差异上不明显。

三、分类

儿童 TBI 的常见类型有：头皮挫伤、颅骨骨折、脑震荡、脑挫裂伤、脑内血肿、硬膜外血肿、硬膜下血肿及创伤性脑梗死等，以下为常见类型的临床表现。

（一）头皮挫伤

这是最轻微的颅脑外伤，多由摔倒导致，摔伤部位多见于前额或顶枕部。表现为头皮肿胀等，小儿会短时间哭闹，随后恢复正常活动。

（二）颅骨骨折

线形骨折多见，且线形骨折不需要特殊处理。部分严重者可出现凹陷性骨折，如颅骨凹陷严重时压迫脑实质，引起局限性癫痫或意识障碍，则需要手术治疗。

（三）脑震荡

脑震荡是一种轻型脑损伤，受伤后主要表现为短暂的意识丧失，历时数秒至十余分钟不等，清醒后可出现反应迟钝、嗜睡及头痛、头昏、恶心、呕吐、面色苍白、出冷汗、脉搏缓慢等现象。一般情况稳定，很快恢复正常。部分小儿嗜睡时间较长，但神志清醒后不留任何后遗症。

（四）脑挫裂伤

意识障碍较脑震荡严重，出现剧烈头痛和呕吐。婴幼儿表现为烦躁不安，且持续时间长。大多数患儿在伤后数小时或数天内出现早期癫痫、颅内压增高及脑神经损伤的定位症状，如颈项强直、偏瘫、失语、失明、抽搐等。

（五）脑干损伤

昏迷时间较长，常出现抽搐，及呼吸、脉搏、血压等生命体征不稳定情况，可出现 40℃ 以上的高热现象。

（六）颅内血肿

根据血肿的部位和出血量的多少，有不同的临床表现。轻则头痛、恶心、呕吐；重则意识障碍，出现昏迷，甚至危及生命。

四、临床特征

（一）儿童与成人脑外伤的对比

1. **颅骨** 儿童颅骨具有薄而柔韧、可塑性强、骨缝未闭合易分离等特点，损伤后较少出现颅内占位效应。

2. **脑组织**　与成人相比，小儿脑组织更易发生缺血、缺氧、水肿。婴幼儿的蛛网膜下腔较大龄儿童及成人窄，脑组织在颅腔内的活动幅度较小，对创伤后的缓冲空间减少，对冲伤的发生率低，3 岁以后对冲伤的发生率相对增多。

3. **神经系统调节**　儿童神经系统发育尚未成熟，伤后脑水肿多较成人重，损伤后临床体征变化也更重。高颅压出现较早，易造成脑疝，危及生命。

4. **血管调节**　儿童血管调节中枢功能发育不完善，血容量相对较少，且头部血容量占比大，失血时心肺代偿能力差，易出现休克。

5. **生理调节**　儿童生理调节机制不成熟，易受疾病和环境因素的干扰，出现水电解质及酸碱平衡紊乱，进一步加重脑组织缺氧，形成恶性循环。

（二）儿童重型颅脑外伤的特点

重型颅脑外伤（severe TBI，sTBI）是格拉斯哥昏迷量表（Glasgow coma scale，GCS）评分 ≤ 8 分的颅脑外伤。研究表明，儿童创伤性脑损伤中，重型颅脑损伤比较多见。弥漫性轴索损伤存在于 75% 的中重度患者中，在急性期可能导致死亡或者意识障碍。儿童重型颅脑外伤具有以下特点。

1. **意识障碍程度重**　表现为原发性昏迷出现早、时间长、程度深、进展快，且常出现意识障碍程度与实际脑损伤程度不一致的情况。

2. **继发伤进展快**　伤后继发的颅内血肿和脑水肿的发生发展速度快，颅内压迅速升高，早期出现脑疝。

3. **生命体征紊乱**　表现为生命体征起伏大、变化快，病情可急剧恶化，但典型的库欣综合征表现并不多见。

4. **对冲伤少**　小儿的颅内血肿多位于受伤着力部位，对冲伤发生率较低。

5. **癫痫发生率高**　小儿大脑皮质功能不稳定，脑神经元的兴奋阈值较低，兴奋易于扩散。局部脑组织受压时，易对大脑皮质产生刺激和激惹，诱发癫痫。儿童重型颅脑外伤后早期癫痫发生率达 19%，部分患儿癫痫可出现在受伤 1 年后甚至更长时间。

6. **功能障碍**　受伤后脑缺血性改变，表现为大面积脑梗死或弥散性脑肿胀，儿童颅脑损伤后脑梗死发生率高于成人。根据脑部损伤部位与范围，可产生不同的并发症，例如运动障碍、智力障碍、意识障碍、呼吸障碍、言语障碍、认知障碍等。

（三）儿童脑外伤吞咽障碍特点

根据儿童脑部损伤部位与范围，可能产生各种不同的并发症，吞咽障碍是常见的并发症之一，严重颅脑损伤的儿童在急性期约 68% ~ 76% 存在吞咽困难。

颅脑外伤儿童的吞咽障碍与病情密切相关，并发不同症状的患儿吞咽功能障碍表现不一致。

1. **口腔感知觉减退**　机械通气、气管切开术后或意识障碍均可引起患儿的口、咽腔、喉腔感觉减弱，机械通气时间越长，发生吞咽障碍的可能性越大，41% ~ 83% 的机械通气患儿在拔管后出现不同程度的吞咽障碍，机械通气时间 ≥ 1.5 天可增加吞咽困难的风险。

2. **流涎**　部分患儿因感知觉减退、口颜面肌力下降等可导致流涎。癫痫发作及抗癫痫药物的使用可加重流涎症状。

3. **下颌控制障碍**　脑损伤导致部分患儿出现咬合反射增强，张口受限，或低张力导致的下颌闭合功能障碍。

4. 摄食行为障碍

（1）注意力缺陷：注意力缺陷与吞咽功能呈负相关。部分患儿对食物的性质、味道等感知差，咀嚼及吞咽效能下降，易导致食物滞留口咽腔，并延长进食时间。

（2）冲动式进食：部分患儿对食物的判断能力下降，将大量食物放在口腔内，不经过咀嚼即快速吞咽，增加误吸风险。

（3）情绪障碍：部分患儿表现为易激惹，对外界刺激反应强，一定程度影响到吞咽功能。吞咽时患儿出现激惹现象，将增加误吸甚至窒息风险。

（4）食欲减退：如癫痫及药物服用后导致味觉变化、食欲减退。

5. 误吸　脑积水、颅内压高的儿童，易发生呕吐，引起误吸。部分患儿因药物使用（镇静药、肌松药），而导致咽部肌力下降、胃排空延迟、贲门括约肌肌力下降。意识障碍的患儿，由于咳嗽反射减弱、体位调节能力下降、代谢及呼吸功能紊乱、鼻饲管的留置等，增加了反流和误吸风险。

（四）预后

儿童脑外伤的预后与患儿的意识状态评分、损伤范围、是否合并颅内血肿、是否合并脑组织水肿等密切相关。与成人相比，小儿发病时较重，但及时救治后预后一般较好，病死率低。这与小儿神经系统处于发育阶段，自身的修复代偿能力强，以及并发症少有关。

第二节　诊断和评估要点

一、诊断要点

（一）一般检查

包括头部及脊柱的视诊、触诊、听诊、叩诊，以及神经系统检查。

（二）神经影像学检查

1. X 线平片　了解是否存在颅骨骨折及骨折情况。

2. CT 或 MRI 检查　明确脑损伤的部位和范围。

3. 腰椎穿刺　了解是否存在颅内感染。

（三）颅脑外伤严重程度分级

昏迷的程度和持续时间是判断儿童脑积水及脑外伤术后严重程度的指标。为准确评估判断脑积水及脑外伤术后患儿意识水平，可应用一些评定量表。

1. 格拉斯哥昏迷量表（GCS）　是由英国格拉斯哥大学的两位神经外科教授 Graham Teasdale 与 Bryan J. Jennett 在 1974 年制定的测评昏迷的方法。现被用于颅脑损伤的伤情评估、临床分型，以及颅脑损伤的预后判断。昏迷指数包含睁眼反应（eye opening）、语言反应（verbal response）与运动反应（motor response）三个部分，总分 15 分，最低 3 分。15 分为意识清楚；12 ~ 14 分为轻度意识障碍；9 ~ 11 分为中度意识障碍；8 分以下为昏迷。分数越低则意识障碍越重。运动评分左右两侧可能不同，以较高的分数为准。对 TBI 病情严重程度评估，13 ~ 15 分为轻度；9 ~ 12 分为中度；6 ~ 8 分为严重；3 ~ 5 分为特重，见表 15-1。

表 15-1 格拉斯哥昏迷指数（GCS）

睁眼反应（E）		语言反应（V）		运动反应（M）	
4	自动睁眼	5	回答正确	6	遵嘱动作
3	呼喊睁眼	4	回答错误	5	刺痛定位
2	刺痛睁眼	3	只能说话	4	刺痛躲避
1	不睁眼	2	只能发音	3	刺痛屈曲
		1	无言语	2	刺痛强直
				1	无反应

C 分：如因眼肿不能睁眼，　　T 分：因气管套管或切开无法发声，以"T(tube)表示"
以"C(closed)表示"　　　　　D 分：平素有语言障碍史，以"D(dyshasic)表示"

2. 儿童昏迷评分（children coma scale，CCS）　由澳大利亚神经外科专家 Simpson 和 Cockington 于 1982 年在 GCS 量表的基础上，对语言反应项目进行了相应修改，见表 15-2。适用于小于 4 岁儿童的颅脑外伤严重程度评估。

表 15-2 儿童昏迷指数（CCS）

睁眼反应		语言反应		运动反应	
4	自动睁眼	5	微笑，声音定位，互动	6	（< 1 岁）自发运动 /（> 1 岁）服从命令运动
3	呼喊睁眼	4	哭闹，可安慰，不正确互动	5	刺痛定位
2	刺痛睁眼	3	呻吟，对安慰异常反应	4	刺痛躲避
1	不睁眼	2	无法安慰	3	刺痛屈曲
		1	无语言反应	2	刺痛强直
				1	无任何反应

3. 婴幼儿神经创伤评分（trauma infant neurologic score，TINS）　由澳大利亚的神经外科专家 Adani Liana Beni 于 1999 年提出，评分包括受伤原因、气管插管、意识状态、运动障碍、瞳孔对光反射及头皮损伤六个项目，总分在 1 ~ 10 分之间，即婴幼儿昏迷指数。突出表现了受伤机制、气管插管及头皮损伤等因素对判断婴幼儿颅脑创伤伤情的重要性，见表 15-3。

表 15-3 婴幼儿神经创伤评分（TINS）

项目	得分 0	得分 1	得分 2
受伤原因		< 1 米坠落伤，轻度打击伤	> 1 米坠落伤，车祸伤，贯通伤
气管插管	否	是	
意识	清楚	嗜睡	昏迷
运动障碍	无	一侧障碍	无运动
瞳孔	双侧等大、灵敏	不等大或无反应	散大、无反应
头皮损伤	无	帽状腱膜下血肿	

4. **持续性植物状态诊断标准和临床疗效评分量表（中国南京标准 2011 年修订版）**　应

用 5 项临床评分（肢体运动、眼球运动、听觉功能、进食、情感）对持续性植物状态（persistant vegetativestate，PVS）患儿临床疗效进行量化评分，有较好的操作性和科学性。

5. **昏迷恢复量表（修订版）（JFK coma recovery scale，CRS-R）** 由 6 个分量表，共 23 个条目组成，包括听觉、视觉、运动、口部活动、交流和觉醒功能，为意识障碍的鉴别诊断、预后评估及制定合理治疗计划提供依据。

6. **其他** 无反应状态整体分级量表（full outline of unresponsiveness scale，FOUR）、威塞克斯脑损伤矩阵量表（Wessex head injury matrix，WHIM）等。

二、吞咽功能评估要点

（一）吞咽功能发育情况

与成人不同，在进行儿童吞咽障碍的评估、治疗时，必须了解儿童发病前的吞咽功能发育情况，见表 15-4。

表 15-4 发育年龄与吞咽能力发展

发育年龄	吞咽能力发展
0～6 个月	吸吮反射，母乳 / 奶瓶喂养
6～18 个月	逐步转至独立进食，用勺子吃、用杯喝水、处理不同食物
2～5 岁	逐步建立吞咽时的口部运动技能
6～12 岁	优化吞咽时的口部运动技能
13 岁以后	接近成人

（二）不同情况脑外伤儿童吞咽评估重点

吞咽障碍的影响因素包括是否存在气管切开、机械通气、管饲、消化系统紊乱、意识状态、运动功能障碍、营养代谢问题、语言功能障碍、认知功能障碍、生长发育情况及损伤部位等。不同情况的脑外伤儿童，吞咽评估的重点也有所不同。

1. **脑损伤病灶部位** 查看患儿的 CT 或 MRI 结果，如病灶部位涉及吞咽功能相关的脑区，尤其脑干，需相应进行吞咽功能的评估。详见第四章第三节"客观评定"内容。

2. **呼吸功能情况** 如患儿需辅助机械通气，评估重点为口腔和咽喉部感觉、咳嗽反射、咳嗽力量、肺部情况。如患儿为气管切开术后，需增加染料测试。

3. **摄食认知功能评估** 评估患儿是否存在意识障碍、认知障碍和情绪问题。

4. **摄食评估** 对认知障碍的患儿，重点评估进食过程中的注意力、控制能力以及情绪变化，如进食时间延长、食物滞留口腔、咀嚼运动减少、狼吞虎咽、易激惹等。此外，认知障碍儿童的摄食环境、照顾者与儿童的交流沟通方式也不能忽略。

5. **咽期功能评估** 重点关注患儿是否存在反流和气道保护功能减退的情况，以及咽部功能情况，患儿进食时存在安全性下降的情况时，建议行吞咽造影检查。

（三）评估内容

脑外伤儿童吞咽功能障碍的评估内容，包括资料收集、体格检查、吞咽障碍筛查、吞咽功能评估、仪器检查等，具体内容详见第四章相关内容。

第三节 治疗策略

一、治疗目标

吞咽障碍的治疗方法选择需综合考虑多种情况，包括临床情况、吞咽障碍的症状、病因、具体环节及摄食情况，其最终目的是让脑外伤儿童能安全、有效地摄入营养，保证其正常生长发育。

颅脑外伤康复可分为三个阶段：急性期康复、恢复期康复和后遗症期康复。急性期大致是伤后2周或4周内，患者病情危重且变化迅速，生命体征不平稳，多有明显的意识障碍，接受被动治疗为主。恢复期大致是病情稳定后至半年或1年内，生命体征相对平稳，仍有少数患者存在意识障碍。后遗症期是伤后半年或1年以上，患者多遗留肢体功能障碍及精神认知障碍，生命体征平稳。《病案信息学》将后遗症定义为：后遗症（晚期效应），指疾病本身不复存在，但残存影响身体情况的症状、体征，是疾病发生一年或更长时间仍然存在的情况。

虽然颅脑损伤后大部分神经功能的恢复是在6个月之内，但整个恢复过程可持续至2年或更长时间。不同时期康复的目标及侧重点不同。急性期吞咽康复治疗的主要目的是促进吞咽功能恢复、减轻或预防吞咽障碍的并发症。恢复期和后遗症期是改善吞咽功能、提高参与进食的能力，更好地回归家庭及学校生活。

二、治疗方法

（一）急性期

1. **一般治疗** 高渗治疗、镇静剂和神经肌肉阻断剂应用、脑脊液引流、癫痫预防性治疗、通气疗法、亚低温治疗、营养支持、镇痛管理等，改善功能，预防并发症。

2. **手术治疗** 根据患儿术前意识状况和全身状况，在CT透视下确定血肿部位、大小，早期行微创小骨窗开颅血肿清除术或大骨瓣开颅减压术治疗。

3. **体位管理**

（1）一般体位管理：对术后血压平稳患儿，在不影响手术区域和引流的前提下，一般采取半坐卧位，将床头抬高30°，避免仅垫高头部；保持肢体处于功能位，穿"丁字鞋"防止足下垂；每2~4小时翻身1次；对于鼻饲患儿，头偏向一侧以防误吸；舌根后坠者，头偏向一侧，并且托起下颌，以保持呼吸道通畅。

（2）气管切开术后体位：气管切开后去枕平卧8小时，严密观察呼吸道分泌物情况，为避免气道受阻，尽量减少搬动。每2小时翻身拍背1次，翻身时注意头部与气管插管平行移动，以避免插管移位或脱落。严密观察患者呼吸情况，及时吸痰。

（3）合并脑脊液鼻漏的体位：取仰卧位，床头抬高30°，避免偏向一侧，注意观察，及时清除鼻腔内异物，防止误吸至气管导致窒息。

（4）合并小脑或脑干水肿的体位：去枕侧卧位，防止脑干和枕部受压引起枕骨大孔疝。

（二）恢复期

1. **促醒治疗** 针对昏迷的患儿，采用促醒药物治疗、音乐疗法、高压氧治疗、电刺激促醒治疗、综合感觉刺激治疗、家庭支持性康复、肢体被动按摩、针灸等。

2. **呼吸康复** 意识障碍及不配合的患儿采用被动呼吸康复技术，包括气道廓清技术、正压通气、胸壁关节松动术、排痰训练、体位引流、物理因子治疗等。意识清醒且能有效配合患儿采用主动呼吸功能康复技术，包括腹式呼吸训练、抗阻呼吸训练、咳嗽训练等。

3. **体位管理**　合适的姿势和体位可让患儿感觉舒适，有对抗痉挛、防止挛缩的作用，有助于吞咽动作的产生。可通过调整颈部位置，采取舒适体位进行训练和摄食，如图 15-1。颈后部肌肉张力过高的患儿，用牵伸、按摩、热敷等方法有助于改善颈后肌肉紧张状态。长期卧床患儿可借助坐垫、枕头、脚踏凳等用品进行体位调整，以改善心肺功能和减少坠积性肺炎的发生，如图 15-2。

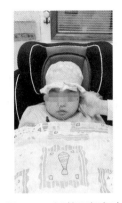

图 15-1　调整颈部角度

4. **吞咽功能训练**　意识障碍儿童可进行被动运动训练、感觉刺激训练以及神经肌肉电刺激。对张口困难的儿童，可进行 K 点刺激。意识清醒且能配合的患儿需进行主动吞咽运动训练，详见第六章第一节相关内容。有癫痫发作的患儿，应避免冷刺激和过度疲劳，并注意观察患儿服用抗癫痫药物后的肌力情况。

5. **摄食训练**　考虑患儿的觉醒情况、配合程度、肢体功能等问题，在摄食环境、摄食工具、体位、食物选择等方面提出安全有效的摄食训练指导。

6. **认知行为治疗**　结合视觉、听觉、触觉等多种感知觉刺激，通过环境、行为等方面积极干预儿童的异常进食行为。

三、营养支持

在急性期，积极的营养支持不仅可以改善机体代谢状况，避免低蛋白血症，而且可以保护机体的免疫功能、降低感染率，促进创伤及神经组织修复和功能重建，改善脑外伤儿童的预后。急性期首选肠内营养，当患儿能逐步恢复经口进食时，鼓励经口吞咽，不能经口吞咽

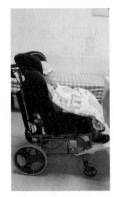

图 15-2　体位训练

的患儿需管饲，有鼻胃管、鼻十二指肠管、鼻空肠管、胃造瘘管以及间歇经口管饲法等。可给予高蛋白、高热量饮食，如肠内营养剂、高能量配方奶。

恢复期及后遗症期，注意营养均衡，避免营养摄入不足或过量。

四、家庭指导

部分脑外伤患儿康复周期长，急性期在医疗机构住院治疗，康复期返回家庭之后，绝大多数患儿的家长成为患儿的长期照顾者和后续康复执行者。应根据患儿情况对家长进行家庭指导，延续康复治疗，可以减少并发症的发生，促进功能恢复，在经济上还能减轻家庭负担。

第四节　个案分析

案例 1　特重型颅脑损伤合并颅内感染

一、病例资料

患儿，男，8 岁。因"摔倒致意识障碍 1 年"入院。患儿在水泥路面上奔跑时，不慎被他人撞倒，头部着地，摔倒后患儿出现头痛，家长未重视，2 小时后头痛进行性加重，逐渐反应迟钝至昏迷，诊断为"脑疝"，即行"右侧颞顶部去骨瓣减压 + 血肿清除术 + 气管切开术"。术后并发高热及颅内感染（多发病灶），再行开颅手术。术后一直存在意识障碍。入院时查体：GCS 评分——睁眼反应 1 分、语言反应 1 分、运动反应 3 分。气管切开，痰多，咳嗽无力，听诊双肺均可闻及湿啰音，行胃造瘘术，身高 120cm，体重 17kg，四肢肌肉萎缩，

全身肌张力低。双侧颅骨缺损，骨窗凹陷。实验室检查提示轻度贫血，白蛋白正常。

二、方法

（一）评估方法

1. **吞咽功能评估** 患者意识障碍。静观 3 分钟，未观察到吞咽动作，但出现流涎、唾液呛咳等症状。留置带气囊的气管套管，痰微黄，咳嗽力量弱，需辅助吸痰。口颜面肌张力偏低，不能配合进行吞咽器官运动及感觉功能评估。使用高靠背轮椅，双足下有枕头支撑，颈部肌肉无力，无支撑下头颈部偏向一侧。胃造瘘管摄取营养，管饲后无呕吐，每餐糊状食物 250ml，每日 5 餐，间隔 3 小时。

2. **吞咽反射测试** 使用冰棉签刺激吞咽启动触发位置，记录冷刺激后至吞咽反射出现时间，患儿在冷刺激后超过 5 秒未观察到吞咽动作的出现。

3. **染料测试** 结果为阳性，存在误吸。

（二）治疗方法

1. **基础训练** 包括吞咽器官被动训练及神经肌肉电刺激，每天 1 次，每周 6 天。

（1）下颌、唇、舌、颊肌被动训练：患儿意识障碍，不能主动配合，给予吞咽器官被动运动、冰刺激等训练。

1）下颌训练：使用小岛勺刺激 K 点处，持续向下按压使下颌维持张开状态，继而用其余四指指腹放置于下颌下缘位置，上抬促进下颌闭合，重复上述操作以维持患儿下颌关节活动度。

2）唇颊训练：借助棉签和振动牙刷，在肌肉低张力松弛处采用高频率顺着肌肉收缩方向按摩，提高肌肉的兴奋性。

3）舌训练：利用冰棉签，在舌的两侧及舌后 1/2 处按揉，带动舌运动；使用吸舌器牵拉患儿舌头，进行舌向各方向的被动活动。用拇指指腹放在两侧下磨牙内侧牙槽处，同时对舌两侧进行揉压，促进咀嚼感觉输入及舌运动。

4）使用冰柠檬汁通过刷擦方法刺激舌面、舌根、软腭及咽后壁，诱发吞咽动作，深部咽肌刺激诱发咳嗽反射。

（2）神经肌肉电刺激：采用双向方波，脉宽 750μs，频率 55Hz，选用直径 25mm 的圆形电极片，分别置于下颌舌骨肌和二腹肌前腹位置，输出强度以能触及肌肉收缩为宜，30min/ 次。

2. **营养管理** 经营养师筛查及营养评估后，指导家属饮食结构、摄食量的调整，定期测量体重、身高，定期复查营养相关的实验室检查。

3. **医患沟通**

（1）误吸风险告知：气切痰多，咳嗽能力差，染料测试阳性，禁经口进食，并签知情同意书。

（2）注意事项：管饲前拍背、吸痰，管饲时体位为半卧位，注入前回抽未见胃内容物则可管饲，注意注入速度，避免过快。管饲后至少保持半卧位 30min 方可平躺。夜间入睡前避免管饲，防止反流。每日进行口腔护理，保持气道通畅。

（3）预后告知。

4. **家庭训练指导**

（1）训练时头颈两侧须支撑稳定，轮椅靠背调至 45°～60°。

（2）用振动牙刷、冰棒快速刺激唇、面颊、舌肌、软腭。

（3）下颌、舌、颊肌被动活动。

（4）声音、言语、光线、各种触觉等刺激以促醒。

（5）保持气道通畅。

三、结果

治疗一个月后，患儿在快速刺激下出现闭唇动作，刺激舌两侧可引出小范围的咀嚼动作，冷按摩吞咽触发部位6秒后可出现吞咽动作，流涎症状减轻，唾液呛咳减少，咳嗽力量增强。听诊肺部呼吸音稍粗，无湿啰音，咳嗽咳痰减少。营养改善可，染料测试仍为阳性。后患儿出院，转介到当地社区卫生机构进行后续治疗。

四、讨论

该患儿头颅外伤后颅内压增高迅速发展为脑疝，急性期合并颅内感染，颅脑损伤范围大，GCS评分低，意识障碍持续时间长，生存质量差，预后差。治疗方面主要给予基础训练、营养支持及家庭指导。

在基础训练中，K点刺激可诱发患儿张口和吞咽，为该患儿进行舌肌运动、感觉刺激等吞咽训练创造条件。唇颊、舌肌、味觉及感觉刺激可提高吞咽反射的灵敏性，减少吞咽肌群的废用性萎缩，诱发咳嗽反射，减少误吸风险。

对于伴有意识障碍、气切的脑外伤患儿，应多关注整体病情、误吸风险以及可能出现的并发症，及时了解家长需求，指导家长做好家庭训练，防止吞咽肌群的废用性萎缩。

案例2　重型颅脑损伤

一、病例资料

患儿，男，5岁9个月。因"摔倒致发音困难、吞咽困难2年"来门诊就诊。患儿2年前在家玩耍时不慎从楼梯上滚落，次日早晨家长发现患儿精神差、反应迟钝，立即就诊。MRI提示双侧顶叶出血，为重型颅脑损伤，未进行手术治疗。患儿发音困难，使用手势语交流，吞咽困难，进食食物性状为糊状食物/软食，饮水呛咳，流涎。体格检查：神志清醒，可步行，四肢肌力肌张力正常，生长发育指标正常。双肺呼吸音清。发音困难，使用手势语表达，理解好。注意力、学习能力、记忆力无异常。

二、方法

（一）评估方法

1. 吞咽功能评估

（1）筛查：反复唾液吞咽测试30秒完成2次吞咽，洼田饮水试验4级。

（2）吞咽器官：唇、舌、面颊肌张力偏低，常为张口状态，流涎，右侧咬合力量弱于左侧。伸舌范围为唇内，舌尖无法舔至嘴角，舌肌力量弱，不能抗阻，闭唇力量不足，吞咽器官运动控制差，口腔内感知觉差，双侧咽反射减弱，吞咽启动无延迟，咳嗽反射存在，软腭上抬无力。

（3）摄食：进食及饮水均有漏出，吞咽糊状食物/软食，无呛咳，饮水时常常仰头，饮水呛咳。进食时间30min/餐，进食量正常。可自主进食，但常常需家长喂食，进食时家长将食物直接放入口腔中后部。

2. 软式喉内镜吞咽功能检查　患儿进行软式喉内镜吞咽功能检查，结果在头部直立位吞咽时，吞咽启动无延迟，梨状窦无食团残留，无渗漏及误吸。喉部感觉正常，咽部、会厌、杓状软骨、声带解剖结构无异常。

（二）治疗方法

口肌训练、摄食训练、神经肌肉电刺激、发音训练及沟通训练。每天1次，每周3天。

1. **口肌训练结合摄食训练** 本病例参考 SRJ 口肌训练（Sara Rosenfeld-Johnson oral motor exercises）方法，并给予进行下颌、唇、舌、冰刺激等训练。

（1）下颌训练：①下颌稳定性训练：采用口腔控制手法保持下颌稳定。其做法是以中指对下颌底施加一定压力，使舌头保持稳定，另外将示指放在下嘴唇下方，保持嘴唇稳定，借此促进唇、舌动作。②下颌控制训练：张口姿势保持 2 ~ 3 秒，或进食时让患儿张口等待食物的喂入可训练张口位的下颌控制。结合一些咬合练习及游戏训练患儿咬合位的下颌控制。③咬合力量训练：选择合适硬度的 T 形咬棒，让患儿进行咬合力量练习。用地瓜干 / 橡皮糖练习咀嚼动作。

（2）唇颊训练：使用冰棉签快速按摩唇颊部肌肉，刺激后让患儿做用力闭唇、圆唇及咂唇动作。让患儿用唇部力量加紧压舌板，进行唇部力量训练。用勺子将一侧颊肌稍向外牵拉，让患儿进行颊肌收缩训练，也可进行鼓腮练习。进食时让患儿使用唇部将食物闭锁在口内。

（3）舌肌训练：用患儿喜欢的食物，诱导舌肌主动运动。用吸舌器进行舌肌的抗阻训练。利用蘸牛奶 / 果酱的棉签，放舌中部，让患儿进行吸吮，可练习下颌控制、唇颊及舌肌的协调性。

（4）感觉刺激：使用冰柠檬棒 / 各口味果汁棒对患者舌两侧、舌面、软腭及咽壁进行刺激，刺激后让患儿做吞咽动作。让患儿喝冰冻饮料，吃雪糕，咀嚼饼干，增加口腔内感觉输入。

2. **神经肌肉电刺激** 采用双向方波，脉宽 750μs，频率 55Hz，选用直径 25mm 的圆形电极片，置于双侧面颊部，沿面神经分支位置，输出强度以能触及双侧面颊肌收缩为宜，30min/ 次。

3. **发音训练** 让患儿进行吹哨子、吹蜡烛，吹水泡，鼓腮练习，增加呼气时长，增加经口呼出气流。利用推撑法引导患儿发音。

4. **沟通训练** 建立文字概念，认识简单汉字、数字。为后续介入辅助沟通工具的应用打基础。

5. **家庭训练指导** 制定家庭指导方案，在家完成训练。

（1）姿势调整：训练及进食时坐位进行，双脚面平稳接触地面，双膝关节屈曲 90°，躯干挺直，前方放一适宜高度餐桌，双上肢自然放于桌面。避免仰头吞咽，让患儿自行进食。

（2）吞咽器官运动功能训练：家长手法辅助保持下颌关节稳定。使用 T 形咬棒、吸舌器结合食物进行下颌及舌肌训练，利用地瓜干、橡皮糖等食物练习咀嚼功能。利用不同味道、温度、性状食物给予患儿吞咽，利用食物引导舌头伸出，使用勺子进食，引导唇部将食物含入口腔。

（3）口腔感知觉训练，借助各种口味冰棒、雪碧 / 可乐、饼干等食物进行。

（4）图 - 字配对。

三、结果

治疗两个月后患儿唇、舌、面颊肌可进行部分抗阻运动，张口状态改善，提示后可闭口。舌肌前伸超过下唇 0.5cm。摄食过程可用闭唇动作将餐具上的食物抿入口腔，进食漏出减少，头部直立位下饮水无呛咳。可进食烂饭及小段的蔬菜。呼气时长 3 秒，吹水泡时间 6 秒，推撑下可引出发声，音量小。

四、讨论

安全教育及家庭照顾是避免儿童发生脑外伤的最有效的方法。儿童发生闭合性的脑外伤后，家属应及时带孩子就诊。该患儿为脑外伤后遗症期，存在吞咽障碍、言语障碍。吞咽障碍以吞咽效率不足为主要表现，治疗上以改善吞咽功能、提升进食能力为主。通过个性化康复治疗，患儿的吞咽器官的运动及感觉功能、控制能力均有改善，进食效率提高。对于合并有沟通障碍的患儿，需进行语言沟通训练。鼓励患儿参与进食与社交活动，进食应与家人、同伴一起，也可让患儿及同伴共同完成一些任务，有助于患儿回归学校。

（李盈盈　陈丽珊）

参考文献

[1] Popernack ML,Gray N,Reuter-Rice K.Moderate-to-Severe Traumatic Brain Injury in Children: Complications and Rehabilitation Strategies[J]. Journal of Pediatric Health Care,2015,29(3):e1-e7.

[2] Langlois JA,Rutland-Brown W,Wald MM.The epidemiology and impact of traumatic brain injury: a brief overview[J]. J Head Trauma Rehabil,2006,21(5):375-378.

[3] 杨术真，李栓德，李丽娜，等. 宝鸡市 1991—2000 年儿童颅脑损伤临床与流行病学研究 [J]. 中国临床神经科学，2002，10(2):155-156.

[4] 巩守平，师蔚，史良，等. 儿童颅脑损伤因素的临床流行病学研究 [J]. 中国校医，2003，17(5):408-409.

[5] 陆文峰，唐蔚，姚宝珍. 儿童脑损伤病因及脑保护治疗的研究进展 [J]. 实用心脑肺血管病杂志，2017，25(4),117-119.

[6] 黄国河，陈汉民，陈婉红，等. 儿童重型脑外伤的特点及预后分析 [J]. 临床军医杂志，2006，34(3): 326-327.

[7] Martinez-Biarge M,Diez-Sebastian J,Wusthoff CJ,et al. Feeding and communication impairments in infants with central grey matter lesions following perinatal hypoxic-ischaemic injury[J]. Eur J Paediatr Neurol,2012,16(6): 688-696.

[8] Morgan AT,Mageandran SD,Mei C.Incidence and clinical presentation of dysarthria and dysphagia in the acute setting following paediatric traumatic brain injury[J]. Child Care Health & Development,2010,36(1):44-53.

[9] Morgan A,Ward E,Murdoch B,et al. Incidence,characteristics,and predictive factors for Dysphagia after pediatric traumatic brain injury[J]. The Journal of Head Trauma Rehabilitation,2003,18(3):239-251.

[10] 窦祖林. 吞咽障碍评估与治疗 [M].2 版 . 北京. 人民卫生出版社. 2017.

[11] 王素真. 重症颅脑损伤病人鼻饲护理现状 [J]. 护士进修杂志，2007，22(8): 735-737.

[12] 赵青菊，韩秀华，杨凤海，等. 重型颅脑损伤患者早期肠内营养支持与预后的相关性 [J]. 中华创伤杂志，2006，22(3): 224-225.

[13] Stacey AS, Heather LF, Rosemary M. The incidence of dysphagia following endotracheal intubation: a systematic review[J]. Chest,2010,137(3):665-673.

[14] Abbey B,Whitehead LW,Quiney HM,et al.Swallowing dysfunction after prolonged intubation: analysis of risk factors in trauma patients[J]. American Journal of Surgery,2011,202(6):679-683.

[15] Morgan AT,Omahoney R,Francis H.The use of pulse oximetry as a screening assessment for paediatric neurogenic dysphagia[J]. Developmental Neurorehabilitation, 2001,11(1):25-38.

[16] 熊仓勇美，椎名英贵. 摄食吞咽障碍学 [M]. 中国台北市 : 合记图书出版社 ,2016.

[17] 李翠红 . 儿童进食困难的评估及治疗 [J]. 中国儿童保健杂志，2010，18（7）: 575-577.

[18] 程英升，尚克中 . 儿童的喂食和吞咽障碍问题 [J]. 世界华人消化杂志，2002，10（11）: 1314-1319.

[19] A Morgan AT, Dodrill P, Ward EC Interventions for oropharyngeal dysphagia in children with neurological impairment[M]// The Cochrane Library. John Wiley & Sons,Ltd,2011.

[20] 卒中患者吞咽障碍和营养管理中国专家组. 卒中患者吞咽障碍和营养管理的中国专家共识（2013 版）[J].

中国卒中杂志，2013，8（12）：973-983.

[21] 冯兰云，胡天鹏，张绵，等. 吞咽肌群训练及电刺激治疗儿童脑损伤后吞咽障碍 [J]. 河北医药，2012，34(1):38-39.

[22] 张玉霞，郭西良，张圣邦，等. 脑外伤气管切开术后患者吞咽障碍的康复护理效果 [J]. 安徽医学，2016，37(1):106-107.

[23] 中国吞咽障碍康复评估与治疗专家共识组. 中国吞咽障碍评估与治疗专家共识（2017 版）：第一部分评估篇 [J]. 中华物理医学与康复杂志，2017，39（12）：881-892.

[24] 中国吞咽障碍康复评估与治疗专家共识组. 中国吞咽障碍评估与治疗专家共识（2017 版）：第二部分治疗与康复管理篇 [J]. 中华物理医学与康复杂志，2018，40（1）:1-10.

[25] 中国康复医学会康复护理专业委员会. 颅脑创伤临床康复护理策略专家共识 [J]. 护理学杂志，2016，31（18）:1-6.

[26] 孙新亭、张小年，张皓. 脑外伤与脑血管病所致认知障碍发生机制的研究进展 [J]. 中国康复医学杂志，2014，29（2）：188-191.

[27] Skandsen T,Kvistad KA,Solheim O,et al. Prevalence and impact of diffuse axonal injury in patients with moderate and severe head injury: a cohort study of early magnetic resonance imaging findings and 1-year outcome[J]. Journal of Neurosurgery,2010,113(3):556-563.

[28] Wang JY , Bakhadirov K , Abdi H , et al. Longitudinal changes of structural connectivity in traumatic axonal injury[J]. Neurology, 2011, 77(9):818-826.

[29] Marquez de la Plata CD, Garces J, Shokri Kojori E,et al. Deficits in functional connectivity of hippocampal and frontal lobe circuits after traumatic axonal injury[J]. Archives of Neurology,2011,68(1):74-84.

[30] Johnson VE,Stewart W,Smith DH. Axonal pathology in traumatic brain injury[J]. Experimental Neurology, 2013, 246:35-43.

[31] Guyot LL,Michael DB.Post-traumatic hydrocephalus[J]. Neurological Research, 2000,22(1):25-28.

[32] Sajjadian N,Fakhrai H,Jahadi R.Incidence of Intraventricular Hemorrhage and Post Hemorrhagic Hydrocephalus in Preterm Infants[J]. Acta medica Iranica,2010,48(4):260-262.

[33] 持续性植物状态诊断标准和临床疗效评分量表（中国南京标准 2011 年修订版）[J]. 中国航海医学与高气压医学杂志，2011，18(5):319.

[34] Seel RT,Sherer M,Whyte J,et al. Assessment Scales for Disorders of Consciousness: Evidence-Based Recommendations for Clinical Practice and Research[J]. Archives of Physical Medicine & Rehabilitation,2010, 91(12):1795-1813.

[35] Bruno MA,Ledoux D,Lambermont B,et al.Comparison of the full outline of unresponsiveness and Glasgow Liege Scale/Glasgow Coma Scale in an intensive care unit population[J].Neurocrit Care,2011,15(3):447-453.

[36] 刘腾，杨少波，李昊. 去骨瓣减压术在儿童重型颅脑损伤中的应用及研究进展 [J]. 中华小儿外科杂志 2016，37（3）:234-237.

[37] Morrow SE,Pearson M.Management strategies for severe closed head injuries in children[J].Seminars in Pediatric Surgery,2010,19(4):279-285.

[38] 喻南慧，祝益民. 儿童严重创伤性脑损伤的管理指南（第 3 版）解读 [J]，实用休克杂志（中英文），2019，3（2）：112-113.

[39] 陈日玉,吴艳,林琼. 重度颅脑外伤术后持续性昏迷患者的体位护理 [J]. 西南国防医药 , 2019, 29(5):109-110.

第十六章
中枢神经系统感染性疾病

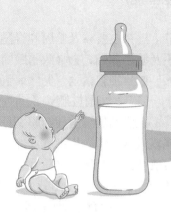

第一节 概述

一、定义

中枢神经系统感染性疾病是指病原微生物（病毒、细菌、真菌、螺旋体、寄生虫、立克次体等）侵犯中枢神经系统的实质、被膜及血管等引起的急性或慢性炎症性（或非炎症性）疾病。中枢神经系统感染具有高发病率和高死亡率的特点，是全球范围内严重的致残和致死疾病之一，严重危害儿童健康。在儿童期，脑膜炎比脑炎更为常见，病毒感染比细菌感染常见。

中枢神经系统对各种病原体的侵犯有较强的抵抗力，但一旦脑和脊髓受到感染则后果严重。人体感染病原体的途径有多种，如新生儿可通过接触感染的产道分泌物而感染疱疹病毒、通过吸入带有病毒的飞沫而感染、通过昆虫叮咬而感染（如流行性脑炎）。而病原微生物损害中枢神经系统通过两种方式：通过血行感染、神经干逆行感染和直接感染破坏中枢神经系统的神经细胞；患儿对感染的免疫应答可能会导致神经周围的细胞受损。

新生儿和婴儿中枢神经系统感染的首发症状常是发热。婴儿通常会变得易怒和挑剔且拒食，呕吐很常见。有时新生儿或小婴儿囟门凸起，提示颅内压升高。患有脑炎的婴儿通常会出现癫痫发作、肢体无力。严重者嗜睡、昏迷甚至死亡。部分患儿在发病 6 个月至 1 年后仍遗留不同程度的功能障碍，轻者表现为精神行为异常、学习困难、多动、注意力缺陷和精细动作协调障碍等；重者则可能出现植物人状态、肢体瘫痪、脑神经麻痹、智力减退、癫痫、吞咽障碍、听觉与视力障碍、严重精神障碍和排泄障碍等。

有研究显示，80% 以上的中枢神经系统感染急性期患儿，及 30% 后遗症期患儿存在不同程度的吞咽障碍。因此，除了重视中枢神经系统感染性疾病急性期吞咽障碍的确诊和处理，还要重视影响患儿后遗症期吞咽障碍持续存在的因素，这些因素可继发营养不良、误吸、肺炎，甚至窒息死亡。

二、分类

中枢神经系统感染性疾病至今无统一分类。按解剖部位不同可分为大脑炎、脑膜炎、间质炎、脑干脑炎、小脑炎、脑脊髓炎等；按发病形式和病程特点可分为急性、亚急性和慢性；按病理特点可分为出血性、坏死性、脱髓鞘性、包涵体性；按病因分类可分为病毒性、细菌性、真菌性、螺旋体性、立克次体性脑膜脑炎。

三、发病因素

（一）病毒性脑炎 / 脑膜炎

感染中枢神经系统的病毒包括疱疹病毒、虫媒病毒、柯萨奇病毒、埃可病毒及肠道病毒等。感染主要累及脑膜和脊髓表面，导致脑脊髓膜炎；感染主要累及脑，则导致脑炎；同时累及脑膜和脑，会导致脑膜脑炎。早期表现为脑组织局限性或弥漫性水肿，神经细胞变性坏死、胶质细胞增生、炎性细胞浸润等，后期形成的软化灶则引起脑组织的不可逆性破坏。

（二）细菌性脑炎 / 脑膜炎

儿童期的细菌性脑膜炎是由肺炎链球菌、脑膜炎奈瑟菌和流感嗜血杆菌等引起的，病原体以人脑血管内皮细胞上的受体为目标，从而使细菌越过血脑屏障进入大脑的蛛网膜下腔之后就会继续繁殖，之后就会引起脑膜、脊髓膜或脑实质化脓性炎症。细菌性脑膜炎初期，炎性细胞产生的渗出物填充了蛛网膜下腔，导致软脑膜纤维化。

（三）结核性脑膜 - 脑炎

软脑膜弥漫充血、水肿、炎性渗出，形成许多结核结节，加上重力作用和脑底血管的吸附作用容易引起脑底脑膜炎。

（四）手足口病并发脑炎和脑干脑炎

手足口病是由肠道病毒 71 型（肠道病毒 71 型是重要的嗜神经病毒之一）感染引起的中枢神经系统疾病，主要表现为受累部位弥漫性或局灶性神经元变性、坏死，白质脱髓鞘改变，淋巴细胞和浆细胞浸润，周围血管炎性反应等。

四、临床表现

临床上，儿童中枢神经系统感染性疾病以病毒性脑炎 / 脑膜脑炎和细菌性脑膜炎多见，下面简单介绍两者的临床表现。

（一）病毒性脑炎 / 脑膜脑炎

急性病毒性中枢神经系统感染是常见的儿童神经系统疾病之一，临床常表现为急性起病的发热、头痛、呕吐、惊厥或意识障碍。其中病毒性脑炎以抽搐、意识障碍、精神行为异常、局灶神经系统症状等脑实质受累表现为主，病毒性脑膜炎以头痛、呕吐及脑膜刺激征阳性为主要表现，如果脑实质和脑膜受累症状均很突出，可能为病毒性脑膜脑炎。多数病毒性脑（膜）炎为自限性，尤其是病毒性脑膜炎，预后多数良好，但一些重症病毒性脑炎或脑膜脑炎可导致严重的临床症状和高病死率、高致残率。

（二）细菌性脑膜炎

细菌性脑膜炎是中枢神经系统严重的感染性疾病，儿童患者尤多。致病菌中脑膜炎球菌最多，其次为流感杆菌、肺炎球菌、大肠埃希菌及其他革兰氏阳性杆菌、葡萄球菌、厌氧菌等。

新生儿细菌性脑膜炎的临床特点具有非特异性，多表现为发热、呕吐、易激惹、拒绝饮食、喂养困难、呼吸困难、嗜睡、睡眠不安稳、皮肤苍白或花斑纹、肌张力亢进或低下等，其中呼吸困难为常见的新生儿细菌性脑膜炎初始症状。

1 岁左右的婴幼儿，中枢神经系统感染性疾病发生率最高。如果儿童出现后遗症，多会伴随大脑的大范围损伤，引起肢体瘫痪、摄食吞咽障碍、癫痫、智力障碍、视力障碍等症状。

儿童细菌性脑膜炎最常见的临床特征是发热、头痛、颈项强直、呕吐和食欲不振、精神萎靡，严重者出现惊厥、谵妄、昏迷。临床体征无特异性。

（三）儿童中枢神经系统感染后的吞咽障碍

关于吞咽障碍，中枢神经系统感染急性期患儿难以经口摄食，多为静脉输液营养或经管营养。尽管恢复期改为经口摄食，但舌、下颌、唇、咽喉部的运动障碍和吞咽功能障碍仍然存在，并影响到之后的摄食吞咽功能发展，难以恢复到发病前的状态。中枢神经系统受到感染，同时会出现意识障碍、呼吸障碍、肌张力异常、姿势动作模式异常、感觉异常及癫痫等，这些都会影响到患儿的摄食吞咽功能。此外，肌张力亢进或癫痫还可引起胃食管反流。

第二节 诊断及评估要点

一、诊断要点

中枢神经系统感染性疾病通常通过临床症状，血常规检查、脑脊液检查、病原学检查、神经影像学检查以及电生理检查（脑电图检查）进行诊断。对疑似中枢神经系统感染儿童的诊断方法必须包括完整的病史和体格检查。

二、评估要点

（一）意识障碍程度评估

中枢神经系统受到感染时，需要评估患儿意识障碍是否受损，通常采取格拉斯哥昏迷量表（Glasgow coma scale，GCS），确定患儿有无昏迷及昏迷的严重程度。

（二）呼吸功能评估

由于严重的中枢神经系统感染性疾病患儿长期卧床及胃管进食，呼吸功能受到严重的影响，治疗师需要对患儿进行详细的呼吸功能评估。

（三）摄食吞咽评估

患儿受到中枢神经系统感染的影响，且发病时长期经管维持营养，患儿的摄食吞咽功能难以恢复到发病前的状态，需要评估吞咽器官的运动及感觉功能情况，并关注患儿的吞咽反射情况及发病前的吞咽功能（详见第四章第三节"客观评定"）。

（四）仪器检查

由于肌张力异常及呼吸功能下降，患儿进食时存在安全性及有效性的下降，为确定患儿的吞咽问题，并选取相对安全的进食姿势及食物性状，降低误吸风险，建议进行吞咽造影检查或其他仪器检查，详见第四章仪器检查相关内容。

第三节 治疗策略

一、治疗目标和治疗策略

儿童中枢神经系统感染性疾病治疗的主要目标是改善患儿气道、呼吸和循环功能，及早发现及治疗危及生命的并发症，提高患儿的生活质量。治疗策略包括气道、呼吸和循环的控制；颅内压升高和癫痫持续状态的处理；维持充足的血管内容积；监测并发现并发症及其治疗；对存在吞咽障碍和喂食困难的患儿，尽早介入吞咽康复治疗等。

二、治疗方案

（一）急性期治疗

1. 中枢神经系统感染是神经系统急症，管理应从支持气道、呼吸和循环开始　格拉斯哥昏迷评分（GCS）< 8、呕吐反射差、分泌物聚集、吞咽功能丧失、呼吸系统损害、持续性休克、癫痫持续状态或颅内压升高的患儿，应考虑早期插管和机械通气。

2. 充分使用镇静、镇痛和神经肌肉阻滞剂　有助于插管顺利和减少颅内压的增加。

3. 深昏迷/浅昏迷/嗜睡状态的患儿 中枢神经系统受到感染，其意识状态出现改变，治疗师可采取感觉刺激（视觉、听觉、触觉、本体感觉等）的方法进行促醒。

4. 呼吸功能受损的患儿 由于通气减少、呼吸急促，患儿的呼吸和吞咽协调会出现中断，并带来吞咽模式的变化。保持呼吸道通畅，清除痰液堵塞，让患儿用力咳痰或给患儿定时翻身、拍背助痰液排出；对咳嗽无力、昏迷无法排痰的患儿，采用气管插管或气管切开及时给予吸痰。当患儿呼吸功能稳定后，需加强气道保护能力，改善吞咽功能，可采取声门上吞咽手法和门德尔松手法治疗（详见第六章第一节"间接训练"）。

5. 药物治疗 当怀疑中枢神经系统感染时，广谱抗生素和抗病毒药物是首选。

（1）病毒性脑炎：建议所有怀疑病毒性脑炎的患儿立即住院，并在6小时内评估并尽可能完成脑脊液检查，如不能完成脑脊液检查，应在6小时内静脉注射阿昔洛韦。

（2）细菌性脑膜炎：临床管理指南指出，在临床怀疑细菌性脑膜炎时，需要紧急使用静脉注射抗生素。儿童社区获得性细菌性脑膜炎诊断与治疗专家共识认为，由于我国肺炎链球菌造成的脑膜炎常见，建议将三代头孢菌素加万古霉素作为初始经验治疗方案。

6. 高压氧治疗 待患儿抽搐症状缓解，且生命体征稳定后，及时行高压氧治疗。高压氧能通过对大脑皮质的双向调节作用加速吞咽反射弧的重建和修复，从而加速患儿脑功能恢复和吞咽中枢功能的恢复。

7. 预防并发症 对昏迷、肢体瘫痪等重症患者，需要预防肺炎、泌尿系统感染、跟腱挛缩、肌肉萎缩、下肢静脉血栓形成等并发症的发生。

（二）摄食吞咽治疗

吞咽功能康复 发病前，婴幼儿通过哺乳和摄食吞咽运动获得了正常的感觉运动功能，因此进行治疗时，应学会利用患儿保留的味觉和正常的感觉运动功能，改善患儿的摄食吞咽情况。

（1）感觉刺激：

1）利用患儿保留的味觉，治疗师可用手套沾上患儿熟悉的母乳或配方奶等食物，在患儿口腔以螺旋方向轻柔按摩患儿的牙龈、舌、唇颊内部和双唇，改善口腔感知觉。

2）以患儿熟悉的食物，逐渐过渡，通过不同味道、性状、质地的食物提供患儿良好口腔探索经验。

3）用冰棉签在患儿唇周、双面颊、下颌、颈部快速轻柔刷擦。

（2）口腔运动功能训练（详见第六章）：训练前清理口腔，避免治疗过程中呛咳发生。针对月龄较小的婴幼儿，治疗师可用仿真安慰奶嘴进行吸吮运动，逐渐带动患儿的舌前后运动；针对月龄较大的患儿，治疗师可选取软勺，用凸面轻轻下压，缓慢、轻柔刺激患儿前腭弓、后腭弓、软腭、咽后壁及舌后部，并带动舌运动，增强吞咽反射。

（3）姿势调整：患儿的肌肉张力和进食姿势密切关联，需配合肌肉发展的成熟度或肌肉张力形态（高/低肌张力）决定进食姿势。中枢神经系统感染性疾病患儿出现高肌张力时，容易诱发癫痫，进食时需要一个稳定舒适的体位和姿势，不能频繁转换姿势。进食时需要综合考虑前庭觉、本体觉和呼吸等因素进行体位的调整。

（4）喂养方式及食物调整：

1）选取一些患儿不容易误咽的食物，如可先采用糊状食物；

2）患儿饮水时，一般使用勺子或奶瓶，1岁后可尝试使用吸管；

3）在进食的过程中，采取放松体位，保持患儿的头部状态，避免后仰，避免出现误吸，控制好患儿每次的进食量，根据患儿的病情状况增加进食量。

（三）后遗症的处理

中枢神经系统感染导致急性和慢性神经后遗症，最常见的是癫痫、听力减退或丧失、脑积水、局灶性神经功能缺损、智力或行为障碍和人格改变等。

1. **癫痫** 急性期抽搐发作时，以止痉及对症支持治疗为主，可静脉使用苯二氮䓬类、苯巴比妥等药物。恢复期仍有发作，呈局灶性发作者，遗留癫痫后遗症的概率较大，建议完善长程视频脑电图检查。抽搐发作频繁或意识障碍，应尽早进行脑电图监测，以明确有无癫痫发作或非惊厥性电持续状态，及时给予抗癫痫药物治疗，避免长期大剂量使用影响意识的抗惊厥药物，积极控制癫痫发作或临床下电发作可以改善预后。

2. **听力减退或丧失** 患儿入院时及出院前均应进行听力评估，首先使用耳声发射和快速脑干诱发电位进行筛查，对未通过者应转诊至耳鼻喉科听力中心完善脑干听觉诱发电位和多频稳态检查，若患儿配合可完善行为测听或纯音测听。发现超过30dB的听力减退或丧失，需请耳鼻喉科评估，决定进一步检查及干预方案。发现重度及极重度神经性耳聋，建议尽早行人工耳蜗植入。

3. **智力或行为障碍** 进行发育筛查、发育行为评估，如有异常，需在康复科和神经科就诊，进行语言治疗、技能训练、躯体训练、行为干预、教育辅助等多种康复治疗。

第四节 个案分析

一、病例资料

患儿，9岁3个月，于2016年7月10日在家中突然出现发热，最高体温39℃，伴有双眼上翻，不伴四肢抽搐、大小便失禁、头痛、头晕及恶心、呕吐等表现，送往当地卫生院就诊，给予抗生素治疗过程中，患儿再次出现双眼上翻，并伴有肢体抽搐，后意识丧失，即转至当地医院儿科，行腰穿脑脊液检查后考虑为急性病毒性脑炎。2016年7月12日病情加重转入ICU，2016年8月3日病情平稳后转入神经内科治疗，9月18日转入康复科。

入康复科时体查：最小意识状态，昏迷恢复量表（CRS-R）9分（听觉，对声音有眨眼反应，1分；视觉，眼球可追踪，可追视40°，欠恒定，3分；运动，痛至肢体回缩，2分；语言，无发声，0分，非功能性交流，1分；唤醒度，能睁眼，2分），双侧鼻唇沟正常，双侧额纹对称，对人物有注视、追视，对声音刺激有眨眼反应，双手打开，无抓握意识。自发活动少，无自主发声，双上肢屈曲，双下肢跖屈，双下肢可抬离床面，四肢肌张力高，左侧上肢屈肌Ⅰ～Ⅰ⁺级，右侧上肢屈肌Ⅰ级，左下肢伸肌Ⅰ～Ⅰ⁺级，右下肢伸肌Ⅰ级；足背屈角左侧约100°，右侧约90°，双膝反射活跃，双侧踝阵挛未引出，病理征阴性。

入院诊断：脑炎恢复期。

二、辅助检查

脊髓MRI（2016.8.3）平扫未见明显异常。

头颅MRI（2016.12.14）复查：双侧丘脑、基底节区、中脑大脑脚和左侧额顶颞叶皮层及皮层下白质内异常信号范围较前缩小，以左侧额顶颞叶区明显，脑沟裂增宽及幕上脑室扩大大致同前片。

视频脑电图（2016.10.25）：清醒闭目下双侧枕区以47Hz、50～100μV的θ节律为主要背景，各区可见大量1.5～3Hz、60～220μVδ波，各区可见少量低波幅β波，两侧基本对称，枕区优势存在。异常小儿脑电图：①背景节律明显慢化；②右侧额极、额、中央及颞区尖波多量发放。

三、分析

患儿由于意识障碍，出现先行期吞咽障碍；双侧额顶叶皮质区域受损，影响舌的活动，其他皮质区域受损，影响随意吞咽的启动和对吞咽的调控，还影响这些核团支配的吞咽肌，从而出现口腔期和咽期吞咽障碍。患者病情严重，早期入住ICU，在病情稳定后，康复团队在ICU对患儿实施早期床旁康复评估和训练，包括吞咽功能评估和训练。

四、初次吞咽功能评估

口腔功能检查：患儿为最小意识状态；平卧下无明显流涎，侧卧下有流涎（C级）；下颌偶尔过度闭合，有不随意上下咬合运动，有紧咬反射，刺激K点可打开下颌约2厘米；唇、舌、软腭均无随意运动，舌体尚软；咽反射尚灵敏；呕吐反射保留；喉部有痰鸣，咳嗽反射延迟，力量差。

进食评估：患儿为管饲状态，取30°躯干倾斜体位行改良饮水试验，用注射器滴喂1ml及2ml含食物染色剂的水各一次，有吞咽动作，但喂后喉部痰音增多，分别经5次及10次吞咽动作后清除，喉上抬幅度小，吞咽后可从胃内抽出含食物染色剂的胃液；试用注射器滴喂1ml及2ml果露状酸奶各一次，喂后反应同喂水，且舌面有少许残留。

评估结果：患儿存在认知期、口腔期、咽期吞咽障碍；重度吞咽障碍（不能经口进食）2级。

五、吞咽治疗方案

（一）康复目标

近期目标：改善张口困难，能自主咳嗽。

远期目标：拔除鼻饲管，正常进食。

（二）治疗方案

包括VitalStim神经肌肉电刺激治疗、口腔感觉训练、口腔运动训练及促醒训练等方法。

1. VitalStim吞咽肌神经肌肉电刺激治疗　通道1，两片电极放在舌骨上方，水平排列电极，作用于会厌谷和舌基部周围肌肉系统，促进喉上抬，改善咽期吞咽障碍；通道2，两片电极放置于面神经颊支位置上（左右轮换，隔日一次），刺激面神经，引发面部肌肉收缩，改善口腔期吞咽障碍。第1代产品刺激参数：为双向波，波宽700ms；输出起始强度为4.5～5mA，根据患儿的耐受情况调整；频率变频固定，在30～80Hz范围调整；治疗时间每次30min，每天1次，每周5次。

2. 口腔感觉训练　包括冷刺激、味觉刺激训练、气脉冲感觉刺激训练和K点刺激。

3. 口腔运动训练技术　包括口腔器官被动运动体操、舌肌被动康复训练和口面部震动刺激。

4. 促醒训练　早期采用感知觉训练促醒：包括视觉、听觉、触觉、本体感觉训练等。

六、再次评估（治疗2月后）

口腔功能检查：患儿意识为最小意识状态；侧卧下偶有流涎；下颌可张开3～4cm；未诱出圆唇和闭唇运动，唇多处于半张状态；舌可见小幅度侧方运动，伴舌前伸；软腭无随意运动；咳嗽反射正常，力量稍差。

进食评估：取 60° 躯干倾斜体位行改良饮水试验，用注射器滴喂 1ml、2ml、3ml 水各一次，吞咽反射有延迟，2～3ml 水须吞咽 2 次，但无呛咳、口角外漏、音质改变、呼吸及面色改变；试用注射器滴喂 3ml 蜂蜜状酸奶，置于舌中部，喂后反应同喂水；用勺试喂 2ml 糊状肉末粥，置于舌中侧部，需吞咽 2～3 次，且舌面有少许残留，喉上抬欠充分。

评估结果：

1. 认知期、口腔期吞咽障碍。

2. 中度吞咽障碍（可经口营养）6 级。如为能吞咽的食物，三餐均可经口摄取。

七、根据再次评估结果修改治疗方案

继续采用 VitalStim 神经肌肉电刺激治疗、口腔感觉运动训练、丰富的感知觉刺激。

摄食训练：进食体位取大于 30° 的半卧位。食物选择为稀薄的、果露状、蜂蜜状、糊状；不吃水渣分离密度不均匀、过于黏稠及需要一定咀嚼能力的食物。一口量选择：液体为 3ml，置于口腔两侧；糊状食物 2～3ml，置于舌前侧部。

八、末次评估（按修改方案治疗 3 个月后）

口腔功能检查：患儿意识清醒，认知差。无流涎；出现咀嚼运动，但力量、幅度及速率欠佳；圆唇及展唇幅度不足；不会吹气，但可含水闭唇鼓腮 2～3 秒；可诱出舌前伸，有小幅度侧向运动，左侧较右侧好。

进食评估：饮水无呛咳，一日 3 顿，经口摄取，每顿约 100 克米饭加菜 100 克，30～40 分钟，无呛咳及反流。

评估结果：

1. 口腔期吞咽障碍。

2. 轻度吞咽障碍（可经口营养）8 级。除少数难吞咽的食物，三餐均可经口摄取。

（陈建树　周惠嫦　梁　鹏　袁家健）

参考文献

[1] 肖侠明. 小儿神经疾病诊断与治疗. 北京：人民卫生出版社,2008.

[2] 窦祖林. 吞咽障碍评估与治疗.2 版. 北京：人民卫生出版社,2017.

[3] 戴维斯. 从零开始：脑外伤及其他严重脑损伤后的早期康复治疗. 魏国荣，刘瑛，译. 北京：华夏出版社.2017.

[4] 温红梅. 吞咽障碍评估技术. 北京：电子工业出版社,2017.

[5] 肖农，徐开寿. 儿童重症康复学. 北京：人民卫生出版社,2019.

第十七章

气管切开术后

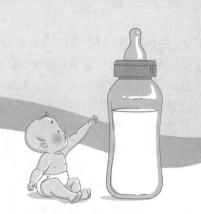

第一节 概述

一、定义

气管切开术（tracheotomy）是指切开颈段气管，放入气管套管，以解除喉源性呼吸困难、呼吸机能失常或下呼吸道分泌物潴留所致呼吸困难的一种常见手术。气管切开术是一种操作简便、立竿见影的手术，在临床上运用较多，至今已有 400 多年的历史。

二、流行病学

在过去的十年里，随着新生儿和儿科重症监护室护理的改善，气管切开术在儿童中的应用越来越多，用以管理上呼吸道阻塞、长时间通气、呼吸机驱动异常和不可逆的神经肌肉疾病。气管切开术在儿科重症监护病房是一种不太常见的手术，只有不到 3% 的患儿进行了气管切开术，但进行了气管切开术的患儿有更高的风险不良事件和死亡率，主要死于并发症。

Karen F. Watters 的文献报道，接受气管切开术的儿童中，50% 以上为 1 岁以下儿童，且拔管率极低（28%~51%），平均拔管时间为 2 年。

三、适应证

早期气管切开在儿童气道灼伤、颈部钝挫伤及喉气管支气管炎的治疗中有积极而重要的意义，有利于预防喉梗阻的发生，纠正缺氧状态，改善患儿全身状况，利于综合治疗，帮助患儿度过危险期。目前主要的适应证为：

（一）上呼吸道梗阻

包括上气道异物，喉癌，多发性喉乳头状瘤双侧声带麻痹，喉、气管急性炎症，喉水肿，喉创伤，喉神经性疾患等。

（二）各种原因造成的呼吸机能失常

如食用河鲀中毒，有学者研究发现河鲀毒素会导致呼吸肌麻痹，气管切开、呼吸机支持可有效减少病死率。

（三）下呼吸道分泌物潴留

如昏迷、颅脑病变、神经麻痹、呼吸道烧伤等引起的喉肌麻痹，咳嗽反射消失，下呼吸道分泌物潴留，或呕吐物进入气管不能咳出。气管切开不但能解除下呼吸道分泌物潴留所引起的呼吸困难，而且对改善肺部气体交换，降低呼吸阻力，减少呼吸道无效腔，减少呼吸的次数有非常好的效果。

（四）施行头颈及胸部大手术时

累及或直接损伤气管，或术后咽喉部广泛性水肿、喉内肌功能障碍以及血肿形成压迫阻碍气道，严重的颈部、胸部损伤等。

（五）呼吸道管理简易化

可理解为预防性气管切开。气管切开术结合带气囊套管置入适用于短期内无法解决的严重误吸、肺部感染，分泌物多，自主咳嗽咳痰能力差、呼吸功能减退，需要呼吸机辅助通气等情况。

（六）其他

1. 因感染、占位引发的喉梗阻（如急性会厌炎、咽部脓肿），吸氧后仍有明显的低氧血症，并出现烦躁不安等缺氧症状。

2. 头面部、颈部烧伤或颈部严重挫伤，并迅速出现呼吸困难且进行性加重，伴随声嘶、喘鸣，应立即予以气管切开，以防止局部组织水肿压迫气道。

四、生理改变

气管切开后，呼吸道和吞咽功能会产生许多生理性变化，包括：①呼吸道阻力的改变或消失；②吞咽时无法形成声门下气压；③有效咳嗽反射减弱，易发生误吸；④嗅觉丧失；⑤发音功能丧失；⑥肌肉敏感性降低；⑦真声带关闭和协调减弱；⑧呼吸/吞咽循环链的断裂；⑨吞咽时的喉抬升减弱。基于上述因素，特别是气管反射及咽反射消失的患儿，因为不能诱发咳嗽，导致口、咽误吸的食物、水及气管内分泌物无法咳出，而误吸率的增加可能与气管切开后上呼吸道和咽腔-食管产生的一系列病理生理变化有关。

在吞咽的咽期，呼吸暂停和声门关闭，在吞咽过程产生正性的声门下压力，可预防误吸发生。由于气管切开的患儿上气道持续开放，与大气直接相通，声门下压力只能维持在大气压水平，容易导致渗漏/误吸的发生。

五、并发症

婴幼儿具有气管细小柔软，容易塌陷，颈段气管较短等生理特点，婴幼儿气管切开手术具有更高的风险和更多的术后并发症。文献报道，气管切开后并发症发生率为5%~60%，而小儿气管切开后并发症发生率要高于成人。小儿气管切开的并发症受很多因素的影响，包括儿童的生理解剖特点、手术操作、有无先行气管插管、手术时机等。并发症可分为术中和术后并发症，由于术中并发症多是由手术操作引起，故主要讨论术后并发症。

（一）出血

出血作为气管切开的并发症，发生率并不高，但是一旦发生往往危及患者生命，气管套管作用于气管后壁，发生后壁糜烂从而累及无名动脉，将会引发致命性的大出血。除此之外，小儿术后哭闹引起的静脉及胸腔压力增高，静脉压增高使局部静脉扩张或使已闭合小血管重新破裂出血。

（二）气胸

空气由颈深筋膜间隙进入胸腔发生气胸。很多时候，导致气胸的原因在于气管切开手术操作中，手术切口位置偏低，对胸膜顶造成损伤；过度分离气管前筋膜也会出现类似情况。除此之外，气胸的发生还与呼吸道压力过高或正压通气有关。

（三）肉芽形成堵管

这是一种常见的并发症，发生率达到20%~56%，感染和炎症被认为是肉芽形成的主要原因，特别是MRSA（耐甲氧西林金黄色葡萄球菌）感染。术后正确套管选择和正确的护理可有效减少肉芽形成的发生率。

（四）感染

人工气道的建立，使其失去了正常状态下呼吸道对病原体的过滤和非特异性免疫保护作用，造成细菌随空气沿气管 - 支气管移行，气囊上滞留物下流，加上吸痰等气道管理操作污染、呼吸机管道污染，容易造成下呼吸道感染。

第二节 诊断和评估要点

一、并发症的评估

术后并发症分早期并发症（24小时以内发生的）和晚期并发症（24小时之后发生的）。我们主要评估的是24小时以后，处于康复阶段的并发症：

（一）检查气管套管的情况

检查气管套管周围组织是否有出血、气管套管是否有脱落或有脱落风险，是否存在肉芽增生的情况。常规需要对患儿行电子纤维喉镜检查。

（二）气胸

术后康复期，尤其是有正压通气的患儿，在出现突发性呼吸困难时，需要评估其是否存在气胸。

二、吞咽功能临床评估

对患儿的唇、舌、软腭等与吞咽相关的器官的运动功能、吞咽反射及直接摄食功能进行评估，详见第四章第三节"客观评定"相关内容。

三、染料测试

气管切开患者可利用果绿、亚甲蓝等测试，筛选有无误吸。

1. 方法　给患者进食一定量的蓝（绿）色染料混合食物，吞咽后，观察或用吸痰器在气管套管中抽吸，确认是否有蓝（绿）色染料食物。

2. 结果　若有咳出蓝（绿）色染料食物或从气管套管中吸出蓝（绿）色染料食物，应安排吞咽造影检查。如稍后才从气管套管中吸出蓝（绿）色分泌物，就不一定是误吸所致。因为正常的分泌物也会流经口腔和咽，蓝（绿）色染料混合分泌物流经上述器官并覆盖于气管壁，吸出蓝（绿）色分泌物可视为假阳性结果。

四、吞咽造影评估

造影剂采用60%硫酸钡混悬液配制。使用稀流质、浓流质、糊状、固体四种造影食物进行吞咽造影检查，检查患儿是否存在误吸，特别是隐性误吸、渗漏、咳嗽等风险及环咽肌开放情况，详见第四章第三节仪器检查相关内容。

五、拔管的评估

关于拔管时机的标准尚无定论，一般认为气管切开术后换/拔管的决定性因素：①意识水平——神清，查体合作；②无须机械通气24小时，有自主呼吸和咳嗽排痰能力，即每8小时吸痰次数≤2次，耐受堵管24～72小时；③存在咳嗽反射；④分泌物少；⑤吞咽功能良好，饮水无呛咳，低误吸率；⑥需氧量少，血氧饱和度正常。

（一）上气道的评估

上气道评估主要评估上气道的通畅性，可采用纤维喉镜和颈部CT实现，纤维喉镜可见声带的活动是否良好、有无双侧声带的麻痹等，颈部CT可从多个切面观察气道的通畅情况。

（二）肺功能评估

对于气管切开的患儿，传统的肺功能仪器评定较难实施，因此主要集中在咳嗽能力、呼吸肌的力量、胸廓的活动度、呼吸节律以及实验室相关指标，如血气分析等方面。

（三）肺部感染情况的评估

观察患者的咳痰情况，用听诊器听诊双肺的呼吸音是否清楚、有无啰音。可采用 X 线、CT、纤维支气管镜等方法评定患者肺部感染情况。还有微生物检测、痰培养药敏试验等。

第三节 治疗策略

一、治疗目标

气管切开术后患儿能否拔管与很多因素相关。总的来说，一旦患儿病情明确改善，不再需要持续气管切开，就可以进行拔管。对于有拔管条件的患儿，目标为尽早拔除气管套管，恢复吞咽、语言功能。难以拔除的患儿，目标为预防及减少并发症的发生，保持呼吸道的通畅，积极预防肺部感染，尽最大可能恢复吞咽及语言能力。

目前使用的气管切开套管主要是带气囊气管切开套管及无气囊气管切开套管。

（一）带气囊气管切开套管

带气囊气管套管可通过正压封闭气道，有效地预防气道分泌物进入肺中。套管压力控制于 20 ～ 30mmHg。这种套管适用于急救中需要辅助通气的患者。出院回家的患者很少运用这种正压通气的套管。当患者可以自主呼吸后，就不需要正压通气了。这时，护理工作者需要将带气囊套管内的气体放掉，以避免压迫气管壁。

（二）无气囊气管切开套管

适用于可自主呼吸但需要器械辅助排痰保持气道通畅以及长期气管切开的患者。但这种套管的使用也会导致误吸。另外，套管限制了吞咽过程中喉的上抬。

（三）纽扣型气管切开套管

适用于拔管过渡时期的患者。这种套管仅对气管口产生轻微刺激，不会对气管腔内造成影响，且无需固定器，因此不会影响头部活动。但此类气管切开套管不适宜作为吸痰入口，除非是紧急状态下，且也不作为通气入口。

根据患儿的情况，选择安装不同的气管切开套管。同时，应以尽早拔除气管切开套管为目标来制定治疗计划，在不同的时期给予不同的治疗方案（图 17-1、文末彩图 17-2）。

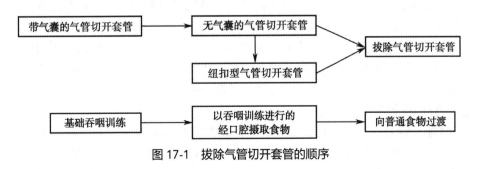

图 17-1　拔除气管切开套管的顺序

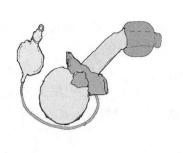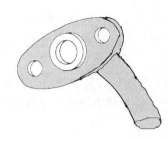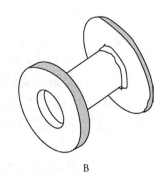

A   B

图 17-2   气管切开套管

A. 带气囊的气管切开套管（左）和无气囊的气管切开套管（右）；B. 纽扣型气管切开套管

二、治疗方法

（一）环境要求

气管切开后，患儿气道与外部环境直接相通，细菌容易进入呼吸道。且其呼吸道防御机能受损，气管及支气管黏膜屏障作用遭破坏，加之婴幼儿抵抗力较弱，因此，必须做好物品和空气的消毒灭菌工作。应保持室内相对湿度在 70% 以上，环境温度应控制在 20～24℃。

（二）保持气道的通畅

加强气道湿化，防止分泌物结痂。每日 2 次的雾化治疗，可稀释痰液，减少肺部感染。吸痰是保持呼吸道通畅、预防肺部感染的关键，但需在患儿有气道分泌物潴留时才抽吸，过多的抽吸可刺激呼吸道黏膜，使分泌物增加，增加感染因素和黏膜损伤的概率。

（三）控制肺部感染

上面提到的保持气管通畅也是处理肺部感染的重要部分，根据药敏试验结果合理使用抗生素是控制肺部感染的重要手段，必要时请呼吸科协助诊治。

（四）肺功能康复

肺功能康复的主要内容是呼吸功能训练和咳嗽能力训练，同时做好口腔护理。上呼吸道有气流通过，上呼吸道的感觉功能改善，有利于改善咳嗽反射，使患者能感受到有分泌物的存在并下意识将其清除。安装说话瓣膜后，可进行正常咳嗽和呼吸训练，以减少肺部感染，加快拔除气管套管的进程。

呼吸放松训练：颈部放松运动、双肩耸起运动、双肩交替运动等，改善呼吸肌群及辅助呼吸肌群间的平衡，促进呼吸系统整体功能的提高。强调口鼻分离，改善咀嚼过程中用鼻呼吸的能力，促进咽期吞咽启动后咽后壁向前运动、鼻咽通道封闭，防止鼻腔反流；强调呼吸控制，调节呼吸气流量和气流速率，提高吞咽过程中呼吸暂停能力，改善吞咽 - 呼吸协调性，通过吸气与呼气发声的有机结合训练和拟声训练，改善发声时气息保持和响度的均匀，同时训练吞咽时误吸物的清除能力，增强自主咳嗽力量，防止误吸。呼吸训练前后将脉搏血氧仪夹在患儿中指上，每天记录训练前后的血氧饱和度。

（五）吞咽功能综合治疗

1. 使用带气囊的气管切开套管　气管切开后气管套管的安装限制了喉部上抬，影响声门压力，会导致咽期吞咽障碍。此外，为防止误咽而鼓起气囊时，会限制唾液和食团通过颈部食管。气囊给喉部和食管带来的物理刺激还会引起分泌物增加等问题。因此，对已施行气管切开的摄食吞咽障碍患者来说，训练前应抽出限制喉部运动的气管套管气囊中的空气，充分进行口腔清洁、口唇及舌部运动、呼吸和排痰的训练。当病情有所改善，排痰量减少，能用力咳痰时，在充分评估后，应尽早拔掉气管套管。吞咽功能相关的口腔器官训练、气脉冲刺激等基础性吞咽训练，可改善患儿的咽部感觉及咽反射，增强吞咽过程气道保护机制。

2. **更换无气囊的气管切开套管后** 进行治疗性摄食训练。

3. **拔除气管切开套管后** 经口进食的食物逐步过渡至正常形态。

提高嗅觉和味觉功能也十分重要，呼气时气流流经鼻腔或口腔可刺激相应的嗅觉和味觉感受器，从而提高嗅觉和味觉的功能。另外还有球囊扩张术、表面肌电生物反馈训练、VitalStim 电刺激等综合治疗方法。

（六）说话瓣膜的使用

详见第六章第一节"间接训练"说话瓣膜的相关内容

（七）其他

给予心理指导。患儿带管出院后会觉得自己和其他小朋友不一样，有些小朋友也会因为患儿带有气管套管不能正常发音而取笑、期负他，非常不利于患儿的身心健康。家长要特别关心患儿所处的环境，但也不要因为孩子有功能障碍就事事迁就，过度溺爱孩子。

三、家庭管理

婴幼儿年龄小，难以表达和配合，因此做好对患儿亲属的健康宣教很重要。

1. **基本知识介绍** 据患儿家属的受教育程度，对其进行关于上呼吸道的解剖、气管切开术的原理和方法、气管套管的组成结构、气管切开术后的护理等宣教。

2. **抢救** 掌握正确家庭护理及紧急情况下的急救。

3. **喂养** 气切后呼吸改道及颈部创口致吞咽疼痛，加之婴幼儿神经系统的调节功能不够完善，喉部屏气功能差，容易出现呛奶现象。需指导家属在喂养时，取半卧位，控制每次喂食量，避免喂养过饱。

四、紧急情况的处理

1. **呼吸困难** 分泌物黏稠干结，家属应不定时清洗、消毒内套管，内管取出时间过长或内套管丢失、分泌物结痂堵塞气道，可出现呼吸困难。这时家属应立即拔出内套管，及时清洗消毒后再放入。若由于内管取出时间过长或内套管丢失，分泌物堵塞气道，应在气管内滴药后及时吸痰，或给予雾化并配合拍背，多能排除。若呼吸困难不能缓解，应立即送医院紧急处理。

2. **脱管** 脱管是气管切开术后严重的并发症之一，必须严加严防。小儿应有专人看护，随时检查系带的松紧度，以防小儿烦躁时自行拔管。拔出内套管及更换敷料时动作要轻柔，脱出后应立即将外套管插入管芯，沿瘘管插入气管，若瘘管未形成或插入困难，则必须立即就医。

3. **导管内异物** 每次取出内导管的时间不宜超过 30min，最好在导管消毒放入并覆盖好纱布以后再进食，以防饭粒等落入导管内。若有液体不慎落入导管内引起呛咳应立即予以吸痰；若为固体，让小儿趴在救护者膝盖上，头朝下，托其胸部，拍其背部。

催吐法：把手指伸进患儿口腔，刺激舌根进行催吐，适用于较靠近喉部的气管异物。

迫挤胃部法（海姆立克急救法）：救护者抱住患儿腰部，用双手示指、中指、无名指顶压其上腹部，用力向后上方挤压，压后放松，重复而有节奏地进行，以形成冲击气流，把异物冲出。应注意不要使气管导管脱出。若还是不能使异物排出，应立即送医院紧急处理。

4. **定期复查** 坚持定期复查（时间一般为前半年 1~2 月 1 次，半年后 3 个月 1 次），教家属学会判断，如出现呼吸困难并无法缓解或进行性加重时应及时就诊。

第四节 个案分析

一、病例资料

患者，女，10岁，于2014年8月17日出现头痛、呕吐，突发神志不清，CT提示颅后窝占位，脑室扩大，急行侧脑室外引流术。于2014年8月20日行枕下后正中入路小脑肿瘤切除术，并行气管切开术。术后患儿不能吞咽，一直经鼻饲管摄取营养。曾试经口进食，出现鼻反流及误吸，肺部感染。于2014年12月7日进行康复训练。

二、评估及结果

（一）应用中山大学附属第三医院康复科改良吞咽障碍临床评估表进行评估

2014年12月8日初次评估，患儿舌、软腭运动功能减弱，舌肌萎缩、震颤，自主咳嗽、清嗓力量极弱，咽反射缺失，未产生吞咽动作；吸吮染湿的绿棉签，气管套管有绿色分泌物渗出，无咳嗽反射，饮水试验无法进行。

（二）60%硫酸钡混悬液配制造影食物行吞咽造影检查

结果显示患儿进食稀流质食物，口腔控制、运送正常，吞咽启动延迟，大量食物误吸，无咳嗽反射，未见食物进入食管，会厌谷、梨状窦有残留，环咽肌完全不开放。

（三）吞咽说话瓣膜评估

在吸痰后试堵气管套管口5分钟，血氧保持在95%~99%，呼吸在20~25次/min，心率80~80次/min，患者自我感觉良好。给予PMV瓣膜佩戴30分钟，过程顺利，无不适。

三、康复方法

（一）佩戴说话瓣膜

为患儿安装PMV瓣膜，恢复声门下压力。佩戴时间由30min逐渐延长，最后除睡眠时间外持续佩戴。

（二）基础性吞咽训练

包括冰刺激、气脉冲刺激、吞咽器官运动功能训练和呼吸功能训练、吞咽气道保护手法等训练，以改善患儿的咽部感觉及咽反射，提高吞咽器官功能，改善呼吸功能，增强吞咽过程中的气道保护机制，每次30min，每天1次。

（三）球囊扩张术

应用10号儿童超滑球囊导尿管，经鼻插入至环咽肌下口，循序渐进向球囊内注水1.2~4.4ml，并嘱患儿做用力吞咽和门德尔松吞咽。重复5~8次。

（四）表面肌电生物反馈训练

应用表面肌电生物反馈训练仪，表面电极放置于颏下肌群，嘱患儿做门德尔松吞咽。利用表面肌电图形反馈其动作正确与否。每天1次，每次吞咽30~35次。

（五）电刺激

应用神经肌肉电刺激治疗仪行电刺激。一对电极贴于舌骨肌上，刺激强度6.5~8.0mA，每次30min，每天1次。

四、治疗结果

（一）训练7周后

患儿舌、软腭运动功能及舌肌萎缩、震颤情况较前明显改善，自主咳嗽、清嗓力量好，咽反射缺失，吞咽动作好；进食绿染液体10ml后，气管套管未见绿色分泌物，回抽胃内容物可见绿色食物。

（二）佩戴吞咽说话瓣膜治疗

佩戴 PMV 瓣膜开始时每天半小时，3 周后过渡到只有睡觉不戴，其他时间都需要佩戴。佩戴 PMV 瓣膜训练咳痰，能把痰液经口咳出。佩戴 PMV 瓣膜再行 4 周强化训练，拔除气管套管。

（三）佩戴说话瓣膜行吞咽造影检查

2015 年 1 月 16 日结果显示患者进食稀流质、浓流质及糊状食物，口腔控制、运送好，吞咽启动延迟，咽部残留少，进食 3 种食物均有渗漏，偶有少量误吸，咳嗽反射弱，环咽肌开放正常。

（四）吞咽造影检查显示

2015 年 2 月 13 日患儿进食稀流质、浓流质及糊状食物，口腔控制、运送好，吞咽启动延迟，咽部残留少，有渗漏，大口进食稀流质有误吸，咳嗽反射弱，进食浓流质和糊状食物无误吸，环咽肌开放正常。拔出胃管，能完全经口进食糊状食物，摄取足够营养。观察 1 周，未见发热、痰液增多，肺部听诊及复查胸片未见异常，出院。

（万桂芳　关志勇　黄楚莹）

参考文献

[1] Watters KF. Tracheostomy in Infants and Children[J]. Respiratory Care, 2017 Jun;62(6):799-825.

[2] 大西幸子，孙启良．摄食·吞咽障碍康复实用技术 [M]. 赵峻，译．北京：中国医药科技出版社，2000.

[3] 邢雅汶．儿童气管切开术后拔管困难 16 例分析 [J]. 中国误诊学杂志，2001，1（5）：773-774.

[4] 冉贞芳，李平．小儿喉乳头状瘤气管切开术后的家庭护理 [J]. 护理实践与研究，2011，8（17）：61-62.

[5] 董凤梅．小儿急性喉炎气管切开术后护理经验 [J]. 中国社区医师（医学专业），2012，14（5）：295-296.

[6] 谢纯青，温红梅，万桂芳，等．说话瓣膜配合综合性吞咽康复在气管切开后患儿中的应用 1 例报道 [J]. 中国康复理论与实践，2015，（11）：1315-1318.

[7] 万桂芳，窦祖林，丘卫红，等．说话瓣膜的应用对气管切开并吞咽障碍患者渗漏和误吸的影响 [J]. 中国康复医学杂志，2012，27（10）：949-951.

[8] 任秀敏，蒋新霞，朱庆文，等．小儿气管切开 180 例报告 [J]. 山东大学基础医学院学报，2003，17（1）：34-35.

[9] 郑文婷．气管切开术在儿童呼吸道异物治疗中的应用及护理 [J]. 医学信息，2013，26（30）：341-342.

[10] 李勤，沈伟．儿童气管切开术有关问题探讨 [J]. 医学综述，2006，12（9）：564-566.

[11] 黄东海，肖健云，赵素萍，等．小儿气管切开术 156 例分析 [J]. 临床耳鼻咽喉科杂志，2005，19（8）：353-355.

[12] 孙秉奎．小儿气管切开术的体会（附 136 例报道）[J]. 中国医药指南，2013（23）：608-609.

[13] 叶政君，胡兰英，周英，等．小儿喉乳头状瘤气管切开术后的家庭保健 [J]. 当代护士，2002（4）：59-60.

[14] 李巍，李俊锋，季文樾，等．儿童与成人气管切开术后拔管困难的临床分析 [J]. 中国小儿急救医学，2013，20（4）：403-405.

[15] 郑文婷．气管切开术在儿童呼吸道异物治疗中的应用及护理 [J]. 医学信息，2013，26（30）：341-342.

[16] 贾丽焱，张素英．小儿气管切开拔管困难的原因分析 [J]. 临床耳鼻咽喉科杂志，2002，16（6）：274-275.

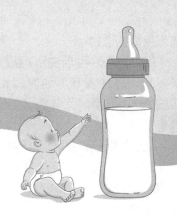

第十八章
重症身心障碍儿童

概述

一、定义

重症身心障碍（severe motor and intellectual disabilities，SMID）可称为重症脑瘫或重症残疾（下文简称"重症儿"），主要是指由于中枢神经系统严重损害所致，表现为身体上的运动障碍和精神上的智能障碍，而且皆为重度。一般情况下，患儿智商（IQ）在 35 以下，运动功能为低于或仅仅能达到保持坐位的状态。该定义于 1971 年由大岛一良在重症身心障碍儿童的基本问题中提出。不同于普通脑瘫患儿，重症身心障碍儿基本没有日常生活自理能力，若无外界的帮助难以维持日常生活和生命体征，是一个需要多方面医疗资源协助的群体。

二、发病因素

重症身心障碍的原因可大致划分为先天性因素、围产期因素、后天性因素所致。表 18-1 是日本公立法人对 11 176 例重症身心障碍患儿的病因统计结果，其中围产期低氧血症、后天性因素的脑炎脑膜炎为排名前两位的致病因素。

表 18-1　重症心身障碍的原因分类

时期	疾患	人数 / 名	百分比 /%
先天性因素 （占 30.5%）	胎内感染	114	1.0
	代谢异常	150	1.3
	先天性异常	836	7.5
	染色体异常	588	5.3
	其他	1 718	15.4
围产期因素 （占 37.4%）	出生低体重	709	6.3
	低氧血症	2 137	19.1
	高胆红素	230	2.1
	分娩异常	375	3.4
	其他新生儿疾患	725	6.5
后天性因素 （占 32.2%）	脑炎、脑膜炎	1 032	9.23
	大脑病变	351	3.14
	外伤	697	6.23
	血管源性肿瘤	155	1.39
	智力障碍伴随癫痫	942	8.42
	其他	417	3.73

先天性因素引起的异常多数缓慢发展至青春期以后，而由出生后疾病引起的异常则更易出现固定性的功能障碍。其中，脑瘫的运动发展存在一定的临界值，如8岁以后的症状较为固定等。由于出生前或出生后因素所致广泛性脑损伤，患儿常从出生后就存在吞咽障碍。

重症儿的摄食吞咽障碍通常为脑干受损导致吞咽反射减弱，或大脑损伤导致舌、下颌及咽部肌群的协调障碍，进而造成一系列的吞咽动作不能顺利进行，出现吞咽与气道防御的时间差，或吞咽无力的现象。但利用原始反射或不成熟功能（吸吮，舌前后移动）等代偿性运动，重症儿可以在一定程度上进行哺乳和摄食。另外，重症儿也能通过其较容易控制的舌头活动来补偿摄食功能。

相反，有明显运动障碍的重症儿多因发育不成熟或停滞而不能获得有效的咀嚼功能，所以只能通过张大口或伸舌吞咽等代偿性动作来代偿。另外，随着年龄增长，重症儿的吞咽器官结构和功能也随之发生变化：喉腔扩大，吞咽反射延迟，吞咽功能下降，气道保护功能也会下降，并且伴有呼吸功能障碍、消化功能障碍、肌肉张力亢进等，会对吞咽功能产生更负面影响。因此，代偿功能出现异常，会导致窒息和误吸等临床问题的出现。

综上所述，重症儿的吞咽障碍存在与运动障碍程度、功能发展的阶段、代偿功能、年龄增长的现象以及全身并发症等多种因素相互关联、互相影响。因此，摄食姿势需要考虑呼吸功能、胃肠功能、肌张力的稳定性和代偿的有效性，以及考虑防止误吸的姿势。

三、疾病特征

重症儿的平均寿命较低，因重症程度而异：一般重症儿为55岁，半超重症儿为35岁，超重症儿仅为30岁。常见的死亡原因是以肺炎为代表的呼吸系统疾病及其相关的败血症，以及严重感染和多器官功能衰竭。另外，与营养和消化功能相关的问题也很多，并且还有许多是随着年龄的增长而加重的进行性疾病。婴幼儿期的死亡多与脑炎引起的癫痫或其他大脑病症相关，而儿童期（学龄前期至青春期）更多是因为恶性肿瘤和重度认知障碍，另外肠梗阻也是主要的死因之一。

重症儿的吞咽障碍受到癫痫发作、认知能力下降、视力障碍、听力障碍和服药等影响。另外，在先行期、口腔准备期、口腔期、咽期、食管期的整个摄食和吞咽的运动过程中都可能存在吞咽障碍（图18-1）。

先行期：不能辨别食物、不张口、原始反射残存、厌食、超敏、拒食。

口腔准备期：嘴唇闭合差、张口过度、无法用嘴唇捕食、咬勺子、无咀嚼动作、伸舌。

口腔期：口唇无法闭合、无法启动吞咽、鼻反流、"囫囵吞枣"式吞咽。

咽期：吞咽器官肌力减退、呛咳、咽喉部残留、构造异常、协调不良、吞咽反射减弱、咳嗽反射减弱。

食管期：食管蠕动运动减弱、胃食管反流。

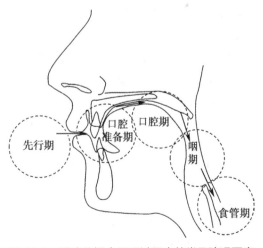

图 18-1　重症儿摄食吞咽过程中的常见障碍要素

四、导致重症儿吞咽障碍的常见因素

重症儿的吞咽障碍除了先天性、围产期和后天性的发育问题，也包含各种运动障碍和吞咽功能未获得等因素。另外，误吸与呼吸功能密切相关，重症儿的排痰能力弱，很容易合并呼吸道感染，其原因多种多样且复杂（表 18-2）。

表 18-2　重症儿吞咽障碍的常见原因

因素	常见问题
从先天性因素到围产期因素的问题	染色体异常 低氧血症 脑炎、癫痫
后遗症和发育迟缓	呼吸功能障碍 肌张力异常 运动发育障碍 精神发育障碍
摄食功能未获得	高腭弓、腭裂 过敏和感觉异常 脊柱侧弯、变形、挛缩 胃食管反流、便秘

（一）呼吸系统问题

1. **呼吸障碍**　呼吸障碍对误吸的影响最大。呼吸和吞咽的中枢都位于脑干，当动脉血二氧化碳分压（PCO_2）升高或动脉血氧分压降低时，中枢会优先呼吸运动，而吞咽运动则受到抑制。

吞咽和呼吸两种不同的运动机制在咽喉部位共存，肌张力异常会加重上述两种运动的困难。特别是当呼吸障碍存在时，除了低氧血症，肌张力异常引起的舌根后坠、支气管硬化或气管软化、慢性肺部病变引起的痰液滞留、鼻旁窦炎以及慢性肺不张和反复的误吸（咽）诱发的过敏等都可能存在。在经口摄食时，顺畅的经鼻呼吸至关重要。多数情况下，重症儿合并有各种阻塞性、限制性和中枢性的呼吸障碍，在急于摄食或情绪激动时，不协调的口腔运动更容易妨碍呼吸的顺畅进行。

另外，免疫力低下，呼吸道的反复感染会导致气管纤毛运动不良，也会造成支气管狭窄、肺不张、肺气肿等。一般而言，血氧饱和度（SO_2）在 90% 以下的低氧血症，或动脉血中的 PCO_2 高于 50mmHg 的高碳酸血症必须接受治疗。但是对重症身心障碍儿而言，常规的呼吸功能障碍治疗标准是不合适的。也就是说，即使有明显的呼吸障碍，SO_2、PCO_2 也可能会达到正常范围。反之，即使没有症状，也有 SO_2 降低、PCO_2 升高的情况，因此需要特别注意。

2. **胸廓运动限制**　呼吸中枢障碍引起的中枢性呼吸抑制或过度紧张的神经性原因及侧弯等引起的胸廓畸形、肋椎关节和胸肋关节的挛缩、膈肌上升、食管裂隙等与呼吸相关的问题不胜枚举。其中，脊柱畸形造成的胸椎侧凸及肌张力的左右不平衡，是限制胸廓正常运动的主要原因。

3. **姿势性肌紧张和呼吸肌无力**　肌张力的增高、降低和不稳定，导致患儿难以保持头部、肩胛骨、躯干和下肢的活动性和稳定性。而且，无论是食欲亢进还是拒食的心态都会不同程度地影响姿势的保持。另一方面，除各种肌肉疾患之外，肌松药、抗癫痫药或抗精神药等药物的使用都会造成呼吸肌肌力的下降。

（二）消化系统问题

1. **胃肠运送障碍**　在胃肠道运送障碍中，胃食管反流往往是吸入性肺炎的主要原因之一，它会严重影响呼吸，引起的疼痛也会增加全身的紧张，持续的消化管溃疡也可能引起出血和加重喘鸣，甚至会诱发支气管痉挛而导致猝死。脊柱、肋骨、骨盆或髋关节的畸形也会导致内脏器官的偏位和压痛，并容易引发便秘和胃肠道活动减退。

2. **营养摄取障碍和慢性便秘**　一般的重症儿身体矮小，能量消耗也较少，因此营养管理中不仅需要低热量、高蛋白、高矿物质，各种必需维生素的摄入保障也十分重要。常规的基础代谢数据大多不适用于佩戴呼吸机的重症儿。另一方面，慢性便秘可能引起结肠的扩大和扭转，引发肠梗阻。另外，从消化管功能方面而言，抗精神病药、抗痉挛药物的风险也很大。因此，重视食物的纤维成分不仅是为了缓解便秘，更重要是为了维持消化道功能，特别是对长期使用容易吸收的消化态营养剂，并伴有持续性腹泻的情况时更需要谨慎对待。

（三）不合适的环境和设置

摄食姿势、食物形态、进食工具、照护方法等不恰当的摄食环境和设置会使患儿难以进行经口摄食并容易引起误吸。重症儿由于脊柱反转扭曲，手脚的位置也难以固定，头部过度伸展或过度弯曲也会使得患儿难以正常进食和吞咽。此外，使用不适合这些异常姿势和口腔功能及形态的勺子或杯碗、餐具形状太大或材料太硬等都可能加重重症儿的摄食吞咽障碍。另外，在临床中使用不恰当的照护方法，如头部和口腔的控制不佳、不合适的一口量及进食速度、不合适的勺子和杯子使用方法等，也可加重摄食吞咽障碍。

（四）运动经验、药物和衰老的影响

首先，如果患儿在发育过程中缺乏应该获得的感觉和运动的经验，则无法保持正常的肌紧张和正确的运动方式。再者，患儿由于多通过不正常的运动积累经验，养成了异常的摄食模式。此外，服用抗癫痫药物、肌肉松弛药、安眠药等会增加气道分泌物、降低觉醒度，导致唾液误吸和舌后坠等，因此药物对误吸和呼吸的影响也不容忽视。此外，随着年龄的增长，脊柱、胸腔和口腔器官的结构和功能变化将使问题愈发严重。

（五）其他

1. **口腔反射**　如患儿朝向来自口唇周边刺激方向开口的"觅食反射"，或试图吸吮被放入口中物体的"吸吮反射"等原始反射均未出现，为维持生命只能采用管饲。相反，若原始反射在长大后仍然存在，会抑制舌、下颌和唇部运动的发育。此外，如长大后仍然残存"咬合反射"，摄食时可能会出现咬勺子的现象，甚至出现全身性肌紧张。通常情况下，呕吐反射会贯穿一生，如果减弱或消失可能会有导致误吸、窒息甚至死亡；但如果是超敏状态，则会限制患儿对口中食物形状和味道的关注与兴趣。

2. **面部、口腔感觉的异常和口腔形态异常**　如果面部和口腔感觉超敏，则当勺子等放入口中时，容易激起全身紧张，所引发的呕吐反射也会造成对食物的味觉发生变化。反之，如果口腔感知觉减弱，即使把食物放进嘴里，也难以有效启动咀嚼和吞咽动作。另外，高肌张力与不自然的姿势、活动、口腔运动模式的积累，容易造成咬合不良、上颌前突、高腭弓、下颌偏位以及颞下颌关节半脱位和齿列不整齐等的发生，使经口摄食更加困难（图18-2）。

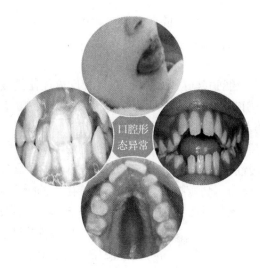

图 18-2 口腔形态异常

五、摄食吞咽障碍的临床特征

（一）重症儿吞咽困难的影响因素

与成年人的吞咽障碍相比，重症儿的吞咽障碍常与复杂的因素交织在一起，几乎每个人都具有特征性的吞咽模式和障碍特点。因此，笼统地把"重症儿的吞咽障碍"归结起来是一种比较危险的思考方式。存在大范围脑损伤的重症儿的吞咽障碍可能由延髓吞咽中枢，也可能由大脑运动系统（即假性球麻痹）病变引起。事实上，两者同时出现的情况非常多。以下是吞咽障碍影响因素的列举（表 18-3）。

表 18-3 吞咽障碍的主要影响因素

1. 先天的脑部病变引起的吞咽障碍
2. 发育不全引起的吞咽功能获得不良
3. 受限的运动模式引起的吞咽动作代偿
4. 年龄增长引起的结构和功能的变化
5. 呼吸障碍、消化障碍、异常肌紧张引起的吞咽障碍

（二）各个发育阶段的问题特征（表 18-4）

1. **从胎儿到围产期的特征**　起因于胚胎期的广泛性大脑损伤的吞咽协调运动障碍在出生后就存在。由于脑干损伤导致的吞咽反射减弱、吞咽肌群无力，或由于大脑损伤导致的舌、下腭、咽部肌群的协同运动障碍，均有可能造成吞咽活动不顺利、吞咽和气道防御的时间差和吞咽力量的减弱。另外，患儿利用比较容易控制的舌头做功能性代偿的情况也较多见。

2. **从出生到婴儿期的特征**　重症儿可以通过原始反射等未成熟的功能性代偿（吸吮、舌头前后运动等）在一定程度上进行哺乳和食物摄取。但在以下几种情况需要注意：①母乳、牛乳及其他的代替食物不能很好地吞咽；②食物有可能误入气管，造成窒息；③消化功能弱，常发生呕吐和便秘；④胃食管反流的高酸胃液引发下段食管炎和肠梗塞。

3. **从离乳期到学龄期的特征**　随着年龄的增长，重症儿颈部或全身的变化和肌肉挛缩进一步明显，未习得的摄食功能的学习和维持变得更加困难，此前习得的功能也可能退化。

另外，通常离乳期后所进食的食物形态更偏向于硬化，运动障碍明显的重症儿的发育往往在未成熟阶段就停滞。由于没有获得有效的咀嚼功能，他们的经口摄食通常只能通过"囫囵吞枣"式的吞咽和伸舌吞咽等代偿性动作来帮助完成。

4. **学龄期以后的特点** 从小学到初中毕业阶段，重症儿的结构和功能的增龄性变化更加明显，除了喉部增大、吞咽反射延迟、吞咽能力下降和气道保护功能降低等变化之外，呼吸障碍、消化系统障碍和肌紧张性亢进等都对吞咽产生更加不利的影响，其结果是已生成的代偿功能出现异常，导致窒息和误吸等临床问题的发生。

表 18-4　重症儿发育阶段的摄食吞咽的问题和对策

问题	对策	补充说明
①颈部稳定性	保持颈部稳定的姿势	颈部不稳定导致难以从视觉上认知食物，也无法顺利的摄取
②原始反射残存	对反射进行评估	例：咬合反射的残存，在勺子放进嘴巴的瞬间上下颌会关闭，并且舌头会将食物顶出口外，导致无法摄取
③超敏	利用摄食外的时间，由边缘向中间按压过敏部位，5分钟不松手	极端讨厌对面部和口腔周围的触摸。如过敏强烈，不仅无法用嘴唇吸取食物，放入口中的食物也会被吐出来
④伸舌	保持下颌的稳定和辅助口唇闭合	在吞咽中，舌头常被置于上下牙龈之间，或伸出口外
⑤口唇闭合功能下降	摄食时的口唇闭合辅助、唇颊部训练（Vangede法）	唇部闭合对进食非常重要，如果唇部不能闭合，无法摄取食物进入口腔，或在食团形成过程中掉出，即使能够启动反射，也会出现吞咽肌群力量不足
⑥张口过度	口面部的放松，以及头部、下颌的稳定	如果存在肌张力亢进，当勺子靠近时，上下颌突然打开并持续过度张口，摄食无法完成
⑦用嘴呼吸	调整摄食和吞咽的时序性，重新习得经鼻呼吸	常张口表示常用嘴呼吸，摄食过程中用嘴呼吸易使咽部食物流入气管，另外，口内滞留的食团容易造成呼吸困难，强化"囫囵吞枣"式的摄食倾向
⑧咀嚼能力下降	通过舌肌的主被动训练和咀嚼训练，并配合牙齿修复或利用义齿帮助咬合	吞咽前需要由舌头和口内肌群的配合将食物置于牙齿咬合面之上，并通过牙齿间的切割和研磨制成可吞咽的食团。如牙齿无法上下左右协调运动，很可能需要"囫囵吞枣""囫囵吞枣"式的摄食吞咽运动

（三）其他特征

1. **隐性误吸的特征** 误吸后的一般症状是呛咳，但在重症儿吞咽造影检查中发现没有呛咳表现的隐性误吸比例较高，且吞咽中误吸多见。食物和水分进入咽部后，容易残留在会厌谷和梨状隐窝。因此，在呼吸时咽部残留物落入气管而引起吞咽后误吸。

2. **肌紧张的影响和特征** 身体机能仅达到卧床水平，并且头部不能控制的重症儿通常都有重度口腔功能障碍，其原因在于姿势肌紧张、口腔内原始反射残存、口腔与面部感觉不良和运动经验不足等。此外，进食环境也会引起患儿全身肌张力的亢进和变化。这种全身的反应会诱发口腔反射（特别是咬合反射），会妨碍正常的口腔运动。

第二节 诊断和评估要点

一、评估原则

重症儿的吞咽障碍与各种因素交织在一起，且因人而异。评估的重点在于客观地分析临床上导致吞咽障碍的原因。评估分为纵向（时段变化）和横向（当前功能），通过纵横两向的综合评估，判断患儿的吞咽障碍是否在经口摄食允许的范围之内。介入后的疗效评估需要由临床改善的程度来判断。例如，呛咳频率降低、肺炎频率降低、摄食量增加、进食时间缩短和体重增加等。

（一）纵向评估

在纵向评估中，因为对应的方式不同，所以需要区分是否在过去的摄食中有过呛咳、发烧和反复的误吸性肺炎的情况，并与现在没有呛咳等误吸的征兆、只因偶然的呕吐而发生吸入性肺炎的情况进行区别。

（二）横向评估

在横向评估中，除了以吞咽造影为中心的吞咽功能评价（口腔运送能力、吞咽反射延迟或姿势与食物形态对误吸和时序性等的影响），还需要全面客观地评估咳嗽能力、免疫力和呼吸功能等。

二、评估项目

从外观上很难判断是否能够安全地吞咽食物、咳嗽的原因以及经口摄食的身体机能情况。为了正确判断，除了进行口腔功能的评估，还需要其他的检查作为补充。以下为一些具体的评估项目，详细评估方法见第四章。

（一）口腔功能的评估

1. **感觉** 头面部、口唇周围和口腔内是否有超敏、低敏或其他感觉异常情况。
2. **姿势** 是否有脊柱侧弯与肌紧张和伴随上肢运动的姿势不稳。
3. **清醒** 是否有情绪波动和难以保持觉醒状态的情况。
4. **口腔功能的评估**
（1）上下颌等口腔结构异常；
（2）食物进入口腔后的唇舌运动、咀嚼运动、从口到咽部的运送情况；
（3）吞咽时的呼吸状态以及咬合不良、口唇闭合不良；
（4）张口度过大、伸舌、下颌的不随意运动；
（5）进食节律不良和疲劳感。

（二）吞咽造影检查

吞咽造影检查是利用胃肠造影 X 线透视装置，检查食物入口后的处理状态和有无误吸。检查前在食物中添加造影剂，然后进行成像。当发现误吸时，可以帮助判断安全摄食时的姿势，食物性状和一口量等，但检查设备需要独立的环境，且费用比较昂贵。

（三）pH 监测

pH 监测是检查引起吸入性肺炎之一的胃食管反流的方法。监视器通过使用微电极记录 24 小时的食管下部 pH 值来评估胃酸反流的程度，其临床意义在于通过参考所记录的 24 小时间的睡眠与觉醒、姿势变化、餐前餐后、癫痫发作、吸痰等情况，将其运用于姿势管理，以减少胃食管反流和改善生活质量。

（四）脉搏血氧饱和度监测

摄食与呼吸功能的协调至关重要，因此脉搏血氧仪是应用最广泛的监测仪之一。如果摄食时的经皮动脉血氧饱和度（SO_2）下降到 90% 以下或者比安静休息时降低 3% 以上，则应暂停进食。

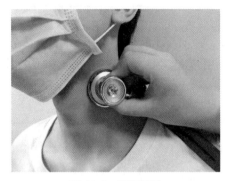

图 18-3　颈部听诊

（五）颈部听诊

吞咽时，可以通过颈部两侧的听诊，从吞咽前和吞咽后的吞咽音变化，以及呼吸音的流畅程度来判断吞咽进行的状态和有无咽喉的食物残留。通常使用小儿听诊器和高音部听诊区更为清晰（图 18-3）。

第三节　治疗策略

以当前的身体机能、认知和交流功能最大限度地发挥为指导策略，通过机能训练、姿势调整、食物形态选择和照护方法的 4 个构成部分，为重症儿提供安全可行的经口摄食能力。

一、治疗目标

重症儿的吞咽障碍治疗目标不能以正常功能的重建为标准，尤其对重度吞咽障碍的患儿，安全且足量的经口摄食应是首要目标，而不是获得正常的摄食和吞咽功能。因此，最大限度运用现有身体功能，配合代偿性运动以及创造安全的摄食环境才是实用可行的治疗目标。

二、治疗内容

吞咽时的呼吸状态，以及咬合不良的吞咽功能评价；吞咽力，吞咽功能的训练和指导，不仅包括间接训练和直接训练，还需要尽可能选择适宜的进食环境（图 18-4）。

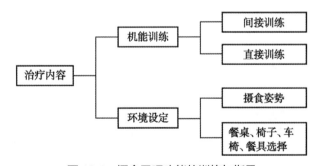

图 18-4　摄食吞咽功能的训练与指导

三、治疗方法

为了预防误吸和尽量克服吞咽障碍，除了兼顾食物形态、进食姿势和辅助方法，还应该注意因长期摄入液体为主的单一食物而造成微量元素的缺乏。另外，因营养不良引起的易感染、压疮、浮肿和皮肤损伤应在吞咽治疗过程中监察，并根据情况向相关医护人员报告。

（一）摄食训练与食物形态

针对重症儿的摄食吞咽训练有必要参考各个发育阶段应选择的食物形态（表 18-5）。

表 18-5　与发育阶段相对应的食物形态和摄食训练

发育区分	训练阶段	食物形态	食物特征	食物代表
离乳初期	口唇闭合与辅食	半流质食物	无颗粒、多水分	酸奶
离乳中期	舌头运动	黏稠固体状食物	有形,可被舌头压碎	布丁
离乳后期	咀嚼训练	软食物、碎食物	可以被牙龈压碎	熟食
自食完成期	咀嚼训练	一口进食,普通食物	可被牙齿压碎碾磨	普通食物

一般来说,容易摄取的食物具有以下特征:

1. 无棱角;

2. 弹性低;

3. 不易被唾液稀释;

4. 可在口内被压碎;

5. 能以缓慢的速度通过咽喉;

6. 有口感且流动性好的半固体成分;

7. 吞咽后不粘咽部食管后壁;

8. 容易在口腔内形成食团;

9. 吞咽时不易分离散乱;

10. 不太滑,可以适当停留于口内。

（二）进食姿势

重症儿有许多身体特征,例如肌张力低/高、躯干反转扭曲和身体蜷缩等不适当的姿势,这些异常姿势的存在使患儿很难正确感受到臀部（坐骨）的支撑,身体在扭曲的坐姿中,难以闭唇和用眼睛看到食物。在喂食过程中,如何抱患儿,或如何配合患儿的身体特征使其尽量保持稳定的坐姿,相对于躯干的颈部角度,脸部朝向等都很重要。摄食时的座椅或轮椅,首先可以帮助患儿稳定头部并保持髋关节的弯曲,使患儿更容易形成对称的姿势。

此外,推荐头部和躯干的中立位,并脚底触地。具体而言就是在枕骨（A）、颈椎（B）、胸椎（C）、腰椎（D）、骶骨（E）和坐骨（F）处尽量使用适当硬度的垫子,对于保持稳定的姿势很有效（图 18-5）。此外,应在进食前尽可能放松身体,并尽量保持髋关节的屈曲。髋关节和躯干的伸展不易保持稳定的坐姿,可根据患儿的需要,在进食前对上肢、躯干和下肢进行肌肉牵伸和关节活动训练。

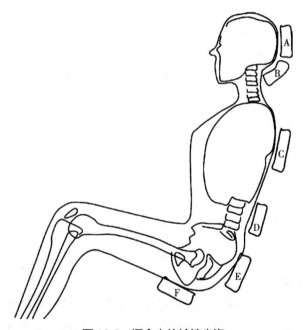

图 18-5　摄食中的轮椅坐姿

枕骨（A）,颈椎（B）,中位胸椎（C）,腰椎（D）,
骶骨（E）,坐骨（F）

（三）辅助方法

经口摄食对重症儿来说也是接触外界、学习交流、表现和转达自己喜怒哀乐的重要途径。为了找到适合患儿生长和摄食特点的辅助方法，需要进食前了解应在哪个环节辅助、如何辅助和辅助程度，并尽量陪伴患儿一起享受美好的用餐时光。基本上，辅助时应该：①与患儿同一视线；②配合患儿的时间点；③注意一口量和颈部角度；④注意呼吸疲劳和适当的休息。⑤改变液体食物的黏稠度。具体而言，辅助分为进食工具辅助、进食辅助和水分辅助。

1. **进食工具的辅助**　针对患儿的身体特征，选择合适的进食工具（图18-6）。

（1）勺子：为了训练上唇的运动，应选择宽度小于齿列、球部比较浅的勺子，对咬合反射残存的患儿，可选用硅胶材料的勺子，但注意不要被咬断。

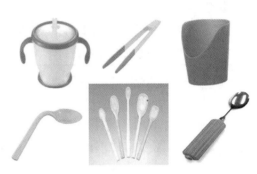

图18-6　进食工具辅助

（2）杯碗：口角宽且有厚度的杯子，内容物容易从口角处洒落，使用难度较大，尽量使用透明、符合口型大小且有切口的杯子。

2. **喂食辅助**（表18-6）

（1）手指的力度：保持头部和下颌的稳定性，然后引导舌头和唇的运动。如果手指和手臂过于用力，会妨碍口腔运动，反之则下颌和舌头的稳定性均会受到影响。因此根据重症儿的状态调整和控制力度非常重要。

（2）头颈部的支持：以右手喂食，可用左肘部支持患儿后枕部，并用左手轻托住患儿下颌，为了不加剧紧张感，手指尽量不妨碍患儿的视野和触摸其脸部，操作时尽量不换手指。

（3）辅助者的位置：辅助者的位置根据患儿头部位置、躯干大小、口腔和身体机能以及使用的座椅或轮椅状况来决定。一般而言，根据患儿的姿势和脸部朝向以及视线的高低来判断辅助者的姿势和位于患儿的前面或两侧的喂食位置。

表18-6　摄食辅助的方法和注意点

（1）勺子平入,置于舌背,在口唇闭合后水平拔出
（2）如勺子被咬住,不宜硬拽,待紧张缓解后慢慢拔出
（3）患儿的吞咽费时长,确认每一口吞咽完毕后再进食
（4）长时间的摄食容易疲劳,注意观察其觉醒状态和注意力
（5）选择不合适的勺子或由上向下的灌食均不利于上唇活动的发展且存在风险

3. **水分摄取的辅助**　正常儿童喝水时，可用上唇调整流入量。口唇闭合困难的重症儿在水进入口中后借助重力向咽喉处流入，缺乏对水分的控制，因此误吸的风险很高。不正确的喂水姿势是由上向下的灌水姿势、看不到杯中的水、每口的喂水量过多以及使用口径过大的杯子。

在对患儿的水分摄取辅助前，首先要选择适合口型大小的杯子，且杯子透明、具备鼻部切口更佳。治疗师可使用增稠剂改变食物黏稠度，调整流速。喂水时尽量保持躯干、头部前倾和下颌的屈曲。同时，将杯沿抵住下唇，并促使上唇接触水面。

4. **呛咳、误吸时的辅助**　重症儿摄食吞咽困难常出现嘴角漏饭和撒饭等动作，但如果剥夺了患儿经口摄食的机会，患儿也就失去了本就少有的快乐和通过摄食辅助的沟通机会。以下几点误吸后的辅助处理方法，仅供参考（表18-7）。

表18-7　呛咳、误吸时的辅助处理方法

（1）呛咳后马上停止进食，优先确保咳嗽排出
（2）取俯卧位或侧卧位，将误吸物咳出
（3）出现喘鸣的时候变换姿势，诱发咳嗽
（4）进食后积极采用俯卧位或侧卧位，促进排痰
（5）吸痰可能诱发呕吐或误吸，选择适合的吸痰时间非常重要

（四）训练方法

1. **摄食和吞咽训练的目的**　摄食和水分补给时吞咽困难或呛咳多发的情况需要功能性训练。训练内容需要参考专业医生的意见或通过检查后，针对具体病情选择性实施。培训时患儿及其家属需要与物理治疗师、言语治疗师和营养师等进行协商和合作，并定期进行复查。

2. **摄食吞咽训练的方法**　摄食吞咽训练的基本方法大致分为不使用食物的间接训练和使用食物的直接训练两种（图18-7）。

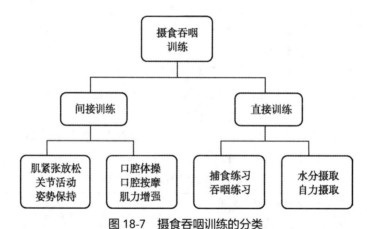

图18-7　摄食吞咽训练的分类

（1）间接训练的姿势设定与调整（表18-8）：

表18-8　姿势管理的优缺点

仰卧位	俯卧位	侧卧位	坐位、半卧位
下颌、舌根容易后缩和下沉	可避免下颌后缩和舌根沉降，喉部也容易扩张	可以防止舌根沉降	前倾坐位的优点与俯卧位相同
容易出现下颌与肩部后缩的紧张	在创造好条件的情况下可缓解紧张	容易使紧张放松	横膈膜不会被腹部的脏器向上顶
痰和唾液容易残留在咽喉、误吸物容易沉积在肺下叶	痰与唾液不会在咽喉滞留，呼气相对轻松	可防止痰与唾液在咽喉的滞留	半卧位可以对下颌后缩、舌根后坠、喉部狭窄造成影响

仰卧位	俯卧位	侧卧位	坐位、半卧位
呼气不充分、背部胸廓活动受到限制	背部胸廓和肺扩张更容易，较容易防止误吸物在肺下叶的滞留	胸廓的前后运动更容易，还可以防止胸廓的扁平化	如有重度吞咽障碍，唾液容易被吸入气管，造成呼吸困难
易造成胸廓的扁平化和胃食管反流	胃食管反流不容易发生、十二指肠的通过性也可以	胸围的旁边运动被限制	长时间坐位和脊柱方面的恶化、髋关节和膝关节收缩
排气（打嗝）不易	吸气困难，有窒息的危险	右侧卧位容易诱发胃食管反流	不容易出现胃食管反流

1）仰卧位管理：仰卧位时支撑面最大也最舒适，但对重症儿而言，下颌与舌根容易后坠，下颌与肩的后缩也容易诱发肌紧张。另外，痰和唾液等容易在呼吸道积聚，不利于呼吸。在背侧胸廓的运动受限时，分泌物和误吸物容易积聚在肺叶下而生成慢性病变。此外，一旦肋骨变形致胸廓扁平，对呼吸非常不利。再者，如果有胃食管反流，胃气排空（打嗝）也将变得困难，特别是患儿仅可维持仰卧，不能自己翻身时，引起的并发症非常多。因此，从幼儿期开始，促进和保持患儿翻身的功能很重要。

2）俯卧位管理：与仰卧位相比，俯卧位可以防止舌根后坠和呼吸道中的唾（痰）液沉积。此外，俯卧位的胸廓呼吸运动效率较好，对预防吸入性肺炎和慢性吸入性肺炎的恶化起到帮助。俯卧位还可以部分缓解胃食管反流、积极排气并防止胃扩张。当习惯俯卧位后，肌紧张会变得容易缓解，因此适当的俯卧位是保护重症儿的良好姿势。除此之外，在垫子上的俯卧位可以更方便手的活动。不过，需要预防意外发生，特别是嘴和鼻子被痰液堵塞会引起窒息。

3）侧卧位：侧卧位也可以防止舌根后坠和唾液（痰）在气管内的沉积，也容易缓解肌紧张，并且是比较利于呼吸的姿势。特别是对于重症儿来说，伴随脊柱侧弯的胸廓扁平容易使气管狭窄和肺容量下降，因此，侧卧位也是常用的呼吸管理姿势之一。

4）坐位和半卧位：抗重力位的坐位和半卧位对身体功能和精神活动都有好处，而且上身抬高还可以缓解胃食管反流。对于舌根后坠和喉狭窄的患儿，相比半卧位，利用前倾坐位的治疗效果也不小。另外，对因口咽部的唾液聚积而出现呼吸性喘息的患儿，轻度前倾坐位的姿势管理效果也较好。在重度吞咽障碍中，半卧位的坐姿管理也不能完全预防唾液被吸入气管和呼吸困难，但接近水平姿势时有被缓解的情况。此时，轮椅需要可以倾斜至平放位置。

（2）其他的间接训练：在正常训练以外的间接训练中，除了肌紧张放松和关节活动度训练以外，肌力增强、口腔体操和口腔内按摩也是常用的训练方法（表18-9）。

表18-9　其他的常用间接训练

	项目	目的和方法
1	肌紧张放松	利用姿势管理和对紧张肌群的轻触，以头颈部为主，对全身进行放松。另外，根据情况还可以使用音乐、图画书和柔和的灯光等相配合
2	活动度训练	尽量在餐前进行，优先对头颈、上肢、手指、躯干等摄食动作所需的关节进行活动度训练
3	肌力训练	由于患儿不容易听从运动指示，在多数情况下，利用不会引发过紧张程度的不稳定抗重力姿势，通过诱导患儿的直立恢复反应的自主运动，来提高躯干、上肢和呼吸肌等肌肉力量

续表

项目	目的和方法
4 口腔操作	1)捏压嘴唇和舌头,诱发嘴唇周围的肌肉和舌头的运动 2)刺激下颌的唾液腺,促进口腔自我清洁作用和消化吸收 3)冰棉签刺激舌根及其左右边缘,诱发吞咽反射

（3）直接训练：利用食物的直接训练包括固体食物摄食训练、咀嚼功能训练和液体食物摄食训练（表18-10）。

表 18-10　直接训练的内容和方法

项目	名称	方法
固体食物 摄食训练	捕食功能训练 口唇闭锁训练	配合闭合嘴唇并将食物放入口中 用于训练的食物应根据咀嚼功能来选择
咀嚼功能训练	切牙的切割 磨牙的研磨	通过下颌前后左右的运动提高咀嚼能力 可以利用质地稍硬的零食
液体食物 摄食训练	一口量 连续饮水 吸管练习	利用洼田饮水试验 逐步增加液体食物的摄食训练 根据功能状况选择具体训练方法

四、经管营养的家庭指导

由意识障碍、呼吸功能障碍或吞咽障碍等原因导致固体食物的经口摄取困难,在相对营养不足、需要补充非经口营养时,患儿通常需要长期依赖经管营养。其方法包括:①从血管给予营养的静脉营养法;②通过导管和胃肠的经管营养法;③直接将营养注入胃中的胃造瘘营养法（图18-8）。如果胃肠道没有问题,常选择后者。

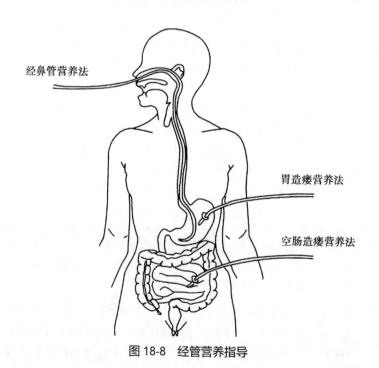

经鼻管营养法

胃造瘘营养法

空肠造瘘营养法

图 18-8　经管营养指导

经管营养法主要是帮助患儿吸收和维持营养，主要的经管营养法如表 18-11。经管营养有间歇性和持续性两种方法，各有特点。间歇营养法在非注入营养时，可以拔管，外观显示较好，并能防止管道口分泌物增加等问题。另一种是使用更广泛的经鼻经管营养法，即把导管经鼻腔插入到胃里，再用胶带把导管外端固定在鼻腔周围，通常每 1～2 周更换一次。导管插入的长度基准通常为从眉心到胸廓以下或肚脐以上的距离。插入时导管有可能会在口腔或食管内打圈，所以应在插入前确认长度，插入后确认进入胃里。

经管营养的标准程序如下：①如果是从鼻子插管，用注射器向留置的鼻饲管中注入空气，再通过胃部的听诊判断是否有空气进入到胃里；②如果是胃造瘘或肠造瘘，需确认造瘘口有无溃烂或肉芽肿；③通过确认注射器抽出的胃肠内容物的形态和数量，判断注射的内容物和数量是否与计划一致；④预先设定注射速度，并确认双方处于舒适且容易保持的体位；⑤营养液输完以后用少许温开水冲洗饲管，并清洁口腔。

表 18-11　主要的经管营养法

经管喂食法	方法、特点	缺点
经鼻管营养法	最常用的方法；经鼻腔导饲管入胃并固定；在早产儿中，考虑到对呼吸的影响，改经口腔导入也不少见	导管过长过粗造成刺激强烈；固定不牢靠，容易脱落；固定过强会对鼻翼造成压迫，严重时可导致局部组织坏死；导管插入相对困难
间歇经口管营养法	通过每餐插入的饲管补充营养，对年长的儿童，也可以使用不插入胃内，只插到食管的方法	当喉部反射强烈时，每次插入对患儿都是一种负担；口腔清洁可以改善鼻咽菌群
经十二指肠/空肠营养法	如果出现胃食管反流，且姿势调整和药物都无效，可试将饲管插入幽门或 Treitz 韧带上并固定	插入相对困难，由于食物不通过胃，营养物直接快速进入小肠，所以需要缓慢注入
胃/肠造瘘	对长期难以经口摄取，或受胃食管反流困扰的患儿可采用此法	因无颌面导管，鼻咽部菌群的改善帮助喘鸣和误吸减少等，瘘口的管理必不可少

第四节　个案分析

一、病例资料

（一）病例基本资料

日托型残障儿童福利设施的 16 岁 3 个月中度智力障碍的女童。时有癫痫发作、脊柱呈左侧凸。癫痫发作时会出现暂时性的呼吸困难和意识障碍。有表情，但言语交流不可，监护辅助下可短时间保持坐姿，不能自立行走。

（二）诊断

重度脑瘫。

（三）出生时情况

早产（胎龄 26 周），低出生体重婴儿，生体重仅 1 096 克，严重新生儿窒息，新生儿呼吸窘迫综合征。

（四）临床经过

出生后上唇和口腔过敏。由于觅食反射和吸吮反射残留，曾先后给予脱敏和口腔刺激等摄食训练，因效果不佳，后采用口唇按摩的肌肉刺激训练（Vangede 法），从 5 岁开始基本可以吃糊状餐。8 岁后由于身高增加，很难保持原有的坐姿，改为在轮椅上摄食。现在，除偶尔的肺部感染后需经鼻营养外，一日三餐几乎可以完全经口摄食。出生半年以后断续出现癫痫。

二、当前的检查和评估

（一）向左侧凸的 C 形脊柱侧弯

（二）并发症

癫痫，胃食管反流。

（三）身体功能

四肢瘫痪，独立坐位无法完成。面部转向右侧，头部无法维持稳定。与此同时，左肩胛带抬高，肩关节屈曲，肘关节伸展，两上肢呈逆向交叉，左手掌屈，右手掌伸，无功能代偿。此外，受脊柱侧弯影响骨盆坐侧上举，下肢肌张力亢进，踝跖屈，双脚呈剪刀状交叉。四肢屈肌和伸肌张力在运动时增强，且肌张力随情绪变化，睡眠或安静时低下，兴奋时亢进。

（四）日常生活活动能力

功能自立度评估量表（FIM 量表），18 分，完全依赖。

（五）认知功能

可以理解名字等简单的词语，高兴时可以微笑，也可以提高音量；对声音和视觉刺激敏感。

（六）意识

认识食物，经口摄食的意愿非常高，常呈现未吞咽完全就急于摄取的慌张吞咽现象。当不想再进食时，可观察到皱眉等拒绝进食表现。

（七）吞咽功能

VFSS 检查中无糊状食物的误吸，但可观察到凝胶状增稠饮料在会厌谷中残留，并通过多次的吞咽将其清除，无超过声门前庭的明显误吸。

（八）口腔功能

1. **口腔运动及形态**　可观察到下颌前伸和过度张口，伸舌，但无腭裂、唇裂等明显异常。

2. **反射**　可观察到有紧张性咬合反射的原始反射残存，但吞咽、咳嗽反射无异常。

3. **感觉功能**　颧骨下颜面与上下唇周有超敏和被触摸时躲避的表现，经脱敏按压后有缓解，口腔内及四肢、躯干无触觉超敏情况。

（九）摄食吞咽功能

食物认知可。张口时，颈部后仰且肌张力升高，张口过度，难以调整其张合程度，舌前伸且在摄食过程中更明显。下颌上下运动可，但闭口时需要从下方支撑等辅助。摄食过程中头部摇摆、后仰并易向右侧侧偏。躯干难以保持在正中位。咬合反射亢进，常咬住喂食的勺子不松口，饮水时上唇动作小，无自主的口唇闭合。

食物一旦送入口中，可以通过舌头的前后运动来运送，但由于紧张性的过伸舌，液体含量多的食物常被顶出口外。吞咽时头部向后仰并伸舌，食物一次吞咽不全，常外溢或滞留在口腔内。

（十）食物性状

常用细泥型或增稠食物。

三、康复方法

（一）抑制躯干反张

保持下肢屈曲位，用骨盆束紧带限制骨盆抬起。躯干皮带和躯干支撑垫（侧弯缩短侧）置于右侧以保持躯干伸展位置并抑制腰部的紧张。

（二）头部控制

用枕头补充头颈部的不稳定性，摄食过程中，使头部保持前屈位或中间位。

（三）下颌与口唇的闭合

摄食过程中，为了达到以下目的，从前面辅助使患儿闭合下颌和嘴唇。

1. 在摄食时张口过大，通过辅助下颌闭合，学习摄入食物时必要的开口度。

2. 在吞咽时舌头伸出，通过口唇闭合的辅助，帮助患儿保持口腔内压。

（四）口颜面脱敏

每天 1 次，在午餐中实施，每次 5 ~ 10 分钟左右，训练时保持下颌闭合，用拇指按压的方法刺激食物摄取所需要的面部和口腔的肌肉（口唇，颌面，舌肌）（图 18-9）。

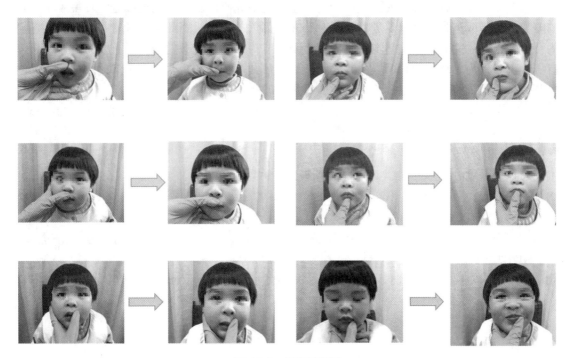

图 18-9　口颜面脱敏

（五）进食工具调整

咬住勺子时肌张力亢进，为患儿准备柔软口感的硅胶勺，以减少异常亢进的肌张力。

（六）摄食环境的设置

患儿的身体容易向右后侧倾斜，所以把喂食的位置设置在患儿的左侧。此外，为了不加强躯干的紧张和弯曲，喂食中，尽量避免强烈的光线、声音以及无关人员的走动等刺激。同时，对患儿努力的语言和表情加以赞许，这些都在一定的程度上缓解了患儿的过度紧张。

四、结果

通过 3 个月左右的治疗，在口腔准备期到口腔期的身体后仰，过于紧张和张口过大的程度都有改善。目前，患儿除了可以在身体的正中位摄取食物，还可以在张口时观察到上唇随着下颌的关闭有少许的缩唇动作出现。咬勺的次数和咬到勺子时的紧张程度也逐渐降低。除此之外，由于坚持不懈的下颌上抬和口唇及面部的脱敏治疗，偶有咀嚼动作出现。

五、分析

此例患儿，由于肌张力的变化激烈，全身的异常运动模式和口腔的不随意运动结合在一起（张口过度、咬勺、吐舌），通过团队对患儿的摄食姿势和照护者的摄食辅助方法的探讨，目前患儿的部分异常摄食动作得到了纠正，摄食中呛咳、漏饭的次数较之前明显减少。通过此例可以了解，即使是重症儿，虽然无法习得自立和完全正常的吞咽模式，但在持之以恒的训练和辅助之下，仍然可以纠正部分的异常吞咽模式，减少吞咽时过度的肌紧张，从而培养有效的代偿动作。并且，随着患儿误吸次数的减少，摄食中呛咳的现象得到控制，经口摄食得以持续。

六、总结

重症身心障碍儿童的吞咽障碍多源于中枢性的发育障碍而引起吞咽功能的未获得或不成熟。因此，患儿的吞咽动作受到身体结构、感觉功能障碍以及呼吸问题和进食环境（不适合的姿势、轮椅或进食工具以及进食环境）等多种因素的影响，因此需要针对每一位患儿各自的特点实施具体的对策。从基本对策而言，身体支撑和呼吸状态的稳定是首要条件，并且经口摄食不只是为了单纯的营养摄入，而是通过家属或照护者和患儿在摄食活动中的互动，给患儿带来快乐、体验和交流，并由此促进患儿运动和感觉的双向发展。

（宫本明　梁　鹏）

参考文献

[1] 大岛一良. 重症心身障害の基本問題 [J]. 公衆衛生，1971,35，648-655.

[2] 武井理子ら. 重症心身障害（者）の生命予後について [J]. 日本重症心身障碍学会誌，2007,32(1):147-149.

[3] 佐々木征行. 重症心身障害児(者)の死亡原因から療育のあり方を考える [J]. 日重症心身障害会誌，2012,37:51-57.

[4] 角忠明. 嚥下神経網様体に関する新知見とその解釈 [J]. 医学の歩み，1971,733-741.

第十九章
Angelman 综合征

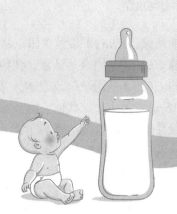

第一节 概述

一、定义

Angelman 综合征（Angelman syndrome，AS）是一种从婴幼儿时期发病的严重发育性疾病。1965 年英国儿科医生 Harry Angelman 首先发现并系统性地描述了这种疾病，这种疾病因此而得名。AS 患儿常有严重发育迟缓、智力低下、语言障碍、共济失调、癫痫发作等神经系统症状，但是常常面露笑容，显示出天使般的神态，因此又被称为"天使综合征""快乐木偶综合征"。

2006 年 Williams 等修订了 AS 的最新诊断标准，对临床特征进行了详细的归纳整理。

（一）共同特征（AS 患儿 100% 出现）

1. **严重发育迟缓和平衡障碍**　常表现为共济失调以及四肢震颤。

2. **运动障碍**　步态不稳，程度不重。

3. **行为特征**　频繁大笑、明显的兴奋动作、易激惹、常伴拍手或舞动动作、多动。

4. **语言障碍**　无或极少量词汇，非语言交往能力强于语言能力。

（二）常见表现（AS 患儿 80% 出现）

1. **头围增长落后**　随访至 2 岁仍表现为小头畸形，多见于缺失型患者。

2. **癫痫发作**　常 3 岁前起病，病情可随年龄增长缓解但持续存在于整个童年时期。

3. **特征性脑电图**　可先于癫痫发作出现。

（三）相关症状（AS 患儿 20%～80% 出现）

枕部扁平；喜吐舌；吸吮或吞咽障碍；婴儿期喂养困难；巨大下颌；牙间隙宽；频繁流涎；过度咀嚼动作；斜视；皮肤色素减退，与家人相比头发和眼睛颜色浅（仅见于缺失型）；下肢过度活动，腱反射亢进；上举或弯曲上肢，尤其是行走时；热敏感增强；异常睡眠觉醒周期；迷恋水；肥胖；脊柱侧凸；便秘等。

由于 AS 婴幼儿早期临床表现及生化、影像学、脑电图检查缺乏特异性，因此，缺乏典型特征的 AS 患儿早期诊断较为困难，常常易被误诊为脑性瘫痪、小儿精神发育迟滞、线粒体疾病、伦诺克斯 - 加斯托综合征（Lennox-Gastaut syndrome）等。

二、流行病学

自 1965 年英国首次报道 AS 以来，随着科学技术的进步，医学检测方法多样化，AS 病例报道逐年增多，据统计，北欧、美洲新生儿患病率约为 1/50 000～1/24 000，而我国多为散发报道，近年来尚无相关流行病学调查报告。

三、发病因素

AS 是由母源染色体 15q11—13 上编码泛素蛋白连接酶 E3 的 *UBE3A* 基因缺失或表达异

常所致。UBE3A 基因在印记基因的调控下在人体不同组织差异性表达。正常颅脑组织内母源 UBE3A 基因表达活跃，父源 UBE3A 基因不表达。由于 AS 患者母源染色体 15q11—13 上的 UBE3A 基因缺失或表达异常，颅内无编码泛素蛋白连接酶 E3 的 UBE3A 基因表达，因此 AS 患者黑质、纹状体、海马及小脑浦肯野细胞蛋白泛素化异常。根据染色体 15q11—q13 片段异常的类型，将 AS 共分为 5 型，不同基因缺陷型患者的临床表现具有较大差异。

1. **由母源性染色体相关区段缺失或表达异常导致**　约占 70%。母源 15q11—13 缺失最常见，多数约长 5 ~ 7Mb。该部位遗传物质缺失的原因是 15q11—13 区带内各复制子之间发生非平衡易位，由于这些复制子中存在对物种生存相当重要的高度保守序列，因此 15q11—13 遗传物质缺失将造成发育迟缓、语言障碍等临床表现。

2. **由母源性染色体全部缺失单残留减数分裂未分离的父源性染色体（父源性单亲二倍体）导致**　约占 2% ~ 7%。该基因型患者较缺失型患者的癫痫发病率更低，生长发育水平更好，表达性语言能力较好，部分患儿甚至可使用 2 ~ 7 个单词。

3. **由印记基因缺陷 UBE3A 基因表达障碍导致**　约占 3% ~ 5%。中美三联（IC）控制等位基因在不同组织的差异性表达，UBE3A 基因在 IC 调控下，颅内仅表达母源片段，因此 IC 缺陷患者颅内无 UBE3A 基因表达。IC 缺陷在精子或卵子期间就已形成，形成原因为卵子发育过程中印记建立失败（并无 DNA 序列异常），或印记中心的亚显微结构缺失。IC 缺陷患儿与单亲二体疾病（UPD）患儿临床表现差别不大，语言及智力水平高于缺失型患儿，部分甚至能使用简单句子。

4. **由基因突变导致**　约占 5% ~ 10%。UBE3A 点突变或小片段缺失引起基因表达异常。已发现的有终止密码子缺失、错义突变、5 ~ 12 个外显子缺失。当前研究发现，UBE3A 突变患儿临床表现最轻。该基因型患儿发育商最高，适应行为接近正常儿童，多无肥胖或超重表现，部分患者有肢体、头部、躯干颤动表现。

5. **由染色体重排而导致**，不足 1%，仅有个案报道。

四、临床表现

大部分 AS 患儿伴有摄食及吞咽功能障碍，包括张口吐舌、吸吮或吞咽障碍、婴儿期喂养困难、频繁流涎、过度咀嚼动作等。临床观察发现，3 岁以前常存在吸吮障碍、喂养困难、不会使用吸管、口腔运动功能差，尤其是吸吮障碍几乎困扰着所有 AS 儿童，3 岁以后以频繁流涎、过度咀嚼动作为主要表现，甚至出现严重的食管反流。对 20 例 AS 患儿的随访发现，19 例患儿在婴幼儿期均存在吸吮障碍。绝大多数 AS 儿童在口腔准备期、口腔推送期及咽部期几乎都有问题，随着年龄的增加，咽期问题逐渐缓解，而口腔准备期、口腔推送期问题会延续至成年期。在口腔准备期主要表现为口腔运动控制障碍，如咀嚼、舌头控制、口腔闭合不佳等，导致无法将送入口腔的食物做妥善处理。在口腔推送期主要表现为舌控制障碍、启动吞咽反射困难等，在 3 岁以下 AS 儿童更为常见。

第二节　诊断和评估要点

一、问诊与资料收集

AS 儿童常言语功能障碍，病史采集主要询问患儿的父母或陪护人员。问诊内容包括出生史、母孕期整个过程、家族史、喂养史以及疾病的诊治过程，还应询问有无长期留置胃管或气管插管等。重点询问不同年龄阶段的喂养方式，食物种类、食物性状、喂养体位与姿势、喂养困难发生的时间和阶段、进食情绪以及睡眠情况等。其次，吞咽障碍合并症状不应被忽视，如言语障碍、噎呛、进食后有无呕吐、是否存在反复多次吞咽、有无流涎等。详见第四章第二、三节相关内容。

二、体格检查

重点检查患儿腭、舌咽弓的位置及完整性、唇闭合功能；唇闭合时的位置及有无流涎，闭唇鼓腮功能；是否能抗阻力咀嚼；舌静止状态下的位置以及舌抬高运动、向两侧运动功能是否正常；咽反射是否正常；颈部听诊吞咽音延长、变弱、反复的吞咽音或者吞咽音中夹杂呼吸音，是否伴有湿啰音、呛咳音等。此前，对体重、身高、皮下脂肪厚度、臂围、胸围、头围等监测也很重要。必要时可申请仪器检查，如吞咽造影检查、软管喉内镜吞咽功能评估（FEES）等。

三、量表测评

可进行儿童口腔感觉及喂养等量表，评估患儿的过去史、颜面部解剖结构和功能、口腔运动功能和喂养等综合方面，详见第四章第二、三节相关内容。

第三节 治疗策略

一、治疗目标

总目标：促进口腔感知觉功能发育正常化；提高口腔器官高级精确活动功能；培养正确的进食态度和行为；提高认知及语言功能，培养患儿对食物的认知感。

阶段性目标：3岁以前重点建立正确的口腔感知功能及口周肌群的协调运动能力，同时注重培养患儿对食物的认知能力，3岁以后重点培养患儿正确的进食行为及技能，尤其重视手精细功能及协调能力训练，必要时增加进食辅具训练。

二、治疗方法

治疗原则：AS患儿摄食、吞咽功能存在个体化差异，以评估结果为依据，从食物形状、种类的选择，喂养方式、口腔运动技能等方面制定个体化训练方案。由于AS患儿四肢运动协调能力差，部分存在严重的躯干及四肢的震颤，因此，手的精细运动功能以及手眼协调能力训练不应被忽视，这是患儿能否完成独立进食的重要基础。治疗方法详见第五章儿童摄食吞咽障碍的治疗相关内容。

（一）进食体位和姿势管理

正确的进食体位和姿势非常重要，有利于患儿获得最佳的口腔感觉和进食功能。AS患儿由于肌张力低，婴幼儿期维持正确的姿势尤为重要。婴幼儿可采取支具固定维持端坐位或者看护者采用扶抱姿势喂养，当患儿获得独自坐位能力时，进食应注意手的位置及诱导手的主动运动，辅助进食。注意不要采取侧卧、仰卧以及俯卧位姿势进食，由于患儿姿势控制能力不足，且存在咀嚼、吞咽障碍，易导致误吸发生。

（二）口部肌肉运动训练

1. 口腔感知觉训练技术

（1）感觉刺激训练

目的：增加口腔知觉，刺激大脑皮层和脑干反应，增加吞咽反射的敏感度，减少吞咽延迟时间。

方法：利用温度刺激（如冰）刺激两侧前腭咽弓，左右各轻触 5 秒每次，可重复刺激 5 次，在患儿进食半小时前进行，每天 4 次。冰刺激手法可用于口腔动作练习及喂食前，以诱发动作的技巧。冰刺激的效用极短，必须在效用消失前配合动作的练习，但需注意冰刺激同一个地方不可超过 5 秒，以免冻伤。冰刺激的部位包括了外脸颊、口腔内、舌头及颊部。如果在训练中患儿的动作有改善，这种情况下可以将冰刺激时间缩减为 3 秒，擦干刺激部位后立即进行动作训练，如训练过程中症状没有改善，可以将刺激时间延长至 5 秒，如图 19-1。

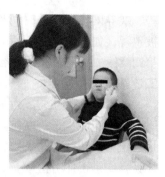

图 19-1　感觉刺激技术

2. 口腔运动训练技术

目的：增加唇、颊、舌等结构的运动协调功能。口腔运动训练开始时以被动训练为主，然后随着各结构功能的好转，逐渐转向主动训练。

下颌控制手法：张口征是 AS 患儿常见障碍，此时，治疗师不应强制将其唇闭合，应采用将头和肩膀往前倾斜，然后试着以手指固定下颌，用稳定的力量下压，或者用手指轻触脸颊，诱发唇闭合动作，需反复重复训练，如图 19-2。

3. 舌头控制训练技术

目的：增加唇、舌等结构的运动协调功能。

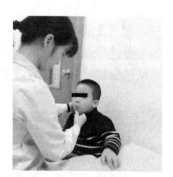

图 19-2　下颌控制手法

训练方法：治疗师用压舌板将舌尖下压，当压力放松时舌头自然弹回，再以压舌板协助舌上抬。使用压舌棒协助舌头向侧方运动。用汤匙或手指稳定将舌头内压，再慢慢滑出，可改善 AS 患儿吐舌现象。将蜂蜜涂在下唇上，治疗师用手指将下唇往上推，刺激舌头伸出以收集食物，或者将蜂蜜涂在上牙床上，用压舌板将舌头往后推，放松时刺激舌头外吐碰触并收集食物，也可将蜂蜜涂在汤匙上，放置在下嘴唇上，刺激舌尖收集食物，然后将汤匙移开，刺激舌尖离开嘴巴收集食物，如图 19-3，图 19-4。

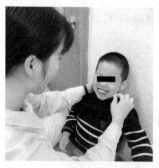　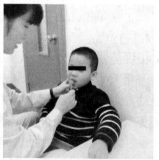

图 19-3　舌头控制训练 A　　　图 19-4　舌头控制训练 B

4. SRJ 口部肌肉训练

目的：适用于口部肌肉训练，使吸吮、吞咽、咀嚼、下颌调控、言语等动作协调，改善流涎、口唇控制不良等症状。

训练方法：

（1）姿势控制训练：加强头部控制，保持头部中立位。加强躯干的控制训练。轻压胸廓，辅助呼吸，增大肺活量。吹气笛及吸管的等级训练，加强口唇闭合，舌头活动度、灵活性等。

（2）口部感知系统的训练：应用 SRJ 专业的震动按摩棒，外接海绵刷头对患儿口周及口腔内进行按摩刺激。

（3）口部肌肉训练：包括下腭骨力量及稳定性和舌两侧转移训练。应用 SRJ 专业的咀嚼训练器进行下颌骨力量训练；用下颌骨分级调控咬牙胶棒进行下颌骨的稳定性练习；应用舌训练器进行舌尖的两侧转移和舌的后缩练习，应用层次吹气笛进行合唇、舌后缩及腭咽闭合功能训练。

（4）喂食训练：包括羹匙喂食训练、杯子进饮训练和吸管训练。通过羹匙放置位置不同进行羹匙喂食训练；选择正确的杯子进行杯子进饮训练。应用 SRJ 专业的吸管套装进行吸食动作训练，使用不同管径及长度的吸管吸食不同黏稠程度的饮品。

AS 儿童吸吮能力差，婴幼儿期的吸吮能力训练非常重要，是今后获得正常进食能力的关键。一般在喂奶前进行训练，可以试着涂一些果酱，进入口中放在舌头的上方，轻轻地滑过舌头以及牙床，刺激动作的产生，确定奶嘴放置在舌头上方，并帮助下颌上抬的动作压迫腭咽弓，规律的压力释放，将协助牛奶的流出并诱发正常的吸吮动作。

AS 儿童由于嘴唇及舌头运动控制能力不足，常常存在喝水呛咳、不会使用吸管以及流涎。训练时应使患儿维持在中线位置不能倾斜，开始训练时应以浓稠食物开始，然后逐渐过渡到使用杯子、吸管等器具。治疗师站在患儿后方以手指协助下唇靠近杯缘，确定杯缘压在下唇上方及舌尖外移靠近杯缘，倾斜杯子使一些液体流入口中，移开杯子协助下唇闭合。关于流涎，可以通过手指诱发吞咽动作防止口水流出，不建议采用卫生纸等擦拭口水，因此这样会刺激产生更多的口水，可尝试通过点擦的方式将整个口腔吸干。

（三）电刺激治疗

神经肌肉电刺激疗法（NMES）是通过刺激完整的外周运动神经来激活肌肉，强化无力肌肉，帮助恢复运动控制，使吞咽肌肉力量、耐力和协调性得以改善，改善吞咽功能。其机制在于，NMES 通过低频脉冲电流作用于运动神经轴突，引起轴突去极化，产生动作电位，并传递到轴突末梢，引起肌肉收缩。另外还通过刺激感觉神经的上行轴突，触发反射弧，引起肌肉收缩，有助于大脑皮质运动区域功能重组，进而提高吞咽及语言能力。

治疗方法：常规消毒颈部皮肤，电极放置合适位置，脉冲频率 80Hz，脉宽 300μs，强度 2～15mA，刺激时间每天 1 次，30min/ 次。当观察到患儿有被触发出吞咽动作，或想伸手拉扯电极，或诉喉部有被捏起、挤压感时为有效治疗刺激。

（四）针灸治疗

1. **理论基础**　吞咽功能障碍在中医学中可归纳于"喉痹""噎膈"的范畴，其症状主要见于口、舌、咽及食管。可能是由于机体阴阳乖戾，气血上冲于脑，风痰瘀血阻滞舌根，气机闭塞不通而致吞咽不利。病变位置主要在脑、心、脾和肾。根据"经脉所过，主治所及"理论，与吞咽相关的经络主要有任脉、肺经、脾经、胃经、心经、小肠经、肝经、肾经以及任脉循行都经过与吞咽相关的口、舌、咽喉等部位，《黄帝内经·灵枢》中记载了以上经络分布与舌、咽、食管的联系，因此，对吞咽困难的治疗有指导的作用。

穴位选择：综合文献分析，常用的腧穴有廉泉、风池、金津、玉液、翳风、风府、完骨、合谷、内关、人迎、三阴交、天突、人中、外金津、通里、上廉泉、太冲、哑门、百会、足三里、丰隆、外玉液。在上述穴位中，廉泉、风池、金津、玉液、翳风、风府、完骨、合谷、内关、人迎是使用频次最高的腧穴。

2. 操作方法

廉泉：直刺 0.5～0.8 寸，不留针；可灸，如图 19-5。

风池：针尖微下，向鼻尖方向斜刺 0.8～1.2 寸，或平刺透风府穴，如图 19-6。

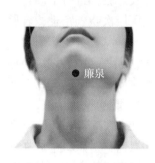 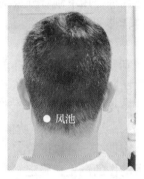

图 19-5　廉泉穴示意图　　图 19-6　风池穴示意图

金津、玉液：一般点刺出血即可，不留针，如文末彩图 19-7。

翳风：向内前下方斜刺 1.5～2.0 寸，局部酸胀，可向咽部扩散，咽部有发紧发热感，如图 19-8。

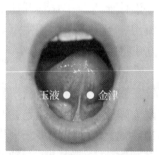 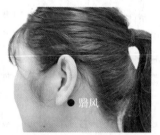

图 19-7　金津、玉液穴示意图　　图 19-8　翳风穴示意图

风府：伏案正坐，使头微向前倾，项肌放松，向下颌方向缓慢刺入 0.5～1 寸，如图 19-9。

完骨：斜刺 0.5～0.8 寸；可灸，如图 19-10。

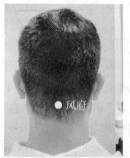 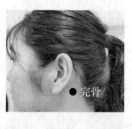

图 19-9　风府穴示意图　图 19-10　完骨穴示意图

合谷：直刺 0.5～1.0 寸，针刺时针尖不宜偏向腕侧，以免刺破手背静脉网和掌深动脉而引起出血。此穴提插幅度不宜过大，以免伤及血管引起血肿，如图 19-11。

内关：直刺 0.5～1 寸，如图 19-12。

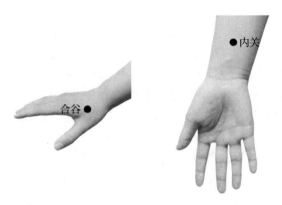

图 19-11　合谷穴示意图　　图 19-12　内关穴示意图

3. 适应证和禁忌证

适应证：生命体征平稳的 AS 儿童。

禁忌证：针刺局部有皮肤病、炎症或溃疡、破损；有先天性遗传代谢疾病；有严重心肺疾患；有出血倾向的患儿。

三、家庭指导

AS 儿童摄食、吞咽功能障碍的训练是一个漫长、复杂的过程，需家长或看护者全程参与，有利于患儿尽早获得摄食、吞咽功能，获得正常的营养供给，促进正常的生长发育。结合 AS 儿童摄食、吞咽功能障碍特点，家庭康复护理需注意以下几点：

1. 正确的姿势维持和控制。

2. 食物种类和性状的选择。

3. 喂食器具的正确选择。

4. 张口吐舌以及流涎的护理方法选择。

第四节　个案分析

一、病例资料

患儿，女，6 月龄时因"运动、认知发育落后"第一次就诊。

出生史：患儿系第 3 胎第 1 产，胎龄 38 周余顺产出生，出生体重 2.85kg。母孕 7 月时自诉下腹部有坠胀感，但未予特殊处理。母孕第一、二胎均为自然流产。孕本胎时在当地医院行"封闭抗体"治疗。母孕本胎年龄 33 周岁。

既往史及家族史无特殊。

体格检查：脉搏 120 次/min，呼吸 28 次/min，头围 42.0cm。面色㿠白、双目有神、哭声响亮。双手不能手支撑，翻身欠灵活，独坐欠稳，未能腹爬、四爬，未能完成姿势转换。双手可主动抓物，但动作笨拙，不能捏物。双手协调能力及手口眼协调性欠佳，存在轻微意向性震颤。反应迟钝，叫其名字反应差，不能分辨生熟人，"咿呀"发音少，时有张口吐舌，流涎，不会吸奶瓶，用勺子喂食。四肢肌张力 1 级，肌力 Ⅲ 级，膝腱、跟腱反射正常，踝阵挛阴性，巴宾斯基征阴性。

11 月龄时查头颅 MRI：T_1WI 序列似见双侧额叶中心部，边缘部脑白质信号增高范围较少，双侧侧脑室间透明隔间腔和威格氏腔（透明隔腔）存在，双侧额颞顶叶脑外间隙稍增宽，最宽处约 6mm。MRI 诊断意见：①脑白质髓鞘表现。②透明隔间腔和威格氏腔存在。

染色体：核型 46,XX，基础 G 显带未见异常。脑电图正常。

1 岁 2 月龄行格塞尔发育量表测试（Gesell Developmental Schedules）：社会适应发育商数（DQ）= 43.6，大动作 DQ = 52.8，精细动作 DQ = 51.3，语言 DQ = 37.1，个人社交 DQ = 38.1，儿童适应行为（SM）评估标准分 = 9。贝利婴儿发展量表：心理发展指数（MDI）< 50，运动发展指数（PDI）< 50。至患儿 1 岁 1 月龄，粗大运动功能较前进步，翻身灵活，独坐能力较前提高，双手精细动作能力仍不足，常张口、流涎较多，基因检测结果提示 Prader-Willi 综合征和 Angelman 综合征关键区域（15q11—13）的母源片段丢失，视频脑电图提示异常（醒睡各期广泛性 2 ~ 3.5Hz 高 - 极高波幅 δ 波活动间断发放，夹杂小棘波，持续一至数秒），临床无抽搐发作。诊断为 Angelman 综合征、癫痫、脑发育不良。

自 6 月龄开始在多家医疗机构康复，至患儿 3 岁时，粗大运动功能进一步提高，可完成独坐、四爬，能扶站及牵单手行走，双手能完成拇示指对指捏物，灵活性仍欠佳，理解能力较前进步，仍未获得语言功能，吞咽能力较前好转，可咀嚼，进食时无呛咳，不能完成鼓腮及吹气动作，不会使用吸管喝水，张口及流涎无明显改善，临床出现无热抽搐发作，多次复查脑电图提示存在痫样放电，癫痫发作形式多样，予丙戊酸钠口服溶液及左乙拉西坦片联合抗癫痫治疗后抽搐可控制，复查格塞尔发育量表测试：社会适应 DQ = 27.4，相当于 31.3 周，大动作 DQ = 37.5，相当于 42.8 周，精细动作 DQ = 26.2，相当于 30.0 周，语言 DQ = 24.5，相当于 28 周，个人社交 DQ = 32.3，相当于 36.8 周。SM 标准分 = 7 分，轻度异常；贝利婴儿发展量表 MDI < 50 分，PDI < 50 分。

二、治疗方法

（一）下颌控制手法

将患儿头和肩膀往前倾斜，然后试着以手指固定下颌，用稳定的力量下压，或者用手指轻触脸颊，诱发唇闭合动作，反复重复训练，10min/ 次。

（二）舌头控制训练技术

用压舌板将舌尖下压，当压力放松时舌头自然弹回，再以压舌板协助舌上抬。使用压舌棒协助舌头向侧方运动。用汤匙或手指稳定将舌头内压，再慢慢滑出，10min/ 次。

（三）口部肌肉训练

1. 口部感知系统的训练　应用 SRJ 专业的震动按摩棒，外接海绵刷头对患儿口周及口腔内进行按摩刺激。

2. 口部肌肉训练　应用 SRJ 专业的咀嚼训练器进行下颌骨力量训练；用下颌骨分级调控咬牙胶棒进行下颌骨的稳定性练习；应用舌训练器进行舌尖的两侧转移和舌的后缩练习，应用层次吹气笛进行合唇、舌后缩及腭咽闭合功能训练。

3. 吸吮训练　在喂奶前进行训练，涂一些果酱，进入口中放在舌头的上方，轻轻滑过舌头以及牙床，刺激动作的产生，确定奶嘴放置在舌头上方，并帮助下颌上抬的动作压迫腭咽弓，规律的压力释放，将协助牛奶的流出并诱发正常的吸吮动作。

4. **喂食训练** 使患儿维持在中线位置不能倾斜，开始训练时应以浓稠食物开始，然后逐渐过渡到使用杯子、吸管等器具。治疗师站在患儿后方以手指协助下唇靠近杯缘，确定杯缘压在下唇上方及舌尖外移靠近杯缘，倾斜杯子使一些液体流入口中，移开杯子协助下唇闭合。

（四）神经肌肉电刺激

消毒患儿颈部皮肤，电极分别放置于下颌舌骨肌及嘴角旁地仓穴处，固定脉冲频率为80Hz，脉宽300μs，刺激时间每天1次，30min/次，强度为有被触发出吞咽动作，或想伸手拉扯电极，或诉喉部有被捏起、挤压感时为宜。

三、结果

共治疗9疗程，每疗程10次，7岁时随访，患儿已能独站及独行，呈宽基底步态，动作僵硬，稳定性及协调性差，不能完成跳跃、单脚站等，喜欢爬高，无危险意识，躯干及四肢震颤基本消失，双手精细动作能力仍不足，不能穿脱衣服，不能使用筷子，不会搭积木，认知及理解能力较差，表情欣快，呈微笑面容，可理解一般生活指令，不能分辨颜色、大小、图形等，无数字等概念，无有意义言语表达能力，仅能无意识发"爸、妈"单音，张口仍存在，流涎较前减少，可进普食，咀嚼能力可，吞咽能力可，可使用吸管，舌的控制能力较前改善但仍不足，四肢肌张力基本恢复正常，肌力V级，不能入学及生活自理。

从康复进程来看，患儿能逐渐获得粗大运动功能，双手精细运动能力及躯体协调能力仍不能恢复到正常水平，认知发展能力不能随年龄增长而进步，言语能力几乎停滞不前，摄食、咀嚼及吞咽功能会逐渐恢复，能达到正常进食水平，但张口流涎可能会伴随终生。

（曾卓毅 金炳旭）

参考文献

[1] 刘依竞，肖农.Angelman综合征发病机制、分型及治疗进展[J].临床儿科杂志，2015，33(7)：668-672.

[2] Mertz LGB,Christensen R,Vogel I,et al.Angelman syndrome in Denmark. Birth incidence,genetic findings,and age at diagnosis[J].American Journal of Medical Genetics Part A,2013,161(9):2197-2203.

第二十章
Pierre Robin 序列征

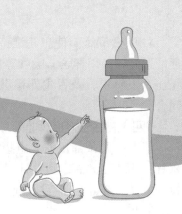

一、定义

Pierre Robin 序列征（Pierre Robin sequence，PRS）中文翻译为皮埃尔·罗班序列征，首先在 1923 年由法国口腔科医师 Pierre Robin 报道，典型临床特征为舌后坠并呼吸梗阻和小颌畸形。1934 年作者补充报道部分病例有腭裂。早期称为皮埃尔·罗班综合征（Pierre Robin syndrome），随着对本病的深入研究，发现该病的症状具有因果关系，即后一个特征是第一个特征的后果：胎儿期下颌骨发育异常（小下颌）→舌头保持在鼻咽内高位（舌后缩）→阻碍腭突的融合（腭裂），故目前多称为 Pierre Robin 序列征。

二、流行病学

本病较罕见，目前国内暂缺相关的流行病学资料，国外的发生率约占新生儿的 1/30 000。由于不同的研究针对的人群和诊断标准存在差异，PRS 的发病率有很大不同。Scott 等对美国 44 个州的新生儿进行调查发现 PRS 的发病率约为 1/3 120，而在其他国家发病率不尽相同，德国的发病率约 1/8 060、英国为 1/8 500、丹麦为 1/1 400。本病的死亡率高，婴儿的早期死亡率可达 30%～60%。

三、发病因素和分类

（一）发病因素

PRS 病因尚不清楚，一般认为是胚胎 6～12 周时发生异常，在此期间，因某种因素干扰或抑制，下颌骨不能继续发育，颏后退，使舌后坠，并充塞鼻咽腔，影响软腭生长，形成腭裂。巨细胞病毒感染也是本征致病因素。

有很多假说试图解释 PRS 的发病原因，目前较为广泛被接受的假说有以下几种。

1. **机械压迫抑制下颌骨生长**　双胎妊娠、羊水过少等因素可能影响胚胎在子宫内的位置，从而产生机械性压迫，抑制下颌骨的生长。发育不足的下颌骨导致小颌畸形、舌后坠，而后坠的舌体影响了上腭的正常发育，从而导致腭裂的形成。

2. **基因导致的生长紊乱** PRS 的发生可能与基因相关，双胞胎同时发病的概率较高，而且有 PRS 家族史的人群发生唇腭裂的风险较高。由于 PRS 常常与一些其他综合征伴发，因此可以推断，染色体或者基因异常而导致的下颌骨发育不良可能为 PRS 的病因之一。

3. **暴露于致畸高危因素**　Bütow 等研究发现，高达 41.5% 的 PRS 患儿母亲曾经在孕期的前 3 个月应用药物，尤其是非甾体抗炎药，或暴露于吸烟、饮酒、流行性感冒等高危因素之下。

4. **宫内损伤**　由于胎儿早期的循环损伤，神经嵴细胞向第一鳃弓的移行出现障碍，从而导致胚胎在发育第 4 周时患儿下颌骨的生长出现停滞。

（二）分类

1. **Cole 分类法**　将其分为 3 级，一级表现为仰卧位时无明显呼吸困难，间歇性舌后坠，此类患儿仅需侧卧位喂养；二级表现为仰卧位时有间歇性轻度气道阻塞，侧卧位时无气道阻塞，持续性舌后坠，此类患儿需插胃管并侧卧位喂养；三级为典型的 Robin 三联征，表现为仰卧位时有中到重度气道阻塞，侧卧时仍存在气道阻塞，持续性舌后坠，无法经口喂养，此类患儿需建立鼻咽人工气道，插胃管并侧卧位喂养。

2. **按是否存在腭裂分为两类**　一类为西罗氏序列征（Siebold-Robin sequence，SRS），另一类为法罗氏三联征（Fairbairn-Robin triad，FRT）。SRS 的临床症状为小下颌、舌下坠、气道阻塞，无腭裂，von Siebold 在 1835 年最早报道，由于和 Pierre Robin 在 1923 年的描述相似，该亚型被称为 SRS。Fairbairn 在 1846 年第一次报道 2 例腭裂、舌后坠并气道阻塞、小下颌的病例，因为 Pierre Robin 在其 1934 年的文章中也提到了腭裂，这个三联征被视为一个独立的亚型，即 FRT。

由于各种器官和结构的异常共存以及代谢或免疫系统的紊乱，综合征型 PRS 患者对其跨学科的治疗团队要求较高，尤其是在外科整形手术和围手术期管理方面，因此 PRS 的临床表现需要进一步细分为综合征和非综合征。在 Bütow 的研究中，共有 266 例 PRS 病例，临床症状除了小下颌、舌后坠和气道堵塞，其中 7.9% 患儿没有腭裂，因此被诊断为 SRS。90.5% 的 SRS 病例为非综合征型，9.5% 被诊断为综合征型 SRS，临床症状为先天性心脏缺陷或肌病、脊椎骨骶端发育不良。另外有 92.1% 的患儿在检查时发现了腭裂，这些病例被分配给 FRT 的亚组，20.8% 的患者出现了综合征，这是 SRS 亚组的两倍多。

四、临床表现

PRS 主要表现为小下颌、舌后坠和呼吸障碍，可同时伴有腭裂，常常存在喂养困难。除以上症状外，还可能出现心血管畸形如房间隔缺损、主动脉狭窄，及颅面部和肌肉骨骼畸形等。该病可单独发生，亦可合并于其他综合征。小颌畸形、舌后坠和呼吸障碍的识别在初期比较困难，因为患儿在最初时，这 3 个症状常常并不全部出现，有患儿甚至会出现出生后第 2 个月症状加重的情况，因此对于诊断为 PRS 的患儿，密切的检测和定期评估、随访必不可少。

（一）小下颌

小下颌是主症，占 100%，是一出生就可以被发现的客观标志。PRS 下颌骨发育不良，无论在垂直方向还是前后方向都是短小的，以颏部最明显，导致下颌后退，但左右对称，呈特殊相貌，即"鸟啄"状嘴。由于下颌骨短小，口底软组织明显隆起。部分病例随着生长发育到 4～6 岁时，下颌骨形态可接近正常，但在下颌角处仍略留有异常，部分患儿伴有张口受限，如图 20-1。

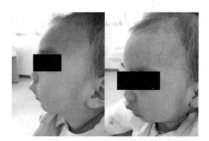

图 20-1　PRS 的下颌后缩
（佛山市第一人民医院病例）

（二）舌后坠

为舌体位置的后移，是 PRS 的第二个特点。舌体的形状和位置与下颌骨的形态密切相关。由于下颌骨发育不足，下颌后退畸形，使颏舌肌牵引无力，造成舌后坠。而口腔空间较小，舌体的位置相对靠向咽腔，由于舌体大小不变，导致舌体占用了过多的咽部空间，继而导致了口咽气道的梗阻，引起上呼吸道狭窄，表现为吸气性呼吸困难，阵发性青紫及喂养困难，严重时可窒息死亡。

（三）呼吸障碍

PRS 的气道梗阻常常表现为上呼吸道吸气性梗阻，吸气时喉部发出响亮鼾鸣，可出现明显的三凹征。而且 PRS 患儿除了存在原发的气道堵塞，还会有许多疾病继发的气道堵塞。最常见的累及呼吸道的疾病包括：中枢性呼吸暂停、咽部松弛、喉软化和食管运动障碍等，常易误诊为先天性漏斗胸、先天性喉软化症以及先天性气道畸形等症，临床诊断时应予注意，以免遗漏主要病症。临床上可以通过非手术及手术治疗的方式解除呼吸道梗阻。有报道称约 70% 的无合并其他畸形的 PRS 患儿可以通过非手术治疗方式成功解除气道梗阻。首先，可以采取前倾体位的方式，使下颌骨及舌的位置前倾，解除气道梗阻。如果单纯体位调整无法改善气道梗阻，可以安置鼻咽通气管解除气道梗阻。

（四）腭裂

50% 以上病例伴腭裂或腭部形态异常，但一般不伴唇裂。通常，PRS 患儿典型的腭裂为不完全性腭裂，呈宽的 U 形或者马蹄形，而不是单纯性腭裂常见的 V 形。PRS 是否一定会伴发腭裂，一直存在争议。Robin 在最初报道 PRS 时并没有提及腭裂。其他研究报道，PRS 患儿的腭裂发生率为 58%～90%，有些患儿虽然没有腭裂，但却存在其他的腭部畸形。

（五）喂养困难

呼吸窘迫、吸吮能力差、吞咽不协调三者协同作用，导致 PRS 婴幼儿的喂养困难重重。反复的呼吸道堵塞使得患儿无法正常睡眠，而睡眠减少使患儿的代谢增加，热量需求增加。PRS 婴幼儿又往往进食缓慢，而且由于进食不断打嗝和食物反流，破坏了患儿的食欲，最终可能发展为厌食。因无法及时补充和吸收必需的能量，限制了患儿体重增加。体重增加慢是患儿生长发育不良的标志，又限制了患儿去接受其他的手术治疗，比如腭裂的治疗。

（六）其他

伴发于一些综合征的 PRS 可有多种特殊的表现，如先天性青光眼、舌系带短缩、耳畸形、先天性心血管畸形（15%～20%）等。约 20% 患儿有智力发育障碍，可能继发于呼吸困难引起长时间脑缺乏氧，或为先天愚型。

第二节　诊断和评估要点

一、诊断要点

本病诊断目前主要依赖临床表现，但尚无统一的诊断标准，因此儿科医生应提高对本病的认识，尽早明确诊断并给予对症治疗，以延长患儿生存时间。辅助检查可以提供更多的诊断依据，有条件的应尽量做 CT 检查、血氧饱和度监测、多导睡眠监测。

（一）CT

螺旋 CT 三维重建是目前诊断 PRS 最常用的检查，可以重建患儿上气道的形态，测量患儿上气道的体积，对于患儿呼吸道梗阻的情况可以直观地表述。PRS 患儿 CT 表现为：①下颌骨短小且后缩明显，可伴有内旋；②颏部发育明显不良，颏颈角增大或消失；③舌骨形态异常，舌后坠，致气道狭窄甚至堵塞；④第一颈椎前缘到舌骨大角的距离与第一颈椎前缘到硬腭后缘的距离比值均 < 1.0，这个比值被认为对于诊断不伴硬腭裂的 PRS 有重要意义；

⑤横断面可见高腭弓、腭裂，呈宽的 U 形或者马蹄形。

（二）超声

有研究证实，胎龄 22 周时进行超声检查可发现胎儿是否存在小下颌。但仍很难作出 PRS 的诊断。

（三）基因检测

基因检测仅作为辅助检测，还需要结合临床症状以及影像学检查才可以准确诊断。相关基因表达：2 号染色体（2q24.1—33.3）、4 号染色体（4q32—qter）、11 号染色体（11q21—q23.1）、17 号染色体（17q21—q24.3）、SOX-9、KCNJ2、LAR 家族磷酸酶基因 *Ptprs* 和 *Ptprf*。

二、评估要点

（一）主观评估

全面了解家族史、疾病史、喂养史、发育史、手术史及诊疗过程。全面了解围产因素；仔细询问是否长期留置胃管和气管插管，使用肺表面活性物质等；记录喂养方式、奶嘴类型、喂养困难发生时间、进食功能与喂养者之间关系、进食功能与食物种类之间关系、喂养体位和姿势、呼吸循环功能、喂养环境、觉醒度、进食情绪和行为表现等。

（二）客观评估

1. **解剖结构**　检查有无唇腭裂、小下颌畸形、腭盖高拱、有无颞下颌关节脱位或骨折，有无气管食管瘘、食管闭锁等手术瘢痕，有无气管软化症。必要时做颅面骨 CT、三维重建检查。

2. **营养评估**　检查婴幼儿每日食物种类、摄入量、摄入热卡；碳水化合物、蛋白质、脂肪三大营养物质的量及比例，以及维生素和微量元素的种类和剂量。测量婴幼儿身高、体重、身体比例与匀称性、皮下脂肪厚度、臂围、胸围等。

3. **姿势控制、肌张力、精神神经发育水平**　全面评估婴幼儿整体发育水平，包括姿势控制、肌张力、竖颈、坐位平衡、手到口精细动作、认知沟通能力、觉醒度等，可借助于 Peabody 动作发育量表 -2，格塞尔发育量表，墨尔本单侧上肢功能评估量表（Melbourne assessment of unilateral upper limb function，MUUL）进行评估。了解足、腿、骨盆、躯干、肩胛带、双臂、手和颈部肌张力和运动水平，判断他们对口腔运动和进食技能的影响，明确口腔运动障碍与身体之间有无直接或间接关系。

4. **感觉调节功能**　口腔感觉功能的评估缺少标准化评估量表，有经验的评估者通过观察婴幼儿进食过程、行为表现可得出有无异常的结论。口腔感觉失调可以单独存在，也可以是全身感觉功能损害的一部分。

5. **口腔运动功能**　任何年龄的婴幼儿出现异常口腔运动模式均属异常，评估者可以通过试喂婴幼儿，在用杯饮、咀嚼等活动中观察吸吮 - 吞咽顺序、下颌稳定性及主动控制能力、舌活动度、唇闭合、口腔各器官间的分离活动、吞咽动作等。

6. **颈部听诊**　有助于判断咽喉噪声与吞咽障碍间的关系。评估者将听诊器置于婴幼儿咽喉部及胸骨上方，仔细判断有无颈部哮鸣音、吹泡样声音、喉喘鸣、"汩汩声"等，并与正常吞咽声和肺部呼吸音相鉴别。

7. **观察进食状况**　评估者详细观察照顾者如何喂养婴幼儿；观察婴幼儿如何进食；并亲自喂养婴幼儿，对照观察用不同食物、不同餐具、不同喂食速度，在不同体位、不同喂养

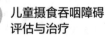

技巧时的进食表现。

（三）仪器检查

部分进食困难的婴幼儿，特别是有吞咽障碍者，必须申请仪器检查。如吞咽造影检查，造影食物可用婴幼儿所喜爱的果汁或饮料调制，用奶瓶或勺子喂入。软管喉内镜吞咽功能评估（FEES）等这些检查方法与成人完全相同，参见第四章第三节仪器检查内容。另外，头部 MRI、脑电图、代谢指标检测、微量元素测定等辅助检查，对病因分析也可有很大价值，必要时可选择应用。

（四）量表测评

可使用一些评估量表，如目前在国际上广泛使用的进食功能评估量表有新生儿口腔运动评分（NOMAS，Braun 和 Palmer，1986）、新生儿口腔运动评分（修订版）（NOMAS，Case-Smith，Cooper 和 Scala，1989）、整体进食观察表（SOMA，Koontz - Lowman 和 Lane，1999）、口腔运动 / 进食等级评分（oral-motor/feeding rating scale，Jelm，1990）等。至今国内尚无标准化的婴幼儿进食功能评估量表。

（五）评估分析

通过上述主观资料、客观检查和量表测评，评估者需要将收集到的信息分类总结归纳，确定婴幼儿有无进食问题；明确是运动性、感觉性、结构性还是混合性的进食问题；权衡问题轻重，确定优先干预项目；综合婴幼儿、家长总体情况，确定治疗方向；根据婴幼儿进食意识和愿望、感觉分辨、躯干支持、吸吮 - 吞咽呼吸控制的水平，选择治疗策略、方法和技术；建立早期目标、近期目标、远期目标，并在治疗中多次评估，修正治疗目标和治疗策略。

第三节　治疗策略

一、治疗目标

（一）增强大脑对口腔控制的意识

促进口腔感知正常化，并进一步提高全身感觉统合功能。

（二）提高口腔器官高级精确活动功能

包括分离活动、分级调控能力、线性关系、呼吸与发音器官的协调准确性。

（三）发展正确的进食态度和行为

最大程度地参与与进食相关的社会活动，享受更多进食快感。

二、治疗方法

治疗上无特效药物，内科主要以体位治疗和对症治疗为主，外科目前多以手术矫形纠正下颌畸形、腭裂、舌后坠。有喂养和吞咽困难的患儿，无论手术与否，摄食吞咽功能康复治疗是必不可少的。

（一）非手术治疗

1. 口肌训练　口肌训练是基于口部肌肉活动和神经支配的基本原理，采用层次式训练方式，让受训者锻炼口部肌肉的自我控制能力的技术，其中以 SRJ 口肌训练（Sara Rosenfeld-Johnson oral motor exercises）工具为代表的方法主要应用于治疗儿童吞咽言语障碍，详见第六章第一节相关内容。

2. **低频脉冲电刺激**　经电刺激产生的肌肉力量、耐力和协调性均表现出明确的正向训练效应。详见第五章第二节的低频电刺激相关内容。

3. **球囊扩张技术**　用适当号数球囊导管经鼻孔或口腔插入食管，在食管入口处，用分级注水或注气的方式充盈球囊，通过间歇性牵拉环咽肌，激活脑干与大脑的神经网络调控，恢复吞咽功能。详见第五章第二节的球囊扩张技术相关内容。

4. **咽部置管刺激技术**　采用直径为 2.0mm（F6）的一次性鼻胃管，将鼻胃管经口插进至咽后壁位置（约 6～8cm）。采用 5ml 一次性使用无菌注射器抽取冰水或冰冻酸奶，缓慢均匀地将冰水或冰冻酸奶注射进鼻胃管中。详见第五章第二节的间歇插管技术相关内容。

5. **直接摄食训练**　经过间接吞咽功能训练以后，患儿可逐步介入直接摄食训练。直接摄食训练是指采取相应的措施直接进口进食。措施包括进食环境选择、食物选择及调配、餐具选择、一口量及食团入口位置、进食体位及姿势调整等，并做好观察与记录。详见第五章第三节的直接训练相关内容。

6. **其他**　对于 70% 的病例，俯卧和侧卧睡眠即可解决呼吸睡眠暂停的问题。采用合适的喂养方法，很多患儿也可以正常的喂养，并且不需要做任何其他的处理。对于侧卧和俯卧后仍然存在上呼吸道梗阻的患者，可以放置鼻咽通气管来改善呼吸。鼻咽通气管需要越过气道最狭窄的部位，并且固定鼻咽通气管的长期放置可以解决很多患儿的气道问题，但是由于鼻咽气道建立以后的护理较为烦琐，虽然妥善的固定头部或面部，可以限制鼻咽通气管的移动，但是仍有错位和脱管的危险，而错位导致的恶心、呕吐甚至气道堵塞会导致严重的后果，因此不宜选择长期安放鼻咽通气管。目前，鼻咽通气管常常在手术前短期放置以改善患儿的营养状况，使患儿可以耐受手术治疗。

对腭裂患者，在手术前或不适宜手术治疗时，使用腭板（palatine shelf），能扩张咽腔，封闭腭裂，改善吸吮和吞咽功能。

（二）手术治疗

目前常用的手术方法有气管切开术、唇舌黏连术及下颌骨牵引成骨术等。新生儿期行 I 期手术，早期手术能使腭帆张肌、腭帆提肌得到了较好的发育，软腭也得到了较好的发育，进一步减少面中部的发育畸形。对腭裂多采用 Furlow 腭裂修复术或 SF 腭裂修复术（Sommerlad-Furlow palatoplasty，SF）行腭裂修补。舌后坠时可用舌悬吊术防止呼吸道梗阻，严重的舌后坠可考虑在婴幼儿期行下颌骨牵张成骨术改善呼吸障碍。对严重的气道梗阻并缺氧的患儿，需行气管切开术。

1. **气管切开术**　在以往气管切开术是治疗 PRS 的重要手段之一，但需注意长期气管置管可能导致多种并发症，如气管狭窄等。

2. **唇舌粘连术**　唇舌粘连术是由 Shukowsky 在 1911 年首次提出的。手术方法为分别在舌腹部及下颌前庭沟制备矩形瓣，以肌肉的贯穿缝合和矩形瓣的瓦合缝合进行唇舌粘连，并且在舌后部缝合一根保留缝线，穿过舌根、贯穿舌体、固定于颏下皮肤表面。舌唇粘连术最大的缺点是粘连处容易裂开，需要再行粘连手术。

3. **下颌骨牵引成骨术**　下颌骨牵引成骨术由 McCarthy 在 1989 年首先提出，目前已成为治疗 PRS 气道梗阻的有效方法。随着下颌骨长度的延长，口底肌肉牵拉舌根向前移动，从而解除由舌后坠引起的气道梗阻，以改善患儿的睡眠呼吸状况以及吞咽功能。有研究显示下颌骨牵引成骨术在改善气道功能和喂养方面优于唇舌粘连，但是手术创伤程度、手术风险

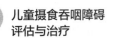

和费用明显高于唇舌粘连。

三、家庭指导

本病最好能及早发现和及早进行治疗。采取的治疗方法主要根据患儿临床症状的轻重程度决定。轻症患儿需要父母在医生的指导下进行精心护理，采取适当的体位和合理喂养，保证营养，注意气道分泌物的清除，给予对症支持，加强护理。患儿经口喂养困难，严重时可并发吸入性肺炎，可予鼻饲奶加强营养，以免生长发育迟滞，待呼吸困难解决后，可尝试正常喂养，应少量多次，以减少患儿进食时的能量消耗。部分小颌畸形患儿能在 6～8 个月内发育接近正常，随着下颌骨的发育，症状可逐渐好转和消失。父母应对患儿的生长发育进行动态的检测，必要的时候可进行基因检测，长期的随访必不可少。

第四节　个案分析

一、病例资料

患儿，女，6 月龄，因"吸吮、吞咽困难 6 个月"来门诊就诊。患儿为足月顺产儿，出生后易呛咳，不会吸奶，于上海儿童医院诊断为 Pierre Robin 序列征，行下颌牵引术。术后仍不会吸吮、进食，只能留置鼻胃管鼻饲。

发育情况：生长发育与正常同龄人相仿。

神经精神发育：3 个月抬头，6 个月会坐。

头面部外观：外形正常，上腭窄小，头颅中前囟未闭，约 1cm×3cm。

肺部检查：呼吸稍促，吸气性三凹征（－）。触诊语颤双侧对等。叩诊双侧清音，听诊双肺呼吸音粗，可闻及湿啰音，无胸膜摩擦音。安静时呈半张口状态，不能吸奶、咀嚼，留置鼻胃管。父母非近亲婚配，家族成员中无类似疾病史。

二、吞咽评估

1. **吞咽临床评估**　患儿间歇置管进食，安静状态下半张口位，齿间距 3.0cm，流涎 C 级。唇、颊部力量下降，脸颊、下颌、唇周感知觉下降，上下颌咬合不正，咬合力度及稳定性不足，舌肌力量和灵活性减弱。吞咽反射消失，无吞咽动作的产生。

2. **吞咽造影检查**　治疗前 VFSS 可见上、下唇闭合不佳，无舌肌运动，无吞咽动作，口腔、双侧会厌谷见有大量造影剂残留，造影剂误吸进入气管内，有呛咳。

三、治疗方法

1. **无吞咽动作阶段**　第一个月，对患儿进行吞咽基础训练，包括口肌训练及神经肌肉电刺激。每天 1 次，每周 5 天。

（1）口肌训练：口肌训练是基于口部肌肉活动和神经支配的基本原理，采用层次式训练方式，让受训者锻炼口部肌肉的自我控制能力的技术，其中以 SRJ 口肌训练工具为代表的方法主要应用于治疗儿童言语障碍。本病例参考 SRJ 方法，并给予颌面部按摩、冰刺激等训练。

1）口周按摩：①上唇——用拇指指腹顺时针方向按揉迎香、水沟、地仓穴，然后按揉上唇肌肉，共 2～3min。②下唇——用中指或示指指腹以上述方法按揉两侧下关、翳风、颊车以及承浆穴，并以示指、中指腹缓慢按揉面颊部和下唇肌，共 2～3min。③按揉喉部廉泉穴，并以中指、示指腹按揉颈部喉结旁及下颌部舌底肌肉，然后对捏上下唇肌肉，让两唇在诱导或被动下相碰，进而让患儿模仿发音。

2）口肌运动：①下颌训练——用双手大拇指放于磨牙后三角的K点处，持续向下按压使下颌维持张开状态，继而用其余四指指腹放置于下颌下缘位置，上抬使下颌闭合，重复上述操作以训练患儿下颌张闭动作；另用拇指指腹放在两侧下磨牙内侧牙槽处，同时对舌两侧进行揉压，促进咀嚼感觉输入及舌运动。②唇颊训练：借助棉签和奶瓶，利用手法诱发吮吸、咂唇动作，以增强患儿唇、颊的力量和协调，适当时予以一定阻力。③舌部训练：用蘸牛奶的棉签，在舌的两侧及舌后 1/2 处按揉，带动舌的运动。

（2）神经肌肉电刺激：采用双向方波，脉宽 750μs，频率 55Hz，通断比 1 : 1 的参数；使用直径 25mm 的圆形电极片，分别置于下颌舌骨肌和二腹肌前腹位置；输出强度以能触及肌肉收缩为宜，15min/ 次（图 20-2）。

2. **吞咽动作诱发阶段**　在治疗一个月后，治疗师用拇指于患儿舌后 1/2 处按揉时无呕吐反应，同时能进行一定的抗阻运动时，即可在无吞咽动作阶段的基础上增加球囊扩张术及间歇性口胃管插管术，且先进行球囊扩张术，待患儿出现吞咽动作后对患儿采用间歇性口胃管插管管饲。

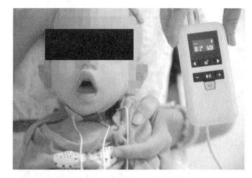

图 20-2　神经肌肉电刺激

（1）球囊扩张术：球囊扩张的主要目标是诱导患儿产生吞咽动作。具体操作：插入导管后注水 1～2ml，反复向外提拉导管，一旦拉出时有滑过感且阻力锐减，即迅速抽出球囊中的水，重复上述操作约 6～10 次，当患儿出现费力吞咽动作时即终止操作，以此促进患儿咽期感觉输入，引导患儿与扩张同步吞咽，诱发患儿出现自主吞咽动作。

疗程结束指征：若患儿连续 3 天在提拉导管时能同步出现 8～10 次自主吞咽动作，即可结束球囊扩张术。本患儿共接受球囊扩张术 10 次（图 20-3）。

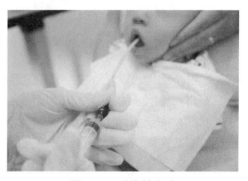

图 20-3　球囊扩张术

（2）咽部置管刺激技术：患者取坐位，清洁口腔与鼻腔。治疗师采用直径为 2.0mm（F6）的一次性鼻胃管，将鼻胃管经口插进至咽后壁位置（约 6～8cm）。采用 5ml 抽取冰水或冰冻酸奶，每次 1ml 快速注入，诱发患儿产生吞咽动作，总注水或冰冻酸奶量可由 20ml 逐渐递增至 60ml。治疗期间使用血氧饱和度仪监测，血氧饱和度较治疗前基础值下降 3% 时，立即终止注射（图 20-4）。如患者呛咳严重，则终止治疗。

3. **自主吞咽阶段**　治疗一个月后复查 VFSS，可见上、下唇闭合仍不佳，舌肌运动欠佳，进食

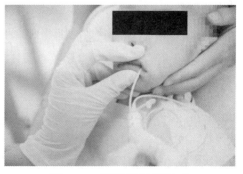

图 20-4　咽部置管刺激技术

调制好的造影食物，显示口腔、双侧会厌谷见有部分造影剂残留，存在无效吞咽模式，环咽肌开放不完全，造影剂进入食管困难，会厌软骨活动不理想，少量造影剂误吸进入气管内，有呛咳。

本阶段的治疗方案是在上一阶段的基础上（患儿已产生自主吞咽动作时），开始直接摄食训练，暂停球囊扩张治疗。

直接摄食训练：通过调整体位、控制一口量、调配食物黏稠度和喂食技巧进行摄食训练。先使用棉签或硅胶勺喂食酸奶，部位选择舌尖及舌两侧，让患儿能充分感知食物的味道，更容易接受食物，同时在摄食过程中帮助患儿下颌前移及唇闭合。待进食酸奶情况较前改善时，进食糊状食物，黏稠度从2级（国际吞咽障碍食物标准，稍微稠食物）进阶到3级（中度稠/液态型食物）。治疗师用硅胶勺将糊状食物送入口，在舌前1/3处将勺子轻轻向下压，倾出食物并迅速退出，同时用辅助手示指放在颞下颌关节，中指及无名指托住下颌下缘，大拇指放在颏唇沟的正中凹陷处，感受及辅助进食过程中下颌、舌骨的运动，同时在摄食过程中帮助患儿进行下颌前移、唇闭合及咀嚼动作（图20-5）。

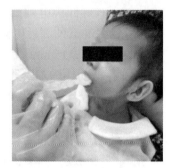

图 20-5　直接摄食训练

四、结果

患儿安静状态下下颌于水平正中，双唇在放松状态轻微张开，齿间距为0.5cm，流涎B级，前唇可闭合、圆唇，舌肌肌力增加，可前伸、左右运动，目可完全经口安全进食足够量的食物。

治疗三个月后再次行VFSS，上、下唇闭合较治疗前改善，舌搅拌及运送食物运动良好，造影剂能较顺利进入食管，无误吸或呛咳，环咽肌开放基本正常。

五、结论

通过个性化的康复治疗，患儿的唇闭合能力、舌骨肌肌力及运动功能和环咽肌开放能力等，都得到了明显的改善，有效地解决了患儿的吞咽障碍问题，使患儿能经口安全进食足够量的食物，完全拔除了鼻胃管。因此，对PRS且存在吞咽障碍的患儿，应先对患儿进行详细的吞咽功能评估，及时、针对地进行个性化的康复训练。通过康复训练改善患儿的感觉、运动功能，建立正确的吞咽 - 呼吸协调模式，对于患儿的康复和正常生长发育有重要意义。

（黄楚莹　周惠嫦）

参考文献

[1] 毛喆，王洪涛，崔颖秋. 皮罗氏序列征的研究进展 [J]. 中华口腔医学研究杂志（电子版），2015（2）：81-85.

[2] 李光荣，郭斌，张新荣.Pierre-Robin 综合征的 CT 表现及分型 [J]. 中国医学计算机成像杂志，2014，20（6）：544-547.

[3] 林晶，张依纯，叶楚远，等.Pierre Robin 综合征儿童临床特征及睡眠呼吸紊乱分析 [J]. 温州医科大学学报，2018,48（1）:34-37.

[4] 汤陈璐，沈卫民.Pierre Robin 序列征相关基因的研究与进展 [J]. 中国组织工程研究，2015（24）：3910-3915.

[5] 程琪，富建华.Pierre Robin 序列征的研究进展 [J]. 国际儿科学杂志，2010（6）：565-567.

[6] 常淑婷，彭小明，黄维清，等.Pierre Robin 序列征 11 例临床及随访分析 [J]. 中国新生儿科杂志，2015，30（5）：335-338.

[7] Scott AR,Mader NS.Regional variations in the presentation and surgical management of Pierre Robin sequence[J].Laryngoscope,2014,124(12):2818-2825.

[8] Vatlach S,Maas C,Poets CF.Birth prevalence and initial treatment of Robin sequence in Germany:a prospective epidemiologic study[J].Orphanet J Rare Dis，2014(9):9.

[9] Printzlau A,Andersen M.Pierre Robin sequence in Denmark:a retrospective population-based epidemiological study[J].Cleft Palate Craniofac J.2004.41(1):47-52.

[10] Izumi K,Konczal LL,Mitchell AL,et al.Underlying genetic diagnosis of Pierre Robin sequence:retrospective chart review at two children's hospitals and a systematic literature review[J].J Pediatr,2012,160(4):645-650.

[11] 梁玉美，潘红飞，冯燕妮.新生儿 Pierre-Robin 综合征 5 例临床分析 [J]. 中国生育健康杂志，2012，23（4）：304-306.

[12] Jakobsen LP,Ullmann R,Christensen SB,et al.Pierre Robin sequence may be caused by dysregulation of SOX9 and KCNJ2 [J].J Med Genet,2007,44(6):381-386.

第二十一章
重症儿童

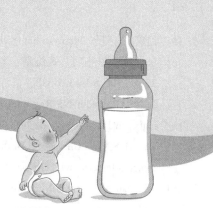

第一节 概述

一、定义

重症儿童是指存在威胁生命的高风险疾病，经过及时有效的治疗有恢复可能的患儿。多需在监护病房治疗，如儿科重症监护治疗病房（pediatric intensive care unit，PICU）和新生儿重症监护治疗病房（neonatal intensive care unit，NICU）。重症儿童通常伴有不同程度的脏器功能障碍，常见的六类脏器功能障碍为脑功能障碍、循环功能障碍（休克）、呼吸功能障碍、心功能障碍、肝功能障碍、肾功能障碍。功能障碍的脏器数目越多，病情越危重。

多数重症患儿受原发病的影响，患儿常出现运动、认知、吞咽、言语和心理功能等继发性障碍。吞咽障碍是常见伴随症状之一，轻者影响患儿的营养摄入，对生长发育造成不良影响，重者造成严重的营养不良，危及生命。

二、流行病学

在英国一项多中心的研究中发现，在PICU的患儿中有40%在3个月内出现了新的残疾。在美国有报道，儿童与ICU相关的新发病率高达30%。另外，有研究报道，重症患儿完全卧床1天，其肌肉体积可减少1.6%，1周则可减少16%~20%，69%的重症患儿出院后3个月内出现运动和认知功能障碍，且持续时间长，影响患儿的生存质量，造成家庭与社会的负担。重症脑外伤后的儿童伴有吞咽困难的发生率超过2/3（68%~76%）；重症病毒性脑炎患儿后遗症发生率可达50%，甚至高达70%，并出现吞咽障碍等后遗症。

三、发病因素

1. **儿童突发公共卫生事件** 如重症手足口病（EV71感染）、儿童重症H_1N_1甲型流感等。
2. **循环系统疾病** 如先天性心脏病、病毒性心肌炎、感染性心内膜炎、严重心律失常、儿童高血压、心包填塞等。
3. **呼吸系统疾病** 如重症肺炎、急性感染性喉炎、严重哮喘持续状态、肺出血、气胸、肺栓塞、急性呼吸窘迫综合征、上呼吸道梗阻及气管异物等。
4. **消化系统疾病** 如急性坏死性小肠结肠炎、消化道出血、急性肝衰竭、重症急性胰腺炎等。
5. **神经系统疾病** 如颅内感染、颅内占位性病变、脑外伤、颅内出血、重症肌无力危象、癫痫持续状态等。
6. **内分泌系统疾病** 如糖尿病酮症酸中毒、糖尿病高血糖高渗状态、肾上腺危象等。
7. **其他** 意外（急性中毒、跌落伤、溺水、大面积烧伤等）；外科手术术后；水、电解质、酸碱平衡失调；多器官功能障碍综合征；严重脓毒血症、各种类型休克等。

四、临床表现

（一）呼吸困难

呼吸困难是重症儿童常见的症状之一。肺源性、心源性、中毒性、神经精神性和血源性疾病均有可能引起气道梗阻、肺和胸廓的机械动力学异常、呼吸肌或其神经支配或呼吸控制异常导致重症儿童出现呼吸困难症状，直接或间接使吸入肺泡的氧气与血液中的二氧化碳难以进行有效的交换，加重基础病理学损伤，致使机体缺氧和/或二氧化碳潴留，增加死亡风险。而危重症存活者所遗留重症监护后综合征（post intensive care syndrome，PICS），如 ICU 获得性神经肌肉无力、认知障碍、创伤后应激障碍也会导致呼吸困难等，不仅导致功能障碍，还会引起患儿的生活质量下降。

（二）循环系统障碍

心脏器质性病变、电解质紊乱、药物中毒、缺氧等原因导致患儿出现心律失常、昏厥、抽搐、心绞痛、心力衰竭等，严重影响患儿身体的循环系统，难以保证机体的氧能供给，导致器官及组织缺氧，继而引发其他脏器功能衰竭。

（三）脑水肿及颅内高压综合征

脑水肿是指由多种脑内、脑外疾病所引起脑细胞内或细胞外液体的异常增多的病理现象。明显而持续的脑水肿或其他原因引起的颅内容物的增加均可引起颅内压增高，颅内压增高会引起患儿出现剧烈头痛、喷射性呕吐、眼部改变、血压升高、呼吸障碍、循环障碍、体温调节障碍、意识障碍、肌张力改变及惊厥，甚至脑疝、脑死亡等临床表现。这是各种危重疾病常见的并发症，儿童尤其多见，致死致残率极高。

（四）其他

除了上述的临床表现，重症患儿还可存在其他全身状态与脏器功能衰竭如：全身炎症反应综合征、缺血再灌流损伤、弥散性血管内凝血、脓毒症、能量代谢紊乱、感染性休克、胃肠功能衰竭、急性肝功能衰竭等。

五、摄食吞咽障碍特征

由于重症患儿心肺和中枢神经系统等疾病影响或系统发育不完善，容易出现喂养障碍。中华医学会儿科学分会康复学组在《儿童重症康复技术》一文中提出：重症患儿早期常存在中度至重度口腔运动功能障碍、吞咽障碍及对鼻胃饲管的依赖，但暂未描述详细的摄食吞咽障碍特征。国外有学者发现，重症患儿存在唇颊力量下降、吸吮无力、咀嚼困难、无效吞咽、呕吐、反流、进食耐力差等吞咽障碍特征。同时由于进食时容易疲惫及呼吸急促等原因，进一步恶化患儿呼吸与吞咽的协调性，加重吞咽障碍，引起误吸、反复呼吸道感染、吸入性肺炎等反复需要急救和处置，很大程度上影响了患儿的生命安全及生活质量。

第二节　诊断和评估要点

一、诊断要点

（一）危重程度的评估

临床上，可采用小儿危重症评分法（pediatric critical illness score，PCIS）评估其危重程度，其由 1995 年中华医学会儿科学分会急诊组及中华医学会急诊医学会儿科组制定，首次评分应在入院后 24 小时内完成，根据病情变化可多次进行评分，每次评分，依据最异常测值评定病情危重程度。但不适用于新生儿和慢性疾病的危重状态。根据评分可将病情分度如下：分值 > 80 分，非危重；71 ~ 80 分，危重；≤ 70 分，极危重，临床上常把评分值低于或等于 90 的患儿收入 PICU。

表 21-1 小儿危重症评分法表（PCIS）

检查项目	测定值及表现		分值
	< 1 岁	> 1 岁	
心率 /（次 /min）	< 80 或 > 180	< 60 或 > 160	4
	80 ~ 100 或 160 ~ 180	60 ~ 80 或 140 ~ 160	6
	其余	其余	10
收缩压 / mmHg（kPa）	< 55（7.3）或 > 130（17.3）	< 65（8.7）或 > 150（20.0）	4
	55 ~ 65（7.3 ~ 8.7）或 100 ~ 130（13.3 ~ 17.3）	65 ~ 75（8.7 ~ 10.0）或 130 ~ 150（17.3 ~ 20.0）	6
	其余	其余	10
呼吸 /（次 /min）	< 20 或 > 70 或明显的节律不齐	< 15 或 > 60 或明显的节律不齐	4
	20 ~ 50 或 40 ~ 70	15 ~ 20 或 35 ~ 60	6
	其余	其余	10
PaO₂/mmHg（kPa）	< 6.7（50）	以下各项同左	4
	6.7 ~ 9.3（50 ~ 70）		6
	其余		10
pH	< 7.25 或 > 7.55		4
	7.25 ~ 7.30 或 7.50 ~ 7.55		6
	其余		10
Na⁺/（mmol/L）	< 120 或 > 160		4
	120 ~ 130 或 150 ~ 160		6
	其余		10
K⁺/（mmol/L）	< 3.0 或 > 6.5		4
	3.0 ~ 3.5 或 5.5 ~ 6.5		6
	其余		10
Cr/（μmol/L）（mg/dl）	> 159（1.8）		4
	106 ~ 159（1.2 ~ 1.8）		6
	其余		10
或 BUN/（mmol/L）（mg/dl）	> 14.3（40）		4
	7.1 ~ 14.3（20 ~ 40）		6
	其余		10
Hb/（g/L）（g/dl）	< 60（6）		4
	60 ~ 90（6 ~ 9）		6
	其余		10

检查项目	测定值及表现		分值
	< 1 岁	> 1 岁	
胃肠系统	应激性溃疡出血及肠麻痹		4
	应激性溃疡出血		6
	其余		10

（二）其他

重症儿童还应进行心脏彩超、肺功能、神经电生理、影像学、脑功能检测等评估，以准确客观地评定疾病的严重程度和预后，了解疾病的发展趋势，以便协助对病情进行准确地判断，使监测和医疗的投入更为精确有效，同时也可反映医疗的质量和效果。

二、吞咽功能评估

重症儿童早期常存在误吸或渗漏风险，应早期由护士或治疗师介入床旁吞咽功能筛查。对存在误吸风险的患儿，可根据年龄水平评估相应的进食技能、反射功能（吸吮反射、吞咽反射等）、口部感觉/运动功能等。有研究也建议重症患儿病情稳定后，可通过吞咽造影等方法进行评估，尽早判断是否存在吞咽障碍。

第三节 治疗策略

一、治疗目标

重症儿童治疗的基本目标是给予患儿生命支持，维持生命体征稳定，直至原发损伤得到合理处置。在病情允许的范围内尽可能提高其身体、心理及社会功能，并强调康复治疗的适时介入，一般建议待患儿病情稳定后尽快介入康复，特别是在 ICU 的早期介入，利于改善患儿的长期预后，减少呼吸机的使用时间，缩短住院时间，预防或减少继发性肌肉骨骼问题等并发症。

二、治疗终止指标

疾病治疗应与早期康复同时进行，重症患儿生理功能稳定后，需适时早期介入康复治疗。若治疗过程中出现呼吸频率改变、意识障碍、血流动力学不稳定等生命体征明显波动，有可能进一步恶化危及生命时需暂停治疗，如表 21-2；当患儿出现明显胸闷痛、气急、眩晕、显著乏力等不适及存在未经处理的不稳定性骨折时亦应暂时中止治疗。或出现口周发绀、感到费力、出现胸痛、眩晕、出汗、疲乏等，使用经皮血氧饱和度（TcSO$_2$）监测，血氧饱和度（SO$_2$）低于 90% 需停止治疗。待患儿情况稳定后，再由医生、护士、治疗师共同评估决定何时以何种方式再行治疗。

表 21-2　暂停治疗的生命体征参数

生命体征	具体参数
心率	达到年龄最大心率预计值的 70%；< 40 次/min 或 > 130 次/min；新发的恶性心律失常；新启动了抗心律失常的药物治疗或合并心电图或心肌酶谱证实的新发心肌梗死
血压	收缩压 > 180mmHg 或舒张压 > 110mmHg；平均动脉压 < 65mmHg；新启动的血管升压药或者增加血管升压药的剂量

生命体征	具体参数
呼吸频率和症状的改变	< 5 次 /min 或 > 40 次 /min；不能耐受的呼吸困难；SO_2 < 88%
机械通气	吸入气中氧浓度分数 $FiO_2 \geqslant 0.60$；呼气末正压通气 $PEEP \geqslant 10cmH_2O$；人机不同步，机械通气改变为辅助或压力支持模式；人工气道难以固定维持

三、治疗方法

（一）康复治疗

1. 促醒治疗　重症患儿常由于各种原因导致意识丧失或障碍，而处于重症病房的封闭环境亦会造成患儿出现不同程度的感知觉缺失，早期开展促醒治疗可促进意识恢复。促醒技术包括音乐疗法、感觉刺激（包括触觉、听觉、视觉、嗅觉、味觉和口腔刺激等）、运动与体位刺激、针刺、正中神经电刺激、低频电刺激、迷走神经电刺激、高压氧及药物疗法等，刺激过程中应密切观察患儿的反应，避免疲劳或者过度刺激。

2. 调整姿势策略　选择姿势体位时需考虑该体位对患儿的骨骼、神经发育的影响，以及可能诱发的原始反射。其中对重症患儿的首选体位是侧卧位，可去除重力作用，减少原始反射带来的不良影响。

3. 吞咽治疗　鉴于重症患儿的认知状态及误吸风险，建议吞咽治疗师仅进行保守的吞咽康复治疗。

（1）口腔运动训练：为避免吞咽肌群废用性萎缩，治疗师可使用纱布、棉签、吸舌器等工具为患儿进行被动的唇、舌、下颌运动，有利于缓解肌肉萎缩程度，增强吞咽器官的本体感觉。需要注意的是，治疗师在治疗过程须控制治疗量及强度。

（2）口腔感觉刺激：可对口周、舌、脸颊、咬肌、咽喉部等部位进行温度、味觉、震动、气流刺激，增强感觉输入，诱发吞咽运动的产生。

（3）摄食训练：对于误吸风险较低的患儿，在挑选适宜的体位、食物性状、进食工具后，可进行治疗性进食，并在进食过程检测血氧饱和度，一旦下降 3% 立即停止摄食。

（4）非侵入性脑刺激：通过电磁刺激调节大脑皮层神经元活动，进而改善吞咽活动。

4. 心肺康复　心肺康复是 ICU 中最常用的操作性干预之一。Stiller 将其描述为体位摆放、扣拍、震动、徒手使肺过度膨胀、咳嗽、气管内吸痰、呼吸和肢体锻炼，可有效募集肺泡，促进分泌物清除，改善肺顺应性和气道阻力，利于气体交换，减少呼吸机获得性肺炎的发生率。

（二）手术治疗

由于重症患儿病情较为复杂，涉及多个系统、器官，因此治疗也需要 PICU 与其他专科医生共同协商处理。在临床上对重症患儿主要是对症治疗，其中手术治疗方法有很多，包括：心肺复苏术、人工气道的建立与管理、体外膜氧合、连续性肾脏替代治疗、各种穿刺及闭式引流术、电复律与心脏除颤术及床旁临时心脏起搏技术等。

（三）药物治疗

重症儿童的药物治疗包括有：抗生素和抗病毒药应用、肾上腺糖皮质激素应用、血管活性药物应用、镇痛镇静药物应用、神经营养药物的应用、血液及血液制品应用等。其中需注意的是儿童危重症以感染性疾病多见，因感染而引起病情恶化的例子也不少见，因此在救治重症患儿中正确使用抗生素和抗病毒药物至关重要。

第四节 个案分析

一、病例资料

患儿，女，315 天，因"发现颜面、口唇发绀 2 小时"入院。患儿孕 40 + 4 周，顺产出生，出生体重 3kg，出生后 5 小时因无吞咽功能住院治疗。专科检查：神志清醒，反应差，精神疲倦，氧疗下皮肤黏膜未见发绀，前囟平坦，呼吸促，鼻翼扇动，咽部充血，双侧扁桃体无肿大，吸气性三凹征（ + ），双肺呼吸音粗，呼吸音无降低；可闻及湿啰音、痰鸣、哮鸣音。患儿诊断为社区获得性肺炎（重症）、吸入性肺炎、吞咽功能障碍、精神运动发育迟缓、极重度营养不良、Pierre Robin 序列征等，现请协助康复治疗。

二、吞咽评估

（一）临床吞咽评估

患儿留置鼻饲管进食，在安静时呈半张口状态，下颌稍微后缩，轻度流涎。在棉签及奶粉诱导下能出现抿唇动作，但唇、颊力量，灵活度下降，及唇周感知觉下降。患儿存在小下颌，下颌活动范围受限，无咬合动作，舌肌力量及活动范围减弱，无吮吸动作，舌和下颌间无分离活动，吞咽反射、咳嗽反射、呕吐反射均减弱，咽反射消失。在评估过程中，患儿口腔一旦被动活动，肌张力升高。

（二）吞咽造影检查

于口腔内置入奶粉碘佛醇造影剂混合物，舌体推送食团困难，输送食团进入下咽部较慢，少许造影剂经口咽部呛入鼻腔，大部分液体状造影剂经滞留于口腔；部分造影剂进入食管顺畅，气管壁内少量液体状造影剂附着。

（三）主要问题

1. 呼吸功能障碍、咳嗽反射减弱。

2. 口腔感知觉及力量下降

3. 吞咽模式错误。

三、治疗方法

（一）体位管理

优先选用头部抬高 45° 以上的半卧位或侧卧位，伸展气道，垫高肩部，有利于减少口腔分泌物的积聚。

（二）呼吸训练

1. **腹式呼吸训练** 患儿取侧卧位，身体稍蜷缩放松，治疗师将手置于患儿腹部，评估其呼吸频率及胸廓肌肉的张力。呼气末端轻压患儿腹部，吸气时不施加阻力。待患儿呼吸功能改善时，改变施力时期，吸气时抗阻做功，呼气时不施加阻力，10 次 / 组，2 组 /d。

2. **咳嗽训练** 在咳嗽训练前，先进行体位引流、胸部叩击，在咳嗽启动时在甲状软骨下气管适度按压，引起咳嗽反射。该训练仅在痰量过多，患儿精神状态尚可下进行，每次咳嗽刺激次数不超 5 次。

（三）口肌训练

1. **口腔按摩** 因为患儿容易受到外来刺激而诱发肌张力升高，所以在进行感觉刺激训练时需缓慢、有力。治疗师根据由外至内的顺序按揉口腔内外，2min/ 次，1 次 /d。

2. **口腔内感知觉训练** 使用冰棉签刺激软腭、舌根，增加咽腔的感觉输入，改善吞咽反射，2min/ 次，1 次 /d。

3. 口腔运动训练 使用棉签刺激患儿两侧齿龈，诱导唇部主动收缩。然后将大拇指置于舌根部施加压力，其余四指轻柔地上抬舌底部肌肉，诱导患儿做舌根抗阻训练，3min/ 次，1 次 /d。

（四）神经肌肉电刺激

采用双向方波，频率 35Hz，脉宽 250μs，通断比为 1 : 1，直径 15mm 的圆形电极片，放置在下颌舌骨肌，输出强度为能触及肌肉收缩为宜，10min/ 次。

（五）球囊扩张术

前期患儿呼吸功能较差，主要通过反复地充盈 - 抽空球囊，让患儿被动地进行憋气 - 换气，以改善呼吸功能。后期使用球囊扩张目的是改善吞咽模式，治疗师在提拉球囊时，另一手帮助患儿喉上抬，诱导吞咽动作的产生，建立正常的吞咽模式。

四、护理

（1）家居护理指导：保持室内空气清新，根据季节变化注意室温调节，避免参与家庭多人聚集的场合。与患者，尤其是呼吸道疾病患者隔离，避免获得性社区感染，而引发呼吸道感染继发重症肺炎。家居吸氧、吸痰、鼻饲管护理注意管道通畅，防脱管，物品开启使用后确保在有效期内，防止细菌滋生。

（2）治疗过程护理：患儿反复在医院和家庭的路上往返，在治疗室内、外，等待与治疗期间，避免与其他患儿密切接触、扎堆、聚集，防止交叉感染，治疗台清洁，每人每次消毒，接触患儿前、后进行手卫生。口腔分泌物增多时，及时清理，少量用纸巾吸附、中量用洗耳球清理、大量用中心或是电动负压吸痰器吸引，负压值 ≤ 0.02MPa，分泌物持续量多时，可采取持续低负压吸引，负压值 ≤ 0.007MPa，处于持续吸引状态，防止引起痰堵，导致窒息缺氧，出现窒息濒死样表现，同时增加吸入感染机会、增加家庭人力及经济负担，继而影响患儿生活质量。

五、结果

经过 3 个月的治疗，患儿呼吸功能、口腔运动、感觉功能均有所改善，每餐可进食 100ml 的米糊。吞咽造影结果示：进食米粉碘佛醇造影剂混合物可见，唇部闭合佳，食物可顺利推送至咽喉部，吞咽启动后，大部分食物进入食管，少量食物残留在会厌，喂食液体造影剂后可清除。建议家属出院回家喂养可交替进食液体与糊状食物，以减少咽腔残留。

（章成国　周惠嫦　黄楚莹　陈丽珊）

参考文献

[1] Ungerleider RM, Nelson K, Cooper DS,et al.Critical Heart Disease in Infants and Children[M].3rd ed. Amsterdam:Elsevier.2019:324-325.

[2] Morton K,Marino LV,Pappachan JV,et al. Feeding difficulties in young paediatric intensive care survivors: A scoping review[J]. Clinical Nutrition ESPEN,2019,30:1-9.

[3] 中华医学会儿科学分会康复学组 . 儿童重症康复技术 [J]. 中国实用儿科杂志 ,2018,33(8):570-573.

[4] 封志纯，祝益民，肖昕 . 实用儿童重症医学 [M]. 北京：人民卫生出版社，2012.

[5] 陈燕惠 . 儿科临床常用量表速查手册 [M]. 北京：化学工业出版社，2018.

[6] 阮雯聪，李海峰 . 儿童神经系统疾病重症康复 [J]. 中国实用儿科杂志，2018，33（8）：31-33.

第二十二章
Kabuki 综合征

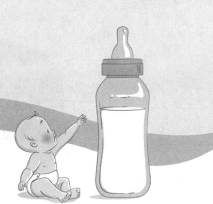

第一节　概述

一、定义

Kabuki 综合征（Kabuki syndrome，KS）又称歌舞伎综合征、Kabuki 化妆综合征或歌舞伎面谱综合征，是一组以特殊面容、骨骼发育异常、皮肤纹理异常、生长发育迟缓、轻 - 中度智力发育障碍等为主要表现的多发畸形综合征，多伴有呼吸、内分泌、免疫系统异常。

Dentic 等通过观察 16 例 KS 婴儿期表现，发现面部畸形（94%）、喂养困难（100%）、肌张力低下（100%）为最常见症状，而指节短、关节松弛约占 80%。KS 患儿在新生儿期生长发育一般正常，但是新生儿之后的发育迟缓相对常见（35%～81%），有报道称存在生长激素缺乏，但并不常见。喂养困难较常见，程度不一，多合并有胃食管反流，部分需要留置胃管。

KS 的确切病因及发病机制尚不完全清楚，之前许多学者认为 KS 与细胞遗传学异常有关。但是，目前唯一明确的 KS 分子遗传学突变基因是 *MLL2* 基因。在诊断 KS 的患者中，56%～76% 的 *MLL2* 编码区存在基因突变。但 *MLL2* 基因缺失的临床意义尚未证实，不能明确基因缺失是否为 KS 的诱发因素。KS 是常染色体显性遗传，对产前诊断有价值，也对各种临床表现的对症治疗和预防并发症有临床意义。

二、流行病学

Kabuki 综合征是一种少见的综合征，由日本学者 Niikawa 和 Kuroki 等人于 1981 年同时报道，由于外貌特征与日本歌舞伎演员的装扮相似，因此被命名为歌舞伎面谱综合征。KS 最初被认为是针对日本种族个体的，在日本的发病率约 1/32 000。然而，陆续有报道发现 KS 存在于多个地区与族群中，包括北欧、巴西、越南、菲律宾、阿拉伯、中国、墨西哥和非洲等。

目前认为 KS 是一种染色体疾病，发病率约为 1/86 000～1/32 000，男女比例约为 1.16∶1。中国首例 KS 报道于 2010 年，为 4 岁患儿，但到目前为止我国病例报告仍然很少，表明对本病的认识仍有待进一步提高。

由于 KS 在婴儿期的异常体征不明显，在婴儿期确诊的病例极为罕见。并且因为对 KS 的认识不足和诊断工具的匮乏，KS 在很多国家的患病率可能被低估。一项研究证实，得益于从 2000 年开始提供高质量综合诊断服务，新诊断为 KS 的患者数量有所增加，但仍需要以种族人口为基础的研究来准确地确定 KS 的发病率是否上升。

三、临床表现

Kabuki 综合征几乎可以累及全身所有重要系统，以颅面畸形最为典型，见文末彩图 22-1。

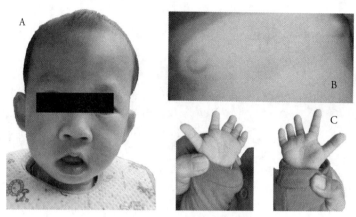

图 22-1 Kabuki 综合征临床表现

A.拱形眉、睑裂长、蓝巩膜，大耳，上唇薄，下唇饱满；B.乳房早发育；C.胎儿指垫、侧指弯曲

（一）颅面畸形

1. "歌舞伎"容貌 睑裂向外侧延长、眼内眦赘皮、下眼睑外侧 1/3 轻度外翻，拱形眉伴外侧 1/3 眉毛稀疏。

2. 口腔颌面部 小下颌、腭弓高、腭裂，牙发育不全，错位咬合，耳郭畸形、中耳炎、耳聋。

3. 眼部 上睑下垂、约 25% 有蓝巩膜，50% 有斜视，少见的有屈光不正、眼球震颤、动眼神经麻痹、白内障、视神经发育不良、先天性巨角膜或小角膜、视网膜缺损等。

（二）生长发育异常

生长发育停滞或迟缓，身材矮小约占 80%。轻至中度智力障碍，92% 的患者智商在 30～83 之间，平均为 62。语言表达障碍，构音障碍，因口腔肌肉松弛、关节协调能力差及颅面部畸形而加剧。

（三）皮肤异常

皮纹多皱褶，手部尺侧箕形纹增多，指腹突出样隆起，第 4 指、第 5 指单一横纹，断掌，指纹三角的中心点或三角点缺失，小鱼际区箕形纹增多等。皮肤色素减少和色素沉着过度。

（四）心血管畸形

患者可合并先天性心脏病，最常见的是主动脉缩窄，其次是室间隔缺损和房间隔缺损。

（五）神经系统症状

肌张力减低是主要神经系统症状，表现为上睑下垂、面具脸、下唇闭合不全等。常见非特异性脑萎缩或脑室扩大，主要脑部结构异常如多微小脑回，脑室导管狭窄致脑积水，蛛网膜囊肿也可见部分报道。

（六）生殖泌尿系统畸形

约 25% 的病例合并输尿管畸形、肾脏畸位，肾盂积水，肾发育不良，马蹄肾。隐睾、小阴茎、尿道下裂、原发性卵巢功能不全。

（七）运动系统畸形

第 5 手指很短、内弯或第 5 指中节骨短缩，第 4 掌骨或 / 和第 5 掌骨短缩，腕骨粗，骶骨内凹，肋骨变形，足畸形，各种椎骨畸形，如蝶形椎骨、矢状性椎骨、椎间盘间隙变窄、脊柱侧凸和脊柱裂。超过一半的患者出现关节松弛、关节脱位，主要发生在髋、膝、肩关节。

（八）其他

KS 患儿常常合并呼吸系统障碍，反复发作的肺炎是突出的问题，这与免疫系统异常也有一定关系。约 60% 的 Kabuki 综合征患儿的易感染性增加，易并发肺炎、上呼吸道感染和中耳炎。在其他报道中可见膈肌异常，包括先天性膈肌缺损、膈疝和膈神经麻痹。

第二节 诊断和评估要点

截至目前，Kabuki 综合征的临床诊断年龄为 3 个月至 22 岁，说明临床诊断依赖于典型的临床表现。其典型临床表现是特殊面容——眼睑长裂伴下睑外翻、宽而弓的眉毛外侧稀疏、鼻小柱短而鼻尖凹陷、耳朵突出或呈杯状，喂养困难，生长发育迟缓，智力障碍，骨骼异常，以及不寻常的皮纹。临床诊断病例通常是偶然发现的。

目前可以通过全外显体基因测序来鉴定 KS，外显子测序揭示了 KS 的遗传基础。KS Ⅰ型是由赖氨酸特定的甲基转移酶 2D（KMT2D）基因突变导致，呈常染色体显性遗传，目前已确诊的 KS 患儿多数由 KMT2D 基因突变引起。KMT2D 基因是组蛋白甲基转移酶 SET 结构域成员之一，参与赖氨酸组蛋白 H3K4 的三甲基化过程。KS Ⅱ型由位于 X 染色体的赖氨酸去甲基转移酶 6A（KDM6A）基因突变引起，呈 X 连锁显性遗传。已证实 KMT2D 基因是 KS 的主要致病基因，同时为其遗传异质性提供了证据。建立临床诊断标准、提高临床医师对 KS 的认识，对 KS 的诊断和治疗具有重要意义。

诊断 Kabuki 综合征前，需要监测以下内容，身高、体重、头围；发育缓慢的儿童应进一步检查甲状腺激素、生长激素水平；如果存在喂养困难，吞咽造影检查及食管 pH 监测有助于判断是否存在胃食管反流及吞咽困难。此外还需进行眼科和耳鼻喉科检查，判断是否有眼部、鼻部、口咽部畸形以及其他问题。

目前，尚无公认的 KS 临床诊断标准。当新生儿存在喂养困难、心脏发育异常、特殊容貌，婴幼儿进而出现生长发育迟缓和智力落后等临床特征时需考虑此病，并尽早完善基因二代测序辅助诊断。当患儿被诊断为 KS 时，若合并有下颌短小、腭裂、舌后坠、呼吸障碍等临床特征，需考虑患儿是否合并 Pierre Robin 序列征。

与 KS 有相似临床表现的有以下疾病：

（1）CHARGE 综合征：存在腭裂、先天性心脏病、生长发育迟缓，但是面容与 KS 不同，突变的基因是 CHD7，为常染色体显性遗传；

（2）22q11 缺失综合征：表现为腭裂、先天性心脏病、尿道畸形，面容与 KS 也不相同，可区别；

（3）Ehlers-Danlos 综合征（埃勒斯 - 当洛综合征）：关节过度活动，常合并先天性髋关节及膝关节脱位，蓝色巩膜，一般不合并 KS 的其他症状。

一、呼吸功能评估

Kabuki 综合征患儿呼吸功能障碍主要有以下特征：由于功能上和构造上存在异常，如肌张力低下、小下颌、腭裂、闭唇能力差、舌后坠等，导致患儿呼吸时出现喘鸣音、"三凹征"（吸气时胸骨上窝、锁骨上窝、肋间隙出现明显凹陷）、上呼吸道阻塞性通气障碍、血氧饱和度降低等。

此外，患儿的吸吮能力、呼吸功能以及吸吮 - 呼吸 - 吞咽的协调性都可能存在问题。如果患儿在吞咽过程中呼吸急促，咀嚼时用口呼吸或吞咽瞬间呼吸，或任何能使声门括约肌不能及时和恰当关闭的情况，都有可能使食物或液体进入呼吸道引起误吸。因此需要询问家属或照顾者，患儿是否存在反复发热或肺炎病史。

（一）一般评定

呼吸频率及节律、呼吸运动模式、胸廓活动度、对称性、呼吸肌等评估；咳嗽及咳痰能力的评估；肺部听诊。

（二）实验室评定

血液生化、血气分析、血氧饱和度监测。

（三）影像学及超声评定

胸部 X 线、CT、超声等。

（四）肺功能测定

必要时测定潮气量、肺活量、通气量、用力肺活量及气道阻力等。

二、吞咽功能评估

Kabuki 综合征患儿由于肌张力和肌力的低下，出现下唇闭合不全、口腔肌肉松弛等口部器官功能异常，从而使患儿的摄食吞咽能力下降。因此，该类患儿的口腔器官功能评估应该侧重于唇、颊、舌的力量、活动范围、运动协调性等。

除了口部器官的功能评估以外，吞咽功能的评估还需通过吞咽反射功能以及喉功能来评估患儿的摄食吞咽能力。喉的评估包括在持续发元音"a"和讲话时聆听音质、音调及音量，如声音震颤和沙哑等情况。较小的婴幼儿可根据其笑声和哭声进行评估。口部器官和吞咽功能评估方法详见第四章第三节客观评定相关内容。

三、摄食评估

进食过程的评估是了解吞咽功能的重要评估项目，在患儿进食时，通过观察和测试直接评估患儿进食情况。选择食物的性状非常重要，应当根据患儿的月龄、吞咽功能状况，选择评估食物的黏稠度和性状，如：①0～4月龄内患儿使用 IDDSI 0 级食物（如母乳、奶等）进行评估；②4～6月龄内患儿可增加 IDDSI 2 级食物（如稀米糊）的进食评估；③6～9月龄内患儿可增加 4 级食物（如布丁、水蛋等）的进食评估；④9月以上患儿可增加至 IDDSI 6 级食物（如不超过 8mm×8mm 的肉、米饭等）的进食评估。必要时可根据患儿喜欢进食的食物，添加适量增稠剂进行调配。吞咽时，可通过颈部的听诊，从吞咽前和吞咽后的吞咽音变化，以及呼吸音的流畅程度来判断吞咽进行的状态和有无咽喉的食物残留。

在进食过程中，观察并记录患儿进食一口量、唇闭合能力、吞咽启动时间、喉上抬幅度、吞咽模式、进食时长等进食安全性及有效性情况。需要注意的是，在摄食评估的整个过程中，必须监测血氧饱和度。如发现血氧饱和度比安静休息时降低 3% 以上时，应立即终止评估。

四、吞咽造影检查

吞咽造影检查是在 X 线透视下，针对口、咽、喉、食管的吞咽运动所进行的特殊造影。观察患儿进食各种性状食物时口腔期的运送情况，吞咽反射的启动，是否存在误吸，误吸发生的时间、原因、量以及是否存在咳嗽反射，口咽部是否有残留、咽部的清除能力以及吞咽的时序性。具体方法请参考第四章第三节。

第三节 治疗策略

一、治疗目标和决策

（一）吞咽障碍治疗目标

1. 保持患儿呼吸道通畅；

2. 保证患儿的营养和水分；

3. 预防误吸相关的并发症；

4. 建立正常吞咽模式。

（二）吞咽障碍的治疗策略

1. 保持适当的颈部姿势。存在舌下垂、舌后缩、下颌后缩者，可通过调整下颌向前伸、使用器具保持下颌位置。注意避免颈部过度后仰（过度伸张）而造成咽腔、喉腔、气管狭窄。

2. 调整食物性状，增加进食安全。

3. 采用低风险进食方式及代偿策略来预防误吸的发生。

4. 控制进食一口量，适当补充进食量，保证足够营养。

5. 对于进食不安全的患儿，采用管饲或造瘘进行摄食。

6. 对于闭唇不完全患儿，可使用浅勺盛放食物置于舌面上进行喂食，让上下颌能够更加接近，唇部更容易闭合。

7. 针对吞咽障碍的严重程度选择不同的康复训练方法。

二、治疗方案

（一）呼吸训练

1. **呼吸训练目的**　帮助患儿建立正确的口、鼻呼吸模式，改善呼吸功能，建立正常的吞咽 - 呼吸协调模式，为吞咽创造良好的条件。

2. **呼吸训练方法**

（1）呼吸放松训练；

（2）口鼻呼吸分离训练；

（3）诱发呼吸训练；

（4）吸 - 呼气的时间控制训练；

（5）咳嗽训练。

（二）口肌训练

徒手或借助工具做下颌、唇、舌等的训练，以加强唇、颊、舌、上下颌的运动控制、稳定性及协调、力量，改善口腔感知觉异常情况，从而改善吞咽功能。详细内容请参考第六章第一节内容。

（三）神经肌肉电刺激

对口颜面及吞咽肌群进行电刺激，增强肌力，改善口颜面器官运动及吞咽的协调性，从而改善吞咽功能。

（四）摄食训练

在进食时根据患儿情况采取以下措施：包括进食体位和姿势、食物质地、食物入口位置、食物性状、一口量、进食速度、吞咽辅助手法、进食时提醒及进食环境等。详细内容请参考第五章第三节。

（五）其他治疗

包括针灸治疗、药物治疗、手术治疗等。

第四节　个案分析

一、病例资料

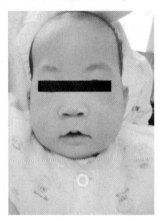

图 22-2　Kabuki 综合征患儿

患儿，男，6 个月龄，因"吞咽困难、呼吸困难 6 月余"来门诊就诊。患儿为第一胎孕 35 周早产儿，出生后发现吞咽困难、不会吸奶，发生肺炎住院治疗。在广州儿童医院诊断为 Kabuki 综合征（染色体异常）合并 Pierre Robin 序列征，伴有腭裂、气道阻塞，行下颌成骨牵引术治疗。术后仍无吸吮动作、不能经口进食。留置胃管，每天鼻饲约 10 次，有反流，体重增加慢。发育情况：发育落后、营养不良，特殊面容，眼距短，眉毛稀疏，头罩给氧气，双肺呼吸音粗，呼吸急促，可见三凹征，见图 22-2。双手可见通贯掌，四肢屈指畸形，第 4、5 指较明显，四肢肌张力稍低。父母非近亲婚配，家族成员中无类似疾病史。

二、方法

（一）评估方法，详见第四章相关内容。

1. **摄食吞咽功能评估**　根据 SOAP 评估方法，从主观评估、客观评估、诊断和治疗计划四个方面评估患儿的摄食吞咽功能。

评估结果：患儿在安静时呈张口呼吸，中度流涎（流涎分级为 d 级）。摄食评估时无吮吸和啜吸动作，仅见上下方向咬动作，舌仅有前伸运动，口腔整体肌力下降。脸颊、下颌感知觉弱敏，唇周、齿龈、脸颊内侧、舌感知觉超敏。咳嗽反射、吞咽反射减弱，呕吐反射增强。

2. **吞咽造影检查**　患儿接受吞咽造影检查，在家属抱持下取直立正位和侧位相，使用奶、米粉和造影剂调配成 IDDSI 1 级和 2 级食物，用勺子喂给患儿，观察患儿进食情况。

造影情况如下：（1）进食 IDDSI 1 级食物：唇闭合较差，可见少量食物流出口腔外；舌根控制能力下降，无有效吞咽动作，食物从舌根滑落至会厌；食物残留于口腔、会厌谷处。

（2）进食 IDDSI 2 级食物：舌向后推送能力差，食物无法运送到咽部，食物残留于口腔内；未见食物进入气管、食管。

（二）治疗方法

1. **无吞咽动作阶段**

（1）呼吸训练：旨在建立正常呼吸模式。

深呼吸及吸气的控制训练：①将口鼻同时堵住，屏住呼吸，从 2 秒逐渐增至 8 秒后急速放开，从而促进深呼吸；②患儿取仰卧位，膝关节和髋关节同时屈曲，用大腿的前部压迫腹部（从 2 秒逐渐增至 5 秒），然后迅速伸展下肢，使腹部的压迫迅速解除，从而促进深呼吸（指导家长进行居家训练）。

安静状态下要求患儿保持适当的颈部姿势（下颌向前伸），以保持呼吸道的畅通。

（2）口肌训练：旨在改善患儿口腔感知觉、提高口腔肌群肌力。

操作方法如下：①先用中指或示指指腹按揉两侧下关、颊车穴后固定，再用拇指指腹缓慢按揉下唇，约 2 分钟；如感觉到患儿下颌出现前伸，即暂停按摩。②用拇指指腹顺时针方向按揉迎香、水沟、地仓穴，然后按揉上唇肌肉，约 2 分钟。③按揉颈部舌骨上、下肌群。④下颌训练：用双手大拇指放于两侧牙龈，示指置于颞下颌关节处，其余手指托住下颌，维持下颌张开状态，如出现下颌前伸，即终止治疗；待患儿下颌能有自主张开时，可逐渐深入到 K 点处，进行下颌的张闭训练。⑤在安抚奶嘴上涂抹患儿喜爱的奶或果汁，加强其吸吮功能。

（3）神经肌肉电刺激：

1）使用吞咽言语诊疗仪，参数为双向方波，通断比 1∶5，强度调至能诱发患儿吞咽动作为宜。

2）使用吞咽神经和肌肉电刺激仪，参数为双向方波，脉宽 750μs，频率 55Hz，通断比 1∶1，使用直径 1.5cm 的粘贴电极，按照不同的治疗目的进行电刺激：①加强声带内收——电极贴于双侧环甲肌，也有助于改善患儿呼吸情况；②增强舌骨上肌群肌力——电极贴于下颌舌骨肌、二腹肌前腹处；③加强唇、颊肌力——电极置于两侧嘴角处。

2. **吞咽动作诱发阶段**　本阶段主要解决的问题是加强舌运动功能及改善吞咽模式：

（1）口肌训练：在早期阶段口肌训练的基础上，增加以下内容：

1）用拇指蘸奶或果汁，以指腹在舌的两侧及舌后 1/2 处按揉，带动舌的运动，根据患儿情况逐渐增加一定的阻力；

2）用蘸奶或果汁的纱布，用拇指或示指、中指在舌后 1/2 处向舌根方向推压。

（2）咽部置管刺激技术：患者取坐位，治疗前清洁口腔与鼻腔分泌物。采用直径为 2.0mm（F6）的一次性鼻胃管，将鼻胃管经鼻插进至环咽肌上方（造影时测量：患儿鼻至环咽肌的距离约为 6cm），再用 5ml 注射器抽取奶或果汁，缓慢均匀地注进鼻胃管中。首先注入 1ml，然后每次逐渐以 0.5ml 递增至 2ml，根据患儿吞咽 - 呼吸情况间隔注入，从 7s 逐渐增快至 2s，诱发患儿产生吞咽动作，再重复数次注射加以强化，根据患儿的情况，总注水量可由 20ml 逐渐递增至 60ml。治疗过程中使用血氧饱和度仪监测，血氧饱和度从基础值下降 3% 时，应立即终止治疗。如连续 2 次注水均引起患儿呛咳，将胃管插入至环咽肌入口处再注水，诱发患儿产生吞咽动作。

（3）神经肌肉电刺激：①一组电极贴于下颌舌骨肌、二腹肌前腹处，另一组贴于舌骨下肌群处，可改善吞咽协调性；②电极贴于双侧咬肌处，增强咬肌力量。

3. **治疗性进食阶段**

（1）口肌训练：同前。

（2）神经肌肉电刺激：方法同前，可根据患儿接受情况逐渐加大剂量。

（3）感应电治疗：应用手持式电棒结合感应电疗法，对患儿唇、颊部肌肉、舌根进行电刺激，以引起肌肉明显收缩为度。

（4）治疗性进食（图 22-3）：①采用家长抱持位或置于可调节角度的儿童轮椅中，让患儿处于身体最放松的姿势，使用硅胶勺喂食糊状食物（2 级食物），在舌前 1/3 处将勺子轻轻向下压，倾出食物并迅速退出，同时用辅助示手指放在颞下颌关节，中指及无名指托住下颌下缘，大拇指放在颏唇沟的正中凹陷处，感受及辅助进食过程中下颌、舌骨的运动，同时在摄食过程中帮助患儿进行下颌前移、唇闭合及咀嚼动作；②用右手示指伸进安抚奶嘴内（水滴型），在舌前 1/3 轻轻往下压，左手示指、中指、无名指放于舌骨上肌群处，诱发患儿的吸吮动作；③当患儿的吸吮动作诱发出来后，在硅胶奶瓶内装 5ml 奶，让患儿进行吸吮，如患儿吸吮力量不足，则挤压奶瓶带动患儿吸吮；根据患儿情况奶量逐渐增加至 20ml。治疗性进食全程均需使用血氧饱和度仪监测，血氧饱和度从基础值下降 3% 时，应立即终止治疗。

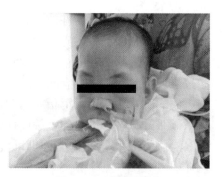

图 22-3　治疗性进食

三、结果

经过约 4 个月的治疗，患儿口部肌肉功能有所改善：安静时可闭唇；可"抿"下勺中食物，舌可上下、前后运动，能在口腔内从两侧到中间移动食物；下颌、舌、唇出现分离运动，口腔运动功能达同龄水平，舌感知觉较前改善；已恢复经口进食，但由于患儿整体耐力较差，一旦进食时间过长易疲劳，因此对家属的指导意见为患儿的进餐时间不超过半小时，若患儿拒绝进食即停止喂食，并适当缩短每餐之间的间歇时间。

（周惠嫦　梁　鹏　袁家健）

参考文献

[1] Cheon CK, Ko JM.Kabuki syndrome:clinical and molecular characteristics[J].Korean Journal of Pediatrics,2015,58(9):317-324.

[2] Wang YR,Xu NX,Wang J,et al.Kabuki syndrome:review of the clinical features,diagnosis and epigenetic mechanisms[J].World Journal of Pediatrics,2019,15:179-187.

[3] Cantoni S, Fattizzo B. Clinical course and management of adult-onset immune-mediated cytopenia associated with Kabuki syndrome - ScienceDirect[J]. European Journal of Internal Medicine,2019,69:3-5.

[4] 窦祖林 . 吞咽障碍评估与治疗 [M].2 版 . 北京 . 人民卫生出版社，2017.

[5] 凌晨，徐慧，刘金荣，等 . 婴儿期歌舞伎脸谱综合征 1 例 [J]. 中华实用儿科临床杂志，2016，31（2）：156-157.

[6] 李洁玲，曹洁 . Kabuki 综合征 2 例报告 [J]. 临床儿科杂志，2018，36（1）：53-56.

[7] 陈小泉 .Kabuki 综合征的诊疗进展 [J]. 现代诊断与治疗，2012，23（9）：1415- 1416.

第二十三章
Treacher Collins 综合征

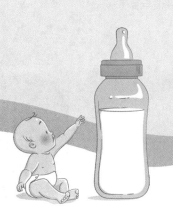

第一节　概述

一、定义

Treacher Collins 综合征（Treacher Collins syndrome，TCS）也称下颌骨颜面发育不全，是一种常染色体显性遗传性颅颌面复合畸形。区别于 Pierre Robin 序列征的下颌骨后缩特征，Treacher Collins 综合征主要累及中、下面部，病变涉及颅颌面骨骼及软组织畸形缺损。

二、流行病学

目前大多数学者认为其在新生儿中的发病率约为 1/50 000，且无性别差异。

三、病因和分型

40% 的 Treacher Collins 综合征患儿有家族史，60% 的患儿表现为新生突变。对于病因有很多不同理论。Mckenzie 和 Graig 认为 Treacher Collins 综合征的病因可能是支配第一鳃弓的镫骨动脉发育不正常或供血不足，一般发生在胚胎初期的 2 个月内。另外母体早孕时受放射线照射、羊水压力过大、胎位异常、维生素缺乏、代谢紊乱、口服化学药品等都可能影响胎儿正常发育。Gorlin 等则认为本病病因复杂，其复杂症状可发生于各不相同的几种机能失调，包括外环境因素干扰。

有学者将 Treacher Collins 综合征分为五型：

（1）完全型：颌面骨、眼睑和耳郭畸形；

（2）不完全型：颌面骨及眼睑畸形，而耳外形正常，但有听力障碍；

（3）顿挫型：仅有眼睑畸形；

（4）单侧型：仅有单侧畸形体征而对侧正常；

（5）不规则型。

四、临床表现

（一）特殊面容

典型患儿呈现"鱼样"面容（图 23-1、图 23-2）：

（1）颅面骨发育不全，呈尖头或舟状头畸形；

（2）两侧睑裂较短，且斜向侧外方，大多数患儿下眼睑的外三分之一缺如；

（3）小耳畸形和外耳道闭锁；

（4）鼻额角消失，鼻梁隆起，鼻孔狭窄等；

（5）颧骨发育不全，下颌骨后缩或畸形。

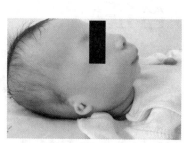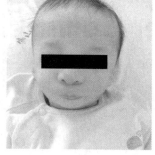

图 23-1　TCS 侧面示意　　　　图 23-2　TCS 正面示意

（二）传导性耳聋

不同程度的耳郭畸形、无外耳道或无听小骨而致的传导性耳聋，在 Treacher Collins 综合征中较为常见，发生率高达 91%。

（三）吞咽障碍

吞咽和喂养困难在 Treacher Collins 综合征患儿中常见。在新生儿期有近 28.3% 的患儿出现因腭裂、下颌骨畸形、咽部发育异常、呼吸障碍等因素引起吞咽障碍，需鼻饲管或胃造瘘喂养。儿童期可表现为牙齿咬合不正（94%）、喉咽缩窄（84%）、进食困难（68%）、开颌异常（63%）、口腔黏膜干燥（42%）。半数以上的患儿唾液腺无分泌功能，腮腺导管开口不可见。

（四）呼吸功能障碍

患儿还可因颞颌关节发育不良、舌下垂和鼻内孔闭锁发生气道阻塞，刚出生就需要气管插管或气管切开，严重者会出现睡眠呼吸暂停和婴儿猝死综合征。

（五）并发症

可伴发多种骨骼畸形，如脊柱畸形、小头畸形、四肢畸形等，部分患儿患有先心病，少数存在智力低下。

第二节　诊断和评估要点

一、诊断要点

Treacher Collins 综合征的诊断主要依靠典型的临床特征、影像学检查、基因检测等。

（一）影像学检查

孕期时可以选用超声初筛。出生后 X 线检查可以初步确定骨骼畸形情况。CT 和三维 CT 成像可以很好地显示骨裂隙部位和骨的发育不良，为手术设计提供直观参考（表 23-1）。

表 23-1　Treacher Collins 综合征的 CT 表现

上颌骨	· 上颌骨整体偏小,颧突发育不良,腭突及牙槽突发育异常或缺失
上腭	· 软硬腭开裂或完全缺失
下颌骨	· 下颌骨体积减小,下颌支短小,冠状突及髁突发育异常 · 颞下颌关系失常,下颌骨体部后缩 · 口腔容积减小,舌根向后部突出,后方气道受压变窄

眼睛	· 眼眶使其向外下方倾斜
颧骨	· 颧骨体积减小,严重者缺失 · 同时合并颞骨鳞部颧突细小
耳朵	· 耳郭小、卷曲,或者正常结构完全消失等 · 外耳道狭窄、短小、膜性闭锁或骨性闭锁 · 中耳听小骨小、结构不全甚至缺失,伴鼓室小及密度增高,偶可见鼓室增大,以及乳突气房密度增高

(二)基因检测

基因检测仅作为一项辅助检查,还需要结合临床症状以及影像学检查才可以准确诊断。目前公认的基因检测策略是,对于具备 2 个以上主要特征或 3 个以上次要特征的患儿,应当进行基因检测以明确诊断。散发病例以及具有 Treacher Collins 综合征家族史且按照常染色体显性模式遗传者应首先进行 *TCOF1* 基因检测,若检测到突变,下一步应进行 *POLR1D* 基因检测。若 *TCOF1* 及 *POLR1D* 基因均未检测到突变,或者家系中有多个受累同胞及近亲时,则应考虑进行 *POIN1C* 基因检测。

二、评估要点

患儿在出生后多因呼吸障碍而进行手术治疗。治疗师在接诊时须判断患儿是否适合进行吞咽康复,一般建议术后 1~2 个月后,待患儿生命体征稳定且不存在术后感染再行康复。在进行吞咽评估时,治疗师须留意患儿口腔解剖结构异常情况,结合口腔运动评估初步判断对吞咽功能的影响程度。由于该类患儿存在较为复杂的结构畸形,仅凭临床评估难以全面评价,应使用 VFSS 及 FEES 观察整个吞咽过程。

第三节 治疗策略

一、治疗目标和策略

不同于其他类型的疾病,Treacher Collins 综合征患儿可能一出生就面临呼吸问题,亟须手术矫形纠正。新生儿期的舌后坠可行舌悬吊术以防止呼吸道梗阻,情况严重者可考虑在婴幼儿期行下颌骨牵张成骨术以改善呼吸障碍。早期手术有利于腭帆张肌和腭帆提肌良好地发育,因此主张腭裂患儿在新生儿期行 I 期手术。颅眶、颧骨、外耳的整形手术一般在患儿 6 岁后进行。

由于呼吸功能障碍以及口腔结构多发畸形,该类患儿面临的吞咽功能障碍往往更为复杂,需要多学科合作治疗。

二、治疗方法

(一)一般治疗

1. **体位管理** 对于部分患儿,睡眠时采用侧卧位即可解决呼吸睡眠暂停的问题。

2. **吞咽功能训练**

(1)食物调整:采用合适的喂养方法,很多孩子也可以正常喂养,并且不需要做任何其他的处理。对已存在吞咽功能障碍的患儿,有文献推荐摄入高能量的食物以维持营养供给。鉴于近 84% 的患儿均存在咽腔狭窄,喂食时一般选择一口量较少的糊状食物。

(2)口腔感觉训练:对存在口腔感觉异常的患儿,应及时介入口腔触觉治疗,避免长时间挑食造成营养不良。

（3）口腔运动训练：患儿由于咬肌肌肉薄弱、牙齿咬合不正、张口度下降等原因引起咀嚼能力下降，部分患儿长大至成年人仍不能进食硬质的食物。对此治疗师可使用下颌运动训练，增加肌力，改善张口度。

（二）手术治疗

Treacher Collins 综合征的治疗是一个长期过程，可以划分为若干阶段，有计划地对患儿进行手术治疗及心理疏导。

1. 新生儿期

（1）气道梗阻：Treacher Collins 综合征患儿可能存在鼻后孔闭锁、舌后坠、小颌畸形、喉软骨软化等发育畸形，导致不同部位，不同程度的气道阻塞，需要针对性地评估阻塞原因并尽早解除。对于没有明显解剖狭窄的轻症患儿可采取清除气道分泌物或留置鼻咽通气管等保守措施治疗；气道阻塞较严重的患儿可考虑早期行唇舌粘连术或下颌骨牵引成骨术；最严重的阻塞则需紧急行气管插管或气管切开。若产前评估发现胎儿气道严重梗阻，可考虑实施子宫外产时处理（ex-utero intrapartum treatment），即剖宫产中胎儿尚未完全娩出时，在不剪断脐带的情况下迅速实施手术。Treacher Collins 综合征新生儿经阴道分娩或剖宫产后若发生呼吸疲劳，须尽快行气管切开术或机械通气以建立有效通气。

（2）眼球保护：若新生儿眼球过分暴露，应考虑及早行睑缘缝合术防止角膜瘢痕形成、溃疡产生和失明，待新生儿情况稳定后再分步进行手术矫正畸形。

2. 婴幼儿期

（1）听力干预：Treacher Collins 综合征常伴内耳结构、听小骨功能异常，大多数患儿有双侧重度传导性聋或混合性聋，需要进行听力学干预。Treacher Collins 综合征患儿最早可于 3.5 月龄开始佩戴软带骨导助听装置，4 岁后颅骨皮质厚度达 3.0mm 以上时可以植入钛钉。患儿术后可能出现皮肤敏感（3.8%）、变薄（1.9%）、植入体松动或脱落、周围皮肤感染和炎症等并发症，婴幼儿期是言语发育的关键时期，应当尽早进行听力干预。

（2）腭裂修复：约有 1/3 的 Treacher Collins 综合征患儿存在腭裂。气道状况稳定后即可行腭成形术，目的是封闭裂隙、延长软腭、恢复软腭生理功能。腭裂一般在 8 ~ 18 月龄期间手术，除非合并气道异常无法手术。咽弓高、口咽小、上下前齿轴倾斜角小、软组织萎缩等特点使 Treacher Collins 综合征患儿的腭裂比一般的腭裂处理起来更具挑战性，术后瘘管形成的风险也更高。由于腭黏骨膜血运并不丰富，实施腭成形术时应尽量减少皮瓣破坏。

3. 儿童期

儿童期的主要手术治疗是耳部再造，约 85% 的 Treacher Collins 综合征患儿表现出耳部畸形，轻者可仅表现为耳郭畸形，重者则可无耳结构。耳郭再造术为多阶段手术，目前多采用自体肋软骨移植耳郭再造术。耳郭再造术通常在 6 岁以后、身高大于 128cm 进行，此时耳部大小已达成人水平的 80%，且有足够的肋软骨供移植之用。

4. 青春期及成年后

（1）下颌、颏部、鼻再造术：青少年及成人可进行正颌手术以建立正常咬合关系，术后齿列及下颌骨长期稳定性良好。正颌术前应对患儿的面部结构和比例进行测量，将其与标准值进行比较，以此作为手术参考。颏部重建手术可改变颏部位置，从而实现颅面结构的协调。其中颏延长成形术可以纠正下颌后缩情况，最为常用。鼻再造术可根据个体需求在正颌手术完成后进行。

（2）眼睑再造：下眼睑畸形和睑裂下斜是 Treacher Collins 综合征的特征性表现。眼睑再造术是利用多余的上睑部皮肤重建下眼睑缺损部位，同时将下斜的外眦向上方固定。这一手术通常延至青春期进行，因为在此之前通常难以获得足够用于再造下眼睑的组织。

三、家庭指导

对存在轻度吞咽功能障碍的患儿，喂养者可通过调整体位、一口量或使用特定的腭裂奶瓶进行喂养。Treacher Collins 综合征患儿由于接受多次手术、面部畸形、听力受损等因素容易造成恐惧、自卑的心理，因此需要家属进行疏导沟通，避免患儿存在过大的心理负担。

第四节　个案分析

一、病例资料

患儿，男，152 天，因"吞咽不利 5 月余"入院。患儿系 G2P2 孕 40 周顺产出。出生后发现患儿吸吮差，抵抗进食，喂养时吞咽困难，并出现呛咳，伴有头面部畸形，似三角头畸形，小下颌，右耳耳郭发育异常。为进一步诊疗转至其他医院，完善相关检查后诊断为 Treacher Collins 综合征。现患儿偶有流涎，经胃管喂养全流，为康复治疗，门诊以"吞咽困难"收入院。入院查体：发育差，营养一般，头面发育不全畸形，三角头畸形，小下颌，右耳耳郭发育异常，表情淡漠，自动体位，神志清醒，精神疲倦，查体不合作。眼球运动未见异常，巩膜无黄染，双侧瞳孔等大等圆，直径约 2cm，对光反射灵敏。有上腭裂。四肢肌力、肌张力查体不合作。

二、吞咽评估

（一）吞咽功能评估

间歇置管喂食，唇、颊、舌肌力下降，吸吮无力，舌向后推送能力下降，口腔感知觉超敏，呕吐反射增强，咳嗽反射尚可，咽反射减弱。使用装有 5ml 奶的小号圆形开口奶瓶对患儿进行摄食评估，发现患儿口腔难以包裹奶嘴，即使更换材质较软的奶嘴，也无法有效吸出，仅能通过喂养者挤压奶瓶后进行吞咽，进食过程存在吞咽延迟，吞咽后有呛咳、鼻漏。

（二）吞咽造影检查

进食 IDDSI 1 级食物时，可见上、下唇闭合不佳，吸吮 - 吞咽不协调，吸吮力量差，舌肌活动欠佳，存在鼻腔反流，口腔、会厌谷及梨状窝可见有部分造影剂残留，环咽肌开放欠佳，大部分造影剂可进入食管，未见造影剂明显进入气管。

（三）存在问题

1. 唇、颊力量减弱，吸吮能力差。
2. 口腔感知觉超敏。
3. 喉上抬能力下降，引起环咽肌开放不全及残留。
4. 鼻反流。

三、治疗方案

（一）口肌训练

1. 口腔脱敏训练　由于患儿对手指较敏感，所以先使用材质较软的奶嘴，按口周→唇→齿龈→上腭→舌的顺序，缓慢、有力地按压。整体过程循序渐进，避免引起患儿的哭闹，待患儿适应后，改使用材质稍硬的奶嘴和勺子。

2. **吸吮训练** 治疗师从用手指套住外表面蘸有奶液的奶嘴，放置于患儿的舌中部，轻轻下压并轻轻往外拉，另一只手配合门德尔松手法，帮助喉上抬。

（二）口腔内外低频脉冲电刺激（感应电疗法）

使用感应电疗法联合手持式电棒定点刺激患儿的舌体以及下颌舌骨肌，以增加舌肌肌力，提高喉上抬幅度，减少残留。患儿吸吮能力下降，对颊肌内外侧进行电刺激，以改善口腔感知觉，提高吸吮的有效率。

（三）球囊扩张术

待患儿口腔感知觉改善后，进行球囊扩张，具体操作如下。经口腔插入至环咽肌处，缓慢注入常温水，然后往外提拉的同时，配合门德尔松手法，刺激产生主动吞咽的动作。该患儿仅接受 1 次扩张治疗。

（四）摄食训练

治疗师扶抱患儿，使用圆形开孔的小号奶瓶，选取 IDDSI 1 级食物，在进食过程中，使用拇指、示指及中指握着奶瓶，使用无名指及尾指辅助喉上抬。由于患儿吸吮能力较弱，不能长时间使用奶瓶喂养，每次仅进食 50ml，剩余量均使用一口量为 2ml 的勺子进食。

四、结果

治疗一个月后吞咽功能评估示：唇、颊、舌肌力较前改善，能够维持吸吮 - 吞咽 - 呼吸的连续动作 30 秒，但仍存在鼻漏，但能全部经口进食，每次奶量 120ml，进食后无残留。造影下可见少量造影剂反流入鼻腔，大部分食物能顺利进入食管内，咽腔内无残留，未见造影剂进入气管。

（周惠嫦　梁　鹏　黄楚莹）

参考文献

[1] 刘爽，范欣森，朱莹莹，等 . Treacher Collins 综合征的精准诊断与治疗 (临床篇)[J]. 临床耳鼻咽喉头颈外科杂志，2018, 32（16）：1213-1217.

[2] 刘程辉，唐瞻贵，黄立勋 .Treacher Collins 综合征 1 例 [J]. 口腔颌面外科杂志， 2005，15（3）：319-320.

[3] 王璞，范欣森 . Treacher Collins 综合征的研究进展 [J]. 临床耳鼻咽喉头颈外科杂志，2016（4）：333-338.

[4] 梁琼鹤，管红梅，韩素芳，等 . 婴幼儿 Treacher Collins 综合征的 CT 表现 [J]. 中国临床医学影像杂志，2018，29（10）：52-56.

[5] Asten P,Skogedal N,Nordgarden H,et al.Orofacial functions and oral health associated with Treacher Collins syndrome[J]. Acta Odontologica Scandinavica, 2016,71(3-4):616-625.

[6] Plomp RG,Van Lieshout MJS,Joosten KF,et al.Treacher Collins Syndrome: A Systematic Review of Evidence-Based Treatment and Recommendations[J]. Plastic and Reconstructive Surgery, 2016,137(1):191-204.

[7] Hwang DW,Jung KJ, Kim SY,et al. Usefulness of Videofluoroscopic Swallow Study in Treacher Collins Syndrome With Cleft Palate: A Case Report[J]. Annals of Rehabilitation Medicine, 2014, 38(5):707-711.

[8] 中华医学会 . 临床诊疗指南整形外科学分册 [M]. 北京：人民卫生出版社，2009.

第二十四章
足月小样儿

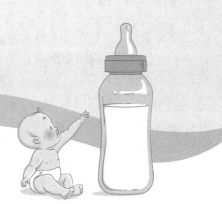

第一节 概述

一、定义

小于胎龄儿（small for gestational age infant），又称小样儿，是指出生体重低于同胎龄儿平均体重第10百分位数，或低于平均体重2个标准差的一组新生儿，有早产、足月和过期小样儿之分。足月小样儿是指胎龄在37周~42周之间，且出生体重在2 500g以下的婴儿，在小样儿中最常见。足月小样儿不同于早产儿及早产小样儿，其外观与正常体重儿比较显得相对成熟，且皮下脂肪缺乏，容易出现新生儿低血糖、新生儿红细胞增多症、新生儿代谢性酸中毒、新生儿低钙血症或低镁血症等并发症。而肺表面活性物质发育相对成熟，新生儿肺透明膜病发生率明显降低。足月小样儿围产期病死率高，且远期随访调查显示生长发育落后、神经精神发育异常和生殖系统发育异常风险高。

二、流行病学

2016年的调查显示我国足月小样儿的发生率为2.45%，其中女婴的发生率为2.88%，高于男婴的2.05%。母亲年龄对足月小样儿发生率有显著影响，母亲年龄 < 18岁（4.86%）和 > 35岁者（3.20%）足月小样儿发生率明显高于母亲年龄18 ~ 35岁者（2.39%）。

目前有证据显示足月小样儿疾病与吞咽障碍有着密切的联系。国外有学者跟踪调查901 227名婴幼儿出生至3岁的吞咽情况，发现1 365名被诊断为吞咽功能障碍，且其中近11.7%的患儿诊断为足月小样儿。

三、病因

导致足月小样儿的原因甚多，其中以营养、感染和母体状况等为主。

（一）营养因素

由于各种原因引起的营养不均衡是足月小样儿的主要病因之一。在母亲妊娠后期，胎儿生长迅速，各种必需的微量元素需求量剧增，在摄入不足或不均衡的情况下，供需矛盾更加突出，由此导致胎儿发育不良。营养不良性贫血也会造成胎儿宫内发育迟缓。

（二）母体因素

妊娠合并症、羊水过少、两胎或多胎、子宫畸形以及分娩年龄等对足月小样儿的影响较大。其中妊娠高血压综合征会明显干扰胎儿生长。正常情况下妊娠期血容量要增加50%，部分孕妇在妊娠期没有足够的血容量增加从而导致血液浓缩或血红蛋白增高，由此导致妊娠高血压和产前子痫，影响了胎盘和胎儿之间的营养物质交换，胎儿的生长发育受到限制。

（三）感染因素

巨细胞病毒（CMV）、乙肝病毒、结核分枝杆菌均可侵入胎盘，损伤血管内皮，引起绒毛胎盘炎，产生的胎儿病毒血症可直接阻止细胞繁殖，影响胎儿生长发育。

（四）胎盘脐带因素

胎盘循环障碍、胎盘感染和前置胎盘的反复出血，可减少胎盘对胎儿的灌注，直接影响到胎儿在宫腔内的发育。

（五）免疫因素

近年来，国外研究发现，过高的 TNF-α 水平会干扰孕妇抗凝系统，促发胎盘血栓形成，影响胎盘功能，最终导致胎儿体重下降。

四、临床表现

（一）外貌特征

除伴有明显畸形、先天性综合征及母患严重疾病所导致的匀称型小样儿外，大多数小样儿有以下特征：与躯干四肢相比，头比例相对较大，面容似"小老头"（图24-1）。消瘦并有不同程度的营养不良，四肢皮下脂肪缺乏，皮肤松弛多皱纹、易脱屑。颅骨骨缝可增宽或重叠，前囟较大，指趾甲、皮肤及脐带可因羊水胎粪污染而呈黄绿色，脐带往往较细。

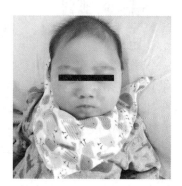

图 24-1　足月小样儿面容

（二）体格特征

1. **体重、身长低于正常值**　体重、身长低于正常值是足月小样儿的主要临床表现之一。约98.8%患儿出生体重范围值为 1 500～2 499g，1.2% 的患儿出生体重 < 1 500g。一般认为出生时体重愈低，其体格发育愈加缓慢。尽管存在追赶生长（catch-up growth，CUG），即去除病理因素后出现生长加速现象，但往往体重极低的患儿在体格及神经发育方面，较其他患儿发育更为落后。

2. **头围低于正常值**　头围小是足月小样儿较常见的临床特征。有学者认为足月小样儿出生后的早期头围增长速率越快，其患有神经发育障碍疾病的概率越低，若患儿的头围与同龄正常儿童一致，患儿将来的认知功能较好。

（三）中枢神经发育特征

国内的研究发现，足月小样儿早期普遍存在轻微脑损伤，神经行为评分均低于正常新生儿。有学者进一步研究足月小样儿的脑部结构，发现他们脑部磁共振结果中显示：灰质体积减小，对海马体的损害尤其显著。其原因可能是，足月小样儿的海马体内的生长因子尤其是脑源性神经生长因子和细胞因子的浓度明显降低，容易发生神经元及白质受损，影响突触形成及轴突髓鞘化，从而影响足月小样儿的视听功能及运动能力。

患儿早期一般无明显的临床症状，可能表现为：对外界刺激的定向能力差、觉醒度差、醒时易哭闹、张力较低、原始反射减弱等。大部分患儿出生后体格发育出现追赶生长，出生后第 2 年认知、运动功能达到正常水平。但有近 8% 的患儿会出现终身生长发育落后，出现不同程度中枢神经损伤的后遗症，如智力低下、运动功能落后、吞咽障碍，甚至出现脑性瘫痪的情况。

（四）并发症

足月小样儿会在出生时出现相关的并发症，如：围产期窒息、胎粪吸入综合征、先天性畸形、低血糖、红细胞增多症、高黏滞综合征等。

（五）摄食吞咽障碍特征

C. Hvelplund 等研究中发现随着年龄增长，足月小样儿被诊断为吞咽障碍的比例越来越高，推测原因是早期管饲使缺乏经口摄食经验，以及患儿出生后体格、神经发育落后，吞咽能力发育跟不上，随着年龄增长吞咽障碍的问题愈加严重。

1. 吸吮力量下降　患儿早期的吞咽障碍主要表现为吸吮反射减弱或缺乏、肌力低下等，导致摄入量不足，需要管饲喂养。

2. 吞咽功能不成熟　由于神经发育落后，患儿常常表现为摄食吞咽能力不成熟，难以处理对应年龄段的食物质地，容易出现各种异常动作，具体详见表 24-1。

表 24-1　各发展时期吞咽功能不成熟导致的异常动作

时期	异常动作
经口摄食准备期	拒食、原始反射残留
吞咽能力获得期	进食呛咳、张口吞咽、食团准备不充分、流涎
捕食能力获得期	食物外漏、过度张口、舌外伸
压碎能力获得期	进食较软的食物时：不经口腔处理直接吞咽、舌外伸
磨碎进食准备期	进食较软的食物时：食物外漏、嘴唇关闭不全

3. 流涎　足月小样儿的流涎问题，并不是唾液过多造成，而是因为吞咽问题和嘴唇闭合不全。正常儿童会无意识地将分泌的唾液咽下，但足月小样儿口腔感觉弱敏，即使分泌了许多唾液也难以察觉。此外，张力低导致唇难以闭合，唾液容易流出。即使患儿能够自我进食，也会因上肢使用餐具时，协同动作的影响，嘴唇也跟着一起张开。

4. 自主进食能力发育落后　正常婴幼儿在 7~8 个月左右能坐在椅子上用手抓握食物，但足月小样儿由于肢体运动发育落后，且存在智力落后，导致患儿难以理解自我进食的行为，需要较长时间才能习得自主进食能力。

第二节　诊断与评估要点

一、诊断

足月小样儿主要依据体格检查及临床表现进行诊断。出生体重低于 2 500g，胎龄在 37 周~42 周之间即可诊断。

二、吞咽评估要点

足月小样儿的吞咽障碍主要是吞咽功能发育不成熟而引起的口腔期问题，因此评估时更侧重于口腔期的运动功能以及感觉功能的评估。足月小样儿通常会出现运动发育落后，已达到自主进食阶段的患儿在进行喂食评估时，除了观察口腔处理食物的能力，还需关注患儿摄食姿势、摄食工具是否需要调整。

第三节　治疗策略

一、治疗目标

目前对足月小样儿的治疗主要是支持性治疗，即保证患儿的营养供给，维持生命体征，再针对不同并发症进行针对性治疗。由于患儿在 0～2 岁间会出现追赶生长，因此建议尽早介入，为后续的生长发育作准备。

二、治疗方法

（一）一般治疗

1. 环境介入　早期的足月小样儿患儿需要做好保暖。有条件者置入恒温箱中，维持体温在正常范围，减少能量消耗，并且定时检测血氧饱和度。

2. 营养干预　足月小样儿患儿建议母乳结合早产儿配方奶粉喂养。足月小样儿各系统发育不成熟，消化能力差、易发生喂养不耐受等，影响营养的消化吸收进而引起发育迟缓。而母乳有着营养丰富、易于消化吸收的特点，有利于患儿体格发育及大脑发育，并且减少足月小样儿喂养不耐受的发生。而早产儿配方奶粉具有更高的能量密度和脂肪酸含量，同时蛋白质、钙、磷含量也更高，能满足早产儿大脑和体格发育的需求。

3. 吞咽康复

（1）口肌训练：足月小样儿存在肌肉力量低下的问题，难以通过口腔运动摄入足量的食物，因此需要根据评估结果进行口腔运动训练，以提高肌力，促进口腔运动发展。对足月小样儿出现的口腔感知觉问题，治疗师应尽早介入感知觉训练，让患儿获得良好的摄食体验。

（2）摄食治疗：对早期存在吸吮困难的患儿，应选择材质较软、易于吸出的奶嘴，减轻患儿进食时的负担。若患儿存在吸吮时难以维持体力的情况，可考虑使用勺子喂食。对吞咽发育不成熟的患儿，应挑选与其吞咽功能相匹配的食物质地，以及适宜的进食工具进行摄食。对无法自主进食的患儿，应挑选适宜的桌椅，配合使用改良的餐具，鼓励患儿在自主进食中获得愉悦的体验。

（3）神经肌肉电刺激：使用低频电刺激刺激相关吞咽肌群，提高肌力，促进吞咽协调运动。

4. 运动康复　对足月小样儿患儿进行早期抚触、肢体运动功能训练及训练工具的应用，通过丰富的触觉、视觉、听觉等感知觉的刺激，促进脑神经的发育，使得新生的脑细胞在损伤部位的周围有效地实行重组，从而脑功能得到良好的代偿。由于 0～6 个月是大脑发育的黄金时期，且脑损伤尚处于初期阶段，此时是足月小样儿介入运动康复的最佳时期。

（二）药物治疗

1. 生长激素治疗　足月小样儿成长至 2 岁时，若其身高未追赶至正常同龄儿水平，应尽早进行大剂量生长激素治疗。目前已有证据证实，重组人生长激素在干预体格生长方面起着重要的作用。重组人生长激素治疗足月小样儿能加快生长速度，有助于机体组织和心理社会功能的成熟，使其接近正常同龄儿的生长水平。

2. 低血糖治疗　由于肝糖原、游离脂肪酸、蛋白质减少等原因，足月小样儿患儿常表现为低血糖的症状。因此对低血糖的足月小样儿应及时静脉输注葡萄糖，且密切监测血糖。

（三）并发症治疗

对于不同的并发症，给予针对性治疗。其中围产期窒息是足月小样儿最为严重且必须立即处理的急症。对于发生围产期窒息的患儿，应立即进行复苏处理。

（四）家庭指导

家属须为患儿提供一个安全、舒适的喂养环境，应尽早进行母乳喂养，母乳缺乏者可使用早产儿配方奶粉代替。对病情稳定的患儿，家属需在指导下进行适量的运动训练，定时观察患儿的生长发育指标，若 2 岁后仍与同龄儿童差距较大，需尽快就医，以免耽误治疗最佳时机。

第四节 个案分析

一、病例资料

患儿，男，4 个月龄，因"吸吮、吞咽困难 3 个月"来门诊就诊。患儿为足月剖宫产娩出，出生后无呛咳，存在隐性误吸，反应差，呻吟样呼吸，颜面和肢端可见发绀，足月儿貌。专科检查：患儿双眼上翻，追视较差，寻找声源欠佳，四肢肌张力稍低，拥抱反射、握持反射、觅食反射及吸吮反射减弱，嗜睡，出生后不会吸吮、进食，留置鼻胃管鼻饲治疗。诊断为足月小样儿、新生儿脑病、小头畸形。父母非近亲婚配，家族成员中无类似疾病史。

二、吞咽评估

吞咽评估结果示：患儿间歇置管喂食，唇、脸颊、下颌部肌力下降，且感知觉下降，用蘸奶的棉签刺激，无吸吮动作产生，呕吐反射保留，吞咽反射、咳嗽反射减弱。

VFSS 结果示：患儿进食 IDDSI 1 级食物时，上、下唇闭合不佳，吸吮能力差，舌肌向后推送能力弱。存在延迟吞咽，喉上抬前移幅度不足，咽后可见少量造影剂进入气管内，患儿无呛咳，存在隐性误吸，部分造影剂进入食管内。

主要的吞咽问题：口腔肌力低下，整体运动水平落后于同龄婴幼儿，喉上抬幅度不足，存在隐性误吸。

三、治疗方法

（一）口肌训练

1. **感觉刺激** 通过对口周和口腔内的震动改善口腔内及周围的感觉，3min/ 次。

2. **吸吮训练** 使用蘸有冰奶的棉签在舌中部前后滑动，并将患儿两侧颊部向内挤压，模拟吸吮动作，提高唇颊肌力，重复上述动作 5 次。

3. **舌肌训练** 使用纱布包裹舌体，轻轻地往外牵拉，诱导患儿主动产生往回收的动作，以此加强舌后缩力量，重复上述动作 5 次。

4. **咽部冰刺激** 分别使用冰块及柠檬汁，对患儿软腭、舌根及咽后壁交替刺激，加强咽腔的感知觉，建立正确吞咽时序，1min/ 次。

（二）神经肌肉电刺激治疗

采用双向方波，脉宽 300μs，频率 35Hz，通断比 3∶1，直径 10mm 的圆形电极片。刺激位置为双侧下颌舌骨肌与二腹肌前腹，以提高喉上抬幅度，减少误吸风险。输出强度以能触及肌肉强烈收缩为宜，3min/ 次。休息 5min 后，使用相同治疗处方，输出强度调至为能触及肌肉轻微收缩为宜，10min/ 次。电刺激的总时长为 13min。

（三）球囊扩张术

对此患儿而言，球囊扩张术治疗的目的是刺激咳嗽反射，诱导吞咽动作的产生。具体操作如下：经口腔插入至环咽肌上方，在能让患儿产生较强烈咳嗽反射的位置固定，反复注水、回抽使球囊充盈 - 放松，让患儿主动进行咳嗽反射训练。注水量从 0.5ml 逐渐增加至 1ml。待患儿咽喉部感知觉已改善，将扩张管向下插至环咽肌处，注水后往外牵拉，并且配合门德尔松手法，诱导吞咽动作产生。该患儿共接受 3 次扩张治疗。治疗过程中持续使用血氧饱和度仪监测，如发现血氧饱和度在治疗前的基础值下降 3%，立即终止治疗。

（四）体感音波治疗

由于该患儿脑损伤严重，有较长时间的嗜睡现象，给予该患儿体感音波治疗系统治疗，运用体感音波疗法，可以大大激活大脑皮质区域的功能，促使未受损的脑细胞进行代偿，从而弥补变性受损脑细胞的功能。

（五）结果

治疗一个月后功能性摄食训练能进食约 60ml 糊状食物，保持清醒的时间较前延长。进行 VFSS 检查，可见患儿上下唇闭合可，舌肌运动尚可，进食 2 级食物时，大部分食物可进入食管，未见明显误吸，进食 0 级食物时，有少量液体误吸进入喉前庭，但能自行咳嗽清除，大部分可顺利进入食管。

（周惠嫦　梁　鹏　黄燕婷）

参考文献 --

[1] 林君儒，张淑莲，朱丽，等.中国足月小样儿发生率及影响因素分析解析 [J].中华医学杂志，2016，96（1）：48-52.

[2] 王卫平，孙锟，常立文.儿科学 [M].9 版.北京：人民卫生出版社，2018.

[3] Hvelplund C,Hansen BM,Koch SV,et al. Perinatal risk factors for feeding and eating disorders in children aged 0 to 3 years[J]. PEDIATRICS, 2016,137(2): e20152575.

[4] 李玲，李宁，张艳卿，等.不同喂养方式对早产小于胎龄儿生长发育影响的研究 [J].中国儿童保健杂志，2014，22（2）：146-148.

[5] 汪浩文，陈红霞，吴超华，等.不同营养方式对小于胎龄儿生长发育影响的临床对照研究 [J].中国儿童保健杂志，2010，18（9）：649-651.

[6] 汪光斌.小于胎龄儿的发生及干预治疗的研究进展 [J].中国当代医药，2017，24（13）：13-16.

[7] 苏增玲，黄海波，张瑞霞，等.足月小样儿体格发育与神经发育关系的研究 [J].哈尔滨医药,2017,37（6）：504-506.

[8] 刘秀梅，李丽霞，初清.影响足月小样儿神经行为发育的围生期因素分析 [J].中国小儿急救医学，2012，19（5）：481-483.

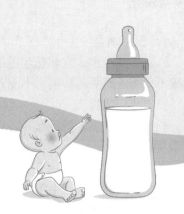

第二十五章

肌肉疾病

第一节 概述

肌肉疾病（myopathy），简称肌病，是指原发于骨骼肌或神经肌肉接头处的疾病。临床上肌病可以大致分为遗传性肌病（如肌营养不良、先天性肌病、肌强直、线粒体脑肌病等）和获得性肌病（如炎性肌病、内分泌性肌病、与系统性疾病有关的肌病、药物中毒性肌病等）两大类。肌肉力量是吞咽器官运动的基础，由于肌肉的原发性结构或功能性病变，出现肌肉萎缩、无力、强直等，可使吞咽运动功能受损，导致吞咽障碍。

一、重症肌无力

重症肌无力（myasthenia gravis，MG）是一种由乙酰胆碱受体（AChR）抗体介导、细胞免疫依赖、补体参与，累及神经肌肉接头突触后膜，引起神经肌肉接头传递障碍，出现骨骼肌收缩无力的获得性自身免疫性疾病。临床表现为骨骼肌无力、易疲劳，活动后加重，休息和应用胆碱酯酶抑制剂后症状明显缓解、减轻。目前暂无中国儿童 MG 发病率的流行病学资料，国外的年发病率为 8/10 万 ~ 20/10 万人。

儿童重症肌无力与成人重症肌无力相比有许多不同的临床特征，儿童以 I 型眼肌型多见，近 90% 的患儿在疾病初发时仅表现为与眼睑肌相关的症状；在一定时间内转化为 II 型全身型较多；临床症状的严重程度、抗体滴度的阳性率也常常与成人 MG 有较大的差异。不同地域及人群儿童与成人比较其发病率也有较大差异，有报道在白种人儿童和青春期起病的 MG 患者约占全部 MG 患者的 10% ~ 15%；亚洲儿童和青少年则有着比欧洲国家更高的发病率，一个大样本研究显示 39% ~ 50% 的 MG 患者为儿童。儿童期重症肌无力大多在婴幼儿期发病，2 ~ 3 岁是发病高峰，多见于女孩。

MG 的临床表现与分类如下。

（一）I 型

眼肌型，病变仅局限于眼外肌，2 年之内其他肌群不受累。多见一侧或双侧眼睑下垂，晨起轻，日间加重，反复用力做睁闭眼动作也会使症状更明显。

（二）II 型

全身型，有一组以上肌群受累。包括：

II A 型：轻度全身型，四肢肌群轻度受累，伴或不伴眼外肌受累，通常无咀嚼、吞咽和构音障碍，生活能自理；

II B 型：中度全身型，四肢肌群中度受累，伴或不伴眼外肌受累，通常有咀嚼、吞咽和构音障碍，生活自理困难。

（三）Ⅲ型

重度激进型，起病急、进展快，发病数周或数月内累及咽喉肌；半年内累及呼吸肌，伴或不伴眼外肌受累，生活不能自理。

（四）Ⅳ型

迟发重度型，隐匿起病，缓慢进展。2年内逐渐进展，由Ⅰ、ⅡA、ⅡB型进展而来，累及呼吸肌。

（五）Ⅴ型

肌萎缩型，起病半年内可出现骨骼肌萎缩、无力。

二、杆状体肌病

杆状体肌病（nemaline myopathy，NM）是一类具有临床和遗传异质性的先天性肌肉疾病，因在患者肌纤维中发现大量杆状体（nemaline）[或称肌杆（rod）] 而得名，最早在1963年由Gonen和Shy分别独立报道。杆状体肌病是一种常染色体遗传的少见肌病，多为散发。NM是一种常见的先天性肌病，其发病率约为2/10万，约占儿童各类型先天性肌病的17%，任何年龄段均可发病。

NM主要表现为肌无力和肌张力下降、腱反射减弱或消失、骨骼畸形、颜面肌受侵、眼球运动障碍等。肌无力累及范围较广，其中四肢近端、面肌、颈屈肌、延髓支配肌和呼吸肌较常受累，肢体远端亦可累及。部分患者伴有咽喉肌和舌肌无力，往往表现为吸吮无力或喂养困难。据统计，约55%的患者出现呼吸困难，47%的患者出现吞咽困难，三分之一的患者存在面部无力（35%）或构音障碍（35%）。

三、炎性肌病

炎性肌病（inflammatory myopathy，IM）是一组以肌无力和肌肉炎症为主要表现的异质性自身免疫性疾病，成人及儿童均可发病，最常见的亚型为多发性肌炎（polymyositis，PM）、皮肌炎（dermatomyositis，DM）和包涵体肌炎（inclusion body myositis，IBM）等。儿童表现为幼年型皮肌炎（juvenile dermatomyositis，JDM），而幼年型多发性肌炎（juvenile polymyositis，JPM）非常罕见。

美国对436例儿童炎性肌病患者进行流行病学调查，其中包括354例JDM（81.2%）、33例JPM（7.6%）患者。结果估计儿童炎性肌病发病率为（2~4）/万人，女性多于男性，男∶女为1∶1.9。各亚型的发病率统计分析表明，白色人种发病率均明显高于其他有色人种。在儿童炎性肌病中JDM占绝对多数。

JDM主要特点是典型皮疹。皮炎可在肌炎前或与肌炎同时出现，肌无力表现与PM相似，皮肤改变与肌炎的表现同在。肌肉受累表现为亚急性至慢性进展的对称性近端肌无力，逐渐出现肩胛带和骨盆带及四肢近端无力，表现为蹲位站立和双臂上举困难，常可伴有肌肉关节部疼痛、酸痛和压痛；颈肌无力者表现抬头困难；部分患者可因咽喉部肌无力而表现为吞咽困难和构音障碍；如呼吸肌受累，可有胸闷及呼吸困难；少数患者可出现心肌受累；病后数周至数月可出现肌萎缩。典型的皮肤改变是面部呈蝶形分布于双侧颊部和鼻梁的紫色斑疹伴眶周水肿——向阳疹；掌指关节伸面、指甲周围、肘或膝关节伸面的红斑和水肿——Gottron丘疹，尤以上睑部淡紫色的红斑和水肿最为常见。

JPM特点是肌无力症状更严重、易摔倒，血清肌酸激酶（CK）升高更明显，更频繁发生心脏损伤。

四、线粒体脑肌病

线粒体脑肌病（mitochondrial encephalomyopathy，ME）是指线粒体 DNA（mtDNA）或细胞核 DNA（nDNA）突变，使 ATP 合成障碍而导致线粒体的结构及功能异常，累及骨骼肌及中枢神经系统。ME 从不同角度有多种分型方法，从临床及病理角度分型是目前最常用的方法，分别为：①线粒体脑肌病伴高乳酸血症和卒中样发作；②肌阵挛性癫痫伴破碎红纤维病；③ Kearns-Sayre 综合征。

线粒体脑肌病的发病率高达 1/6 000，主要的临床表现是：为骨骼肌极度不能耐受疲劳，肌萎缩；神经系统主要表现有眼外肌麻痹、卒中、癫痫反复发作、肌阵挛、偏头痛、共济失调、智能障碍及视神经病变等；其他系统表现可有心脏传导阻滞、心肌病、糖尿病、肾功能不全、假性肠梗阻、身材矮小和呼吸系统受累等。呼吸系统受累多继发于 ME 的神经肌肉损害，表现为呼吸功能不全、误吸、呼吸道感染、声嘶、喘鸣、鼾症、低通气、肺水肿和中枢性/阻塞性睡眠呼吸暂停等。当出现肥厚型心肌病、左心室流出道狭窄时，患儿会表现充血性心力衰竭的症状，如活动后有胸闷、胸痛等。

第二节 诊断和评估要点

一、诊断要点

大部分肌肉疾病根据典型的临床表现、实验室检查、肌电图检查可以确诊，有些肌病还需要进行特异性血清抗体、基因检测、肌肉活检、肌肉成像等检查进行诊断。

（一）生化检查

一般特定的肌肉疾病会有对应的生化指标，若存在其他并发症也会出现相应阳性指标，如：伴肾脏受累查尿常规，可以发现蛋白尿；伴糖尿病可以发现血糖升高；伴肝脏损害可以发现转氨酶升高等（表 25-1）。

表 25-1　肌肉疾病的生化指标

疾病	生化指标
重症肌无力	血清中 AChR 抗体阳性 少部分患者出现抗骨骼肌特异性酪氨酸受体激酶（MuSK）抗体、脂蛋白 4（LRP4）抗体阳性
杆状体肌病	暂无
炎性肌病	血清肌酶（如肌酸激酶、乳酸脱氢酶、谷丙转氨酶、谷草转氨酶等）均升高，其中肌酸激酶可高达正常值的 5～50 倍 肌酸激酶和肌酸激酶同工酶均升高 急性期可出现红细胞沉降率、C 反应蛋白水平升高
线粒体脑肌病	脑脊液乳酸水平升高

（二）肌电图检查

肌肉疾病出现肌源性损伤，因此肌电图检查结果大多相似：①安静状态下自发电位增多；②运动单位电位时限缩短、波幅降低和多相波百分比增加；③由于运动单位内肌纤维丢失所致的肌肉重收缩时呈低波幅干扰相。

（三）肌肉活检

可用于分辨肌肉疾病，一般取肢体近端肌肉标本进行冰冻切片的组织学和酶组织化学染色。

表 25-2　肌肉疾病的病理表现

疾病	病理表现
重症肌无力	肌源性及神经源性改变，肌肉接头异常 还原型辅酶Ⅰ（NADH）染色可见较多片状酶活性缺失肌纤维 肌纤维内纹理排列紊乱
杆状体肌病	肌细胞胞浆中可见高密度的杆状体（改良格莫瑞三色（MGT）染色观察最为典型——红染杆状体） 肌纤维萎缩 / 发育不良
炎性肌病	肌内膜多发散在和 / 或灶性分布的、以淋巴细胞为主的炎性细胞浸润 T 淋巴细胞为主的炎性细胞浸润，酸性磷酸酶红染 肌纤维膜有 MHC-Ⅰ异常表达，CD8$^+$T 细胞围绕在形态正常的表达 MHC-Ⅰ的肌纤维周围，或侵入和破坏肌纤维
线粒体脑肌病	三色法染色（Gomori）可见具有标志性的破碎红纤维（RRF） 肌肉特殊染色＿（SDH）可在肌纤维肌膜下区域见增生的线粒体 组织内可见 SDH 强阳性血管

（四）基因检测

基因检测可以帮助诊断及分型。但基因检测只作为辅助检查，还需要与其他检查结果对比以确定是否为致病突变，如果没有典型的临床表现，即可确定为携带者。

（五）影像学检查

部分肌肉疾病会存在其他并发症，需要进一步的影像学诊断，例如：20%～25% MG 患儿伴有胸腺肿瘤，因此需要行纵隔 CT 进行排查；IM 患儿的肢体肌肉 MRI 的短时间反转恢复序列像可见因炎症所致的弥漫或灶性水肿；ME 患儿脑部 MRI 示卒中样发作期在颞叶、顶叶、枕叶的大脑皮质以及皮质下白质出现长 T_2 信号，病灶可以动态变化，可有局部脑萎缩。

（六）其他检查

甲基硫酸新斯的明试验：是 MG 的主要辅助检查，具体方法是：按 0.02～0.03mg/kg，最大用药剂量不超过 1.0mg 的用量肌内注射甲基硫酸，注射前可参照 MG 临床绝对评分标准。选取肌无力症状最明显的肌群，记录 1 次肌力，注射后每 10 分钟记录 1 次，持续记录 60 分钟。记录改善最显著时的单项绝对分数，依照公式计算相对评分作为试验结果判定值。相对评分 =（试验前该项记录评分 − 注射后每次记录评分）/ 试验前该项记录评分 ×100%，作为试验结果判定值。其中＜ 25% 为阴性，25%～60% 为可疑阳性，＞ 60% 为阳性。

二、评估要点

肌肉疾病最为突出的临床症状就是肌力下降，当累及口颜面肌肉和咽肌时，会引起唇部闭合不全、咀嚼无力、喉上抬幅度下降等，因此吞咽评估中需要关注口咽期的运动功能评估。肌肉疾病多伴有呼吸功能障碍的临床表现，需要留意误吸的发生。出现误吸会加重呼吸功能的负担，进而使吞咽功能愈加恶化，二者形成恶性循环。因此，对于此类患儿，评估时需注意吞咽与呼吸的协调性，应优先选用 VFSS 或 FEES 进行客观评估，尽早发现尽早治疗，阻断循环链。

第三节 治疗策略

一、治疗目标和策略

对于需要吞咽功能训练的患儿，要注意治疗时间段的选择，如 MG 患儿的肌力问题会出现晨轻暮重的表现，因此建议在上午进行训练。另外，肌肉疾病患儿的治疗时长都不宜过长，治疗强度不可过高。如疾病呈进行性发展，病情持续恶化，吞咽治疗目标则不应定为改善功能，而是维持现有能力和预防废用，以下是不同肌肉疾病对应的治疗策略。

表 22-3 不同肌肉疾病的治疗策略

仅能实施一定的训练，避免过于积极训练	根据病情可以积极训练
重症肌无力	
炎性肌病	杆状体肌病
线粒体脑肌病	

二、治疗方法

（一）一般治疗

1. **体位管理** 良好的体位有助于提高患儿的呼吸功能，日常管理中多采用侧卧位。

2. **呼吸训练** 当损伤累及到呼吸肌，患儿可出现咳嗽无力、喘鸣、声音嘶哑、呼吸模式异常、误吸等。因此呼吸训练不可忽视，可对患儿，进行辅助咳嗽训练、气道保护功能训练、缩唇呼吸等呼吸训练。

3. **吞咽功能训练** 吞咽训练的目标并不一定是完全经口进食，而是在保证安全的情况下，来增加经口进食的摄取量。病情恶化经口进食困难时的目标应为：使用管饲确保营养，并进行治疗性进食，具体治疗详见第六章第一节内容。

（1）口腔运动功能训练：可进行适量的口部运动训练，这在一定程度上可以维持口腔肌群的肌力水平。

（2）口腔感知觉训练：对舌根、软腭等区域进行冰刺激，以刺激舌咽神经，也可以进食温差大的食物等，此类方法可强化吞咽中枢的感觉输入，更好地诱导吞咽反射的产生。感觉刺激与运动训练不同，不会直接引起患儿的肌肉疲劳，但需要注意训练的时长、姿势等。

（3）代偿性治疗：对误吸风险较低，可以经口进食的患儿，可以使用代偿性治疗策略帮助其安全进食，详见表 22-4。

表 22-4 肌肉疾病的进食代偿性策略

代偿性策略	具体治疗方法	针对的症状
调整姿势	低头吞咽	使会厌软骨接近咽喉壁，避免吞咽前及吞咽过程的误吸减少咽腔残留，防止吞咽后的误吸
	仰头吞咽	舌推送能力下降时使用，可利用重力帮助食团从口腔运送到咽腔
	转头 / 头旋转吞咽	减轻单侧性的咽腔残留
	侧卧姿势 + 转头 / 头旋转吞咽	左右两侧咽腔和食管入口部的张开情况存在差异，想要降低食物流动速度的时候
	调整身体倾斜角度	食团运送障碍和吞咽启动延迟引起误吸时

代偿性策略	具体治疗方法	针对的症状
调整食物	降低食物黏稠度、硬度,建议选择性状均一、不易附着的流质食物	用于舌头的肌肉力量衰退、咀嚼能力下降,整体吞咽肌力减弱 存在口腔残留患儿(吞咽前误咽患儿并不适合)
	温度:利用冷温或温度差促进清醒和摄食吞咽	适用于进食意愿下降 口腔启动动作太慢 吞咽启动延迟
	味道/香味/外观:增加对中枢神经的感觉输入	进食意愿下降 口腔运动启动缓慢 吞咽启动延迟
改变进食方法	调整一口量	适用于一次摄入量过多而造成误咽和残留时
	反复吞咽	口腔和咽腔有明显残留,但无法自行空吞咽的患者
	调整进食速度	进食速度过快造成误咽
	交替吞咽	进食后口咽腔较多残留,需要饮用液体带走残留物
	捏鼻吞咽	鼻反流、腭咽闭合能力差、舌根-咽后壁接触不完全造成吞咽功能障碍时

（4）口腔护理：预防误吸的发生，口腔的护理尤为重要。对肌肉疾病的患儿应定时清洁口腔，避免口腔内的细菌、食物残留等进入气管，引起吸入性肺炎。

4. 运动训练 适当的有氧运动训练可以维持肌力，防治废用性萎缩。注意不能在空腹或饥饿状态下进行运动，要严格控制运动时间，防止诱发代谢危象。一般从低强度短时间的锻炼开始，逐渐增加锻炼的强度和持续时间。

5. 电刺激治疗 为了预防患儿的肌肉废用性萎缩，可进行神经肌肉电刺激，使肌肉收缩，从而增强肌力。

6. 饮食治疗 应当保持充足的营养供给，以维持能量代谢的平衡和稳定，避免饥饿、饮酒、高脂低糖饮食。癫痫发作期的患儿需要进行生酮饮食。

（二）药物治疗

对肌肉疾病来说，药物的治疗作用并不能治愈该病，仅能改善临床症状。

（三）家庭指导

指导家长采取少量多次的喂食方式，避免疲劳进食。如观察到患儿进食过程中出现速度明显减慢或吞咽费力，应更换为黏度低的食物或暂停进食。还需合理安排患儿的生活方式，保证其睡眠充足，避免情绪激动、受寒、感染等，也要适当活动。

第四节　个案分析

一、病例一

（一）病例资料

患儿，女，3月20天，G4P1，胎龄41周+4天，顺产，出生体重4.25kg，Apgar评分10分，出生时无窒息产伤史。出生后2小时发现患儿口唇轻微发绀，转入新生儿科检查治疗，诊断为新生儿羊水吸入性肺炎，检查发现患儿喝奶呛咳，量较正常婴儿少，后转入上级医院治疗，诊断为吞咽功能障碍、杆状体肌病。患儿因吞咽功能障碍、喂养困难、发育落后和反复肺炎等，到进行吞咽治疗。

（二）初次评估

1. **吞咽功能评估**　留置鼻饲管，唇、脸颊、下颌部均感觉弱敏，用棉签刺激无吸吮动作产生，舌以前伸运动为主。呕吐反射保留，吞咽反射减弱，存在无效吞咽。

2. **吞咽造影检查**　患儿进食 IDDSI 1 级食物时，吸吮能力较差，舌肌力量不足，腭咽闭合差，存在鼻腔反流。会厌谷及梨状窝有残留，存在隐性误吸，环咽肌部分开放，部分造影剂进入食管内。

3. **评定结果**　主要的吞咽问题：

（1）口咽期吞咽障碍。

（2）唇、脸颊、下颌部感觉弱敏。

（3）吸吮反射缺失。

（4）吞咽反射减弱，存在无效吞咽。

（5）存在隐性误吸。

（三）初期治疗方案

1. **治疗目的**　让患儿学习完整有效的吞咽动作，建立正确的吸吮-呼吸-吞咽模式，同时增加感觉输入，诱发吸吮动作。

2. **治疗方案**

（1）口肌训练：

1）唇颊训练：用冰块或冰棉签快速刺激唇颊部，增加感觉输入。借助棉签和奶瓶，利用手法诱发吸吮动作，以增强患儿唇、颊的力量。

2）舌部训练：用冰块或冰棉签刺激舌部，增加感觉输入。用蘸牛奶的棉签，在舌的两侧及舌后 1/2 处按揉，带动舌运动。

3）感觉促进：使用振动棒等工具对患儿口腔内外进行刺激，增加口腔感觉输入。

（2）神经肌肉电刺激治疗：采用双向方波，脉宽 250μs，频率 35Hz，通断比为 1：1，直径 15mm 的圆形电极片。双通道同时刺激，通道一放置于双侧下颌舌骨肌，通道二放置于双侧甲状舌骨肌，以协调患儿的吞咽模式，输出强度以能触及肌肉收缩为宜，15min/ 次。

（3）球囊扩张术：经口腔插入至环咽肌上方，通过反复缓慢地使球囊充盈-抽空，让患儿体验憋气-换气感觉，调整呼吸换气模式。其中注水时先注入 0.5ml，再逐渐增加至 1ml。待患儿已形成较好的呼吸换气模式后，将扩张管向下插至环咽肌处，注入 13℃左右的冰水，增加环咽肌处的感觉输入。该患儿共接受 3 次扩张治疗。治疗过程中持续使用血氧饱和度仪监测，如发现血氧饱和度在治疗前的基础值下降 3%，立即终止治疗。

3. **病情进展**　经过一个月的治疗，已成功诱导患儿产生吸吮动作，且唇、脸颊、下颌部感觉弱敏情况较前改善，开始出现有效的吞咽动作，但吞咽肌群的肌力及耐力仍不足。综合考量后用奶瓶治疗性进食，奶量约 20ml/ 次，2 次 /d，但 5 天后患儿因重症肺炎进入 PICU 治疗。情况稳定后出院，因家庭情况回家乡调养，治疗停止。10 个多月后，即 1 周岁 2 月余再行吞咽治疗。

（四）在 1 岁 2 个月再次评估

患儿间歇置管进食，可经口进食米糊，50ml/ 次，3 次 /d。舌能上下、前后方向运动，有吸吮动作。唇部活动增加，能"抿"勺中食物，能在口腔内移动食物，从两侧到中间，从中间到两侧。唇、脸颊、下颌等感觉仍减退，唇、舌等吞咽相关肌群力量不足。口腔运动及进食技能仅相当于正常儿童 7 ~ 9 个月水平。

（五）中期治疗方案

1. **治疗目的**　以增强患儿吞咽相关肌群的肌力及强化吞咽动作为主，使吞咽更安全、更有序地进行。

2. **治疗方案**

（1）口腔内外低频脉冲电刺激（感应电疗法）：应用感应电疗法联合手持式电棒进行靶肌群的力量训练，对患儿舌内肌群、舌外肌群进行刺激，以增强舌肌和舌骨上肌群的力量。同时该患儿腭咽闭合能力差，需分别刺激腭舌弓和腭咽弓，以改善软腭上抬的功能，从而减少鼻漏和食物渗漏的风险，以及提高食团运送的能力。

（2）神经肌肉电刺激治疗：采用双向方波，脉宽 750μs，频率 55Hz，通断比为 1：1，直径 20mm 的圆形粘贴式电极片。双通道同时刺激，通道一放置于双侧下颌舌骨肌，通道二放置于二腹肌前腹，以增强舌骨上肌群的肌力，输出强度以能触及肌肉收缩为宜，15min/ 次。

（3）咽部置管刺激技术：患儿取抱坐位，治疗前先清洁口腔与鼻腔，清除分泌物。采用直径为 2.0mm（F6）的一次性鼻饲管，经口插入胃管 8cm 的长度（造影检查时测量出患儿口至环咽肌的距离约为 8cm）。用 5ml 注射器抽取奶，每次注入 1ml 逐渐增加至 2ml，缓慢均匀地注进鼻饲管中，从而强化患儿吞咽动作。治疗过程中持续使用血氧饱和度仪监测，如发现血氧饱和度在治疗前的基础值下降 3%，立即终止治疗。

（4）摄食训练：在治疗室进行直接摄食训练后，指导家长在家训练，建议家长扶抱患儿，使用较浅的勺子，选取 IDDSI 3 级、味道较浓郁的食物，一口量约 2ml，放置在舌中部进行喂食。尽量少量多餐，进食量 50ml/ 次，3 ~ 4 次 /d，逐渐增加进食量及次数。

（六）康复效果

1. **出院前吞咽评估**　患儿在 1 岁 4 个月时进行末期吞咽评估，结果示：唇、脸颊、下颌等感觉弱敏较前明显改善，吞咽肌群的肌力较前改善。患儿有主动性吸吮动作，口腔内食物移动范围增大，舌能超越中线活动，但咀嚼力量弱，口腔运动及进食技能相当于正常儿童 10 ~ 12 个月水平。患儿能进食米糊，每次 180ml，过程顺利。

2. **出院前吞咽造影结果**　使用碘水（成分为安射力 320 碘佛醇）和奶粉调制成 IDDSI 1 级食物，并用奶瓶或勺子让患儿咽下食物，观察进食情况。结果显示，进食 IDDSI 1 级食物时，上、下唇闭合可，舌肌运动可，腭咽闭合稍差，仍可见少量造影剂反流入鼻腔，大部分食物能顺利进入食管内，会厌谷、梨状窝有少许残留，未见造影剂明显进入气管内。

二、病例二

（一）对象

患儿，男，10 岁，8 岁半起病。主诉为吞咽困难 1 年余。患儿于 2017 年 10 月无明显诱因突发呼吸困难，急送入当地医院诊疗，当时诊断为"急性化脓性扁桃体炎"，并在该院行"扁桃体切除术"，但呼吸困难症状未明显改善，术后行"气管插管术"并应用呼吸机辅助呼吸，病情未见好转，转去别院行"气管切开术"，具体诊疗经过不详。其间发现患儿吞咽功能消失，不能咽口水，四肢乏力，诊断为"吞咽困难"，并在该院行吞咽治疗，治疗效果不佳，长期间歇插管管饲。后至我院，门诊以"吞咽困难"收入院。结合病史及外送基因检查结果，诊断为线粒体脑肌病。

体格检查：发育正常，营养良好，正常面容，表情自如，神志清醒，声嘶，音量小。双肺呼吸音清晰，未闻及干、湿性啰音，无胸膜摩擦音。心前区无隆起，心尖搏动未见异常，心浊音界未见异常，心率 115 次 /min，律齐，各瓣膜听诊区未闻及病理性杂音，无心包摩擦音。腹平坦，无腹壁静脉曲张，腹部柔软，无压痛、反跳痛，腹部无包块。肝脏肋下未触及，脾脏肋下未触及，胆囊未触及，墨菲征阴性，肾区无叩击痛，无移动性浊音。四肢肌力 4 级，耐力差。

（二）初期吞咽障碍评估

1. 吞咽功能评估　神志清醒，间歇置管进食。唇、颊力量减弱，主动活动范围及协调性尚可，舌运动控制差。下颌运动可，软腭运动稍受限，吞咽反射和咳嗽反射减弱，咳嗽力量弱，存在清嗓动作，喉上抬及前移幅度明显不足，吞咽启动明显延迟，存在无效吞咽模式，吞咽后有较多残留。

2. 吞咽造影检查　使用碘水（成分为安射力 320 碘佛醇）分别调制成 IDDSI 0 级食物、2 级食物、3 级食物，家属用勺子喂食，让患儿咽下食物，观察进食情况。进食食物时吞咽造影均显示，患儿上、下唇闭合可，舌肌肌力及协调性减弱，舌后缩能力差，以致舌搅拌及运送食物能力差。吞咽时序紊乱，存在错误的吞咽模式，难以启动吞咽，咽缩肌无力，为无效吞咽，采用了多种代偿姿势，如仰头吞咽、低头吞咽、转头吞咽等均无改善。食物未能被推送至咽喉部，未见造影剂进入气管、食管。

3. 评定结果　存在问题：

1）唇、颊、舌均力量减弱，舌运动控制差，协调性减弱。

2）喉上抬及前移幅度明显不足，存在无效吞咽模式。

3）吞咽反射和咳嗽反射均减弱，吞咽启动明显延迟。

4）口腔存在残留，咽缩肌无力，有清嗓动作。

（三）初期治疗方案

1. 治疗目的　保证气道安全，增强咳嗽反射，提高吞咽肌群肌力，调节吞咽时序。

2. 治疗方案

1）体位调整：采取 45° 仰卧位，用枕头或毛巾等物品垫靠以使患儿肌肉处于放松的状态，支撑躯干及头颈部处于稳定状态，且颈部稍前屈，使用体位代偿方法帮助食物向后推送。

2）咳嗽训练：①患儿处于舒适放松的姿势，坐位或身体屈曲，掌握膈肌呼气方法，强调深吸气；②患儿双手置于腹部且在呼气时做 3 次哈气动作以及感觉腹肌的收缩，练习发辅音"K"的声音以感觉声带绷紧、声门关闭及腹肌收缩；③当患儿能够将这些动作结合时，指导患儿做深而放松的吸气，接着做急剧的双重咳嗽。5min/ 次，2 次 /d。

3）口肌训练：要求患儿选取上述体位，全程处于放松状态，不可用力过度，每次治疗总时长不超过 4 分钟，一天 2 次，间隔时间必须 5 小时以上。①感觉刺激：用冰块快速刺激软腭、舌后 1/3，然后从舌中划出，让患儿主动吮吸冰块，同时辅助门德尔松手法，提高喉上抬幅度，2min/ 次。② Masako 训练：用湿纱布包裹患儿舌前 1/3，嘱患儿缓慢持续后缩舌根（禁止使用爆发力，以免训练后极度疲倦），并做吞咽的动作，5 个 / 次，可增加患儿舌根力量和咽后壁肌群向前运动。

4）神经肌肉电刺激治疗：消毒颈部皮肤，双通道同时刺激，通道一放置于舌骨上肌群，通道二放置于颈部后方。脉冲频率 55Hz，脉宽 300μs，通断比为 1∶3，输出强度调至可引起吞咽动作产生，5min/ 次，主要作用是调节吞咽时序，提高吞咽肌群力量。

（四）中期评估

治疗 2 月余后再次吞咽评估，结果示：患儿神志清醒，目前间歇置管进食。唇、颊、舌肌力较前改善，吞咽反射仍减弱，咳嗽反射较前改善，喉上抬幅度及前移幅度较前改善，仍存在吞咽延迟。VFSS 结果示：患儿进食 IDDSI 2 级食物时，上下唇闭合佳，舌肌运动较弱，吞咽启动延迟，仍存在无效吞咽，部分造影剂进入食管，部分造影剂吞咽后反流至鼻腔。

（五）中期治疗方案

1. **治疗目的** 着重提高吞咽反射，增加经口摄入量。

2. **治疗方案** 咽部置管刺激技术以及球囊扩张这两个项目之间必须间隔 5 小时以上，以防患儿疲惫，影响下一天的治疗。

1）咽部置管刺激技术：患儿取仰卧位 45°，头部稍前屈。采用直径为 4.0mm（F12）的一次性鼻饲管，经口插入胃管 16cm 的长度。用 20ml 注射器抽取 12℃的奶，每次 2ml 快速注入，刺激患儿产生吞咽动作，10 次 / 组，4 组 /d，每组间隔 1 分钟来休息，治疗总时长不超过 6 分钟。

2）球囊扩张术结合表面肌电生物反馈：由于该患儿肌肉容易疲劳，采取在表面肌电触发刺激模式下进行球囊扩张术，可以在达到运动阈值时，适时刺激以产生动作，且可以客观判断患儿是否肌肉疲劳，及时终止治疗。治疗总时长不超过 10 分钟。具体操作如下：①将作用电极片贴在下颌舌骨肌，仪器根据检测到的肌电信号自动设置临界阈值，并根据患儿的情况调至合适的刺激强度；②经鼻插入扩张管至环咽肌下方，注水使球囊充盈，将球囊拉至环咽肌的位置；③嘱患儿主动吞咽，同时仪器会触发刺激产生肌肉收缩，辅助患儿产生吞咽动作；④治疗结束指征：仪器显示的肌电值明显低于肌电平均值的三分之二。

3）口腔内低频脉冲电刺激：主要刺激舌肌，加强舌后缩的能力；刺激软腭、咽后壁，加强吞咽启动的速度。电流强度以引起靶肌肉明显收缩为准，刺激时长控制在 2 分钟内，每天一次。

（六）康复效果

经过半年治疗后吞咽评估示：口腔吞咽肌群肌力较前改善，错误的吞咽模式已被纠正，鼻漏现象改善，但肌肉耐力仍较差，容易疲惫，每次仅能经口进食 20ml，营养主要来源仍是管饲。吞咽造影检查：进食 IDDSI 2 级食物，放松时部分食物可顺利进入食管，用力吞咽时食物无法进入食管，仍有少量造影剂进入鼻腔，未见造影剂明显进入气管内。

（周惠嫦 梁 鹏 黄楚莹 黎艳紫）

参考文献

[1] 中华医学会神经病学分会神经免疫学组，中国免疫学会神经免疫学分会 . 中国重症肌无力诊断和治疗指南 2015[J]. 中华神经科杂志，2015，48（11）：934-940.

[2] 中华医学会神经病学分会，中华医学会神经病学分会神经肌肉病学组，中华医学会神经病学分会肌电图及临床神经生理学组 . 中国多发性肌炎诊治共识 [J]. 中华神经科杂志，2015，48（11）：946-949.

[3] 柯晓煜，龚燕梅，李晗宇，等 . 儿童线粒体脑肌病伴高乳酸血症和卒中样发作综合征 1 例报道并文献复习 [J]. 卒中与神经疾病，2019，26（2）：235-236.

[4] 中华医学会神经病学分会，中华医学会神经病学分会神经肌肉病学组，中华医学会神经病学分会肌电图与临床神经生理学组 . 中国神经系统线粒体病的诊治指南 [J]. 中华神经科杂志，2015，48（12）：1045-1051.

[5] 陈涓涓，吴军，张海鸥，等 . 重症肌无力 Osserman Ⅴ 型 1 例临床及病理分析 [J]. 卒中与神经疾病，2010，17（3）：174-176.

[6] 赵燕，刘卓，常蕾蕾，等 . 杆状体肌病临床、病理及分子生物学研究进展 [J]. 临床神经病学杂志，2017，30（5）：383-385.

[7] 李西华 . 肌肉活检诊断技术在小儿神经肌肉疾病诊断中的应用 [J]. 临床儿科杂志，2010，28（7）：697-700.

[8] 崔丽英 . 肌电图在肌肉病诊断和鉴别诊断中应注意的问题 [J]. 中国现代神经疾病杂志，2007，7（2）：101-102.

[9] 周纬，殷蕾，金燕樑，等 . 儿童多发性肌炎和皮肌炎临床分析 [J]. 临床儿科杂志，2009，27（2）：134-137.

附录

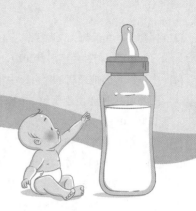

附录1　婴幼儿喂养困难调查问卷

亲爱的家长朋友：

您好！本调查问卷旨在筛查和评估有喂养问题的婴幼儿，以便于早期发现和及时治疗，填写本问卷的时候，请您不要有任何的顾虑，根据自己的真实情况如实填写。本问卷分为两部分，请在符合您孩子情况的选项下打钩，务必看清楚后再填写，不要遗漏任何条目，感谢您的真诚合作！

孩子姓名_____　　性别___　　出生日期_____年___月___日
填表日期_____年___月___日　　联系电话_____

一、

1. **疾病史**　半年上呼吸道感染次数　①从不；②1~2次；③3~4次；④5~6次；⑤7次以上

2. **喂养人**　喂养人是否为母亲　①总是；②经常；③有时；④很少；⑤从不

3. **喂养行为**

a. 喂养时孩子对你的反应积极　①总是；②经常；③有时；④很少；⑤从不

b. 孩子进餐地点是否固定　①总是；②经常；③有时；④很少；⑤从不

c. 孩子的喂养人是否固定　①总是；②经常；③有时；④很少；⑤从不

d. 孩子进食时间超过30分钟　①总是；②经常；③有时；④很少；⑤从不

e. 你是否允许孩子想吃就吃　①总是；②经常；③有时；④很少；⑤从不

f. 同一种食物用不同做法促进食欲　①总是；②经常；③有时；④很少；⑤从不

g. 进餐时有言语性鼓励和情感交流　①总是；②经常；③有时；④很少；⑤从不

h. 你判断孩子不吃某种食物的依据　①尝试1次拒绝；②2~5次；③6~9次；④10次以上

4. **饮食结构**（6月龄）

a. 现在每天的奶量　①600ml以下；②600~700ml；③700~800ml；④800~900ml；⑤900~1 000ml

b. 现在每天添加谷类　①1勺；②2勺；③多勺；④二分之一餐；⑤一餐

c. 现在每天添加水果类　①1勺；②2勺；③多勺；④二分之一个；⑤一个

d. 现在每天添加蔬菜类　①1勺；②2勺；③多勺；④25~50g；⑤50g以上

e. 现在每天添加肉类　①没有引入；②少量；③25~50g；④50~100g

f. 现在每天添加蛋黄　①没有引入；②少量；③四分之一；④二分之一

5. 饮食结构（12 月龄）

a. 现在每天的奶量　　① 500ml 以下；② 500～600ml；③ 600～700ml；④ 700～800ml；

　　　　　　　　　　⑤ 800ml 以上

添加食物的形态

（题尾注明）A. 糊状或泥状食物；B. 末状食物；C. 碎食物；D. 块状食物

b. 现在每天添加谷类　　① 50g 以下；② 50～100g；③ 100～150g；④ 150g 以上

c. 现在每天添加水果类　① 25g 以下；② 25～50g；③ 50～100g；④ 100g 以上

d. 现在每天添加蔬菜类　① 25g 以下；② 25～50g；③ 50～100g；④ 100g 以上

e. 现在每天添加肉类　　① 没有引入；② 少量；③ 25～50g；④ 50～100g；

　　　　　　　　　　　⑤ 100g 以上

f. 现在每天添加蛋类（蛋黄）① 没有引入；② 少量；③ 四分之一；④ 二分之一；⑤ 一个

二、

1. 你觉得你在喂养孩子过程中有困难吗？

　　1　　　2　　　3　　　4　　　5　　　6　　　7

　　非常困难　　　　　　　　　　　　　　　容易

2. 你对孩子的喂养及进食感到担心吗？

　　1　　　2　　　3　　　4　　　5　　　6　　　7

　　不担心　　　　　　　　　　　　　　　非常担心

3. 你孩子的食欲如何？

　　1　　　2　　　3　　　4　　　5　　　6　　　7

　　非常差　　　　　　　　　　　　　　　好

4. 你孩子每餐从什么时候开始拒绝进食？

　　1　　　2　　　3　　　4　　　5　　　6　　　7

　　进餐一开始　　　　　　　　　　　　　进餐结束

5. 你孩子每餐进食需要多少分钟？

　　　1　　　　2　　　　3　　　　4　　　　5　　　　6　　　　7

　　1～10　　11～20　　21～30　　31～40　　41～50　　51～60　　＞60

6. 你孩子进餐时表现如何（哭闹、玩玩具、看电视、乱跑等）？

　　1　　　2　　　3　　　4　　　5　　　6　　　7

　　无上述表现　　　　　　　　　　　　　非常明显

7. 你孩子是否对进食某类食物有恶心、呕吐的现象？

　　1　　　2　　　3　　　4　　　5　　　6　　　7

　　从来没有　　　　　　　　　　　　　　大多数时候

8. 你孩子是否有嘴中含着食物但不吞咽的现象？

　　1　　　2　　　3　　　4　　　5　　　6　　　7

　　大多数时候　　　　　　　　　　　　　从来没有

9. 你孩子在进食时是否需要逗引或追着喂？

　　1　　　2　　　3　　　4　　　5　　　6　　　7

　　从来没有　　　　　　　　　　　　　　大多数时候

10. 你强迫孩子进食吗？

　　1　　　2　　　3　　　4　　　5　　　6　　　7

　　大多数时候　　　　　　　　　　　　　　从来没有

11. 你孩子的咀嚼（或吮吸）能力如何？

　　1　　　2　　　3　　　4　　　5　　　6　　　7

　　良好　　　　　　　　　　　　　　　　非常差

12. 你孩子的生长状况如何？

　　1　　　2　　　3　　　4　　　5　　　6　　　7

　　非常差　　　　　　　　　　　　　　　良好

13. 孩子的进食情况对你和孩子之间关系的影响如何？

　　1　　　2　　　3　　　4　　　5　　　6　　　7

　　非常消极　　　　　　　　　　　　　　无影响

14. 孩子的进食情况对家庭成员之间关系的影响如何？

　　1　　　2　　　3　　　4　　　5　　　6　　　7

　　无影响　　　　　　　　　　　　　　　非常消极

附录2　饮食功能调查表和误吸可能性检查表

版本 4.03（2003.12.28 修订）

姓名：	性别：	
病历号：	出生年月：	
诊断：		

GMFCS 分级：Ⅰ　Ⅱ　Ⅲ　Ⅳ　Ⅴ　（粗大运动能力分类系统修订参照日语版 ver1.2）

病史资料提供者：	与患者关系：	记录时间：
评估记录者：	职称：	记录时间：

致家人：

　　为了使您的孩子拥有更好的健康状况，有必要准确地了解当前的全身状况。关于下一页的问题，请在问栏里中选择您认为最合适的项目并加上〇。

　　（对于评估教师：使用此评估时要注意的事情）

　　在开始之前，请务必阅读以下内容和手册。

　　– 以平时护理人员的观察为基础，程度由专业人员判断，从各阶段进行选择。例如，以水分摄取形式，即使家人以充足的水分速度饮用〇，在现状下，判断为黏稠合适或适当时，请在黏稠阶段进行记录，即使监护人声明他们正在吃一口大小的普通食物（普通食物）。但是，根据食物的内容，如果将食物切碎或嚼碎，请在糊状食物上打上标记。将吃的食物形态全部加〇获得的最低分。判断是否需要黏稠的标准包括吸入性肺炎的既往史，呛咳（特别是在饮水分、吞唾液的时候），口腔各器官的运动（特别是舌头）和吞咽运动减弱，湿性喘鸣等因素是很重要的。

– 如果您目前正在经管进食，并且根本没有尝试过口服，并且想知道是否可以口服，请首先使用问卷进行评估。与开始断奶一样，也需要足够的谨慎，例如从一勺浓水开始（例如稀饭）。大约一周后，痰液量可能会发生变化。如果没有误咽，继续口服。

– 大项目是为了找出有没有误咽，小项目是为了找出误咽的种类。

– 如果因为没有列出分数的项目或步骤选择了一个圆圈，则该分数为零。

– 对于阶段，较早呈现的阶段症状更严重，但得分不一定更高。采取对策的效果将作为对问卷的改善，因此请对其进行评估。

– 大项目的评价分数——大项目的合计分数 + 182 分；小项目的评价分数——小项目的合计分数 –291 分。

– 如果确定不适合实际情况，请重新考虑检查表上的信息是否确实存在，或使用 VFSS 等其他检查。

– 如检查结果提示误吸，建议进一步用 VFSS 明确是否存在误吸。

如果您对此评估表有任何疑问，请索取以下手册和有关 VF 的手册。

×××医院　电话×××

	问诊		误咽可能性检测			
	请家属在这一栏里填写	评价者用	大项目评分	大项目得分	小项目评分	小项目得分
现在状态	【0】年龄　岁		年龄 × （—22）			
	【1】身高　cm 【2】体重　kg(　年　月　日计测) 【3】安静时心率　/分 【4】安静时呼吸次数　/分					
	【5】发病时间是什么时候？ ①出生后不足一个月;②一个月以后				② 79	
	【6】病型为:①(混合型·痉挛型)四肢麻痹: [如脑瘫、颈椎不稳、抽搐、肌肉张力异常(降低和升高),请在此处画○]。②除此之外		①—518	最后诊断的时间	① 14	
	【7】这一年内体重的变化:体重增加率比标准差(不满1岁),减少或者几乎不增加(不满15岁),减少(15岁以上)？ ①是(被认为是的理由);②不是					
	【8】请告诉我您的孩子的运动功能: ①自己不能活动;②可以翻身;③可以在没有任何道具和人的支持下或没有用手支撑的坐5分钟以上;④可以站立,也可以步行		③—133 ④—72			

续表

	问诊	误咽可能性检测			
呼吸系统的状态	【9】曾经被诊断出患有肺炎、支气管炎、哮喘性支气管炎等 ①有;②没有 (最后诊断的时间　年　月　入院　次)				
	【10】发烧后回到感染前的状态的平均天数是10日以上吗? ①是;②不是			① 208	
	【11】请您告诉我最近一个月的痰量 ①每天有大量(略出·吐物混入·被吸出); ②每天量很少(一天被吸出3次以下); ③少于以上	② 217 ③ 238		① 91	
	【12】吸气的时候胸骨和肋骨之间有凹陷(塌陷呼吸)吗? ①总是有;②不是总是有;③没有			③ 277	
	【13】您是否每两三天使用一次以下任何一项? ①是;②否。 如有,请加〇。人工呼吸器、气管切开、呼吸通道、氧气、吸入器、吸引器、其他(　　)				
	【14】您的鼻子,喉咙,气管,肺等是否有任何问题? ①是(诊断名称:过敏性哮喘,腺样体/扁桃体肥大等) ②否				
	【15】明明没有感冒,喉咙里好像有痰缠绕的声音吗? (湿性喘鸣)①有;②没有				
	【16】有突然开始干咳并持续几个小时以上吗? (唾液的误咽):①有;②没有				
	小计(1)				

问诊		误咽可能性检测			
请您家属只在这一栏里填写		评价者用	大项目评分	大项目得分	小项目评分	小项目得分
流涎	【17】口水多滞留在嘴里,除了吃饭和摄取水分的时候会呛到吗? ①有;②没有					
	【18】为了口水,需要换衣服或吸口水吗? ①需要;②不需要					

	问诊	误咽可能性检测			
经口摄食的状态	【19】现在的经口摄取量是多少？必要量,是指未满1岁时,达到正常成长曲线所必需的量;未满15岁时,体重1年增加1kg所必需的量;15岁以上时,能够维持体重的量作为标准来考虑。①全量非口服(经管营养、经静脉营养等);②愉快地进食一部分,另一部分非经口进食;③需要量的1/2左右可经口进食;④需要量的大部分可任意经口进食;⑤全部经口进食			②—212 ③—201 ④—461 ⑤—203	
	【20】现在的食物形态是下面的哪一种？(请在所选中的食物中加上○)①管饲;②混合食品(副食全部放入搅拌机)或果冻食品;③糊状食品(比混合食品水分少,离乳初期食的硬度);④全粥软菜碎食(断奶中期左右);⑤全粥软菜(食物煮得很软,舌头可以压碎);⑥软饭软菜(主食,全粥和煮软的米饭同量混合)或平常饭菜(普通餐)			②—160 ③—142 ④—334 ⑤—323 ⑥—89	(在左边选项中选择最低分数)
	【21】目前的茶等水分摄取形态是以下哪个呢？(请在所选中的形态中加上○)①经管;②黏稠使用(②使用增稠剂(无论当前情况如何,如果认为有必要增稠,则②为○);③用汤匙少量喝水;④用杯子或吸管以正常速度喝水	②—611 ③—33 ④—68	② 65 ③ 256 ④ 95		(在左边选项中选择最低分数)
	【22】您的孩子对吃饭有多了解呢？①即使把食物和餐具放进嘴里也不知道是吃饭,还是食物放进嘴里才知道是吃饭。②即使不把食物吃进嘴里,也可以看、听、闻味道来理解这是吃饭	② 158	23 90		
	【23】平时吃饭(吃预定量)的时间是多少？①超过60分钟,(如果是经管,在这里画个○);②不超过60分钟			①—144	
	【24】吃饭时需要吸痰,需要把吸痰设备放在旁边吗？①是;②不是			② 288	
	【25】吃饭的时候会呛到吗？①几乎每一口就呛一次;②无论吃什么,每隔几口就会呛到,或水分等特定的东西,或以特定的姿势总是能呛到;③不呛到			①—322	
	【26】关于平时吃饭的姿势怎么样？上半身的角度( )度,头部和躯干的角度( )度位①头部需要什么来支撑和控制;②即使不特别注意头部也不会塌下来				
	小计(2)				

问诊		误咽可能性检测			
请您家属只在这一栏里填写	评价者用	大项目评分	大项目得分	小项目评分	小项目得分
下腭·口唇·口腔技能	【27】将食物放入口中到咽下，嘴唇的动作如何？ ①既不闭合，也没有要闭合的动作；②口唇有时可以闭合；③除了必要的时候打开以外都是关闭的紧张状态，并不难开口。		②③ 218		①—186	
	【28】能否很好地控制下腭的运动？ ①下腭后退，发出声音或对下腭施加刺激也不会有动作； ②下腭虽然在后退，但只要用手去拉就能做出动作。但是，并不是很好的动作，2 秒一次的动作都没有； ③有充分良好的动作。每 2 秒有 1 次以上的动作。侧方向的动作也没有。		②—200 ③—0.5		③ 174	
	【29】在您或看护人认为吞咽后，口中是否有食物残留？ ①很明显，即使用声音或手指刺激，也很难吞完； ②有残留但受刺激能吞，或者没有残留。					
	【30】能很好地控制张口闭口吗？ ①开得不好，力度不够，吃起来很困难；②动作不流畅，开得太大，吃起来不困难；③没有问题。					
吞咽动作发达	【31】符合正常儿童饮食功能的吞咽运动发育水平判定 ①手指放进嘴后反射性地吸吮或用嘴唇反射性地追乳头。 ②在嘴唇张开或舌头突出的状态下进行吞咽动作。 ③吞咽的时候闭上嘴唇吞咽。 ④舌头的动作有限制的时候，用高黏度的液体和糊状物练习。 ⑤能做咀嚼动作，吞咽时舌头没伸出，可以用勺子喝水，以粥和碎食为中主。 ⑥能用牙齿压碎的东西吃，能用杯子喝水，一般的饭菜都可以了。					
	【32】目前进餐问题困扰的事情是吧？ ①没有特别之处；②有（　　）					
	小计(3)					
	合计：小计(1) + (2) + (3)		大项目合计(a)		小项目合计(b)	
	评分		a + 182 =		B－291 =	

附录3 简易口部运动功能评估量表

1. 下颌运动功能评估分级标准

评估项目	指导语	0级	1级	2级	3级	4级
下颌在自然放松状态下的形态及位置	静观1分钟。	全开位或上下牙紧密接触,不会动。	处于全开位或上下牙紧密接触,偶能瞬间向上或向下运动。	下颌处于半开位,但下颌在水平位上左右歪斜,或前突或后缩。	下颌处于水平正中,上下牙无接触,有楔形缝隙,但不能保持3秒。	下颌处于姿势位,水平正中,上下牙无接触,有楔形缝隙,能保持3秒。
咬肌肌力	治疗师示范,"咬紧牙关,让咬肌凸起来,坚持到我数3下。"	没反应。	有意识做,但无法做到,用眼睛、头或肩代替。	仅能咬住单侧,或咬时无力。	能紧紧咬住,但不能保持3秒。	能紧紧咬住,并保持3秒。
下颌向下运动	治疗师示范,"嘴巴尽可能张大,坚持到我数3下。"	没反应。	有意识做,但无法做到,用眼睛、头或肩代替。	下颌不能完全打开,伴有向左或向右歪斜。	下颌能充分打开,但不能保持3秒。	下颌轻松充分打开,并能保持3秒。
下颌向上运动	治疗师示范,"闭紧下颌,坚持到我数3下。"	没反应。	有意识做,但无法做到,用眼睛、头或肩代替。	下颌不能完全闭合,有急动,或伴有向左或向右歪斜。	下颌能充分紧闭,但不能保持3秒。	下颌轻松充分紧闭,并能保持3秒。
下颌向左运动	治疗师示范,"下颌向左运动,坚持到我数3下。"	没反应。	有意识做,但无法做到,用眼睛、头或肩代替。	下颌能向左侧运动,但运动幅度小或无力。	下颌能充分向左运动,但不能保持3秒。	下颌轻松充分向左运动,并能保持3秒。
下颌向右运动	治疗师示范,"下颌向右运动,坚持到我数3下。"	没反应。	有意识做,但无法做到,用眼睛、头或肩代替。	下颌能向右侧运动,但运动幅度小或无力。	下颌能充分向右运动,但不能保持3秒。	下颌轻松充分向右运动,并能保持3秒。
下颌前伸运动	治疗师示范,"下颌向前运动,坚持到我数3下。"	没反应。	有意识做,但无法做到,用眼睛、头或肩代替。	下颌能向前运动,但运动幅度小或无力。	下颌能充分向前运动,但不能保持3秒。	下颌轻松充分向前运动,并能保持3秒。
下颌上下连续运动	治疗师示范,"连续打开和闭合下颌,坚持到我数3下。"	没反应。	有意识做,但无法做到,用眼睛、头或肩代替。	只能做向上或向下运动,不能连续做3次。	能连续上下运动3次,但运动不充分,缺乏力度。	下颌轻松充分连续打开闭合3次。
下颌左右连续运动	治疗师示范,"下颌连续向左右运动,坚持到我数3下。"	没反应。	有意识做,但无法做到,用眼睛、头或肩代替。	只能连续向一侧运动,或不能连续做3次运动,或用唇运动代替。	能连续左右运动3次,但运动不充分,缺乏力度。	下颌轻松充分连续左右运动3次。

分表一

不同状态	项目及分级						
		异常 ——————————————————————→ 正常					
	评估项目	0级	1级	2级	3级	4级	计分
自然放松状态	下颌形态结构及位置(X_1)						/4
模仿口部运动	咬肌肌力检测(X_2)						/4
	下颌向下运动(X_3)						/4
	下颌向上运动(X_4)						/4
	下颌向左运动(X_5)						/4
	下颌向右运动(X_6)						/4
	下颌前伸运动(X_7)						/4
	下颌上下连续运动(X_8)						/4
	下颌左右连续运动(X_9)						/4

$$总分 = (X_1 + X_2 + \cdots + X_9)/36 \times 100\% =$$

2. 唇运动功能评估分级标准

评估项目	指导语	0级	1级	2级	3级	4级
唇在自然状态时的形态结构及位置	放松状态下静观1分钟。	双唇严重不对称,位置几乎不变化。	上唇回缩严重或下唇回缩严重,上唇或下唇在放松状态时有抖动,但患者不知复位。	上唇或下唇在放松状态时有轻微的抖动,但患者偶尔试图复位,或双唇不对称。	上唇轻微回缩或下唇轻微回缩,或轻微不对称,不易观察。	唇自然地处于水平正中位,左右对称,微微闭合。
流涎		无法控制。	身体前倾或分散注意力时流涎,有控制意识,但不能。	嘴角流涎,略微能控制。	嘴角偶有潮湿,喝水或咀嚼时轻微流涎。	没有流涎。
唇面部肌力	"让我摸摸你的脸,你给我做个鬼脸好吗?"	拒绝做。	脸颊摸上去又紧又硬,或长期保持笑的样子,或肌肉摸上去紧,做鬼脸时困难,或摸上去很松软,无弹性。	脸颊肌肉较松软或较硬,做鬼脸时较容易。	脸颊摸上去有弹性,上唇或下唇有轻微回缩。	脸颊摸上去有弹性,肌力是正常的。
展唇运动	"跟我做笑的动作,把牙齿都露出来,坚持到我数3下。"	没反应。	努力向外展但不能,用眼睛、头或肩代替或辅助。	双唇外展时需努力,嘴角不能上提;或外展幅度小,或外展时僵硬或无力。	双唇能充分咧开笑,但不能持续3秒。	双唇轻松充分地外展并上提,咧嘴笑,并保持3秒。
圆唇运动	"跟我圆唇的动作,坚持到我数3下。"	没反应。	努力圆唇却不能,用眼睛、头或肩代替或辅助。	双唇圆唇时需努力,圆唇幅度小,或圆唇时僵硬或无力。	双唇能充分紧紧地圆起来,但不能持续3秒。	双唇轻松紧紧地圆起来,并保持3秒。

评估项目	指导语	0级	1级	2级	3级	4级
唇闭合运动	"用双唇把压舌板夹住,坚持到我数3下。"	没反应。	能做闭唇动作,努力夹但夹不住压舌板,用牙齿咬。	双唇闭紧时需努力,能夹住1秒就掉下来。	双唇紧紧夹住压舌板,但不能持续3秒。	双唇紧紧夹住压舌板,并保持3秒。
圆唇交替运动	"跟我做笑的动作,再做圆唇的动作,连续3次。"	没反应。	努力做圆唇或展唇动作,但无法完成,用眼睛、下颌、头或肩代替或辅助。	只能做一项;双唇连续做圆唇交替动作,但运动幅度小,速度慢或无力,或不能按序做3次。	双唇可以连续做圆唇交替动作,但不能连续做3次。	双唇轻松充分地做圆唇交替运动,连续做3次。
唇齿接触运动	"跟我做上齿接触下唇的动作,坚持到我数3下。"	没反应。	努力做唇齿接触动作,但无法完成,用眼睛、下颌、头或肩代替。	上齿不能咬住下唇内侧,但能咬住下唇。	上齿可以接触下唇内侧,但不能保持3秒。	上齿能轻松自如地接触到下唇内侧,并保持3秒。

分表二

不同状态	项目及分级						
	异常 →→→→→→→→→→→→→→→→→→→→ 正常						
	评估项目	0级	1级	2级	3级	4级	计分
自然放松状态	唇在自然放松状态时的形态结构及位置(X_1)						/4
	流涎(X_2)						/4
模仿口部运动	唇面部肌群肌力(X_3)						/4
	展唇运动(X_4)						/4
	圆唇运动(X_5)						/4
	唇闭合运动(X_6)						/4
	圆展交替运动(X_7)						/4
	唇齿接触运动(X_8)						/4

$$总分 = (X_1 + X_2 + \cdots + X_8)/36 \times 100\% =$$

3. 舌运动功能评估分级标准

评估项目	指导语	0级	1级	2级	3级	4级
舌的形状和位置	微张嘴,静观1分钟,如张嘴困难,可用压舌板辅助。	舌瘫软无力伸出口外或瘫软无力充满整个口腔;或舌体挛缩成球状后缩下陷到咽部。	舌体偏离明显,或舌一直在抖动,舌沿中线隆起,舌两侧松软。	舌伴有不随意运动或舌尖回缩,舌叶隆起,但舌中后部还未挛缩。	舌呈碗状,偶尔伴有不随意运动或微小的偏离。	舌能保持静止不动,呈碗状。

评估项目	指导语	0级	1级	2级	3级	4级
舌尖前伸	治疗师示范,"将舌尖前伸,坚持到我数3下。"	无反应。	舌尖努力伸但未成功,用唇、头、眼、下颌或肩膀运动来代替或辅助。	舌能独立伸出,但舌尖回缩,能将舌体变成束状,但看起来有点松软或呈球状。	舌尖能充分向前伸,但不能保持3秒,出现轻微抖动或偏离。	舌尖能独立充分向前伸,并保持3秒。
舌尖下舔下颌	治疗师示范,"舌尖向下舔下颌,坚持到我数3下。"	无反应。	舌尖试图伸出口外,但未成功,用头、眼、下颌或肩膀运动来代替。	舌尖能向下舔到唇下缘,但舌尖回缩成W形,能将舌体变成束状,但看起来有点松软或呈球状。	舌尖和两侧能下舔到唇下颌中部,但不能保持3秒,出现抖动或偏离。	舌尖和两侧能独立充分下舔到唇下颌中部,呈尖状,并保持3秒。
舌尖上舔上唇	治疗师示范,"舌尖向上舔上唇,坚持到我数3下。"	无反应。	舌尖试图伸出口外,但未成功,用头、眼、下颌或肩膀运动来代替。	舌尖能向上舔到唇边缘,但舌尖回缩,能将舌体变成束状,但看起来有点松软或呈球状。	舌尖能充分向上舔到唇中部,呈尖状,但不能保持3秒。	舌尖能独立充分向上舔到唇中部,呈尖状,并保持3秒。
舌尖上舔齿龈	治疗师示范,"舌尖向上舔齿龈,坚持到我数3下。"	无反应。	舌尖试图向上舔,但未成功,用头、眼、下颌或肩膀运动来代替。	用舌叶代替舌尖向上舔到齿龈,或舌尖卷在牙齿下,舌尖无力或抖动。	舌尖能上舔到齿龈,但不能保持3秒。	舌尖能轻松上舔齿龈,并保持3秒。
舌尖左舔嘴角	治疗师示范,"舌尖用力向左舔嘴角,并保持3秒。"	无反应。	舌尖试图去舔,但未成功,用头、眼、下颌或肩膀运动来代替。	舌尖回缩或无力,用舌叶代替舌尖向左舔嘴角,能将舌体变成束状,有点抖动,松软。	舌尖能充分向左舔到嘴角,但不能保持3秒。	舌尖能充分向左舔到左嘴角,并保持3秒。
舌尖右舔嘴角	治疗师示范,"舌尖用力向右舔嘴角,并保持3秒。"	无反应。	舌尖试图去舔,但未成功,用头、眼、下颌或肩膀运动来代替。	舌尖回缩或无力,用舌叶代替舌尖向右舔嘴角,能将舌体变成束状,有点抖动,松软。	舌尖能向右舔到嘴角,但不能保持3秒。	舌尖能充分向右舔到左嘴角,并保持3秒。
舌尖上舔硬腭	治疗师示范,"舌尖从上齿龈正中位向后沿硬腭中线扫到软硬交界处。"	无反应。	舌尖试图去舔,但未成功,用头、眼、下颌或肩膀运动来代替。	舌尖回缩或无力,用舌叶代替去做,或舌尖从后向前做上述动作。	舌尖可以做该动作,但运动慢,力量稍差,有轻微抖动。	舌尖能轻松自如地从上齿龈扫到软硬腭交界处。
舌尖前后交替运动	治疗师示范,"舌尖前后交替运动,来回3次。"	无反应。	舌太僵硬不能伸出口外,或舌瘫在口外不能将其缩进口内,或由头、肩膀来代替交替运动。	舌尖回缩或无力,用舌叶代替舌尖做前后交替运动,运动不规则,无节律。	舌尖能完成这种交替模式,但不能持续3次,运动慢,力量稍差,有轻微抖动。	舌尖能轻松自如地伸出口外又缩进口内,来回交替3次。

评估项目	指导语	0级	1级	2级	3级	4级
舌尖左右交替运动	治疗师示范，"舌尖左右交替运动，来回3次。"	无反应。	舌尖试图做，但根本不会做侧向运动，用头、眼、下颌或肩膀运动来代替。	舌尖回缩或无力，用舌叶代替舌尖做左右交替运动，运动不规则，无节律。	舌尖能完成这种交替模式，但不能持续3次，运动慢，力量稍差，有轻微抖动。	舌尖能轻松自如地左右交替运动3次。
舌尖上下交替运动	治疗师示范，"舌尖上下交替运动，来回3次。"	无反应。	舌尖试图做，但根本不会做上下运动，用头、眼、下颌或肩膀运动来代替。	舌尖回缩或无力，用舌叶代替舌尖做上下交替运动，运动不规则，无节律。	舌尖能完成这种交替模式，但不能持续3次，运动慢，力量稍差，有轻微抖动。	舌尖能轻松自如地舔到上下齿龈中位，并交替运动3次。
马蹄形上抬模式	治疗师示范，治疗师用压舌板沿中线刺激患者舌前1/3，观察患者的反应。	无反应。	舌主动意识有，舌瘫软，压下没反应。	舌尖与舌叶未分离，多次刺激后，仅舌尖上抬或仅舌两侧缘上抬，马蹄形模式未形成。	多次给予刺激后才出现舌碗反射，马蹄形模式才形成。	只要给予刺激就立即出现舌碗反射，马蹄形模式形成。
舌两侧缘上抬模式	治疗师示范，"嘴张开，舌两侧缘上抬，紧贴上牙齿上。"	无反应。	舌努力做了，但舌两侧缘不能做到与上牙接触。	舌努力做了，但舌尖只能与上齿接触，两侧缘不能做到与上牙接触，或借助外力能短暂接触。	舌两侧缘可以与上牙接触，但保持时间短暂，只有1秒。	嘴张开，舌两侧缘能轻松与上牙紧密接触，并保持3秒。
舌前部上抬模式	治疗师示范，"舌前部向上抬起，与硬腭接触。"	无反应。	舌前部努力上抬，但不能，用头、眼、下颌或肩膀运动来代替。	舌前部不能完全自主上抬，必须借助外力辅助。	舌前部可以上抬，但持续时间只有1秒。	舌前部轻松上抬，并能持续3秒。
舌后部上抬模式	治疗师示范，"舌后部向上抬起，与软腭接触。"	无反应。	舌后部努力上抬，但不能，用头、眼、下颌或肩膀运动来代替。	舌后部不能完全自主上抬，必须借助外力辅助。	舌后部可以上抬，但持续时间只有1秒。	舌后部轻松上抬，并能持续3秒。
舌肌肌力检测	治疗师示范，"将舌尖伸出来，我用力向里顶，你用力向外顶。"	无反应。	舌瘫软无力或挛缩，需要伸进口内进行检测，有意识做抵抗运动，但不能，用头、眼、下颌或肩膀运动来代替。	舌能伸出口外，舌叶与舌尖未分离，用舌叶向外顶压舌板，但肌力弱，很容易将舌顶进口内，持续时间短暂，不到1秒。	舌能伸出口外，能努力向外用力抵抗，并能随着外力大小的变化而变化，但相持不到3秒。	舌能根据外力随意调整肌力抵抗，相持时间保持3秒。

分表三

不同状态	项目及分级						
	异常 ────────────────────→ 正常						
	评估项目	0级	1级	2级	3级	4级	计分
自然放松状态	舌的形状和位置(X_1)						/4
模仿口部运动	舌尖前伸(X_2)						/4
	舌尖下舔下颌(X_3)						/4
	舌尖上舔上唇(X_4)						/4
	舌尖上舔齿龈(X_5)						/4
	舌尖左舔嘴角(X_6)						/4
	舌尖右舔嘴角(X_7)						/4
	舌尖上舔硬腭(X_8)						/4
	舌尖左右交替运动(X_9)						/4
	舌尖前后交替运动(X_{10})						/4
	舌尖上下交替运动(X_{11})						/4
	马蹄形上抬模式(X_{12})						/4
	舌两侧缘上抬模式(X_{13})						/4
	舌前部上抬模式(X_{14})						/4
	舌后部上抬模式(X_{15})						/4
	舌肌肌力检测(X_{16})						/4

总分 = $(X_1 + X_2 + \cdots + X_{16})/64 \times 100\%$ =

附录4　Frenchay 构音障碍评定法

功能		损伤严重程度				
		a 正常 ← ──────── → 严重损伤 e				
		a	b	c	d	e
反射	咳嗽					
	吞咽					
	流涎					
呼吸	静止状态					
	言语时					
唇	静止状态					
	唇角外展					
	闭唇鼓腮					
	交替发音					
	言语时					

功　能		损　伤　严　重　程　度				
		a 正常 ←		→ 严重损伤 e		
		a	b	c	d	e
颌	静止状态					
	言语时					
软腭	进流质食物					
	软腭抬高					
	言语时					
喉	发音时间					
	音调					
	音量					
	言语时					
舌	静止状态					
	伸舌					
	上下运动					
	两侧运动					
	交替发音					
	言语时					
言语	读字					
	读句子					
	会话					
	速度					

Frenchay 构音障碍评定法指导语：

1. **反射**

（1）咳嗽：提出问题——①"当你吃饭或喝水时，会咳嗽或呛住吗？"；②"你清嗓子有困难吗？"。

分级：a. 没有困难；b. 偶有困难：呛住或有时食物进入气管，说明患者必须小心些；c. 患者必须特别小心，每日呛 1～2 次，清痰可能有困难；d. 患者在吃饭或喝水时频繁呛住，或有吸入食物的危险，偶尔不是在吃饭时呛住，例如在咽唾液时；e. 没有咳嗽反射，患者用鼻饲管进食或在吃饭、喝水、咽唾液时连续咳呛。

（2）吞咽：如有可能，观察患者喝 140ml 的冷开水和吃两块饼干，要求尽可能很快完成。另外，询问患者吞咽时是否有困难，并询问有关进食的速度及饮食情况。

评分：记住喝这一定量水的正常时间是 4～15s，平均 8s。超过 15s 为异常缓慢。

分级：a. 没有异常；b. 患者述说有一些困难，吃饭或喝水缓慢，喝水时停顿比通常次数多；c. 进食明显缓慢，主动避免一些食物或流质饮食；d. 患者仅能吞咽一些特殊的饮食，例如单一的或绞碎的食物；e. 患者不能吞咽，须用鼻饲管。

（3）流涎：询问患者在这方面是否有异常，在会话期间留心观察。

分级：a. 没有流涎；b. 嘴角偶有潮湿，患者可能叙述在夜间枕头是湿的（应注意这应是以前没有的现象，因一些正常人在夜间也可有轻微的流涎），当喝水时轻微流涎；c. 当倾身向前或精力不集中时流涎，略微能控制；d. 在静止状态时流涎非常明显，但是不连续；e. 连续不断地过多流涎，不能控制。

2. 呼吸

（1）静止状态：在患者静坐和没有说话的情况下，进行观察和评价。当评价有困难时，可让患者作下列动作：用嘴深吸气且听到指令时尽可能地缓慢呼出，然后记下所需的秒数。记住，正常能平稳地呼出且平均只用 5s 时间。

分级：a. 没有困难；b. 吸气或呼气不平稳或缓慢；c. 有明显的吸气或呼气中断，或深吸气时有困难；d. 吸气或呼气的速度不能控制，可能显出呼吸短促，比 C 更加严重；e. 患者不能完成上述动作，不能控制。

（2）言语时：同患者谈话并观察呼吸，问患者在说话时或其他场合下是否有气短。下面的要求可常用来辅助评价：让患者尽可能快地一口气数到 20（10s 内），检查者不应注意受检者的发音，应只注意完成这一要求所需呼吸的次数。记住，正常情况下这一要求是一口气能完成的。

分级：a. 没有异常；b. 由于呼吸控制较差，流畅性极偶然地被破坏，患者可能声明他感到必须停下来作一下深呼吸，即需要一个外加的呼吸来完成这一要求；c. 患者必须说得快，因为呼吸控制较差，声音可能消失，患者可能需要 4 次呼吸才能完成此要求；d. 患者用吸气或呼气说话，或呼吸非常表浅，只能运用几个词，不协调，且有明显的可变性。患者可能需要 7 次呼吸才能完成此要求；e. 由于整个呼吸缺乏控制，言语受到严重阻碍，可能 1 次呼吸只能说 1 个词。

3. 唇

（1）静止状态：当患者没有说话时，观察唇的位置。

分级：a. 没有异常；b. 唇轻微下垂或不对称，只有熟练的检查者才能观察到；c. 唇下垂，但是患者偶尔试图复位，位置可变；d. 唇不对称或变形，显而易见；e. 严重不对称或两侧严重病变。位置几乎不变化。

（2）唇角外展：请患者做一个夸张的笑。示范并鼓励患者唇角尽量抬高。观察双唇抬高和收缩运动。

分级：a. 没有异常；b. 轻微不对称，熟练的检查者能观察到；c. 严重变形的笑，显出只有一侧唇角抬高；d. 患者试图作这一动作，但是外展和抬高两项均在最小范围；e. 患者不能在任何一侧抬高唇角，没有唇的外展。

（3）闭唇鼓腮：让患者进行下面的一项或两项动作以帮助建立闭唇鼓腮：a. 让患者吹气鼓起两颊，并坚持 15s，示范并记下所用的秒数。注意是否有气从唇边漏出。若有鼻漏气则不记分。如果有鼻漏气，治疗者应该用拇指、示指捏住患者的鼻子。b. 让患者清脆地发出辅音 "P" 音 10 次。示范并鼓励患者强调这一爆破音，记下所用的秒数并观察 "P" 爆破音的闭唇连贯性。

分级：a. 唇闭合极好，能保持唇闭合 15s 或用连贯的唇闭合来重复 "P" "P"；b. 偶尔漏气，在爆破音的每次发音中唇闭合不一致；c. 患者能保持唇闭合 7 ~ 10s。在发音时观察有唇闭合，但是听起来声音微弱；d.唇闭合很差，唇的一部分闭合丧失。患者试图闭合但不能坚持，听不到发音；e.患者不能保持任何唇闭合，看不见也听不到患者发音。

（4）交替发音：要求患者重复发"u""i"10次，示范，在10内作10次。让患者夸张运动并使速度与运动相一致（每秒做1次）。记下所用秒数，可不必要求患者发出声音。

分级：a.患者能在10s内有节奏地连续做这两个动作，显示有很好的唇收拢和外展；b.患者能在15s内连接做这两个动作，在唇收拢、外展时可能出现有节奏的颤抖或改变；c.患者试图做两个动作，但是很费力，一个动作可能在正常范围内，但是另一个动作严重变形；d.可辨别出唇形有所不同，或一个唇形的形成需3次努力；e.患者不能做任何动作。

（5）言语时：观察会话时唇的运动，重点注意在发音时唇的形状。

分级：a.唇运动在正常范围内；b.唇运动有些减弱或过度，偶尔有漏音；c.唇运动较差，声音微弱或出现不应的爆破音，嘴唇形状有许多处不符合要求；d.患者有一些唇运动，但是听不到发音；e.没有观察到两唇的运动，甚至试图说话时也没有。

4. 颌

（1）静止状态：当患者没有说话时观察其颌的位置。

分级：a.颌自然地在正常位置；b.颌偶尔下垂，或偶尔过度闭合；c.颌松弛下垂，口张开，但是偶然试图闭合或频繁试图使颌复位；d.大部分时间颌均松弛地下垂，且有缓慢不随意的运动；e.颌下垂张开很大或非常紧地闭住，下垂非常严重，不能复位。

（2）言语时：当患者说话时观察颌的位置。

分级：a.无异常；b.疲劳时有最小限度的偏离；c.颌没有固定位置或颌明显的痉挛，但是患者在有意识地控制；d.明显存在一些有意识的控制，但是仍有严重的异常；e.试图说话时颌没有明显的运动。

5. 软腭

（1）进流质饮食：观察并询问患者吃饭或喝水时是否进入鼻腔。

分级：a.没有进入鼻腔；b.偶有进入鼻腔，患者回答有一两次，咳嗽时偶然出现；c.有一定的困难，1星期内发生几次；d.每次进餐时至少有1次；e.患者进食流质或食物时，接连发生困难。

（2）抬高：让患者发"啊－啊－啊"5次，保持在每个"啊"之间有一个充分的停顿，为的是使腭有时间下降，给患者做示范并观察患者的软腭运动。

分级：a.软腭能充分保持对称性运动；b.轻微的不对称但是能运动；c.在所有的发音中腭均不能抬高，或严重不对称；d.软腭仅有一些最小限度的运动；e.软腭没有扩张或抬高。

（3）言语时：在会话中注意鼻音和鼻漏音。可以用下面的要求来帮助评价，如让患者说"妹（mei）、配（pei）""内（nei）、贝（bei）"，检查者注意倾听音质的变化。

分级：a.共鸣正常，没有鼻漏音；b.轻微鼻音过重和不平衡的鼻共鸣，或偶然有轻微的鼻漏音；c.中度鼻音过重或缺乏鼻共鸣，有一些鼻漏音；d.重度鼻音过重或缺乏鼻共鸣，有明显的鼻漏音；e.严重的鼻音或鼻漏音。

6. 喉

（1）发音时间：让患者尽可能长地说"啊"，示范，并记下所用的秒数。注意每次发音的清晰度。

分级：a.患者发"啊"能持续15s；b.患者发"啊"能持续10s；c.患者发"啊"能持续

5～10s，但断续、沙哑或发音中断；d. 患者发"啊"能持续 3～5s；或虽能发"啊"5～10s，但有明显的沙哑；e. 患者发"啊"的持续时间短于 3s。

（2）音调：让患者唱音阶（至少 6 个音符）。示范，并在患者唱时作评价。

分级：a. 无异常；b. 好，但有一些困难，嘶哑或吃力；c. 患者能表达 4 个清楚的音高变化，上升不均匀；d. 音调变化极小，显出高、低音间有差异；e. 音调无变化。

（3）音量：让患者从 1 数到 5，每数一数增大一次音量。开始用一个低音，结束用一个高音。

分级：a. 患者能用有控制的方式来改变音量；b. 中度困难，数数时偶尔声音相似；c. 音量有变化，但是明显地不均匀；d. 音量只有轻微的变化，很难控制；e. 音量无变化，或全部过大或过小。

（4）言语时：注意患者在会话中是否发音清晰，音量和音调是否适宜。

分级：a. 无异常；b. 轻微的沙哑，或偶尔不恰当地运用音量或音调，只有留心才能注意到这一轻微的改变；c. 由于段落长音质发生变化。频繁地高速发音，或音调有异常；d. 发音连续出现变化，在持续清晰地发音和／或运用适宜的音量和音调方面都有困难；e. 声音严重异常，可以显出下述 2～3 个特征：连续的沙哑，连续不恰当地运用音调和音量。

7. 舌

（1）静止状态：让患者张开嘴，在静止状态观察舌 1min。记住，舌可能在张嘴之后马上不能完全静止，因此，这段时间应不计在内。如果患者张嘴有困难，就用压舌板协助。

分级：a. 无异常；b. 偶尔有不随意运动，或轻度偏歪；c. 舌明显偏向一边，或不随意运动明显；d. 舌的一侧明显皱缩，或成束状；e. 舌严重异常，即舌体小、皱缩或过度肥大。

（2）伸舌：让患者完全伸出舌并收回 5 次。以 4S 内作 5 次的速度示范。记下所用的秒数。

分级：a. 在正常时间内完成且活动平稳；b. 活动慢（4～6s），其余正常；c. 活动不规则或伴随面部怪相；或伴有明显的震颤；或在 6～8s 内完成；d. 只能把舌恰伸出唇外，或运动不超过两次，时间超过 8s；e. 患者不能将舌伸出。

（3）上下运动：让患者把舌伸出指向鼻，然后向下指向下颌，连续做 5 次。做时鼓励保持张嘴，以 6s 内运动 5 次的速度示范，记下所用时间。

分级：a. 无异常；b. 活动好，但慢（8s）；c. 两个方向都能运动，但吃力或不完全；d. 只能向一个方向运动，或运动迟钝；e. 不能完成这一要求，舌不能抬高或下降。

（4）两侧运动：让患者伸舌，从一边到另一边运动 5 次，示范在 4s 内完成，记下所用的秒数。

分级：a. 无异常；b. 运动好但慢，5～6s 完成；c. 能向两侧运动，但吃力或不完全。可在 6～8s 内完成；d. 只能向一侧运动，或不能保持，或 8～10s 完成；e. 患者不能做任何运动，或超过 10s 才能完成。

（5）交替发音：让患者以尽可能快的速度说"喀（ka）拉（la）"10 次，记下秒数。

分级：a. 无困难；b. 有一些困难，轻微的不协调，稍慢，完成需要 5～7s；c. 发音时一个较好，另一个较差，需 10s 才能完成；d. 舌仅在位置上有变化，只能识别出不同的声响，听不到清晰的词；e. 舌无位置的改变。

（6）言语时：记下舌在会话中的运动。

分级：a. 无异常；b. 舌运动稍微不准确，偶有发错的音；c. 在会话过程中需经常纠正发音，运动缓慢，言语吃力，个别辅音省略；d. 运动严重变形，发音固定在一个位置上，舌位严重偏离正常，元音变形，辅音频繁遗漏；e. 舌无明显的运动。

8. 言语

（1）读字：下面的字要每字一张地写在卡片上。

民 热 爹 水 诺 名 休 贴 嘴 若 盆 神 都 围 女 棚 人 偷 肥
吕 法 字 骄 学 船 瓦 次 悄 绝 床 牛 钟 呼 晕 润 刘 冲 哭 军
伦 该 脖 南 桑 搬 开 模 兰 脏 攀

方法：打乱卡片并将有字的一面朝下放置，随意挑选 12 张给患者，逐张揭开卡片，让患者读字，记下能听明白的字。12 个卡片中的前两个为练习卡，其余 10 个为测验卡。当患者读完所有的卡片时，将这些卡片对照所记下的字。把正确的字数加起，记下数量，用下列分级法评分。

分级：a. 10 个字均正确，言语容易理解；b. 10 个字均正确，但是治疗师必须特别仔细听并加以猜测才能理解；c. 7～9 个字正确；d. 5 个字正确；e. 2 个或更少的字正确。

（2）读句子：下列句子清楚地写在卡片上。

这是风车	这是篷车	这是大哥	这是大车
这是木盆	这是木棚	这是人民	这是人名
这是一半	这是一磅	这是木船	这是木床
这是绣球	这是牛油	这是阔绰	这是过错
这是淡季	这是氮气	这是公司	这是工资
这是工人	这是功臣	这是山楂	这是山茶
这是资料	这是饲料	这是老牛	这是老刘
这是鸡肉	这是机构	这是旗子	这是席子
这是溪谷	这是西湖	这是文物	这是坟墓
这是生日	这是绳子	这是莲花	这是年画
这是零件	这是零钱	这是果子	这是果汁
这是诗词	这是誓词	这是伯伯	这是婆婆
这是街道	这是切刀		

方法与分级：应用这些卡片，按照前一部分中的方法和同样的分级法评分。

（3）会话：鼓励患者会话，大约持续 5min，询问有关工作、业余爱好、亲属等。

分级：a. 无异常；b. 言语异常但可理解，患者偶尔会重复；c. 言语严重障碍，其中能明白一半，经常重复；d. 偶尔能听懂；e. 完全听不懂患者的言语。

（4）速度：从患者会话时录得的录音带中，判断患者的言语速度，计算每分钟字的数量，填在图表中适当的范围内，正常言语速度为每秒 2～4 个字，每分钟约 100～200 个字，每一级为每分钟 12 个字。

分级：a. 每分钟 108 个字以上；b. 每分钟 84～95 个字；c. 每分钟 60～71 个字；d. 每分钟 36～47 个字；e. 每分钟 23 个字以下。

将评定结果填在表中，由于 a. 为正常，e. 为最严重，故可迅速看出异常的项目所在。

评定指标：a 项数 / 总项数

评定级别：

正常：27/28 ~ 28/28；

轻度障碍：18/28 ~ 26/28；

中度障碍：14/28 ~ 17/28；

重度障碍：7/28 ~ 13/28；

极重度障碍：0/28 ~ 6/28

附录5 摄食功能评估

【摄食的既往史】

○ 哺乳期间：　　　　　~　　　　　：（母乳、人工乳、混合）

○ 饲管营养期间：　　　　~

○ 离乳开始时期：　　岁　　个月

○ 吃手指期间：　　　~　　　. 现在（ + · − ）

○ 吃手指期间：　　　~　　　. 现在（ + · − ）

【摄食情况】

○ 营养摄取法 [经（饲）管·哺乳·经口]

○ 经管：每次注入量　ml（　次 / 日）合计　　ml/ 日（　kcal/ 日）

○ 哺乳：每次哺乳量　ml（　次 / 日）合计　　ml/ 日（　kcal/ 日）

○ 食物：每次摄取量　　g（　次 / 日）合计　　g/ 日（　kcal/ 日）

○ 辅食（副餐、零食）：1 天　　　　次（食物：　　　　　　　）

○ 食物形态：流质·稠·黏·软饭·细切·稍软·普通

○ 水分摄取法：经管·奶瓶·吸饮·滴管·勺子·吸管·水杯（一口·连续）

○ 摄食姿势：卧床·抱·垫（辅具：有·无）

○ 辅助状态：全辅助·辅助下用手抓食·自行进食但弄脏·自行进食不弄脏

○ 辅助方法：不要·后方·侧方·前方·下颌辅助（有·无）口唇辅助（有·无）

○ 辅助内容：躯干角度（合适 · 不合适）　颈部角度（合适 · 不合适）

○ 吃饭时间：~15 分·~30 分·~45 分·~60 分·60 分~

○ 粗大运动能力：颈部不稳定·颈部稳定·坐位·扶站·辅助步行·独立行走

○ 全身紧张（程度）：　　　低　　　中　　　高

○ 药剂服用：抗痉挛剂（ + · − ）　其他（　　　　　　　　　）

○ 身高：_____cm　　　体重_____kg

○ 生活规律：不良·尚可·良好

○ 睡眠：不良·尚可·良好

○ 体质：不良·尚可·良好

○ 食欲：不良·尚可·良好

○ 通便：不良·尚可·良好·下痢（经常·有时·无）

【临床表现】

○ 感知觉

全身（ – · ± · + ）手指（ – · ± · + ）颜面（ – · ± · + ）

口腔周围（ – · ± · + ）上唇（ – · ± · + ）下唇（ – · ± · + ）

舌（ – · ± · + ）口腔黏膜（ – · ± · + ）

○ 鼻呼吸：（能做·做不到）（做·不做）

○ 原始反射

探索反射（ – · ± · + ）口腔反射（ – · ± · + ）

吸吮反射（ – · ± · + ）咬反射（ – · ± · + ）

○ 形态

咬合形态（过伸·正常·半张口·错位· 　　　　　　　 ）

[硬（软）] 腭形态：（高·一般·低），狭窄（强·一般）

牙的萌出情况：

形态异常：无·有（小下颌·唇裂·腭裂·软腭裂· 　　　 ）

○ 流涎：量（无·少·多） 时期（ 　　　　　　　　　　 ）

○ 反射反应

呕吐反射（ – · ± · + ） 吞咽反射（ – · ± · + ） 开口反射（ – · ± · + ）

○ 哺乳状态：吸吮力（一般·弱·无） 口唇闭合（ – · ± · + ）

○ 全身紧张：（ – · ± · + · ++ ）

○ 口腔相关的肌紧张：（强·一般·弱）

【口腔器官的活动】

○ 口唇闭合

安静时（ —— · — · ± · + · ++ ）

捕食时（ —— · — · ± · + · ++ ）

处理时（ —— · — · ± · + · ++ ）

吞咽时（ —— · — · ± · + · ++ ）

○ 口角（颊）的活动（基本无活动·水平左右对称·左右非对称·复杂）

○ 舌运动功能

活动：（前后·上下·侧方）

前伸　安静时（ —— · — · ± · + · ++ ）

　　　捕食时（ —— · — · ± · + · ++ ）

　　　处理时（ —— · — · ± · + · ++ ）

　　　吞咽时（ —— · — · ± · + · ++ ）

○ 下颌运动

活动：（单纯上下·移行·侧方臼磨） 咬勺子（频率·有时·很少·无）

下颌控制　摄取固体食物（不良·尚可·良）

　　　　　摄取水分食物（不良·尚可·良）

○ 吞咽

喘鸣：（无·很少·有时·频率）　　喉的紧张（无·很少·有时·频率）

呛咳：（无·很少·有时·频率）

　　：时期（　　　　　　　　　　　　　　　　　　）

　　：食物种类（　　　　　　　　　　　　　　　　）

呕吐：（无·很少·有时·频率）

　　：时期（　　　　　　　　　　　　　　　　　　　）

　　：食物种类（　　　　　　　　　　　　　　　　　）

痰（咽喉部分泌物）：量（无·少·多）　黏度（稀·稠）　食物混合（无·少·多）

吞咽次数：（一般·少·无）　速度（一般·慢）　每次处理量（一般·少）

○ 口腔内食物处理法

口腔内残留　　　（无·很少·有时·频率）

囫囵吞咽　　　　（无·很少·有时·频率）

吸吮动作　　　　（无·很少·有时·频率）

反吞咽　　　　　（无·很少·有时·频率）

下颌膨出　　　　（无·很少·有时·频率）

婴儿式吞咽　　　（无·很少·有时·频率）

口腔运送　　　　（良·尚可·不良）

（蠕动样动作）

食团形成　　　　（良·尚可·不良）

成人吞咽　　　　（良·尚可·不良）

碾压　　　　　　（良·尚可·不良）

咀嚼　　　　　　（良·尚可·不良）

咀嚼频率　　　　（良·尚可·不良）

前牙咬断　　　　（良·尚可·不良）

臼齿咬断　　　　（良·尚可·不良）

其他特征性活动

附录6　儿童口腔感觉及喂养评估

姓名：　　　性别：　　　　年龄：　　　科室：　　　住院号：

联系电话：　　　　发病日期：　　　影像学诊断：

临床诊断：

过去史

Ⅰ.家庭史

主要照顾者：

家庭中其他成员：

神经系统疾病：

腭裂或其他颅面部骨骼畸形：

家庭成员的进食问题：

呼吸系统疾病（哮喘·过敏）：

环境因素（吸烟·宠物）：

Ⅱ.宫内史

用药：

滥用药物（吸烟·嗜酒·药物）：

父亲：

母亲：

母亲感染：

辐射：

中毒：

出血：

甲状腺疾病：

羊水过多：

其他因素：

Ⅲ.出生史

出生体重：

胎龄：

产龄：

胎次：

产伤：

Apgar 评分：

插管： 低氧或缺氧时间延长/呼吸窘迫：

肺表面活性物质治疗：

心脏疾病：

其他并发症：

Ⅳ.新生儿期（生后一周）

清醒：嗜睡、难以唤醒

呼吸系统问题：

呼吸机辅助呼吸

呼吸窘迫综合征

呼吸过停、心动过缓

呼吸频率和力度：

气喘

喉鸣

觅食反射：正常，缺如，不完善

唾液分泌：少量，大量，过量

药物使用：

非营养性吸吮无力或节律不规则（奶嘴或手）

V. 喂养史

体位：斜抱，竖抱，直立位坐在椅子上

喂养时间：20 分钟，30 ~ 40 分钟，45 分钟以上

喂养间隔时间：2 小时，3 小时，4 小时，其他

插管喂养：否，是（类型，持续时间周月）

吸吮：

母乳，人工喂养（奶嘴形状奶粉品种）

唇包裹乳头：无奶液外溢，有奶液自口角外溢

下颌上下活动大，喂奶后拍背打嗝排气困难

食物种类：

液体

糊状（不含颗粒）

半固体（内含颗粒）

固体

饮食（每 24 小时）

非流质食物食量

流质食物食量

食欲：好，不恒定，差

一日餐数：

食物过敏或不能耐受

呕吐，反胃：喂养过程中，喂养后（至少在 30 分钟后）

偏爱食物温度：温的，冷的

偏爱的液体食物温度：温的，冷的

喂养地点：固定一个地方，几个地方

餐具：

奶瓶和奶嘴 -（口径），杯子，吸管 -（口径）

勺子，手指

呼吸状况：

呼吸机辅助呼吸

误吸或肺炎

气管炎或慢性上呼吸道感染

过敏或哮喘

汩汩声：进食过程中，进食后

咳嗽或哽噎：进食过程中，进食过后

进食过程中呼吸困难

进食困难的其他表现

 喂养过程中烦躁不安

 转头躲避喂养

 喂养过程中紧咬奶嘴而不吸

 喂养过程中入睡

 姿势变化：僵硬，过伸

VI. 其他因素

过去史 / 手术史

 上消化道造影或 CT 检查：

 吞咽造影：

 手术史：

睡眠：

 日间睡眠差

 夜间睡眠差：

 打鼾：

 张口呼吸：

沟通——主要方法：

 非口语：

 口语：表达清晰（超过 50%），表达不清晰

康复干预：

 作业治疗：

 言语—语言治疗：

 物理治疗：

 特殊教育：

 其他：

 补充说明：

体格检查

Ⅰ. 喂养前观察

A. 休息体位

 俯卧位，仰卧位，侧卧位

 独坐，支撑坐

 屈曲，过伸

 躯干不对称，肢体不对称

 其他

B. 觉醒度和觉醒时间

 清醒时间至少保持 10 分钟

 不恒定

 清醒时间短　不足 1~5 分钟即入睡

C. 肌张力和运动模式

　　肌张力：正常，过高，过低

　　近端稳定性：良好，差（部位：躯干·腕部·肩部）

　　远端活动度：好，差（部位：手臂·腿）

D. 兴奋水平：

　　通常是安静的

　　偶有激惹，容易安静

　　常有激惹，需要抱起安慰

　　常有激惹，很难安静

E. 呼吸道状况：

　　正常

　　气喘

　　喉鸣

　　清嗓

　　氧气依赖

　　气管切开

　　呼吸机依赖

F. 沟通：

　　沟通方式：非口语_____，口语_____

　　口语发音：发音清晰_____，呼语_____，只会发元音（韵母）：_____

　　声音质量：正常_____，不正常_____

　　　　　　　喘音_____，尖音_____，鼻前音_____

　　　　　　　汨汨声_____，声音细弱_____，鼻后音_____

　　音调：正常_____，过高_____，过低_____

　　音量：正常_____，过小_____，过大_____

G. 颜面部解剖结构和功能：

　　面部：对称_____，不对称_____

　　下颌大小：正常_____，过小_____

　　颊部肌张力：正常_____，过低_____

　　唇闭合：好_____，差_____

　　舌双侧：对称_____，不对称_____

　　伸舌活动：居中_____，偏向一侧_____

　　舌：松软（张力过低）_____，收缩（张力过高）_____

　　硬腭：对称性好_____，腭弓过高_____，牵_____，腭裂_____

　　软腭：正常_____，腭裂_____

　　下腭稳定性：正常_____，不稳定_____

　　咽反射：_____

　　觅食反射：_____

咬合反射：________________
非营养性吸吮 / 吞咽动作：协调________，不协调________
H. 流涎
时间：偶尔________，不恒定________，常有________，持续________
量：少量________，中等量________，大量________
弄湿部位；唇________，下颌________，衣服________，桌面________
更换衣服或围兜：一天 1 次________，一天多次________（________次）
对流涎的察觉：好________，偶尔________，从不________
Ⅱ. 非营养性吸吮
对口周按压的反应：敏感________，不恒定________
按压口角时诱发的觅食反射：________容易引出，不恒定________，无________
对小指的吸吮：有节律________，无节律________
Ⅲ. 口腔运动功能和喂养的评估
A. 口腔各部位的运动
唇：后缩________，噘唇________
舌：上抬________，前伸________，侧向活动________，活动自如________
软腭：发音时上抬・回缩________
下颌：上下运动________，滚动________
B. 保护性机制——在口内不含食物时按指令完成
吞咽________，咳嗽________，咽反射________
C. 主要喂养者与婴儿间的关系——描述
沟通 / 交往________________
体位________________
餐具________________________
每餐量________________
每餐喂养时间（分）________
拒绝的事物________
D. 喂养评估：
母乳喂养：裹紧乳头________________，囊不住乳头________
吸吮 / 吞咽 / 呼吸协调性：正常________，不正常________
奶液流速：正常（每吸一口都可见瓶中冒泡）________，慢________
合唇：正常________，张口姿势________
舌运动：正常________，偏向一侧________，伸舌反射________
吞咽过程中喉上提：正常________，缺如________
食物储存：两颊________，口腔前部________
鼻咽反流：只发生在流质食物________________其他事物________________

治疗师签名：________________
日期：　　年　　月　　日

附录 7 新生儿口腔运动能力发育评估表

0～24 个月婴儿口腔动作能力发育筛查表

姓名：＿＿＿＿＿＿ 性别：＿＿＿＿＿ 月龄：＿＿＿＿＿ 临床诊断：＿＿＿＿＿

检查者：＿＿＿＿＿＿ 检查时间： 年 月 日

编号	口腔动作	评估结果		参考月龄
1	是否存在吸吮反射	□是	□否	0～1
2	是否存在觅食反射	□是	□否	
3	是否嘴唇无法闭合	□是	□否	
4	能否自行放开吮吸物	□能	□不能	
5	预期食物进入时能否自主张嘴	□能	□不能	2
6	能否主动闭唇	□能	□不能	
7	是否在吮吸时有双唇运动	□是	□否	
8	能否吸一口奶吞一口奶	□能	□不能	3
9	是否存在紧张性颈反射	□是	□否	
10	是否在吃奶时会有奶水溢出	□是	□否	
11	是否存在舌的前后向运动	□是	□否	
12	是否存在主动的双唇分开动作	□是	□否	4
13	是否在吃奶时会有溢出、哽呛	□是	□否	
14	是否存在双唇与舌的动作分离	□是	□否	
15	能否完成噘唇动作	□能	□不能	
16	是否出现对外界声音的模仿	□是	□否	
17	能否用双唇稳定住吮吸物	□能	□不能	5
18	能否使上唇主动向下运动	□能	□不能	
19	能否主动将不喜欢的食物吐出	□能	□不能	
20	能否进食糜状食物	□能	□不能	
21	是否在进食新的食物时出现严重的呕吐反射	□是	□否	
22	是否在进食流质时会出现溢出	□是	□否	6
23	是否出现熟练的吮吸动作	□是	□否	
24	能否咬住饼干	□能	□否	
25	是否出现正常的吞咽反射	□是	□否	7～8
26	能否使用吸管杯喝水	□能	□不能	
27	是否出现协调的双唇 / 舌 / 下颌动作	□是	□否	
28	是否存在成熟的上下咀嚼	□是	□否	9
29	能否主动形成食团，并进行吞咽	□能	□不能	
30	是否进食任何食物时都不会再用舌顶出	□是	□否	
31	能否使用普通玻璃杯喝水	□能	□不能	

续表

编号	口腔动作	评估结果		参考月龄
32	是否出现熟练的双唇 / 舌 / 下颌动作	□是	□否	10 ~ 11
33	能否完全不依赖奶瓶进食	□能	□不能	
34	是否出现下颌的倾角运动	□是	□否	
35	能否用手抓取食物进食	□能	□不能	
36	能否用手将食物准确、精巧地放入口中	□能	□不能	12
37	是否进食任何食物时都不会再有溢出	□是	□否	
38	能否使用下唇配合清理外溢的食物	□能	□否	
39	能否咬断饼干并咀嚼	□能	□否	
40	能否准确做出亲吻的动作	□能	□不能	15
41	是否存在完善的舌侧送能力	□是	□否	
42	是否能够使用汤匙进食	□是	□否	18
43	能否完全独立进食	□能	□不能	
44	是否存在与成人无差异的旋转式咀嚼	□是	□否	
45	能否准确用舌头舔嘴唇的各个位置	□能	□不能	24
46	是否流口水	□是	□否	
47	是否能够不用特地准备专门的食物	□是	□否	

检查结果及分析：

治疗师签章：

日　　　期：

编号	口腔动作	评估结果	参考月龄

治疗计划及相关建议:

治疗师签章:

日　　期:

附录 8　儿童吞咽障碍 SOAP 病例记录表

儿童吞咽障碍 SOAP 病例记录表

姓名:　　　性别:　　　年龄:　　　岁　　住院号:　　　科室:　　　床号:

评估日期:　　　　　　　　　　　　发病日期:

临床诊断:　　　　　　　　　　　　影像学检查:

主观资料（S）

主诉	
生产方式	□剖宫产　　　　□顺产
孕周	□早产儿　　　　□足产儿　　　备注:_____周
食物种类	□配方奶 / 人奶　　□辅食　　□普食　　□其他_____
进食方式	□经口进食　　□间歇插管　　□鼻饲　　□胃造瘘
食欲	□好　　□一般　　□差
进食体位	□坐位　　□斜抱　　□平躺　　□其他_____
奶嘴	□安抚奶嘴　　□奶嘴的类型_____
进食工具材质	□硅胶勺　　□不锈钢勺　　□杯子

摄食量	□_____ml 备注:间隔_____小时 / 顿,_____顿 / 天		
时间	□ > 60min □ 30 ~ 60min □ < 30min		
呛咳	□无 □偶尔 □频繁		
呛咳发生时间	□进食前 □进食中 □进食后		
反流	鼻腔:□无 □偶尔 □明显 口腔:□无 □偶尔 □明显		
痰液	□无 □有 备注:黏稠否及颜色_____		
发热	□无 □有 备注:原因_____日期_____		
体重	□无 □减轻 备注:_____kg		
既往史	□胃食管反流性疾病 □植入心脏支架 □误吸 / 吸入性肺炎 □手术史 □皮罗氏综合征 □喉软骨发育不良 □脑瘫 □唐氏综合征 □癫痫 其他_____		

客观资料（O）

评估体位	□坐位 □斜抱 □平躺 □其他_____			
意识程度	□清醒 □昏迷			
运动发育	□抬头 □坐 □爬 □站 □走			
囟门闭合	□是 □否			
呼吸功能	呼吸类型	□胸式 □胸腹式 □腹式		
	呼吸次数	_____次 / 分		
口颜面功能	静态观察	□半张口 □齿间距_____mm □舌前伸 □其他_____		
	口腔内部观察	□完整 □缺如 □清洁 □痰液黏附 □食物残留 □溃疡		
	口腔感知觉	脸颊 □正常 □感觉低敏 □感觉高敏 唇 □正常 □感觉低敏 □感觉高敏 齿龈 □正常 □感觉低敏 □感觉高敏 脸颊内部 □正常 □感觉低敏 □感觉高敏 舌 □正常 □感觉低敏 □感觉高敏		
	唇运动	流涎 □无 □有 级		
		闭唇 □无 □有		
		展唇 □无 □有		
		吮吸 □无 □有		
	舌的运动	伸舌 □无 □有		
		超越中线 □无 □有		
		两侧到中间 □无 □有		
		上抬 □无 □有		

口颜面功能	软腭运动	□正常　　　　□下垂　　　　□不对称 L/R_____			
		腭裂　□Ⅰ度裂　　　　□浅Ⅱ度裂 　　　　□深Ⅱ度裂　　　□Ⅲ度裂			
	下颌运动 □配合 □不配合	张口幅度_____cm			
		下拉　□正常　　□慢　　　　□不能			
		左右　□正常　　□左无力　　□右无力　　□两侧无力			
		咬肌　□正常　　□左无力　　□右无力　　□两侧无力			
	咀嚼运动	□正常　　□减少　　□无			
	自主咳嗽	□正常　　□增强　　□减弱　　□消失			
	自主清嗓	□正常　　□增强　　□减弱　　□消失			
相关反射	咽反射	□正常　　□增强　　□减弱　　□消失			
	呕吐反射	□正常　　□增强　　□减弱　　□消失			
	咳嗽反射	□正常　　□增强　　□减弱　　□消失			
	吮吸反射	□正常　　□增强　　□减弱　　□消失			
吞咽功能检查	吞咽动作	□< 1cm　　□≥ 1cm　　□无动作			
	吞咽诱发试验	□正常　　　　□异常			
	颈部听诊	□正常　　　　□异常			
直接摄食评估	进食技能	□能吸奶瓶的奶　　　　□用双手捧着奶瓶 □能饮勺子上的液体　　□能在他人手持杯子下喝水 □能用吸管啜饮 □能自己用杯子喝水不弄洒			
	进食评估场所	□治疗室　　□病房　　　　□其他_____			
	进食体位	□坐位　　□60°　　□45°　　□30°　　□其他_____			
	进食性状				
	放入口中位置				
	一口量	_____ml			
	姿势调整	□低头　　□左转头　　□右转头　　□仰头 □左侧头　　□右侧头			
	吞咽启动时间	□正常　　　□延迟			
	吞咽后声音改变	□无　　□有			
	吞咽方式	□一次吞咽　　□多次吞咽　　□交互吞咽			
	食物漏出唇外	□无　　□有			
	口腔残留量	□无　　□少　　□多			
	咽部残留感	□无　　□有			
	发生呛咳	□无　　□有			
	食物反流	□无　　□口腔　　□咽腔　　□鼻腔			
	咳出痰中是否带有所进食的食物	□无　　□有			

评估（A）

病人存在（□严重□中等□轻微）的感知觉障碍

请描述 _____

病人存在（□严重□中等□轻微）的口腔期吞咽困难

请描述 _____

病人存在（□严重□中等□轻微）的咽期吞咽困难

请描述 _____

存在临床误吸的症状和体征：□有□无

功能性经口进食分级：□1级□2级□3级□4级□5级□6级□7级

预后：□很好□好□一般□差

影响因素：

目标：短期目标：

长期目标：

计划（P）

□不能经口进食，改变营养方式

□能经口进食以下食物

　　□0级：水

　　□1级：轻微稠（鼻饲液、肉汤、配方奶）

　　□2级：稍微稠（粥水）

　　□3级：中度稠（米糊、稀粥、果泥）

　　□4级：高度稠细泥型（稠粥、麦片）

　　□5级：细馅型（碎肉，碎菜，烂饭）

　　□6级：软质型（不需要嘶哑，只需要咀嚼；香蕉）

　　□过渡型（果冻、威化饼、曲奇、面包）

　　□7级：常规食物

病人及其照顾者的教育

□根据治疗提供了建议与教育

□清洁口腔；□减慢进食速度；□少量多餐；□进食后保持坐位30分钟

□注意进食一口量：一口量_____ml

□吞服药物：□每口吞1粒□碎粒状□粉末状

治疗方案：

中英文名词对照索引

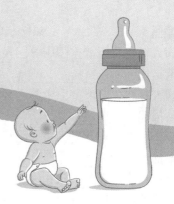

L

M

N

P

X

Y

Z

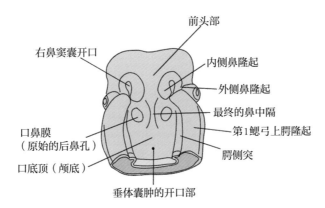

前头部

右鼻窦囊开口

内侧鼻隆起

外侧鼻隆起

最终的鼻中隔

第1鳃弓上腭隆起

腭侧突

口鼻膜
（原始的后鼻孔）

口底顶（颅底）

垂体囊肿的开口部

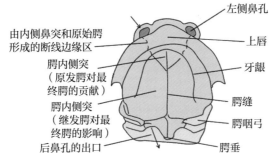

左侧鼻孔

由内侧鼻突和原始腭
形成的断线边缘区

上唇

腭内侧突
（原发腭对最
终腭的贡献）

牙龈

腭内侧突
（继发腭对最
终腭的影响）

腭缝

腭咽弓

后鼻孔的出口

腭垂

图 1-7　腭发育示意图

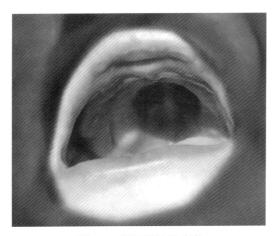

图 2-5　婴儿期的吸吮窝

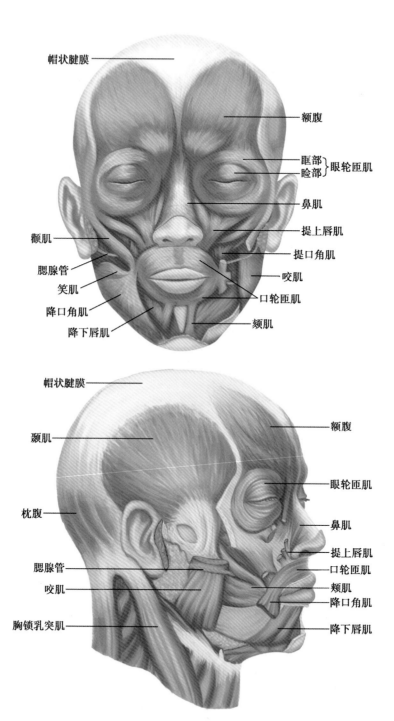

图 2-8　相关肌肉示意图

引自：丁文龙、刘学政 . 系统解剖学 .9 版 . 北京：人民卫生出版社，2018.

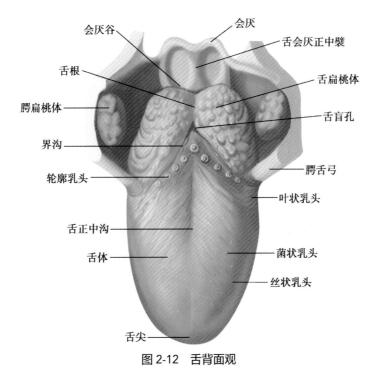

图 2-12　舌背面观

引自：丁文龙，刘学政. 系统解剖学 .9 版 . 北京：人民卫生出版社，2018.

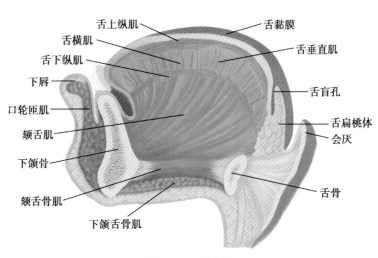

图 2-13　舌内肌

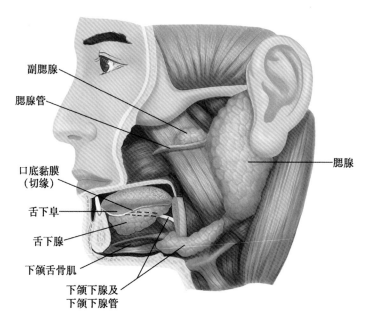

图 2-14　三大唾液腺

引自：丁文龙、刘学政.系统解剖学.9版.北京：人民卫生出版社，2018.

副腮腺

腮腺管

口底黏膜
（切缘）

舌下阜

舌下腺

下颌舌骨肌

下颌下腺及
下颌下腺管

腮腺

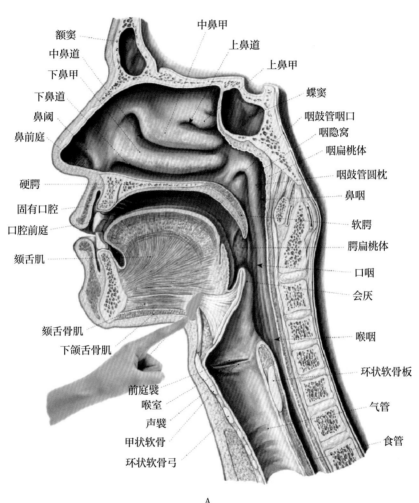

额窦
中鼻道
下鼻甲
下鼻道
鼻阈
鼻前庭
硬腭
固有口腔
口腔前庭
颏舌肌
颏舌骨肌
下颌舌骨肌
前庭襞
喉室
声襞
甲状软骨
环状软骨弓

中鼻甲
上鼻道
上鼻甲
蝶窦
咽鼓管咽口
咽隐窝
咽扁桃体
咽鼓管圆枕
鼻咽
软腭
腭扁桃体
口咽
会厌
喉咽
环状软骨板
气管
食管

A

图 4-4　一指法

A. 解剖位置

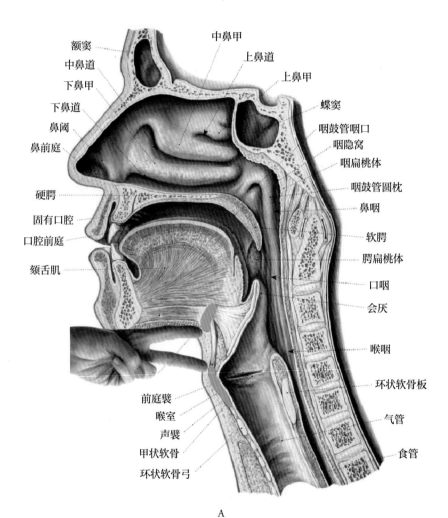

额窦
中鼻道
下鼻甲
下鼻道
鼻阈
鼻前庭

硬腭
固有口腔
口腔前庭
颏舌肌

中鼻甲
上鼻道
上鼻甲
蝶窦
咽鼓管咽口
咽隐窝
咽扁桃体
咽鼓管圆枕
鼻咽
软腭
腭扁桃体
口咽
会厌
喉咽
环状软骨板
气管
食管

前庭襞
喉室
声襞
甲状软骨
环状软骨弓

A

图 4-5　二指法

A. 解剖位置

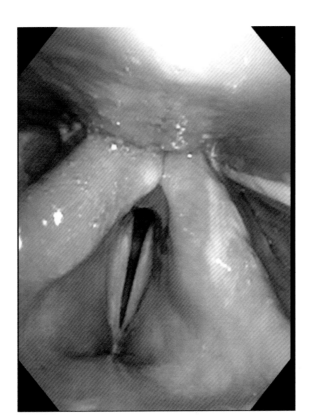

图 4-20　进食糊状食物有误吸

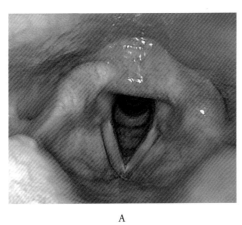

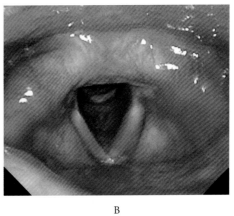

A   B

图 4-21　转头姿势下喉镜成像

A. 右转头；B. 左转头

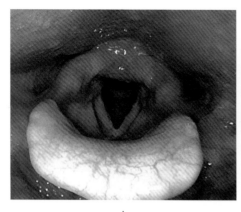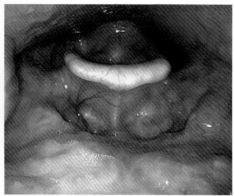

A   B

图 4-22   喉镜成像

A. 后仰；B. 低头

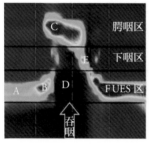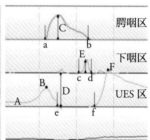

图 4-24   儿童正常吞咽压力地形图（左图）和相应的压力曲线图（右图）

A.UES 静息压；B.UES 开放前压力峰值；C. 腭咽部压力峰值；D.UES 松弛残余压；E. 下咽部压力峰值；
F.UES 开放前压力峰值；a. 腭咽部收缩起始点；b. 腭咽部收缩结束点；c. 下咽部收缩起始点；
d. 下咽部收缩结束点；e.UES 松弛起始点；f.UES 松弛结束点

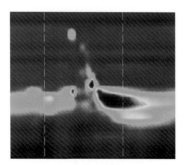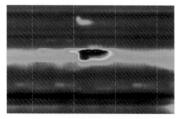

图 4-25   咽部肌肉收缩无力，   图 4-26   咽部肌肉收缩无力，

UES 完全松弛   UES 完全不松弛

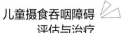
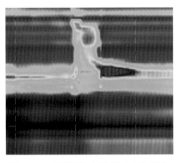

图 4-27　咽部肌肉收缩力量减弱，
UES 松弛不完全

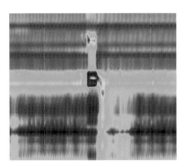

图 4-28　咽部肌肉收缩力量减弱，
UES 完全不松弛

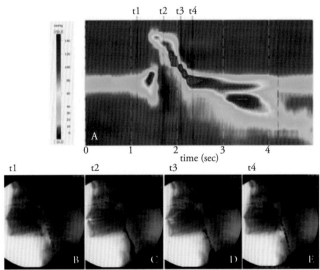

图 4-29　正常吞咽过程高分辨率测压与吞咽造影主要时间点的对应关系

A 为 HRM 压力地形图。B、C、D、E 为与 A 图中 t1、t2、t3、t4 时间点相对应的吞咽造影截图。

t1 食团包含在口中准备吞咽，此时咽部压力为 0mmHg（与大气压相比），UES 仍处于静息态；

t2 为 UES 松弛残余压最低时，UES 处于最大开放；t3 咽部压力达到峰值，

此时 D 图中咽部区域面积应达到最小 t4 食团完全通过 UES，UES 强力闭合达到收缩峰值

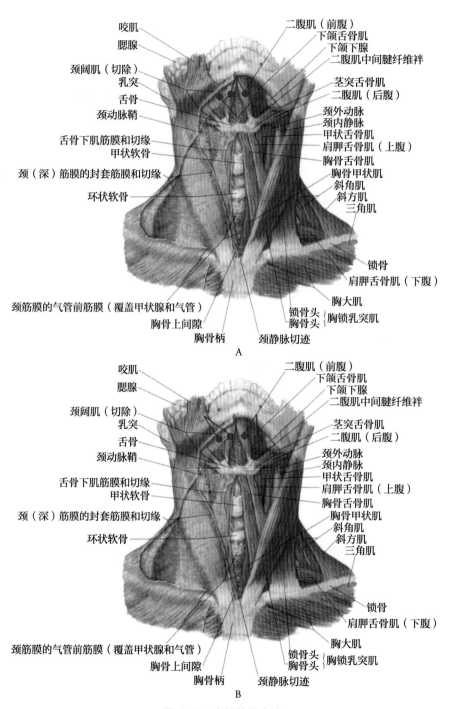

咬肌
腮腺
颈阔肌（切除）
乳突
舌骨
颈动脉鞘
舌骨下肌筋膜和切缘
甲状软骨
颈（深）筋膜的封套筋膜和切缘
环状软骨

二腹肌（前腹）
下颌舌骨肌
下颌下腺
二腹肌中间腱纤维袢
茎突舌骨肌
二腹肌（后腹）
颈外动脉
颈内静脉
甲状舌骨肌
肩胛舌骨肌（上腹）
胸骨舌骨肌
胸骨甲状肌
斜角肌
斜方肌
三角肌
锁骨
肩胛舌骨肌（下腹）
胸大肌
胸锁乳突肌

颈筋膜的气管前筋膜（覆盖甲状腺和气管）
胸骨上间隙
胸骨柄
颈静脉切迹
锁骨头
胸骨头

A

咬肌
腮腺
颈阔肌（切除）
乳突
舌骨
颈动脉鞘
舌骨下肌筋膜和切缘
甲状软骨
颈（深）筋膜的封套筋膜和切缘
环状软骨

二腹肌（前腹）
下颌舌骨肌
下颌下腺
二腹肌中间腱纤维袢
茎突舌骨肌
二腹肌（后腹）
颈外动脉
颈内静脉
甲状舌骨肌
肩胛舌骨肌（上腹）
胸骨舌骨肌
胸骨甲状肌
斜角肌
斜方肌
三角肌
锁骨
肩胛舌骨肌（下腹）
胸大肌
胸锁乳突肌

颈筋膜的气管前筋膜（覆盖甲状腺和气管）
胸骨上间隙
胸骨柄
颈静脉切迹
锁骨头
胸骨头

B

图 6-13　电极放置方法

A. 方法 1；B. 方法 2

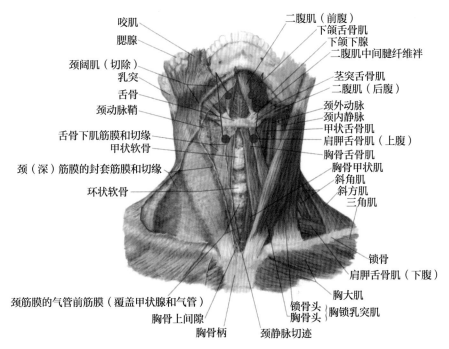

咬肌
腮腺
颈阔肌（切除）
乳突
舌骨
颈动脉鞘
舌骨下肌筋膜和切缘
甲状软骨
颈（深）筋膜的封套筋膜和切缘
环状软骨

二腹肌（前腹）
下颌舌骨肌
下颌下腺
二腹肌中间腱纤维袢
茎突舌骨肌
二腹肌（后腹）
颈外动脉
颈内静脉
甲状舌骨肌
肩胛舌骨肌（上腹）
胸骨舌骨肌
胸骨甲状肌
斜角肌
斜方肌
三角肌

锁骨
肩胛舌骨肌（下腹）
胸大肌
胸锁乳突肌

颈筋膜的气管前筋膜（覆盖甲状腺和气管）
胸骨上间隙
胸骨柄
颈静脉切迹
锁骨头
胸骨头

图 6-14　电极放置方法 3

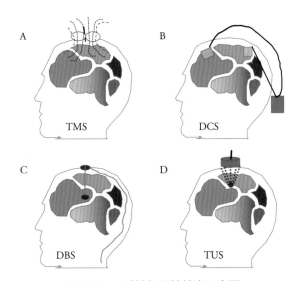

图 6-47　4 种神经调控技术示意图

A. 经颅磁刺激；B. 经颅直流电；C. 深部脑刺激；D. 经颅超声刺激

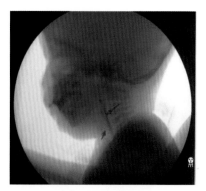

图 6-49　中立位

注：蓝色箭头所示为食管，红色箭头所示为气管。

图示食物顺利通过环咽肌进入食管。

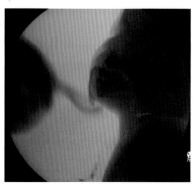

图 6-50　后倾位

注：蓝色箭所示为食管，红色箭头所示为气管。

图示部分食物误吸进入气管。

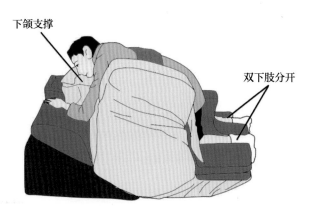

下颌支撑

双下肢分开

图 6-57　俯卧位

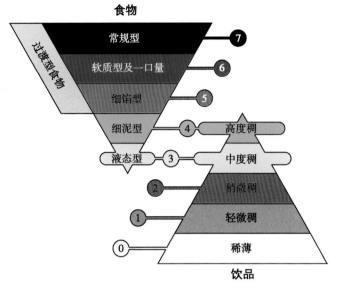

图 6-61　IDDS 框架图

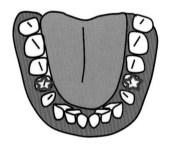

图 6-69　两侧臼齿

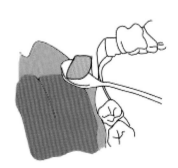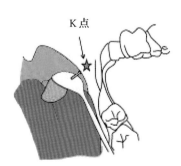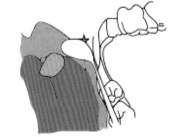

图 6-72　利用吸吮反射的处理

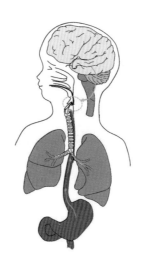

图 6-82　引起误吸的因素

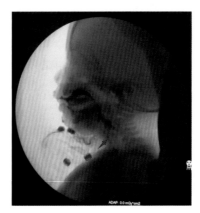

图 6-87　吞咽造影检查

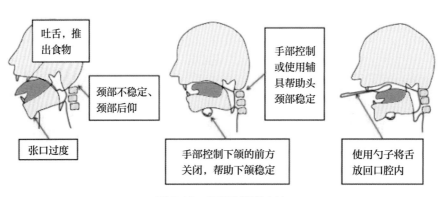

图 7-12　吐舌的处理方法

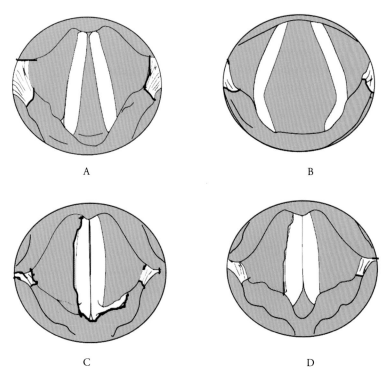

图 9-2　喉镜下的声门像

A. 正常呼吸时的中间位；B. 用力呼吸时；C. 发声位（声门闭合）；

D. 耳语音时声带位

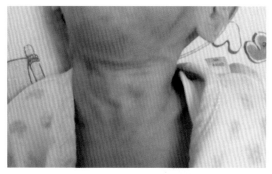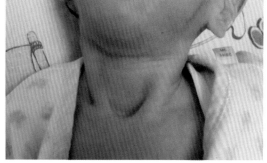

图 14-2　吸气三凹征

A. 呼气相；B. 吸气相

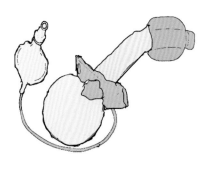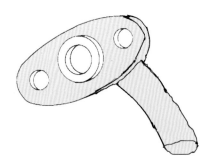

A

图 17-2　气管切开套管

A. 带气囊的气管切开套管（左）和无气囊的气管切开套管（右）

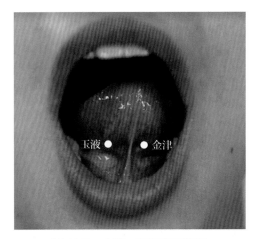

图 19-7　金津、玉液穴示意图

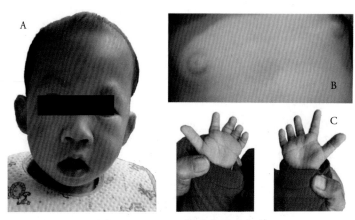

图 22-1　Kabuki 综合征临床表现

A. 拱形眉、睑裂长、蓝巩膜，大耳，上唇薄，下唇饱满；B. 乳房早发育；C. 胎儿指垫、侧指弯曲